©	ZS Verlag GmbH München 2. Auflage 2015 ISBN 978-3-89883-475-9
Redaktion	Gertrud Köhn Angelika Lang
Redaktionelle Mitarbeit	Gudrun Strigin
Grafische Gestaltung	Georg Feigl
Titelfoto + Fotografie	Petra Ender
Herstellung	Jan Russok, Peter Karg-Cordes
Lithografie	Jan Russok
Druck und Bindung	Neografia, Martin

Besuchen Sie uns auch im Internet unter www.zsverlag.de

Dr. med. Franziska Rubin

Meine besten Gesundheits-Tipps fürs Älterwerden

vorbeugen • lindern • heilen

unter Mitarbeit
von Dr. Annette Kerckhoff

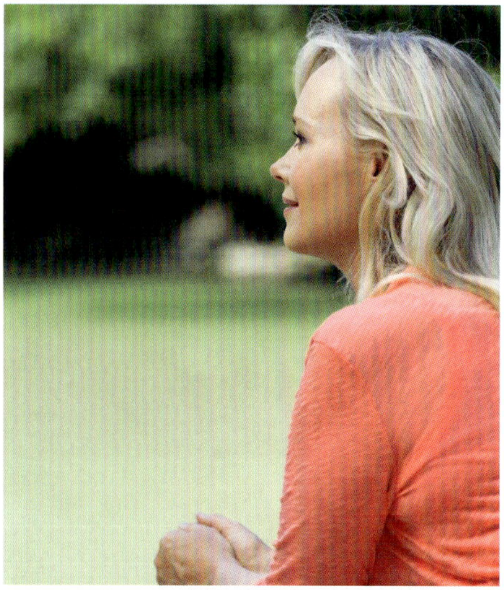

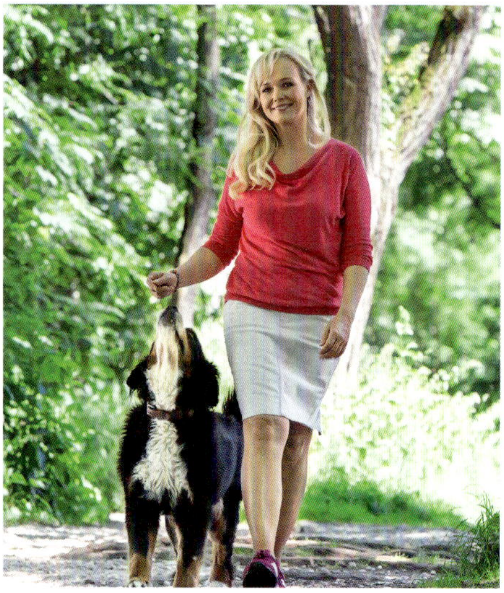

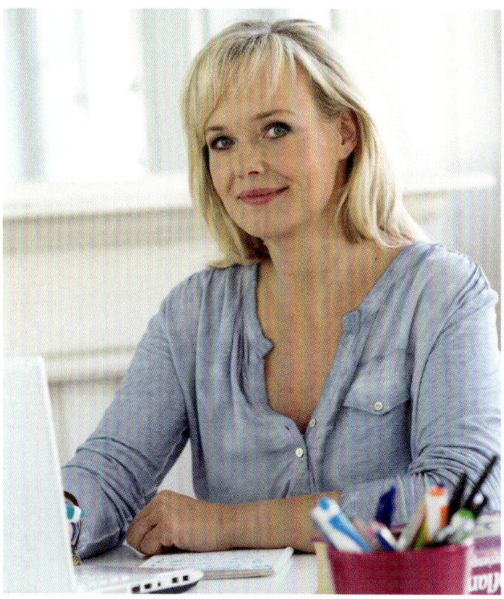

Inhalt

Die zwölf häufigsten Krankheiten 64

Beschwerden von A bis Z 166

Von Augenerkrankungen über Depressive Verstimmungen, Gicht, Hallux valgus und Magenbeschwerden bis Zahnersatz

Wichtiges und Wissenswertes 244

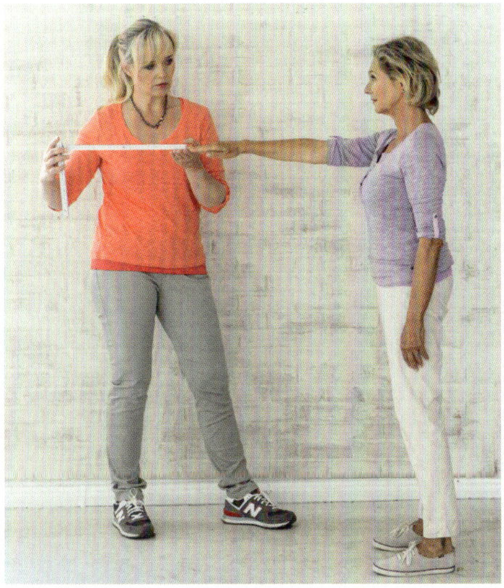

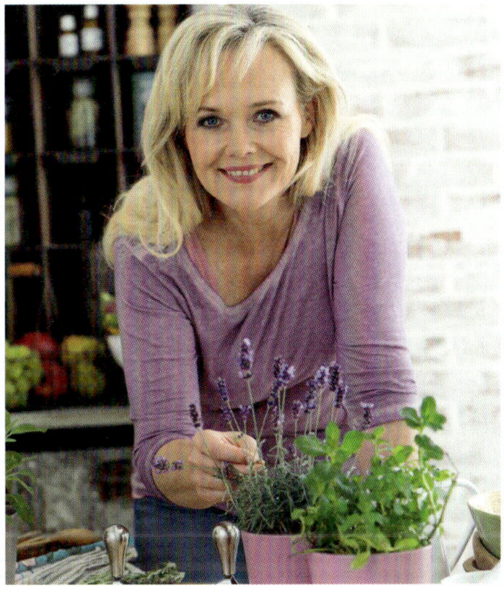

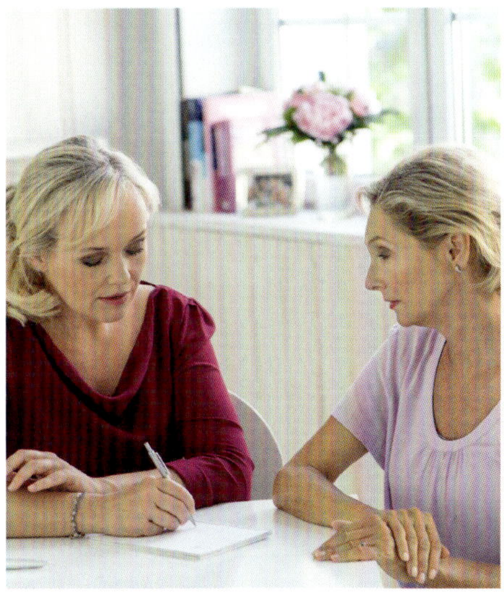

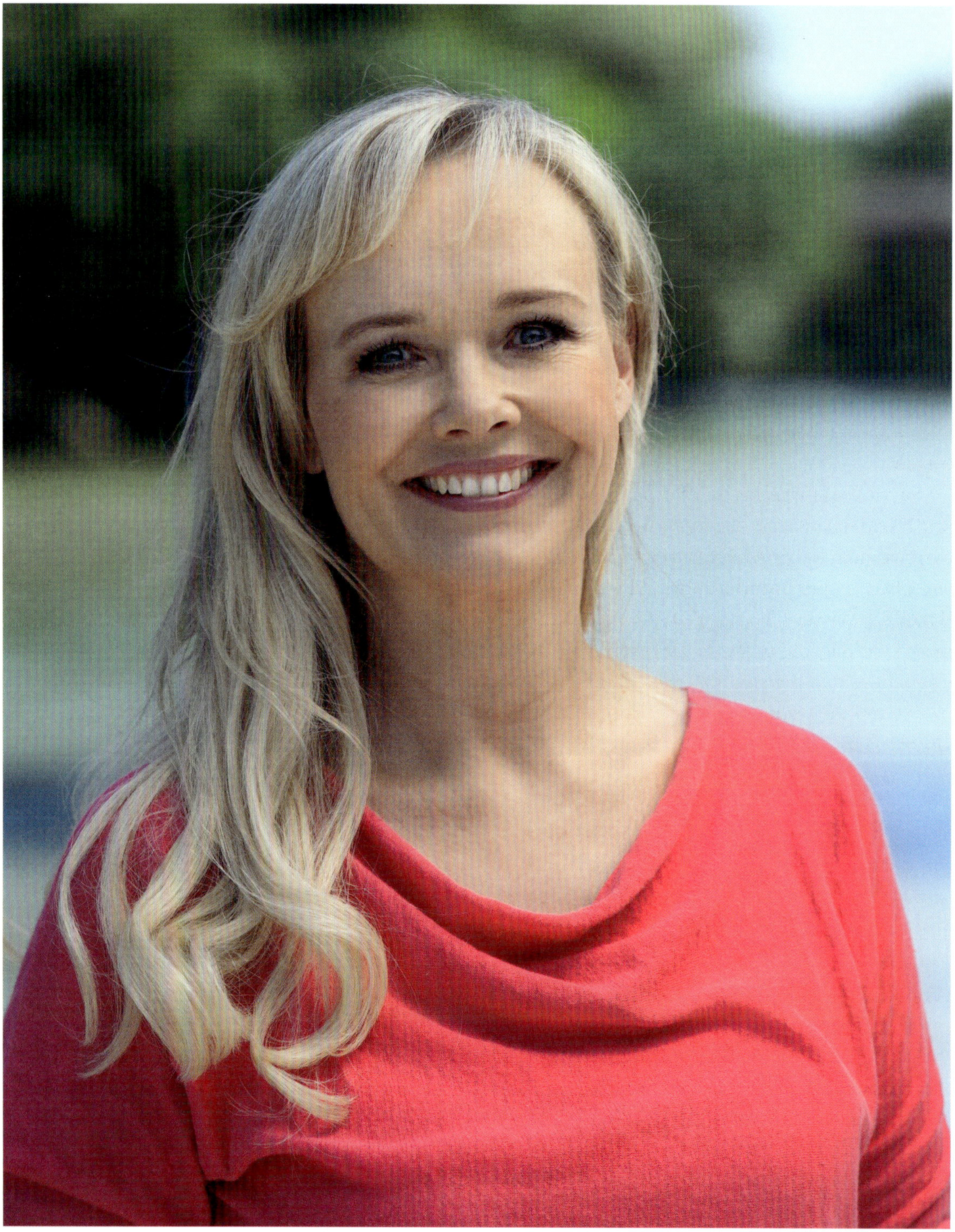

Liebe Leser!

Ist es nicht eine wunderbare Vorstellung, gesund und kraftvoll auch durch die letzten anstrengenden Berufsjahre zu gehen? Dann in der Rente ohne wesentliche gesundheitliche Einschränkungen all das zu tun, wofür vorher viel zu wenig Zeit war – und dabei fast unbemerkt alt zu werden? Trotz all der Höhen und Tiefen, die das Dasein so mit sich bringt, ein erfülltes, interessantes Leben zu führen ganz bis zum Schluss? Die Frage ist: Was kann ich dazu wirklich beitragen?

Seit vielen Jahren faszinieren mich Gespräche mit Hundertjährigen, die zunehmend veröffentlicht werden. Keine Altersgruppe wächst so stark wie die der über Hundertjährigen. Sie ist in den Fokus der Wissenschaft gerückt. Welche Geheimnisse sind das, die uns so alt werden lassen, und wie geht es den meisten in diesem Alter? Gibt es Patentrezepte oder ist es nur Glück, gesund zu altern? Die wichtigsten Erkenntnisse hierzu finden Sie im ersten Kapitel des Buchs.

Leider ist es aber auch Realität, dass wir heute zwar sehr alt werden können, uns dabei aber oft mit diversen Begleiterkrankungen arrangieren müssen. So heilbringend unsere Schulmedizin auch ist – wenn Sie zunehmend viele Beschwerden mit Medikamenten behandeln, kann es irgendwann zu einer Flut von Neben- und Wechselwirkungen kommen, die die Lebensqualität stark beeinträchtigen können.

Ein großer, wichtiger Teil in diesem Buch sind deshalb Hausmittel, die bei vielen Erkrankungen einfach und wirkungsvoll helfen. Besonders ist, dass es sowohl Rezepte gibt für Erkrankungen im Anfangsstadium – das beginnt ja oft schon in jüngeren Jahren – wie auch Behandlungsmöglichkeiten für fortgeschrittene Erkrankungen. Sie bekommen einen Überblick, welche komplementärmedizinischen Ansätze sinnvoll sind und wie Sie selber mithelfen können. Egal, wie weit Ihre Erkrankung vorangeschritten ist, Sie können in jedem Stadium etwas bewirken! Wagen Sie es einfach: Hausmittel sind einfacher anzuwenden, als Sie vielleicht denken. Sie helfen damit Ihrem Körper, sich selbst zu heilen, und sparen sich so manches Medikament.

Je älter ich werde, desto mehr verstehe ich, dass viele Erkrankungen auch ein Ergebnis des Lebensstils sind, den wir pflegen. Das ist manchmal bitter, denn kaum etwas können wir so schwer umstellen wie unsere Gewohnheiten. Aber es lohnt sich auch noch im höheren Alter, Dinge zu verändern. Eins nach dem anderen, in kleinen Schritten oder auch mit einem Ruck, wenn Sie der Typ dafür sind. In den »Rubin-Regeln« in diesem Buch finden Sie meine wichtigsten Tipps für ein langes Leben.

Besonders am Herzen lag mir das Kapitel über das hohe Alter. Wir denken nicht gern über Gebrechlichkeit und Sterben nach, doch wenn wir beizeiten Vorbereitungen treffen, können wir dem Ende gelassen entgegensehen. So viel ist es gar nicht, was es zu organisieren gibt, aber es macht es einfacher, den letzten Weg zu gehen.

Viel Erfolg mit all den Tipps und alles Gute!

Ihre 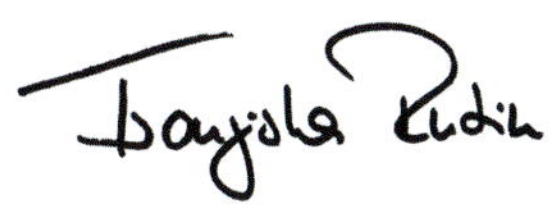

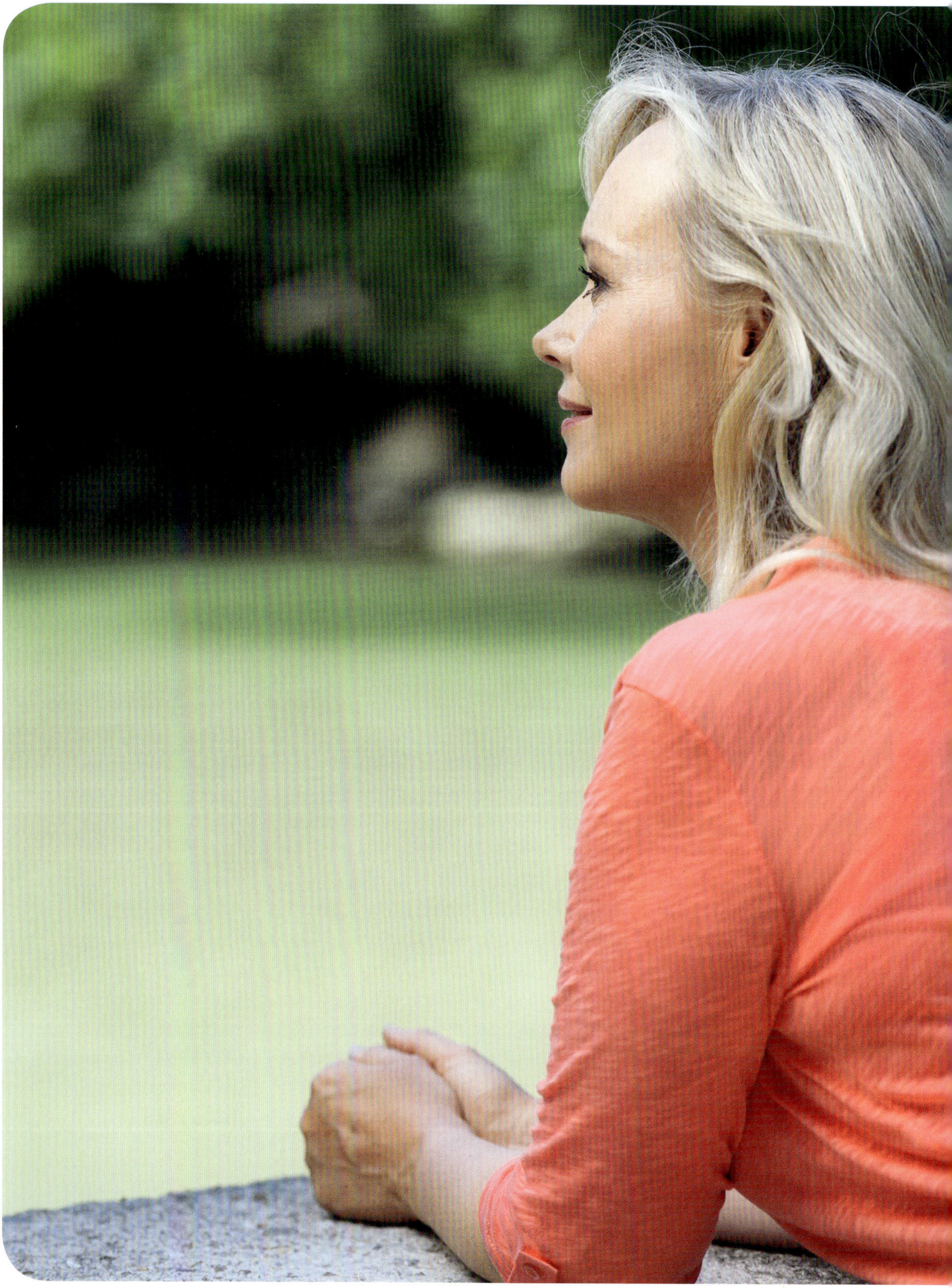

Gedanken über das Alter

Das Älterwerden ist ein spannendes Thema. Denn was wir über das Alter denken, ist von unseren Erinnerungen an die Großelterngeneration geprägt und trifft heute oft nicht mehr zu. Aus aktuellen Studien wissen wir, dass die Art und Weise, wie wir älter werden, von vielen Faktoren bestimmt wird, die wir durchaus beeinflussen können.

Was heißt hier eigentlich alt?

Denkt man über das Älterwerden nach, so fallen einem als Erstes die Bilder derjenigen Menschen ein, die man selbst kennt: Großeltern, Eltern, Tanten und Onkel. Und jetzt? Jetzt wächst man selbst in dieses Alter hinein, merkt bei jedem Familienfest, vor allem an den Kindern, wie die Zeit vergeht. Nun schauen einen diese Kinder genauso an, wie man damals seine älteren Verwandten angesehen hast. Was für ein komisches Gefühl. Aber das ist eben der Lauf der Zeit.

Natürlich gibt es Dinge beim Älterwerden, die immer gleich sind, über die Generationen, über Jahrhunderte hinweg. Vieles aber hat sich mittlerweile auch verändert – und zwar so stark, dass die Lebenssituation und die Perspektive älterer Menschen heute eine völlig andere ist als vor 20, 40 oder 60 Jahren. Die Lebensbedingungen haben sich geändert, es gibt neue Erkenntnisse über das Älterwerden, neue Möglichkeiten in der Medizin. Dieses Wissen und diese Optionen lassen sich nutzen, um die eigene Zukunft mitzugestalten.

Alter früher und heute

Heute wissen wir, die Vorstellung vom eigenen Alter wird entscheidend geprägt von den Bildern, die wir über das Alter im Kopf haben. Diese Bilder, ob sie nun von den eigenen Vorfahren, aus der Literatur oder der Kunst stammen, treffen jedoch auf die heutige Situation der über 65-Jährigen meist nicht mehr zu. 1514 malte Albrecht Dürer seine Mutter Barbara (siehe Abbildung links), die zu diesem Zeitpunkt 63 Jahre alt war – eine abgearbeitete, ausgemergelte Frau. Sie hatte 18 Kinder zur Welt gebracht und war alt, richtig alt. Zwei Monate später starb sie.

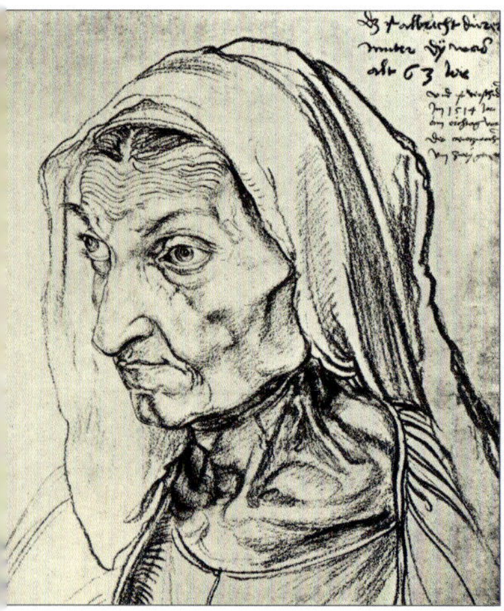

Albrecht Dürer: Bildnis der Mutter (Kohlezeichnung, 1514)

Bekannt sind auch die Abbildungen von »Lebenstreppen«, die das Leben der Menschen auf Stufen zeigen, von der Geburt bis zum 100. Geburtstag. Auf einer solchen »Lebenstreppe« aus dem 19. Jahrhundert (siehe Abbildung rechts) wird dem Leben in den Fünfzigern schon ein Stillstand bescheinigt, der 70-Jährige gilt als Greis.

Damals war ein 50-Jähriger schon fast ungewöhnlich alt. Kein Wunder, denn genauso sah es auch in der Realität aus! Die durchschnittliche Lebenserwartung lag gemäß der Sterbetafeln für Deutschland um 1880 für Männer bei 35,6 Jahren, für Frauen bei 38,4 Jahren (Statistisches Bundesamt). Als Otto von Bismarck im Jahr 1889 die gesetzliche Rentenversicherung einführte und dabei das Renteneintrittsalter auf 70 Jahre festsetzte, bedeutete das für die meisten, dass sie ihren wohlverdienten Ruhestand nicht erleben würden.

Die Lebenserwartung steigt

Die Lebenserwartung Neugeborener hat sich in den letzten 130 Jahren mehr als verdoppelt. So gibt das Statistische Bundesamt für 2010/2012 geborene Jungen eine Lebenserwartung von 77,9 Jahren, für 2010/2012 geborene Mädchen von 82,1 Jahren an.[1] Noch deutlich älter werden wir nach der dynamischen Berechnung der Lebenserwartung der Deutschen Aktuarvereinigung – das sind die Versicherungs- und Finanzmathematiker: Bereits in der 2004 veröffentlichten Sterbetafel wurde eine Lebenserwartung von um die 100 Jahre von im gleichen Jahr geborenen Kindern genannt.[2]

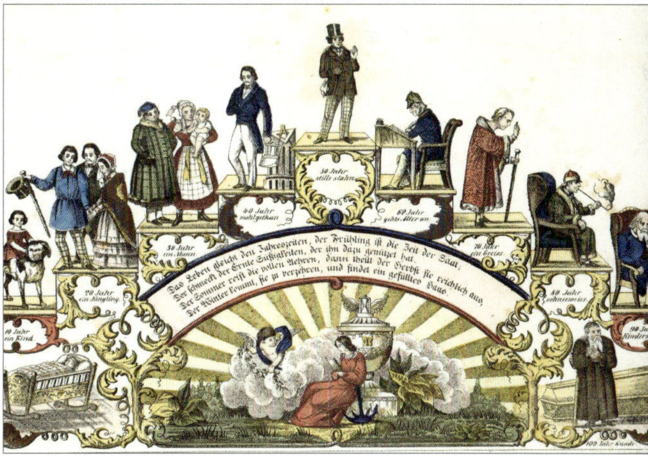

Das Leben der Menschen wurde im 19. Jahrhundert gern in Form einer Lebenstreppe dargestellt. Jede Stufe entspricht einem Lebensjahrzehnt.

Anders als auf den alten »Lebenstreppen« kann heute von einem Greisenalter ab 70 keine Rede mehr sein. Wir leben nicht nur länger, sondern auch besser. Vergleichende Altersstudien zeigen, dass heute ältere und alte Menschen generell deutlich fitter sind als die Alten früher, sowohl im Kopf als auch im Körper. Das Alter hat sich nach hinten verlagert. Mit 65 Jahren, dem Eintritt in die Rente, ist man heute noch nicht alt. Studien mit Hochaltrigen und Hundertjährigen belegen, dass auch der Zustand der Hochbetagten von Jahr zu Jahr besser wird.

Fit bis ins hohe Alter

Ältere Menschen sind auch im Sportbereich auf dem Vormarsch. Bundesweit sind nach dem Arbeitgeberverband für die Fitness-Wirtschaft 13 Prozent aller Mitglieder von Fitnessclubs älter als 60 Jahre. 80-Jährige sind in Sportstudios und -vereinen keine Seltenheit mehr.

Die Aktivitäten von älteren Menschen können sich auch im Hinblick auf geistige Beschäftigung und soziales Engagement sehen lassen: An den deutschen Universitäten waren im Wintersemester 2010/2011 bundesweit knapp 19.000 Gaststudenten im Alter von über 60 Jahren eingeschrieben. Im Vergleich zum Wintersemester 2002/2003 machte der Anteil der »Generation 60 plus« nicht mehr 43 Prozent, sondern mittlerweile 51 Prozent aus.[3] Es gibt sogar spezielle Seniorenakademien.

Mehr als die Hälfte aller Menschen über 65 sind für die Gemeinschaft aktiv, in der Familie, in der Nachbarschaft oder im Ehrenamt. Auch hier mit steigender Tendenz: Während 1999 nur 52 Prozent der über 65-Jährigen gemeinschaftlich aktiv waren, waren es 2009 bereits 66 Prozent.[4]

Die neuen Alten

Das Alter heute hat also in vielen Punkten nichts mehr mit dem Alter früher zu tun. Aber was bedeutet Alter heute? Vor allem ist es häufig eines: bunt und vielfältig. Das Alter gibt es nicht. Vielleicht gibt es so viele Formen von Älterwerden, wie es Menschen gibt.

Mich persönlich haben ältere Menschen immer besonders beeindruckt. Und so möchte ich in diesem Kapitel einige Geschichten von Menschen und ihrer Art, mit dem Alter umzugehen, das Alter zu gestalten, erzählen. Diese Geschichten finden Sie hier und auf den nächsten Seiten in den Randspalten. Es sind Geschichten von Neugierde und Begeisterungsfähigkeit, von Aktivität und Autonomie. Kurz: von Lebensfreude. Die Menschen, um die es hier geht, sind nicht mit einer besseren Gesundheit gesegnet als andere. Auch sie haben gesundheitliche Krisen gehabt, häufig Zipperlein, manchmal sogar schwere Krankheiten. Auch sie ärgern sich im Alter über nachlassende Fähigkeiten, über schlechter werdende Augen oder Ohren, über schmerzende Gelenke. Aber da gibt es eben auch eine andere Kraft, die dagegenhält. Die Menschen, deren Geschichten ich erzähle, sind aktiv geworden oder aktiv geblieben. Sie sind emotional lebendig, nach wie vor interessiert, haben dabei eine beneidenswerte Gelassenheit entwickelt, Lust auf die Welt und sind einfach kreativ. Sie nehmen ihr Leben in die Hand. Und sie nehmen das Alter häufig mit Humor.

Roswitha Uhde, geb. 1949, bezeichnet sich selbst als absoluten Computerfreak. 2012 machte sie ihr Hobby zum Beruf: »Ich möchte Junggebliebenen helfen, ihre Probleme zu lösen. Ich möchte vielen Menschen meiner Altersgruppe die Ängste vor der Technik nehmen und sie bei der Nutzung eines Computers und des Internets unterstützen.« Heute gibt sie Senioren-Computerkurse für Junggebliebene und bietet einen Blog für die reifere Jugend an.

Junge Alte

Schauen wir uns »das Alter« auf den nächsten Seiten etwas genauer an. Die Altersforschung unterteilt den langen Zeitraum ab 60 Jahren noch einmal in das »dritte und vierte Lebensalter«, die »jungen Alten« (60 bis 80 Jahre) und die »alten Alten« (80 bis 100 Jahre). Andere sprechen von der »Phase des autonomen Alters« im Vergleich zu einer »Phase der gesundheitlichen Einschränkungen ab 80 und mehr Jahren«.

Für die jungen Alten gibt es, wie ich finde, einige etwas sonderbar anmutende Namen, wie »Generation 60 plus«, »Best-Ager« oder »Silver-Ager«. Tatsächlich hat man entsprechend der aktuellen Lebenserwartung mit 65 noch ein Viertel des Lebens vor sich. Für die jungen

Alten steht jedenfalls in der Regel der Wechsel vom Berufsalltag in die Rente an. Für viele ist das ein schwerer Schritt, insbesondere für die, die ihren Beruf geliebt haben. Sie fürchten Langeweile und Bedeutungslosigkeit. Andere sehnen den letzten Arbeitstag herbei. Endlich kann man reisen, an all die Orte fahren, die man schon immer einmal sehen wollte. Endlich kann man all das tun, wozu man zuvor nicht gekommen ist. Besser dran ist natürlich, wer zu diesem Zeitpunkt wirtschaftlich relativ gut abgesichert ist.

Aktiv und vital bis ins hohe Alter

Und die Gesundheit? Erste Zipperlein kündigen sich an, generell ist man aber noch mobil. Die Generation 65 plus schneidet hinsichtlich Gesundheit in Deutschland sehr viel besser ab, als man vermuten möchte. Die jungen Alten sind nicht nur gesünder, sondern auch dynamischer, selbstbewusster und aktiver als früher. Dies bestätigt auch die sogenannte Generali Altersstudie von 2013, für die das Institut für Demoskopie Allensbach jeweils rund 2000 Personen von 65 bis 74 und von 75 bis 85 Jahren befragte. In der Studie heißt es: »Auffällig ist die Leistungsfähigkeit dieser Generation. Auch im hohen Alter ist die Vitalität deutlich höher als bei den Vorgänger-Generationen. Die Altersschwellen, ab denen sich Interessen und Aktivität deutlich vermindern, haben sich um rund zehn Jahre nach hinten verschoben. Während die Gesellschaft strukturell altert, hat sich die ältere Generation gleichsam verjüngt und kompensiert damit zum Teil die Auswirkungen des demografischen Wandels … Die 65- bis 85-Jährigen sind heute wesentlich gesünder als vergleichbare Altersgruppen früher … Mehr als in den Vorgänger-Generationen kümmern sich die Älteren heute darum, fit zu bleiben … Unter den Wünschen für die Zukunft dominiert entsprechend die Erhaltung der Gesundheit. Sie ist neben Einkommen und Bildung in vielen Lebensbereichen der wichtigste Parameter für ein erfülltes Leben im Alter.«[5]

Die heutigen »jungen Alten« sind geistig und körperlich fitter und aktiver als die Gleichaltrigen früherer Generationen.

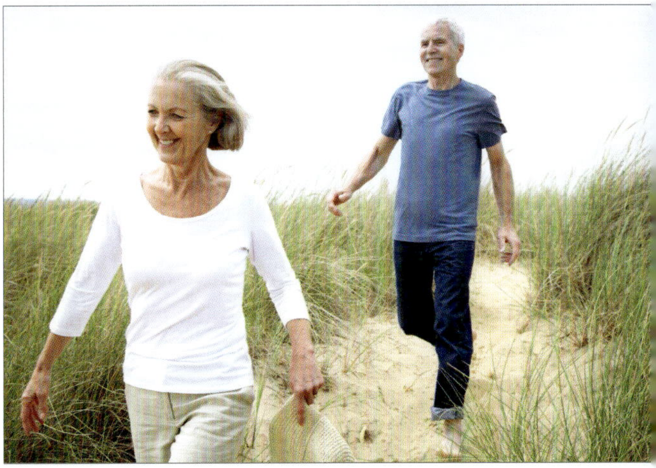

Glücklich und zufrieden

Auch die Zufriedenheitskurve steigt jetzt wieder gehörig an. Es ist eine Kurve, die in letzter Zeit viel Aufsehen erregt hat und sich mit dem Slogan »Das Glück ist ein U« zusammenfassen lässt.

Sie beruht auf einer Studie eines Wissenschaftlers vom Center for Health and Wellbeing der Princeton University. Demnach sind Menschen mit 20 glücklich, danach nimmt die Lebenszufriedenheit ab. Das Leben wird anstrengend, wir hecheln vielem täglich hinterher. Erst nach dem 50. Lebensjahr geht es wieder aufwärts bis zum 75. Lebensjahr. Das heißt, dass 70-Jährige, was das Ausmaß ihrer Zufriedenheit angeht, jungen Menschen vergleichbar sind. Darauf kann man sich, wenn man so wie ich selbst in der Lebensmitte steht, richtig freuen!

Veronica Carstens (1923–2012) gründete 1981 die Karl und Veronica Carstens-Stiftung zur Erforschung der Naturheilkunde und zwei Jahre später den Förderverein Natur und Medizin e. V. Bis zu ihrem 80. Lebensjahr hielt Veronica Carstens jährlich bis zu 30 Vorträge im ganzen Bundesgebiet. Auch danach pflegte sie eine intensive Korrespondenz mit Mitgliedern und setzte sich politisch für die Übernahme von naturheilkundlichen Mitteln durch die Krankenkassen ein.

Alte Alte

Dem »dritten Lebensalter« folgt das »vierte Lebensalter«, von Hochaltrigkeit spricht man ab dem 80. Lebensjahr. Erst jetzt fühlen sich viele Menschen »wirklich alt«, dann nämlich, wenn viele Dinge nicht mehr so gut gehen. Es kommt zu Einschränkungen, die sich auf die Mobilität auswirken. Jetzt zieht es hier und drückt es dort. Bei dem einen lassen die Augen nach, beim anderen die Ohren. Beschwerden und Krankheiten können sich gegenseitig verstärken. In Amerika als einer aktivitäts-, leistungs- und bewegungsorientierten Gesellschaft wird im Verlauf des Älterwerdens von den »Go-goes«, den »Slow-goes« und den »No-goes« gesprochen. Also erst mal geht's, dann geht's langsam und irgendwann geht's gar nicht mehr.

Immer mehr Hundertjährige

Die Zahl der Hundertjährigen ist in den letzten Jahren deutlich gestiegen. Das wird sich in Zukunft noch verstärken: Nach Hochrechnungen soll der Anteil der über 80-Jährigen bis 2030 um 51 Prozent zunehmen.[6] Es werden dann 8,3 Prozent der Bevölkerung über 80 Jahre alt sein und entsprechend steigt dann der Anteil der Hundertjährigen.

Wunsch nach selbstbestimmtem Leben

Auch was das hohe Alter angeht, müssen wir die Bilder in unseren Köpfen glücklicherweise korrigieren. Es sind häufig Bilder von einsamen, gebrechlichen, alten Menschen, Bilder von Pflegeheimen, von Abhängigkeit und fehlender Selbstbestimmung, von typischen Alterskrankheiten, nicht zuletzt von Demenz. So schön das dritte Lebensalter ist, so sehr man diese Zeit genießt – das hohe Alter macht vielen Menschen Sorge. Wie wird es einem ergehen, wie viel Lebensqualität bleibt? Und so mancher Jüngere macht sich diese Sorgen auch bei den eigenen Eltern – ob sie unabhängig und lebensfroh bleiben werden?

Diese Sorgen werden auch in der Generali Altersstudie deutlich: Der Wunsch nach Autonomie und die Angst vor Pflegebedürftigkeit steht für den vierten Lebensabschnitt ganz oben: Jeweils rund vier von fünf Befragten wünschen sich, dass sie möglichst lange unabhängig bleiben können und nicht pflegebedürftig werden.[5]

Ich kann Sie hier etwas beruhigen: Die vielen berechtigten Meldungen über den Pflegenotstand verleiten dazu, die tatsächlichen Verhältnisse nicht richtig einschätzen zu können. 2011 gab es in Deutschland 2,5 Millionen Pflegebedürftige. Von ihnen wurden allerdings 70 Prozent zu Hause versorgt, nur 30 Prozent waren vollstationär in Heimen untergebracht. Auf die Gesamtbevölkerung bezogen leben also weniger als ein Prozent in Heimen.[7]

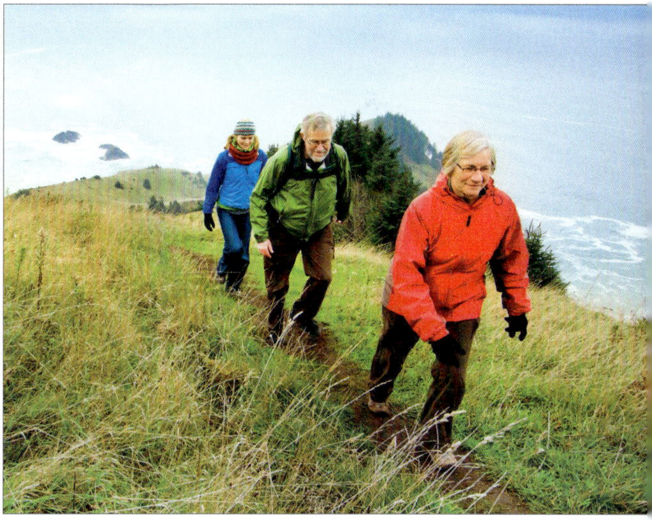

Im Alter verwirklichen viele noch ihre Urlaubsträume. Studien zeigen: 70-Jährige sind ähnlich zufrieden wie junge Menschen.

Möglichst lange gesund bleiben

Wir alle wünschen uns ein hohes Lebensalter. Aber wir möchten natürlich nicht, dass die gewonnenen Jahre mit einem massiven Mangel an Lebensqualität einhergehen. Deshalb ist es wichtig, zu wissen, was man tun kann, um möglichst lange gesund zu bleiben. Die gute Nachricht ist: Altersforscher gehen davon aus, dass eine steigende Lebenserwartung nicht zwangsläufig mit einer längeren Krankheitsspanne einhergeht. Der medizinische Fortschritt, die Verbesserung der Lebens- und Arbeitsbedingungen, Bildung, die Verminderung der Umweltbelastungen und ein bewussteres Gesundheitsverhalten tragen dazu bei, die Gesundheit auch im Alter zu verbessern. Alt zu sein muss nicht bedeuten, krank zu sein. Sehr alt zu werden, muss nicht bedeuten, sehr lange krank zu sein.

Die häufigsten Alterskrankheiten

Welche gesundheitlichen Probleme sind im hohen Alter realistisch? Erwartet wird ein deutlicher Anstieg der großen Volkskrankheiten, die auch die häufigsten Alterskrankheiten sind, vor allem Herz-Kreislauf-Erkrankungen wie Bluthochdruck oder koronare Herzkrankheit (Gefäßveränderungen der Herzkranzgefäße, drohender Herzinfarkt), Stoffwechselkrankheiten wie Diabetes oder Fettstoffwechselstörungen, chronische Erkrankungen von Bronchien und Lunge sowie Erkrankungen des Nervensystems wie Demenz und Parkinson.

Und selbst, wenn die Krankheiten schon eingetreten sind, gibt es zahlreiche Möglichkeiten, Beschwerden zu lindern und den Krankheitsverlauf zu verlangsamen. Deshalb finden Sie in diesem Buch auch viele bewährte Tipps, wie Sie selbst oder pflegende Angehörige dazu beitragen können, dass es Ihnen besser geht.

Das Schicksal akzeptieren

Die Befragungen von Hochaltrigen führte noch zu einem anderen und für mich recht verblüffenden Ergebnis: Die Zufriedenheit steht in den meisten Fällen nicht in direkter Verbindung zum Gesundheitszustand. Das bedeutet, dass die Hochbetagten deshalb nicht unzufriedener sind, auch wenn im fortgeschrittenen Alter die Krankheiten häufig zunehmen. Nach der bereits angesprochenen U-Kurve der Zufriedenheit (siehe S. 13/14) sinkt die Zufriedenheit zwar typischerweise nach dem 75. Lebensjahr wieder, dennoch zeigen gerade die Hochbetagtenstudien der letzten Jahre ein etwas anderes Bild: 80 Prozent der Hundertjährigen sind mit ihrem Leben zufrieden.[8]

Enkel halten fit. Viele, die keine eigenen Enkelkinder haben, machen deshalb bei »Großeltern-Diensten« mit.

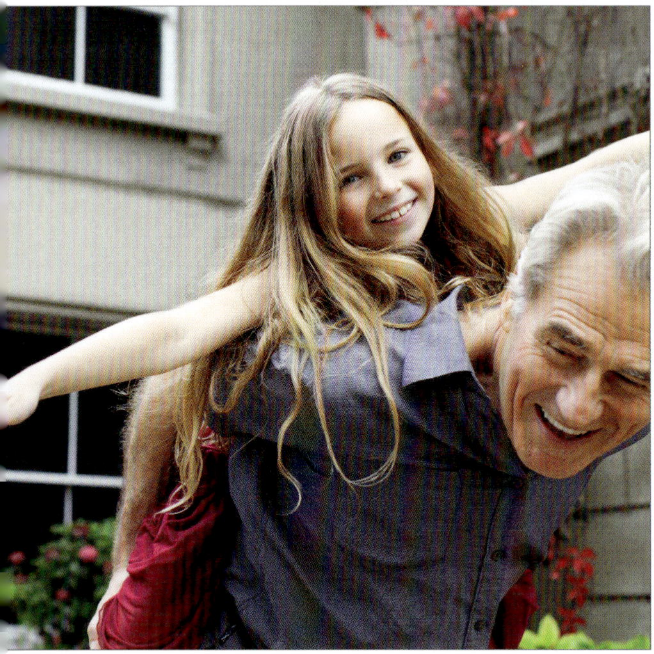

Alte Menschen als Beispiel für Jüngere

In den letzten Jahren habe ich in meinen Sendungen auch immer mal sehr alte Menschen empfangen dürfen. Meist haben sie mich sehr beeindruckt, ich war fasziniert von dem, was sie erzählt haben, von ihrem Leben, ihren Ansichten, aber auch von ihrer positiven Art und ihrem oft sogar richtig sportlichen Lebensstil. Mittlerweile hat sich meine Angst, im Alter einsam auf einem Sofa zu sitzen und auf Besuch zu warten oder manche Dinge nicht mehr richtig zu können, in vielen Punkten gelegt. Nicht zuletzt waren es diese Gespräche gerade mit den Hochaltrigen, die mich mit veranlasst haben, mehr über das Älterwerden nachzudenken, darüber, was Älterwerden und Altern überhaupt bedeutet – und natürlich über das Geheimnis eines guten, glücklichen und zufriedenen Alters. Und übrigens: Drei von vier Senioren im Alter von 85 Jahren und älter geben an, Freude und Erfüllung in tiefgehenden Begegnungen mit anderen Menschen zu finden.[9]

Blick in die Wissenschaft: die vier Arten des Alters

Altern und Alter sind komplexe Themen. Die Frage: »Wann beginnt Altern?«, ist lange nicht so einfach zu beantworten, wie man das auf den ersten Blick meinen könnte. Zunächst einmal: Altern ist ein allmählicher Prozess, er beschreibt Veränderungen, die im Laufe eines Lebens stattfinden. Das Altern – und damit »das Alter« – ist kein Schreckgespenst, das einen mit dem Eintritt in den beruflichen Ruhestand wie von Geisterhand ereilt, kein Damoklesschwert, das plötzlich über einem hängt. Altern gehört einfach zum Leben dazu.

Angesichts des rasant voranschreitenden demografischen Wandels rücken zwei wissenschaftliche Disziplinen in den Fokus, die lange Zeit ein Schattendasein führten: die Altersmedizin (Geriatrie) und die Wissenschaft vom Altern, die Gerontologie. Die Gerontologie, die fachübergreifende Lehre vom Altern des Menschen in Gesundheit wie in Krankheit in allen Lebensphasen, wurde in Leipzig von Max Bürger (1885–1966) begründet. Bis Anfang der 1990er-Jahre war die Leipziger Universität mit der von ihm begründeten wissenschaftlichen Schule weltweit führend auf dem Gebiet der Altersforschung. Bürger definierte Altern als jede unumkehrbare Veränderung lebender Substanz als Funktion der Zeit. Auf den Menschen bezogen führte er den Begriff der Biomorphose ein. Darunter versteht man eine Folge von dauernden Veränderungen, denen Körper, Geist und Seele des Menschen im Lauf des Lebens unterliegen. Sein bereits 1947 erschienenes Buch »Altern und Krankheit« und seine Monografie »Biomorphose – die Lebenswandlungskunde des menschlichen Organismus und seiner Funktionen« (1956) gelten heute noch als Standardwerke.

Entsprechend wird das Alter eines Menschen in verschiedene Bereiche unterschieden und erforscht, je nachdem, ob sich Biologie, Medizin, Psychologie, Sozial- oder Kulturwissenschaften damit befassen. Diese verschiedenen Disziplinen unterscheiden vier Arten des Alters.

Henry Hübchen, geb. 1947, gehört zu den bekanntesten deutschen Schauspielern. Er war ein langjähriger Volksbühnen-Star und auf der Kinoleinwand u. a. in »Alles auf Zucker«, »Sonnenallee« und »Whisky mit Wodka« zu sehen. In einem Interview anlässlich seines 65. Geburtstags sagte er zu einem möglichen »Ruhestand«: »Das steht gar nicht zur Debatte. Ich arbeite, weil es mir Spaß macht und ich mich am Leben beteiligen will.«

Das chronologische Alter

Die Anzahl von Jahren und Tagen, die man »auf dem Buckel hat«, ist das chronologische Alter, auch als biografisches Alter, kalendarisches Alter oder Lebensalter bezeichnet. Das chronologische Alter entscheidet nicht nur darüber, ab wann wir als erwachsen gelten, den Führerschein machen, wählen oder Vorsorgeleistungen der Krankenkasse in Anspruch nehmen dürfen, es wird auch bei allen Studien, die hier beschrieben werden, zugrunde gelegt.

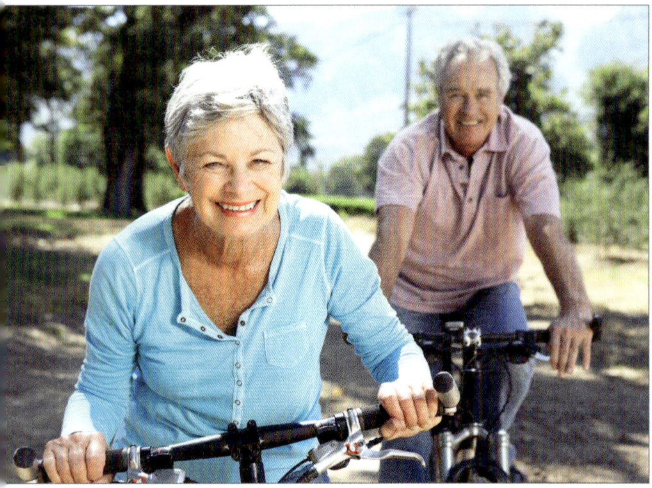

Wer sich körperlich fit hält, ist oftmals biologisch jünger, als sein Ausweis angibt.

Das biologische Alter

Die körperliche Verfassung, in der sich ein Mensch befindet, nennt man das biologische Alter. Es kann vom chronologischen Alter deutlich abweichen – es kann schlechter, aber auch besser ausfallen als das Alter im Personalausweis. Vom biologischen Alter spricht der Arzt, wenn er sagt: »Sie sind 65 Jahre alt, aber, ganz ehrlich, körperlich sind Sie deutlich älter.« Oder aber, weitaus erfreulicher: »Auch wenn Sie gerade Ihren 65. Geburtstag gefeiert haben, körperlich würden Sie als 50-Jähriger durchgehen!« Dabei können einzelne Organe durchaus »unterschiedlich alt« sein, je nachdem, wie sie belastet oder trainiert wurden. Aus Sicht der Biologen ist der Alterungsprozess vor allem durch Abbauprozesse und Schwäche der Reparaturmechanismen gekennzeichnet. Die Regenerationsprozesse werden etwa ab dem 50. Lebensjahr langsamer. Von großem Interesse für die Altersforschung ist deshalb die Frage der Zellalterung, die etwa durch Stress und Umweltschadstoffe beschleunigt wird. Vereinfacht gesagt entstehen dabei sogenannte »freie Radikale«, die den Zellstoffwechsel und damit Gewebe und Organe schädigen.

Für das biologische Alter spielen mehrere Faktoren eine Rolle, die zeigen, dass Körper, Seele und soziales Umfeld eng zusammenhängen. Einige von ihnen lassen sich nicht beeinflussen oder liegen – wenn Sie dieses Buch mit Mitte 60 oder älter in die Hand nehmen sollten – bereits in der Vergangenheit: Geschlecht, Schulbildung, Einkommen, Beruf, bisherige Lebensbedingungen, bisherige Umwelteinflüsse, bisheriger Nikotin- und Alkoholkonsum, bisherige sportliche Betätigung, Alter und Erkrankungen der Eltern. Andere dagegen lassen sich sehr wohl beeinflussen: der gegenwärtige Gesundheitsstatus, Nikotin- und Alkoholkonsum heute, Sport und Ausdauer heute, Körpergewicht, Ernährung, Verdauung, Ehe oder Beziehung, Freunde, Sexualität, Gewohnheiten, Schlaf, emotionale Stressfaktoren und Ähnliches. Intensiv diskutiert wird auch die Bedeutung der Hormone.

Das psychologische Alter

Beim psychologischen Alter geht es um Veränderungen im psychischen und kognitiven Bereich, um Verluste einerseits, andererseits aber auch darum, welche Fähigkeiten, Eigenschaften und Ressourcen mit zunehmendem Alter erhalten bleiben oder sogar zunehmen. In diesen Bereich gehört auch die Frage, wie wir mit altersbedingten Veränderungen, Einbußen und Einschränkungen umgehen. Das heißt, wie wir sie bewerten, wie wir sie kompensieren und in welchem Umfang wir Hilfsstrategien (oder Hilfsmittel) einsetzen.

Das soziale Alter

Wie sich ein Menschenleben im Lauf der Zeit in der Gesellschaft verändert, wird als soziales Alter bezeichnet. Es ist interessant, dass bei manchen Naturvölkern diese Kategorie des Alters eindeutig im Vordergrund steht. Bei den Kayapo-Indianern im brasilianischen Amazonasgebiet hat beispielsweise die Einteilung eines Menschen in Altersstufen kaum etwas mit dem kalendarischen Alter zu tun. Wenn ein Kind abgestillt wird, wird es zum »großen« Kind und bekommt die Haare geschnitten. Wenn die Pubertät einsetzt, wechselt man in die nächste Altersstufe. Weitere Abschnitte beginnen mit der Geburt des ersten Kindes und der Geburt des ersten Enkelkindes. Jede Altersstufe hat besondere Rechte und Pflichten und wird nach außen durch unterschiedlichen Körperschmuck und Haartracht sichtbar gemacht.

Hierzulande ist das anders: An Frisur, Schmuck und Kleidung lässt sich kaum noch ein Alter festmachen. In der Forschung zum sozialen Alter werden die soziale Einbettung, das soziale Netz, Freunde, Familie, Unabhängigkeit, Selbstbestimmung und ähnliche Faktoren untersucht.

Das Alter hat viele Ebenen

Man kann also auf verschiedenen Ebenen einen ganz unterschiedlichen »Altersstand« haben. Dafür etabliert sich immer mehr der Begriff »biofunktionaler Status«. Dieser umfasst das gesamte Spektrum körperlicher, geistiger, emotionaler und sozialer Komponenten und kann – genauso wie Krankheit – gemessen werden. Dieses Messverfahren basiert übrigens ebenfalls auf den Erkenntnissen der Leipziger Max-Bürger-Schule (siehe S. 17).

Um beurteilen zu können, wie alt eine Person ist, muss man auch berücksichtigen, wie aktiv sie in allen Bereichen des Lebens ist.

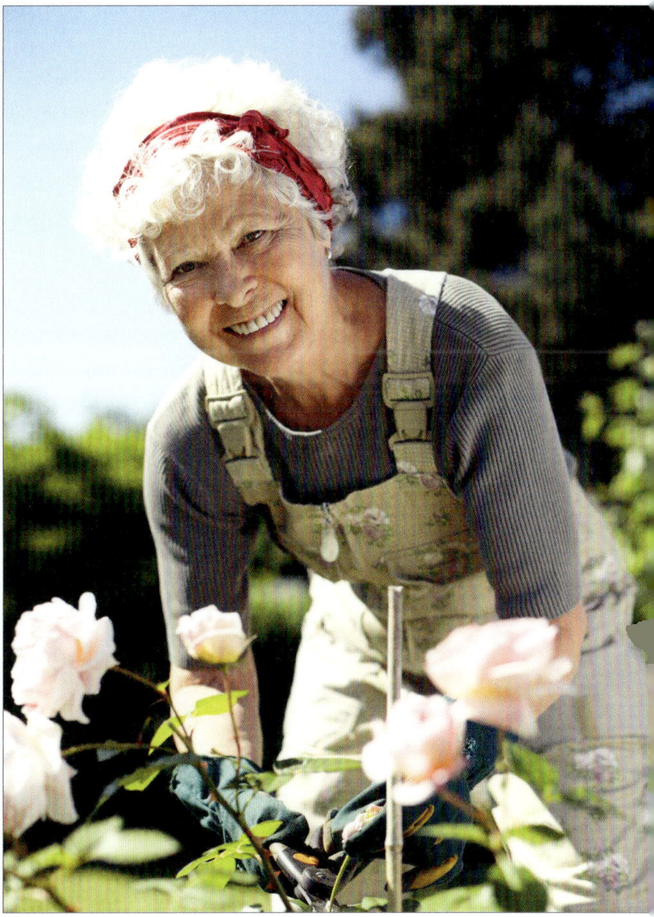

Um diesen Istzustand zu verbessern, wird gemeinsam mit dem Betreffenden das weitere Vorgehen besprochen. So ergibt sich ein ganz persönliches Portfolio: Was ist medizinisch notwendig, was sollte physiotherapeutisch geschehen, ist eine Verhaltenstherapie erforderlich, muss es Veränderungen im Alltag geben? Und vor allem: Was möchte und was kann der an seiner Gesundheit Interessierte im Lebensalltag tatsächlich umsetzen? Mittlerweile interessieren sich nicht nur Unternehmen im Rahmen der betrieblichen Gesundheitsförderung für diesen innovativen Ansatz, sondern auch Krankenkassen.

Erika S., geb. 1945, ist »Wunschoma«. Regelmäßig passt sie auf einen kleinen Jungen auf, der eine Oma gut gebrauchen kann – und die alleinerziehende Mutter hat so ein wenig Freiraum. Die Beschäftigung mit dem Sechsjährigen macht ihr Spaß, weil er neugierig ist und viele Fragen stellt: »Ich lerne viel von dem Kleinen.« Allein in Berlin arbeiten 500 Männer und Frauen bei einem »Großeltern-Dienst«, der 1945 aus dem Deutschen Frauenbund hervorhing. Sein Slogan: »Enkel dich fit!«

So unterschiedlich kann Alter aussehen

Anfang des Jahres begegnete mir der Sohn einer Freundin. Der junge Mann ist 19 Jahre alt und hat gerade sein Philosophiestudium begonnen. Nun war er Weihnachten wieder zu Hause – mit seiner Großmutter väterlicherseits und seinem Großvater mütterlicherseits, beide über 80 Jahre alt, also im »vierten Lebensalter«, beide mit polnischen Betreuerinnen im Haus. Der Großvater, Germanist, Historiker und Philosoph, 86 Jahre alt, ist mittlerweile nicht mehr gut zu Fuß. Er sitzt viel, schreibt an seinen Memoiren, die er historisch in die jüngere Geschichte einzubetten versucht. Es ist ihm ein Anliegen, den Enkeln zu vermitteln, wie es war, als er selbst jung war und als 16-Jähriger in den Zweiten Weltkrieg eingezogen wurde. Er weiß, dass er sich mehr bewegen sollte, aber es gibt immer viel zu lesen und zu schreiben. Im Fernsehen schaut der alte Herr ausschließlich Kultursendungen und politische Sendungen an.

Daneben die Großmutter, Anfang 80. Sie war immer sportlich, eine große Dauerläuferin, bildete sich, nachdem die vier Kinder aus dem Haus waren, als Reformhausberaterin weiter und interessierte sich sehr für gesunde Ernährung. Vor zwei Jahren erlitt sie eine schwere Gehirnblutung, war zunächst an den Rollstuhl gefesselt und halbseitig gelähmt. Doch bald ging sie wie zuvor jeden Tag zwei Stunden spazieren. Heute ist die Lähmung komplett aufgehoben, und sie ist körperlich fit wie eh und je. Selbst die Ärzte sind beeindruckt über diesen Verlauf.

Mein Nachbarssohn Moritz stand völlig perplex auf der Straße und sagte: »Das ist schon komisch. Omi flitzt durch die Gegend, sie läuft jeden Tag zwei Stunden, sodass ihre Helferin kaum hinterherkommt. Sie ist den ganzen Tag vergnügt, aber wenn ich ihr sage, dass der Teller mit Keksen schon voll ist, lächelt sie mich fröhlich an und packt immer mehr drauf. Opi auf der anderen Seite fragt mich genau nach meinen Vorlesungen, will alles wissen, zieht seine Bücher aus dem Bücherregal und hat die philosophischen Texte, die wir im Studium besprochen haben, noch im Kopf parat – aber mit seinem Rollator kommt er gerade mal zehn Meter weit!«

Das sind nur zwei Beispiele, wie unterschiedlich Menschen altern können. Bei den einen lässt der Körper nach, bei den anderen eher der Geist. Manche sind »fit wie ein Turnschuh«, aber emotional starr.

Gefühltes Alter und Zufriedenheit

Eine ganz andere Kategorie ist das subjektiv gefühlte Alter, das sich mit dem objektiven Alter, ob es sich nun um das Lebensalter oder den körperlichen Zustand handelt, in den wenigsten Fällen deckt. Umfragen bei Menschen über 65 zeigen: Je älter die Befragten sind, desto größer ist die Spanne zu ihrem gefühlten Alter.

Sprichwörtlich ist die Geschichte von einem 80-jährigen Schriftsteller, der einen großen Literaturpreis mit einem ansehnlichen Preisgeld erhielt. Auf die Frage eines Journalisten, was er damit machen wolle, soll er geantwortet haben: »Das Geld kommt auf die Bank, das ist für mein Alter!« Die große Mehrheit der 65- bis 85-Jährigen fühlt sich jünger, als sie tatsächlich sind: Im Durchschnitt lag das gefühlte Alter sogar rund zehn Jahre unterhalb des chronologischen Alters. Ein witziges Detail: Jede zweite der befragten Frauen verwendete Lippenstift – vor rund 30 Jahren war das nur jede vierte!

Wovon hängt Zufriedenheit ab?

Die Frage, ob ein Mensch im Alter zufrieden ist oder nicht, hat nicht zwangsläufig etwas mit dem chronologischen Alter oder dem objektiven Gesundheitszustand zu tun. Wie bereits erwähnt, sind 80 Prozent der Hundertjährigen mit ihrem Leben zufrieden. Interessant bei Befragungen über einen längeren Zeitraum ist jedoch auch, dass die Zufriedenheit von der persönlichen Einstellung abhängt: Wer mit sich und seinem Leben im Reinen ist, hat es auch im Alter leichter. Der Schlüssel scheint dabei zu sein, ob man eher auf das schaut, was einem fehlt, was nicht mehr geht, oder eben auf das, was da ist, was gut ist. Auch und gerade im Alter bestätigt sich, dass es immer auf die innere Einstellung ankommt.

Man ist so alt, wie man sich fühlt – das haben Umfragen bei über 65-Jährigen gezeigt.

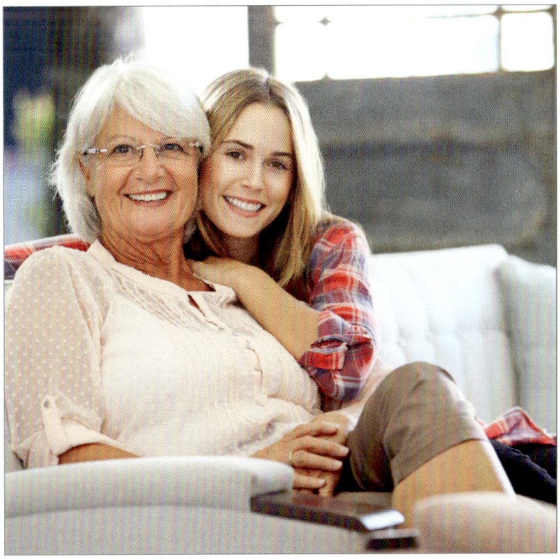

Ich selbst denke hier an manche alte Menschen, die gebrechlich und eingeschränkt sind. Aber nach einem Besuch bei ihnen ist man bisweilen demütig, weil sie sich so sehr an den kleinen Dingen freuen können, die um sie herum geschehen, an Gesprächen, an der Natur oder ihren Hobbys. Man selbst dagegen kann noch so viel, was diese alten Herrschaften nicht mehr können, aber fühlt sich ständig gestresst. Es erinnert mich an das, was wirklich wichtig ist.

Männer und Frauen

Die Statistik zeigt: Frauen werden älter als Männer. Warum ist das so? Bei den allgemeinen Berechnungen über die Lebenserwartung werden alle Todesfälle berücksichtigt, also auch alle Sterbefälle, die sich in jungen Jahren ereignen. Laut Statistik überleben frühgeborene Jungen seltener als frühgeborene Mädchen. In der Altersgruppe der 20- bis 25-Jährigen liegt die Sterblichkeit bei Männern sogar fast dreimal so hoch wie bei Frauen. Die Gründe sind vor allem Unfälle, die Folgen von Verletzungen und Vergiftungen, aber auch Selbstmord. Das Risiko, einen Unfall zu erleiden, der eine ärztliche Behandlung erfordert, ist laut Robert-Koch-Institut bei jungen Männern (18 bis 29 Jahre) fast doppelt so hoch wie bei gleichaltrigen Frauen.[10] Bei den heutigen Senioren und Hochbetagten müssen natürlich auch die beiden Weltkriege mit bedacht werden, in denen deutlich mehr Männer als Frauen starben.

Frauen leben im Durchschnitt länger als Männer. Das liegt vor allem an ihrem gesundheitsbewussteren Lebensstil.

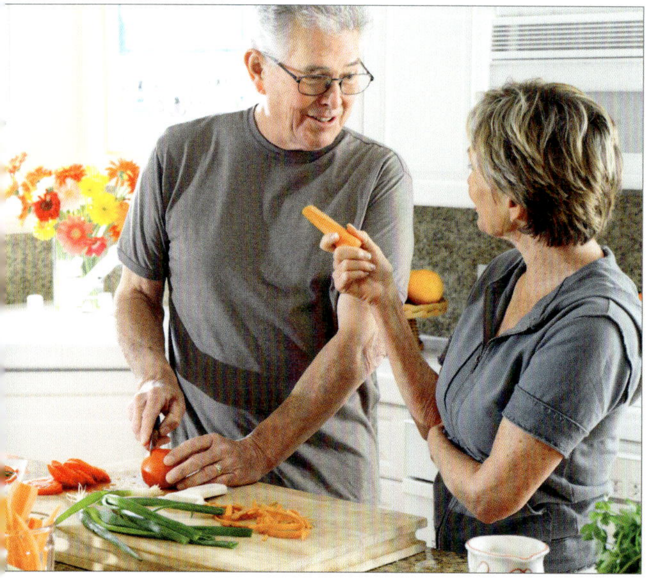

Die biologische Ausstattung von Frauen ist zudem tatsächlich etwas günstiger, um gesund zu bleiben und lange zu leben, etwa was das Hormon- oder das Immunsystem angeht. Dennoch machen diese Unterschiede maximal zwei Jahre aus, fanden Altersforscher heraus, die sich mit der Gesundheit von Nonnen und Mönchen befasst haben. Auf die spannenden Ergebnisse dieser Studie gehe ich auf den nächsten Seiten ein.

Auf die Lebensweise kommt es an

Weit wichtiger als das Geschlecht ist das Gesundheitsverhalten, die Lebensweise der Menschen. Männer sind statistisch gesehen nicht nur risikofreudiger, sie trinken mehr Alkohol, essen schlechter, sind häufiger übergewichtig, gehen weniger zum Arzt, scheuen Vorsorgeuntersuchungen. Aber: Das gesundheitsbewusste Verhalten der Frauen ändert sich gerade. Mehr als deutlich wird das bei einem großen Risikofaktor, dem Rauchen. Lange haben Männer viel mehr geraucht als Frauen. Diese Verteilung verändert sich langsam, aber dramatisch – insbesondere junge Frauen rauchen mittlerweile mehr als früher. Ärzte erwarten eine rasante Zunahme von Lungenkrebserkrankungen bei Frauen.

Nonnen und Mönche

Der deutsche Wissenschaftler Dr. Marc Luy hat für das Institut für Demografie der Österreichischen Akademie der Wissenschaften eine hochinteressante Studie zur Langlebigkeit bei mehr als 11.000 Nonnen und Mönchen in bayerischen Klöstern durchgeführt. Weitere Studien und Umfragen sind gerade in Arbeit. Luy und sein Team werteten bislang unter anderem Daten von 1890 bis 1950 aus und nannten die Studie die »Deutsch-Österreichische Klosterstudie«.[11]

Die Studie ist interessant, weil Angehörige beider Geschlechter einen ähnlichen Tagesablauf haben, die verhaltensbedingten Unterschiede also geringer sind als außerhalb der Klostermauern. Die Studie ergab, dass die Lebenserwartung der Nonnen nur ein bis zwei Jahre über der der Mönche lag – die Mönche wurden sehr viel älter als Männer im Bevölkerungsdurchschnitt. Die Klosterstudie widerlegt die weitläufig gehegte Vorstellung, dass vor allem die biologischen Unterschiede dafür verantwortlich sind, dass Frauen älter werden als Männer.

Warum aber werden Männer im Kloster so viel älter als »draußen«? Die Ordensmänner selbst glauben, dass ihr Leben stressfreier ist, weil sie nicht ständig ihren Alltag organisieren müssen, sondern einen geregelten Tagesablauf haben. Als zweiten Faktor vermuten sie, so Luy, dass es im Ordensleben keinen Ruhestand gibt. Bis ins hohe Alter nehmen die Mönche an den Aktivitäten des Alltags teil, übernehmen je nach Gesundheitszustand Aufgaben. Sie erleben keinen, so Luy, »Daseinsbruch beim Übergang in die Rente«.

Ursula R., geb. 1922, gibt mit über 90 Jahren immer noch begeistert Englischunterricht, insgesamt seit über fünf Jahrzehnten. Ihre älteste Schülerin ist zehn Jahre älter als sie, sie besucht seit mehr als 30 Jahren den Unterricht. Ursula R.: »Solange ich noch gute Augen, ein gutes Gedächtnis und ein gutes Gehör habe, werde ich mit dem Unterrichten nicht aufhören.«

Körperliche Liebe

Wenn man 20 Jahre alt ist, kann man sich kaum vorstellen, dass 40-Jährige noch Sex haben, wenn man dann 40 Jahre alt ist, geht es einem mit den 60-Jährigen so. Und die 60-Jährigen können sich wiederum nicht vorstellen, dass auch im hohen Alter körperliche Liebe von Bedeutung ist. Fakt ist jedoch, dass für Männer und Frauen Sexualität, Körperkontakt, Intimität, Berührung und Zärtlichkeit auch im Alter wichtig sind – und praktiziert werden, auch wenn es zu körperlichen Veränderungen kommt, die Einfluss auf die Sexualität haben. Eine Studie der Universitäten Rostock, Leipzig und Heidelberg trug wesentlich dazu bei, dieses Bild zurechtzurücken. Ein wichtiges Teilergebnis innerhalb der Multicenter-Studie ist, dass sich die sexuelle Aktivität zwar mit zunehmendem Alter verringert, die Zufriedenheit mit dem eigenen Sexualleben bei Senioren jedoch eher zunimmt – wenn diese in Partnerschaften leben. Kleineren Zärtlichkeiten, körperlicher Nähe, liebevollen Blicken, dem Miteinander, Zeit und nicht zuletzt dem gemeinsamen Älterwerden kommt größere Bedeutung zu.

Arthur Rubinstein (1887–1982) war ein begnadeter Pianist, auch im Alter. Sein Weg, um nachlassende Fähigkeiten auszugleichen: Er wählte für seine Konzerte Stücke, die ihm leicht fielen, die er beherrschte. Er wusste, dass er mehr üben musste. Er spielte etwas langsamer. Als 92-Jähriger gab er sein letztes Konzert in Polen. Er soll gesagt haben: »Ich bin der glücklichste Mensch, den ich je getroffen habe.«

Der Umgang mit dem Älterwerden

Viele Veränderungen gehören zum Alter dazu. Umfragen unter Ärzten und Pflegenden zeigen: Ein gewisser Verschleiß wie auch eingeschränkte Fähigkeiten im Alter sind normal. Andere vertreten sogar die Ansicht, dass auch gewisse Beschwerden normal, damit also quasi gesund sind – und nicht pathologisch. Es ist also Unsinn, das Alter zu negieren und einem Jugendwahn hinterherzurennen.

Gesundheit im Alter – was ist normal?

Altern tun alle, doch der Alterungsprozess ist individuell sehr unterschiedlich. Es ist wichtig, sich Folgendes klarzumachen: Alterungsprozesse können verlangsamt werden. Und: Alterung ist nicht gleichbedeutend mit Krankheit. Altern ist lediglich einer von vielen Risikofaktoren, die darüber entscheiden, wie es um die Gesundheit bestellt ist und welche Krankheiten einem Menschen in der zweiten Lebenshälfte zu schaffen machen. Daneben gibt es zahlreiche Faktoren für die Entstehung und den Verlauf von Erkrankungen, die wir sehr wohl beeinflussen können, gerade im Hinblick auf typische Alterserkrankungen. Das gilt für die körperliche, geistige wie psychische Verfassung.

Hilfreiche Strategien

Ende der 1980er-Jahre entwickelten die Gerontologen Margarete und Paul Baltes das SOK-Modell. Die Abkürzung setzt sich aus den ersten Buchstaben der Begriffe »Selektion«, »Optimierung« und »Kompensation« zusammen: Gemeint sind damit wichtige Strategien, sich im Lauf des Lebens immer wieder neu zu orientieren und anzupassen.

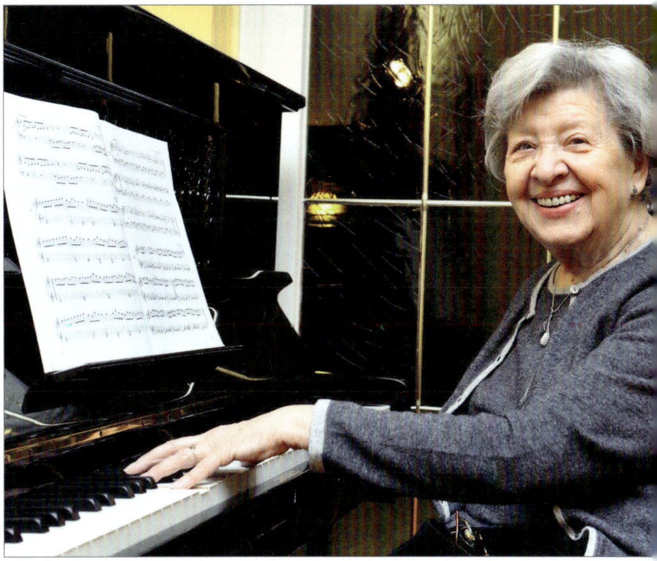

Auch wenn schwerere Stücke nicht mehr recht klappen, die Freude am Musizieren bleibt auch im Alter erhalten.

Selektion bedeutet, dass man seine persönlichen Ziele immer wieder auf den Lebenskontext, sprich: auf die Altersphase, abstimmt. Kommt es im Alter zu Verlusten, müssen bisherige Ziele umstrukturiert werden, müssen neue Prioritäten gesetzt werden.

Optimierung heißt, dass man, um die definierten Ziele zu erreichen, Ressourcen, also noch vorhandene Fähigkeiten und Kräfte, anders einsetzt, neue Fertigkeiten erlangt oder zumindest die vorhandenen Strategien überdenkt. Angenommen, Sie haben Ihr Leben lang morgens 25 Kniebeugen gemacht, jetzt meldet sich aber die Hüfte, dann sollten Sie nach neuen Übungen suchen, um die Beweglichkeit zu erhalten. Oder Sie haben bisher neue Dinge schnell gelernt, brauchen jetzt aber länger, dann sollten Sie genau diese längere Zeit berücksichtigen und nutzen.

Kompensation schließlich meint, bezogen auf das Alter, neue Mittel einzusetzen, um Verlusten entgegenzuwirken. Sie alle kennen und praktizieren das: Der Gang wird unsicher, und Sie greifen nicht nur öfter nach einem Geländer, sondern nutzen eine Gehhilfe oder einen Rollator. Die Augen lassen nach – Sie setzen eine Brille auf. Das Gehör lässt nach – Sie nutzen ein Hörgerät. Gerade im hohen Alter spielt dieser dritte Weg eine große Rolle, gibt es doch zahlreiche Hilfsmittel, von denen viele nichts wissen oder die nicht genügend genutzt werden, um das Leben zu erleichtern (siehe auch S. 256/257).

Erhalten und trainieren

Die Kompensation muss sich aber nicht nur auf körperliche Gebrechen beziehen. Sie können nicht mehr so gut bergsteigen wie früher? Nehmen Sie genau diesen Verlust zum Anlass, die vielen Naturschönheiten entlang der Wanderwege in der Ebene zu entdecken. Fernreisen werden Ihnen zu anstrengend – lernen Sie Deutschland kennen. Sie können Klavierspielen, aber mit den schnellen Sätzen will es nicht mehr ganz so gut klappen – dann bleiben Sie eben bei den gemäßigten Tempi. Immer wieder geht es auch hier darum: Auf die Ressourcen schauen und nicht ärgerlich werden, wenn etwas nicht mehr geht. Neues entdecken, gerade weil anderes nicht mehr infrage kommt. Das ist, aus psychologischer Sicht, ein erfolgreiches Modell für den Umgang mit dem Älterwerden.

Anti-Aging

Vor allem in der Werbung begegnet einem immer wieder der Begriff »Anti-Aging«. Es gibt eine wachsende Industrie, die Anti-Aging und Verjüngung verspricht: Sie bietet Präparate zur Einnahme, wie Nahrungsergänzungsmittel, Vitamine, Antioxidanzien oder Hormone. Auch Kosmetikindustrie und Schönheitschirurgie springen auf den Anti-Aging-Zug auf und versprechen Verjüngung durch Ampullen und Seren, Spritzen und Operationen. In gewissem Umfang darf man sich hiervon Effekte versprechen – warum nicht eine Hautcreme für die reife Haut verwenden und sich die Haare färben? Das tut gut. Aber vieles ist eben einfach nur Unfug.

Verjüngung ist ein alter Traum der Menschheit: Verbreitet in Orient und Okzident ist die Vorstellung eines Jungbrunnens, in den man gebrechlich und siech hineinsteigt und auf der anderen Seite schön und frisch wieder herauskommt! Das Bild von Lucas Cranach dem Älteren ist das bekannteste seiner Art (siehe Abbildung), der Jungbrunnen als Sinnbild aber sehr viel weiter verbreitet. Als Symbol steht der Jungbrunnen für all das, was uns jung werden oder zumindest jung fühlen lässt.

Das Alter willkommen heißen

Das Ewig-jung-Bleiben kann auch ganz schön anstrengend, riskant und teuer werden: Wenn ich höre, dass man sich in Amerika mittlerweile die Stimmbänder liften lässt, um die Stimme zu verjüngen, weiß ich wirklich nicht, ob das zum Lachen oder zum Weinen ist.

Seriös betrieben meint Anti-Aging aber etwas anderes als Verjüngung und ist bescheidener im Anspruch. Anti-Aging zielt darauf ab, das biologische Altern zu verlangsamen, natürliche Alterungsprozesse zu verlangsamen, aber nicht zu negieren. Anti-Aging fragt: Wie kann ich hier eingreifen, wie kann ich meinen Zustand verbessern? Wie kriege ich es hin, dass ich biologisch jünger bin, als es in der Geburtsurkunde steht? Die German Society of Anti-Aging Medicine e. V. schreibt: »Wir haben Alterungsprozesse als den wesentlichen Risikofaktor für die gängigen Volks- und Zivilisationskrankheiten identifiziert. Ein vertieftes Verständnis dieser Prozesse und deren gezielte Beeinflussung ist daher das Konzept im Kampf für ein gesundes Altern.«[12]

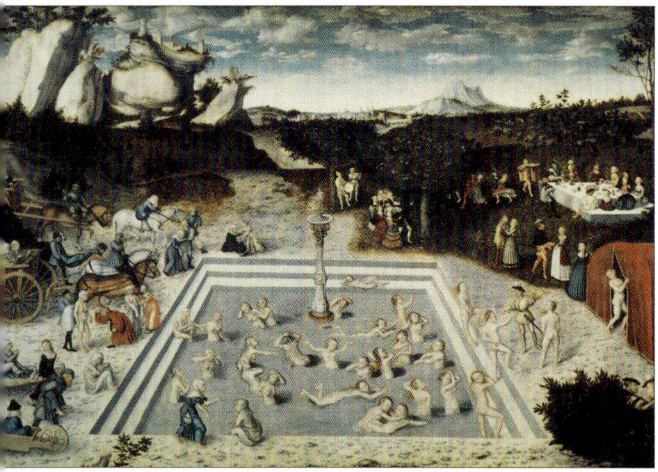

Der Jungbrunnen ist ein alter Traum der Menschen (Gemälde von Lucas Cranach dem Älteren, 1546)

Körperliche und geistige Fitness erhalten

Im nächsten Kapitel werden einige Verhaltensmuster oder Gewohnheiten genannt, die als entschleunigende Faktoren für das Altern gelten werden. Entsprechend kann man viel für seine körperliche Verfassung tun, wenn man genau auf diese Dinge achtet: Sport, Ernährung, Genussmittel in Maßen, Schlaf, soziale Beziehungen. Das sehen auch die Vertreter der Wissenschaft so. Eine Wunderpille gegen das Alter hat auch die Anti-Aging-Medizin leider nicht zu bieten.

Bewegung und Ernährung, geistige Beanspruchung

Fragt man Vertreter unterschiedlicher wissenschaftlicher Disziplinen nach der wichtigsten Maßnahme für ein Anti-Aging, so darf es nicht verwundern, dass sie dabei unterschiedliche Strategien favorisieren: Für Sportmediziner ist es Bewegung, Bewegung und nochmal Bewegung, die den Körper jung hält, hier vor allem das Ausdauertraining. Ernährungswissenschaftler denken über Ernährungsformen und Nahrungsergänzungsmittel nach, darüber wie man den Körper optimal mit Vitaminen, Mineralien und Spurenelementen versorgen kann. Zudem versuchen sie, über die Ernährung einen aktiven Zellschutz zu betreiben. Die Zelle altert schneller, wenn sie oxidativem Stress ausgesetzt ist. Eine große Rolle spielen hier Antioxidanzien, unter anderem die sogenannten »sekundären Pflanzenstoffe«. Sekundär, weil es sich nicht um Mineralien, Spurenelemente oder Vitamine handelt, sondern um Inhaltsstoffe, denen man weniger Bedeutung für unsere Gesundheit beigemessen hat, etwa Farbstoffe, Gerbstoffe oder Bitterstoffe. Es gibt mehr als 30.000 sekundäre Pflanzenstoffe, vor allem in Gemüse und Obst.

Achten Sie bei der Ernährung vor allem auf antioxidative Lebensmittel – also viel Gemüse und etwas Obst. Besprechen Sie jedoch jede Einnahme von Nahrungsergänzungsmitteln mit Ihrem Arzt. Nur ein echter Nährstoffmangel ist ernst zu nehmen und auszugleichen, sollte jedoch über das Blutbild vorab festgestellt werden. Es kann bei einigen Vitaminen auch zu Überdosierungen kommen. Manche schaden sogar bei längerfristiger Einnahme. Die meisten helfen schlichtweg nicht.

Auf der geistigen Ebene gilt: Das Alter kann mit Abbauprozessen einhergehen. Diese hängen aber mit der nachlassenden Beanspruchung zusammen. Es muss also korrekter heißen: Das Alter geht dann mit Abbauprozessen einher, wenn man nichts tut! Die Fähigkeit des Gehirns, im Alter zu lernen, sich zu entwickeln, ist weiterhin vorhanden. Sie muss nur genutzt werden! Das Gehirn will täglich trainiert werden.

Maria Buchinger (1916–2010) war die Tochter von Fastenarzt Otto Buchinger. Gemeinsam mit ihrem Mann Helmut Wilhelmi gründete sie zwei Fasten-Kliniken und wurde so zur »Grande Dame des Fastens«. Einmal im Jahr fastete sie selbst – über 70 Jahre lang – und bezeichnete das Fasten als ihr ganz persönliches »Anti-Aging-Geheimnis«. Und sie praktizierte Yoga: mit 90 Jahren noch dreimal in der Woche.

Wissen und Weisheit

Ältere Menschen sind, wenn sie sich ihr Leben lang intensiv mit einer Sache beschäftigt haben, jüngeren Menschen in diesem Bereich überlegen. Sie haben ein Expertenwissen angesammelt und bringen langjährige Erfahrung mit. Viele Ältere geben dieses Wissen gern weiter. Der Senior Experten Service (SES), eine gemeinnützige Gesellschaft, ist ein sehr gutes Beispiel für einen solchen Wissenstransfer. Der SES bietet interessierten Menschen im Ruhestand die Möglichkeit, ihre Kenntnisse und ihr Wissen an andere im Ausland und in Deutschland weiterzugeben. Mehr als 10.000 Senior Experten sind im aktiven Ruhestand ehrenamtlich tätig und leisten weltweit Hilfe zur Selbsthilfe.[13]

Hinzu kommt: Während die jüngere Generation zunehmend Erfahrungen im virtuellen Bereich macht, haben die Älteren einen Schatz von echten, durchlebten und durchlittenen Erfahrungen, gerade in der heutigen Welt ein wahres und wertzuschätzendes Gut!

Stéphane Hessel (1917–2013), ein französischer Resistance-Kämpfer, KZ-Überlebender, Diplomat und Mitautor der Allgemeinen Erklärung der Menschenrechte der Vereinten Nationen, veröffentlichte 2010 im Alter von 93 Jahren den vielbeachteten Essay »Empört Euch!«. Darin ruft er zum friedlichen Widerstand gegen die Ungerechtigkeit in unserer Gesellschaft auf und übt Kritik am Finanzkapitalismus. Der Essay wurde ein Bestseller.

Darüber hinaus bescheinigen Soziologen älteren Menschen mehr Gelassenheit, Abstand zu den Dingen, Nachdenklichkeit, vielleicht auch Mitmenschlichkeit, ihnen wird eine höhere Sozialkompetenz attestiert. Sie gelten als emotional stabiler und zuverlässiger.

Ältere sind gefragte Berater, zum Beispiel im Politikbereich. Beeindruckend ist, wenn alte Hasen der Politik in einer Talkrunde von Ereignissen vor 20, 30 oder 40 Jahren erzählen. Dann betrachtet man selbst die Dinge auch plötzlich mit ganz anderen Augen. Ebenso sind pensionierte Politiker nicht selten Schlichter in Konflikten, sogar auf internationaler Ebene.

Ohne das Alter glorifizieren zu wollen, ist es wichtig zu sehen, dass im Alter auch Fähigkeiten zunehmen, die Jüngere selten haben, dass man beitragen und geben kann, was in dieser Welt dringend gebraucht wird: Sozialkompetenz, Erfahrung und Gelassenheit.

Zwischen Weisheit und Altersstarrsinn

Und wie sieht es aus mit der sprichwörtlichen Weisheit des Alters? In vielen Kulturen sind es die Stammesältesten, die Entscheidungen treffen. Aber stimmt es wirklich, dass mit dem Alter die Weisheit kommt? Leider nein. Intensiv wurde die Weisheit in letzter Zeit erforscht. Das ernüchternde Ergebnis: Weisheit kann sich zwar mit dem Alter entwickeln, aber Alter allein macht nicht weise. Weisheit im Alter gibt es zwar, ist aber sehr viel seltener, als man denkt. Im Alter, so Prof. Ursula

Staudinger, führende Altersforscherin, lässt die Selbstkritik nach, man ist weniger offen und dadurch auch uneinsichtiger. Mit Weisheit hat das wenig zu tun, eher mit dem ebenfalls sprichwörtlichen Altersstarrsinn.

Eine wichtige Voraussetzung dafür, im Lauf des Lebens Weisheit zu entwickeln, ist, so Staudinger, die Offenheit für neue Erfahrungen. Wer nicht offen ist, setzt sich nicht gern neuen Erfahrungen aus. So werden gemachte Erfahrungen leicht zum Dogma, und das ist dann genau das Gegenteil von Weisheit. Als weitere Voraussetzungen beschreibt Staudinger die Fähigkeit, unterschiedliche Blickwinkel einnehmen zu können, die Bereitschaft, sich mit schwierigen Situationen zu befassen, und die Fähigkeit, sich mit negativen Emotionen auseinandersetzen zu können. Weise wird nicht, wer sich davor scheut. Weisheit selbst ist für Frau Prof. Staudinger eine tiefe Einsicht und Urteilskraft in schwierigen und grundlegenden Fragen des Lebens.[14]

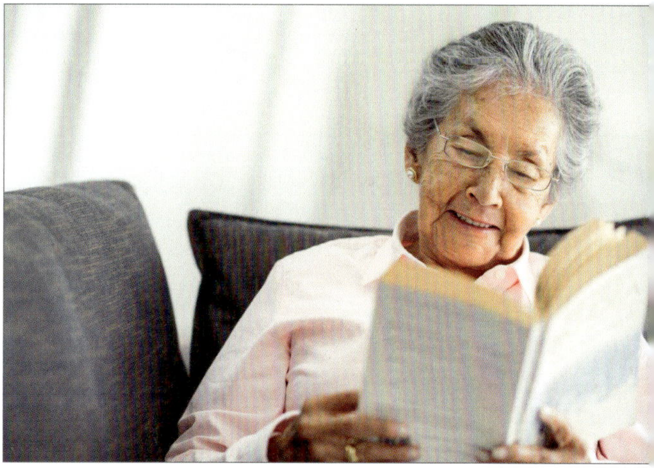

Viele Ältere haben sich im Lauf ihres Lebens enormes Wissen angeeignet. Geben Sie dieses Wissen weiter – werden Sie Senior Experte.

Langlebigkeit rund um den Globus

Wie kommt es, dass manche Menschen so gut alt werden? Was ist das Geheimnis derjenigen, die sich ihre Gesundheit, so gut es geht, erhalten? Ist es Disziplin, ist es eine Frage der Einstellung? Oder ist es einfach nur Glück? Altern sie weniger? Oder altern sie anders? Es gibt verschiedene Kulturen, in denen die Menschen besonders alt werden, die regelrechte Jungbrunnen der Welt darstellen. Das fasziniert – und wirft Fragen auf: Was machen diese Kulturen anders als der Rest der Welt? Was ist es, was die Menschen so lange leben lässt? Nachfolgend ein Blick in einige Regionen der Welt, in denen Menschen besonders alt werden.[15]

Paradebeispiel Abchasien

Abchasien liegt im Kaukasus an der Ostküste des Schwarzen Meeres. Es gibt Küstenstreifen, vor allem aber bis zu 4000 Meter hohe Berge. Die Menschen leben in Mehr-Generationen-Häusern, oft vier Generationen unter einem Dach. Die Alten sind fester Teil der Familie, werden respektiert und helfen im Alltag, indem sie etwa auf die Kinder aufpassen.

In Abchasien, so heißt es, waren die Menschen immer schon schlank, Dicke wurden verlacht. Das Essen wird stets frisch gekocht, oft gibt es Maisbrei, dazu Gemüse, oft aus dem eigenen Garten, Hülsenfrüchte, ab und an Fleisch, generell wenig Fett, dazu ein Gläschen abchasischen Rotwein. Als »Geheimwaffe gegen das Alter« gilt Ajika, eine salzig-scharfe Paste aus roter Paprika, Knoblauch, Chili und Salz. Wer Ajika isst, der lebt lange, so heißt es in Abchasien. Sauberkeit ist wichtig, gute Luft, Bewegung steht ohnehin auf der Tagesordnung. Das Leben ist ruhig, die Menschen ziehen wenig um. Gemeinsame Volkstänze werden getanzt, auch die jungen Mädchen lernen die traditionellen Tänze. Zu bestimmten Festtagen gibt es Reiterspiele.

»Glücksoase« Guanacaste

Guanacaste liegt in Costa Rica, es ist ein abgelegener Ort. Hier herrscht tropisches Klima. Manche Menschen dort verfügen nur über eine Hängematte und eine Machete, arbeiten Tag für Tag auf dem Feld – und sind trotzdem zufrieden. Die tägliche Arbeit, ob allein, mit anderen oder mit den Kindern, ist ein Bestandteil der Routine. Die Menschen sind bescheiden und mit wenig zufrieden.

Gerade hier in Guanacaste herrscht aber auch ein besonders ausgeprägter Sinn für die Gemeinschaft, für die Familie und Nachbarschaft. Auch hier leben mehrere Generationen unter einem Dach. Materieller Reichtum ist nicht von Bedeutung. Wichtig aber ist, sich gegenseitig zu helfen. Und wichtig ist der Glaube. Forscher, die Glück und Langlebigkeit hier untersuchten, halten vor allem den fehlenden Stress und das gute soziale Sicherungssystem durch Familie und Nachbarschaft für wichtige Faktoren. Die Menschen in Costa Rica, so der Soziologe Gilbert Brenes-Camacho von der Universität von Costa Rica, empfinden sich als gleich, auch wenn dies gar nicht mit den tatsächlichen wirtschaftlichen Verhältnissen übereinstimmt. Das mindert sozialen Stress.

Elisabeth S. wollte ihr Wissen auch nach der Rente gern weitergeben und hatte Lust auf andere Länder. Vom Senior Experten Service wurde sie nach Äthiopien vermittelt. In Addis Abeba berät die Chemielaborantin die Firma »Ecopia«, die Produkte einheimischer Bauern verarbeitet und Lebensmittel, Kräutermischungen und Kosmetik herstellt.

»Jungbrunnen« Loma Linda

Der kleine kalifornische Ort Loma Linda gilt als »Jungbrunnen der USA«. Hier leben vor allem die »7-Tage-Adventisten«. Über sie gibt es umfangreiches Studienmaterial zu den verschiedensten Themen. Die Adventist Health Study-1 (AHS-1) untersuchte die Daten von über 34.000 kalifornischen Adventisten bereits im Zeitraum von 1974 bis 1988. Das Ergebnis: Die Probanden hatten eine zwischen 4,4 (Frauen) und 7,3 (Männer) Jahren längere Lebenserwartung als die durchschnittlichen weißen Kalifornier.[16] Verantwortlich gemacht wird dafür unter anderem der in Loma Linda übliche Lebensstil: vegetarische Küche, regelmäßig Sport, Nikotinverzicht, soziales Leben. Im Ort gibt es ein für alle offenes Fitnesscenter, in dem Alt und Jung willkommen sind. Der Gemeinschaft geht es um den Erhalt der persönlichen Unabhängigkeit, der Mobilität. Die religiöse Ausrichtung sorgt dafür, dass der in den USA sonst übliche Jugendwahn hier in den Hintergrund tritt.

Fragt man sich, was man von den Adventisten in Loma Linda lernen kann, so ist es das starke Gemeinschaftsgefühl, ein enges soziales Netz, auch außerhalb der eigenen Herkunftsfamilie. Daneben: totaler Verzicht auf Rauchen, Verzicht auf Fleisch und Genussmittel, wenig Zucker, Fett, Eiweiß, Salz, viel Gemüse und Obst in der Ernährung. Und nicht zuletzt: regelmäßiges Spazierengehen.

Das Geheimnis der Hundertjährigen

Die Forschung zu Hochbetagten war bislang eher dürftig, Aufsehen erregten in letzter Zeit die beiden Heidelberger Hundertjährigen-Studien von 2006 und 2013, in denen zahlreiche Menschen über 100 befragt wurden. Auch in meinen Sendungen bin ich einigen Hochbetagten und den entsprechenden Forschern begegnet. Diese Begegnungen haben mich immer besonders berührt – und nicht zuletzt den Wunsch geweckt, dieses Buch über das Altern zu schreiben.

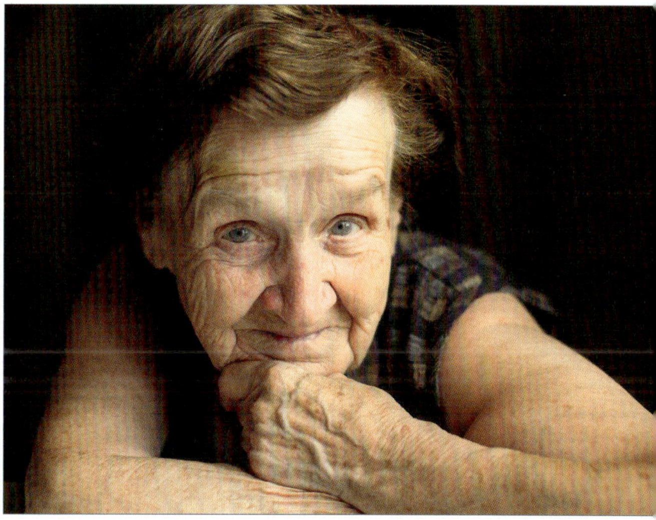

Wer hätte das gedacht? 59 Prozent der Hundertjährigen in Deutschland leben in den eigenen vier Wänden, ein Drittel davon sogar allein.

Lange selbstbestimmt leben

Diese Hundertjährigen-Studien bringen Erstaunliches an den Tag: Hundertjährige sitzen nicht einsam und verbittert am Ofen oder sind vor allem in Heimen zu finden. Im Gegenteil: Die Zweite Hundertjährigen-Studie ergab, dass 59 Prozent der Befragten in Privathaushalten leben – und ein Drittel von ihnen sogar ganz allein. Unterstützung erfahren sie durch die Kinder, die entferntere Familie oder Freunde, die Hälfte von ihnen nutzt professionelle Hilfe, vor allem im Haushalt, nur ein Viertel braucht eine professionelle Pflege.

Genau das ist es vielleicht auch, was viele jung hält: möglichst lange selbstbestimmt sein. Deswegen gehen sie zur Gymnastik, achten auf eine gesunde Ernährung oder bekochen sich solange es geht noch selbst. Und wenn etwas nicht mehr so ganz funktioniert, dann überlegen sie sich, wie sie dieses Manko ausgleichen oder welche Unterstützung sie sich dafür holen können.

Auch im hohen Alter gesund bleiben

Die heutigen Hundertjährigen, so die Zweite Heidelberger Hundertjährigen-Studie, sind gesünder als diejenigen, die vor elf Jahren 100 Jahre alt waren, sie können ihren Alltagsaktivitäten besser nachgehen.[17] Viele denken, dass die Menschen heute zwar länger leben, dafür aber häufiger kränker sind. Die Studienergebnisse belegen das Gegenteil: »Insgesamt ist die Sorge vor einer überproportionalen Ausweitung von Gebrechlichkeit, Krankheit und Pflegebedürftigkeit im sehr hohen Alter unbegründet. Durch gezielte Interventionen für mehr Selbstständigkeit ist es vermutlich in höherem Ausmaß als bisher möglich, Pflegebedürftigkeit auch bei Hundertjährigen abzuschwächen oder sogar zu vermeiden.« Auch was die kognitiven Fähigkeiten angeht, das Denken also, konnte eine statistisch signifikante Verbesserung festgestellt werden: Über die Hälfte der Hundertjährigen hat keine oder nur geringe kognitive Einschränkungen, ist also geistig noch fit.

All diese Erkenntnisse machen Mut. Lassen Sie uns daher auf den nächsten Seiten gemeinsam überlegen, was man tun kann, um die Gesundheit zu stärken.

Keine Angst vorm Älterwerden!

Barbara Rütting, geb. 1927, ist nicht nur eine bekannte Film- und Theaterschauspielerin, sondern auch eine der großen Vorreiterinnen gesunder Ernährung und eine Verfechterin von Menschen-, Tier- und Umweltschutz. Mit 60 Jahren startete sie ein Hilfsprojekt für den bulgarischen Ort Bansko, mit 75 Jahren zog sie für Bündnis 90/Die Grünen in den Bayerischen Landtag. 2012 veröffentlichte sie »Was mir immer wieder auf die Beine hilft«, eine Sammlung persönlicher Gesundheits-Tipps.

In diesem Kapitel ging es um das Älterwerden. Darum, dass wir die Bilder, die wir vom Alter und Älterwerden im Kopf haben, zurechtrücken müssen. Ich möchte kurz zusammenfassen:

- Das Alter hat sich nach hinten verlagert.
- Wir leben heute nicht nur länger als früher, sondern auch besser.
- Wir altern chronologisch, biologisch, psychisch und sozial. Das einzige, was hier feststeht, ist, dass wir jedes Jahr Geburtstag feiern und ein Jahr älter werden. Alle anderen Formen des Alters sind vergleichsweise flexibel und damit von uns beeinflussbar, im Guten wie im Schlechten.
- Das subjektiv empfundene Alter hat nichts mit dem objektiven Alter zu tun.
- Und auch die Zufriedenheit ist im Alter erfreulich hoch. Sie hat zudem viel mit der persönlichen Einstellung zu tun, mit der inneren Grundhaltung.
- Alterungsprozesse sind normal und natürlich, wir haben jedoch einen großen Einfluss auf die Art und das Tempo der Alterung. Zu den Kompetenzen, die mit dem Alter wachsen, gehören soziale Kompetenz, Erfahrung und Gelassenheit.

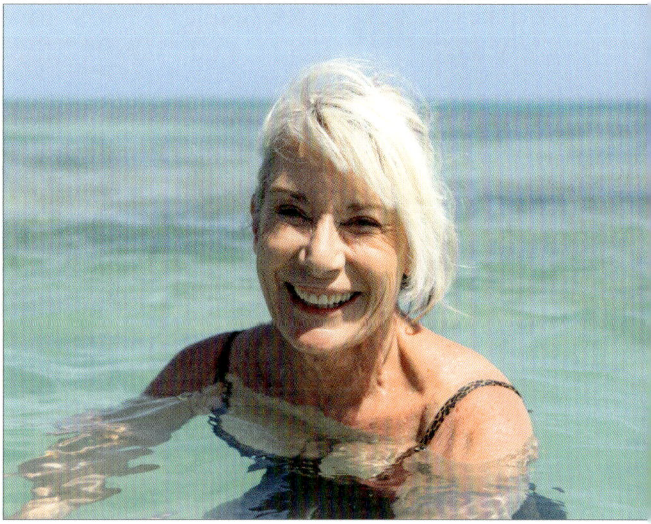

Auch wenn Zipperlein Sie plagen, geben Sie sich nicht auf, bleiben Sie beweglich.

► Viele Krankheiten, die uns im Alter zu schaffen machen, entwickeln sich über lange Jahre. Sie sind zum Teil lebensstilabhängig und wir können daher durch einen entsprechenden Lebensstil vorbeugen. Im Krankheitsfall hat man Einfluss auf den Verlauf der Erkrankung.

Training ist das A und O

Egal, ob Sie sich mit dem körperlichen oder dem psychischen Alter beschäftigen: Die Wissenschaft des 21. Jahrhunderts räumt mit der Vorstellung auf, dass wir im Alter keine Handhabe und keinen Einfluss auf den Alterungsprozess hätten. Die Muskeln bauen zwar ab, aber wenn wir sie trainieren, können wir die Muskelkraft weitgehend erhalten. Die Leistungskraft des Gehirns nimmt ab, wenn wir das Gehirn nicht nutzen, wenn wir nicht neue Erfahrungen und neue Aufgaben suchen. Von seiner Physiologie her bleibt es jedoch bis ins hohe Alter lernfähig.

Die Angst davor, wie alles weitergeht, ist ein schlechter Begleiter. Als Ärztin habe ich gerade bei älteren Menschen die Erfahrung gemacht, dass es wichtig ist, Angst vor dem, was noch kommen könnte, zu überwinden. Angst lähmt uns und verschlechtert unsere Beschwerden. Der ängstliche Patient sieht sich, wenn er vom Arzt ein Röntgenbild oder ein anderes Untersuchungsergebnis in die Hand gedrückt bekommt, beispielsweise mit einer mittelschweren Arthrose, schon im Rollstuhl, die Schmerzen nehmen manchmal nach dieser Diagnose erst richtig zu, die Zukunftsängste auch. Andere Patienten haben genau den gleichen Befund, ebenfalls ein abgenutztes Hüftgelenk, aber sie setzen sich auf ihr Fahrrad … und haben auch weniger Schmerzen. Oder sie werden, gerade weil sie Schmerzen haben, aktiv, stellen ihre Ernährung um und melden sich bei der Gymnastik an.

Die Angst vor dem Alter erwischt uns alle immer wieder mal – spätestens mit der Midlife-Crisis. Ja, der Blick in den Spiegel kann ernüchtern, vor allem, wenn man gerade sowieso unzufrieden mit sich ist. Aber mal ganz ehrlich: Wären Sie wirklich gern wieder 20? Oder 35?

Die neuen Erkenntnisse der Wissenschaft zeigen: Der Einfluss jedes Einzelnen auf Körper, Geist und soziales Umfeld ist enorm. Es gibt viel, was wir tun können, um gut alt zu werden. Darum soll es auf den nächsten Seiten gehen.

Wie fit sind Sie?

Das biologische Alter (auch biofunktionaler Status genannt), muss sich nicht unbedingt mit der Altersangabe im Personalausweis decken (siehe S. 18). Wenn Sie neugierig sind, werfen Sie doch mal einen Blick auf die Checkliste unten. Oder machen Sie mithilfe eines Freundes die nachfolgenden Tests. Wenn Sie ab jetzt jeden Tag ein bisschen Zeit in Ihre Fitness und Gesundheit investieren, haben Sie in vier Wochen garantiert schon Fortschritte gemacht – und sich biologisch ein wenig verjüngt!

Im Internet gibt es viele Tests zur Feststellung des biologischen Alters. Nur wenige sind wirklich aufschlussreich. Wichtig für eine grobe Schätzung sind das Alter Ihrer Eltern und deren Vorerkrankungen, dann Ihr eigenes Gewicht, Puls, Blutdruck, Blutzucker, Blutfette sowie Ihre Lebensbedingungen (siehe unten).

Das biologische Alter – Ermittlung der Lebensbedingungen

Im Folgenden finden Sie einige Fragen zu Kriterien der Lebensführung, die als verjüngend gelten. Je mehr Sie mit »Ja« beantworten können, desto geringer ist vermutlich Ihr biologisches Alter und umso größer sind Ihre Chancen, recht gesund ein hohes Lebensalter zu erreichen.

- Gehen Sie regelmäßig zu Vorsorgeuntersuchungen?
- Frühstücken Sie jeden Morgen?
- Essen Sie täglich Obst und Gemüse?
- Essen Sie selten Fleisch, aber regelmäßig Fisch?
- Rauchen Sie nie?
- Trinken Sie nur selten Alkohol?
- Treiben Sie regelmäßig Sport?
- Integrieren Sie Bewegung in Ihren Alltag?
- Pflegen Sie freundschaftliche Beziehungen?
- Sind Sie zufrieden mit Ihrem Sexualleben?
- Haben Sie eine Tagesroutine?
- Schlafen Sie genug?
- Ist Ihr Schlaf erholsam?
- Machen Sie jedes Jahr auch mal länger als 14 Tage Urlaub?
- Betreiben Sie regelmäßig Yoga oder andere Formen der Meditation oder Gebete?
- Sind Sie oft fröhlich und guter Laune?
- Haben Sie grundsätzlich das Gefühl, gut aufgehoben zu sein?
- Fühlen Sie sich sicher?
- Sind Sie finanziell abgesichert?
- Widmen Sie sich gerne sinnvollen Aufgaben?
- Schätzen Sie es, Zeit mit Freunden und Familie zu verbringen?
- Denken Sie meistens positiv?
- Haben Sie schwere Schicksalsschläge gut gemeistert?
- Fahren Sie immer mit Sicherheitsgurt?
- Fahren Sie niemals mit Alkohol am Steuer?

Koordinations-Test

Die Sturzgefahr kann mit dem folgenden standardisierten »Functional reach«-Test eingeschätzt werden. Für verschiedene Altersgruppen wurden Normwerte ermittelt. Werden diese unterschritten, dann besteht eine erhöhte Sturzgefahr. Frauen zwischen 41 und 69 Jahren sollten 34,5 Zentimeter nach vorn kommen, Männer 37,25 Zentimeter. Im Alter zwischen 70 und 87 Jahren sind bei Frauen 26,25 Zentimeter der Normwert, bei Männern 33 Zentimeter.

Bitte achten Sie darauf, dass eine zweite Person anwesend ist, wenn Sie den Test ausführen.

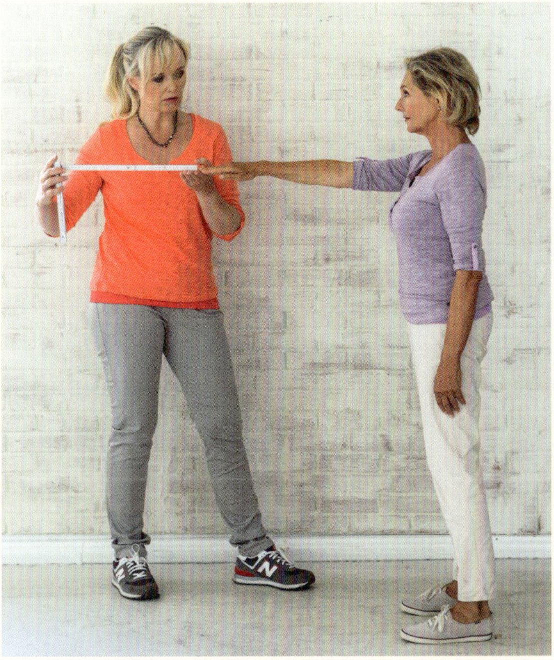

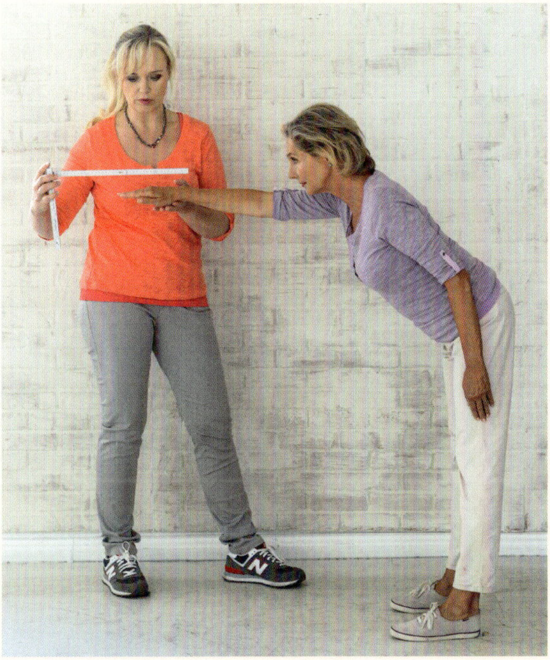

1. Sie stehen aufrecht mit nach vorn ausgestrecktem Arm, der Blick ist geradeaus gerichtet. Eine zweite Person hält parallel zu Ihrem ausgestreckten Arm einen Zollstock, dessen Null-Zentimeter-Markierung sich an Ihren Fingerspitzen befindet.

2. Beugen Sie den Oberkörper mit gestreckter Wirbelsäule so weit wie möglich nach vorn, ohne das Gleichgewicht zu verlieren. Der Arm bleibt weiterhin parallel zum Boden ausgestreckt. Die Hilfsperson misst die Strecke, die die Hand nach vorn kommt.

Kraft-Check

Mit diesem Test können Sie Ihre Bauchmuskelkraft auf die Probe stellen. Sehr gut ist es, wenn Sie die Endposition mindestens zehn Sekunden halten können, ohne dass die Bauchmuskulatur zu zittern beginnt. Dann ist die Bauchmuskulatur ausreichend gekräftigt, um der Wirbelsäule und damit dem gesamten Körper Halt zu geben und so Bandscheibenvorfälle und Wirbelbrüche zu vermeiden.

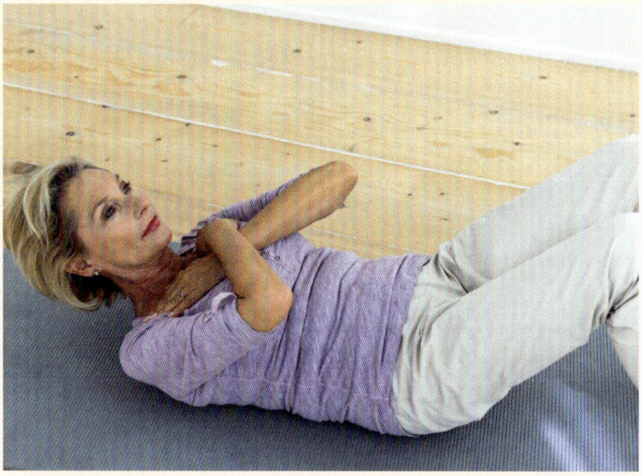

1. Sie liegen mit angewinkelt aufgestellten Beinen flach auf dem Boden oder einer Liege. Die Arme sind über der Brust verkreuzt. Heben Sie nun den Oberkörper mit angespannten Bauchmuskeln an.

2. Halten Sie die Position, solange es Ihnen möglich ist, und zählen Sie die Sekunden mit. Sobald die Muskulatur zu zittern beginnt, brechen Sie ab.

Beweglichkeit prüfen

Mit einer guten Beweglichkeit der Gelenke beugen Sie Verschleißerscheinungen vor. Ein einfacher Test zeigt, wie es bei Ihnen darum bestellt ist. Es kommt darauf an, ein Bein flach gestreckt liegen zu lassen, während Sie das andere Bein anwinkeln. Beugt es sich im Knie, ist der Hüftbeugemuskel verkürzt, zieht zu stark von vorn an der Wirbelsäule und verursacht an ihr somit Gelenkfehlstellungen.

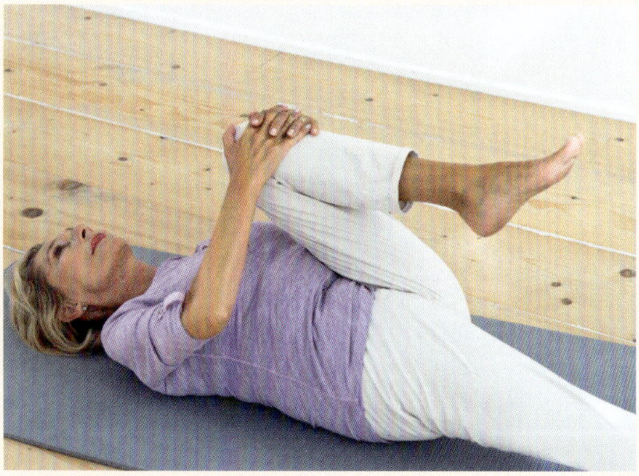

1. Sie liegen flach ausgestreckt auf dem Rücken, die Arme liegen seitlich neben dem Körper. Winkeln Sie nun ein Bein an und umfassen Sie es unterhalb des Knies mit beiden Händen.

2. Ziehen Sie das angewinkelte Bein so weit wie möglich zum Oberkörper, ohne das gestreckte Bein oder den Oberkörper dabei anzuheben.

Sturzgefährdung

Es gibt ein paar ganz einfache Tests, mit denen Sie prüfen können, wie sicher Sie auf den Beinen sind.

► **Rombergtest:** Stellen Sie sich aufrecht hin und strecken Sie die Arme zur Seite aus. Schließen Sie die Augen und bleiben Sie mindestens 30 Sekunden stehen. Es ist auch bei intaktem Gleichgewichtssinn normal, wenn Sie etwas schwanken. Allerdings sollten Sie aufmerksam werden, wenn Sie zu einer Seite hin schwanken.

► **Einbeintest:** Wie lange schaffen Sie es, mit geschlossenen Augen auf einem Bein zu stehen? Unter 5 Sekunden sind Sie sturzgefährdet. 25 Sekunden sollten Sie schaffen, wenn Sie über 60 und fit sind. Schaffen Sie 40 Sekunden? Glückwunsch! Das entspricht einem Ergebnis von 40 Jahren, 50 Sekunden entsprechen 30 Jahren.

► **Fingerzeigtest:** Ein bekannter, aber immer wieder guter Test, sowohl für die Einschulung wie für Autofahrer: Führen Sie mit geschlossenen Augen den Finger an die Nase. Das sollte klappen. Für »Fortgeschrittene«: beide Zeigefinger vor der Brust zusammenführen. Diese »blinde« Bewegung zur Nase wird vom Kleinhirn gesteuert, und das steuert auch unseren Gang. Bei Schwächen kommt es oft auch zu Unsicherheit beim Gehen.

► **Chair-Rising-Test:** Der Aufstehtest gehört zu den Standardtests für die Sturzgefahr: Versuchen Sie so schnell wie möglich 5-mal ohne Einsatz der Arme von einem normalen Stuhl aufzustehen. Verschränken Sie dabei die Arme vor der Brust, damit Sie nicht schummeln können. Gemessen wird die Zeit in Sekunden. Gut ist es, wenn Sie es in weniger als 11 bis 15 Sekunden schaffen. Brauchen Sie länger, haben Sie ein erhöhtes Sturzrisiko.

Lungenfunktion testen

Um herauszufinden, wie gut Ihre Lunge noch funktioniert, können Sie einen einfachen Test durchführen: Aus welcher Entfernung können Sie noch eine Kerze ausblasen? 50 Zentimeter sollten schon möglich sein. Wenn es mehr Zentimeter sind, können Sie stolz sein: Ihre Lunge ist jung geblieben! Aus der Entfernung, aus der Sie die Kerze auspusten, können Sie – in etwa – Rückschlüsse auf das biologische Alter Ihrer Lunge ziehen:

1,5 m	20 Jahre
1,25 m	30 Jahre
1 m	40 Jahre
0,75 m	50 Jahre
0,5 m	gesunder Mensch älter als 60 Jahre

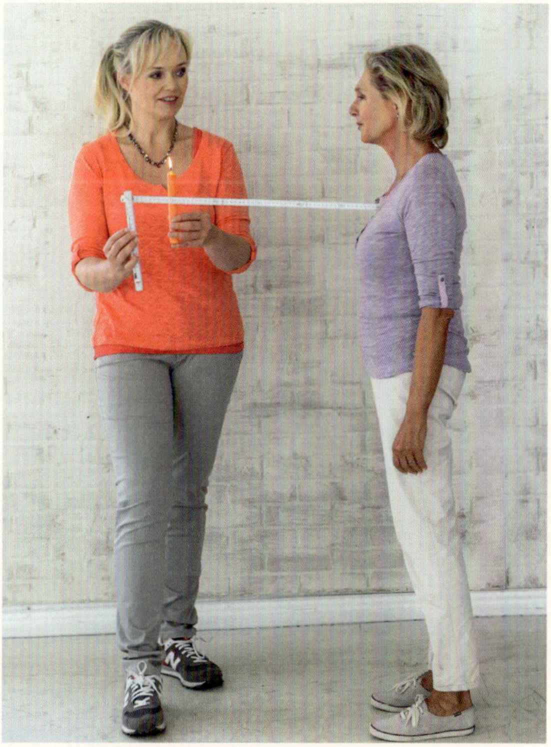

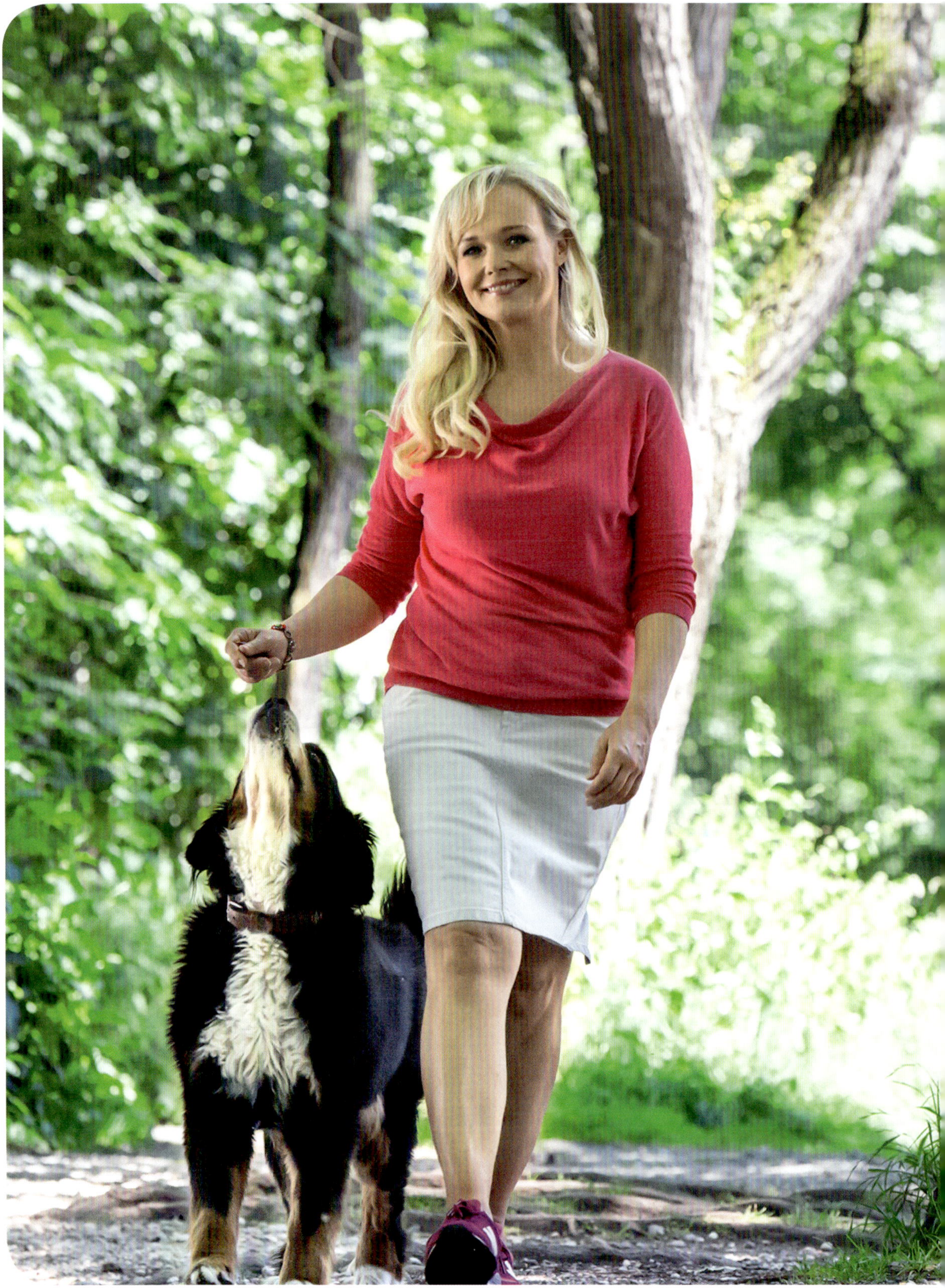

Mein Gesundheits-konzept

Gesundheit basiert auf mehreren Säulen: Ausreichend Bewegung, eine ausgewogene Ernährug und genügend Schlaf stärken Körper, Geist und Psyche – das gilt auch für die zweite Lebenshälfte. Das Wichtigste habe ich hier in einem Gesundheitskonzept für den Alltag zusammengefasst. Damit sind Sie gut für das Alter gerüstet und beugen zahlreichen typischen Beschwerden vor.

Gesund und ausgeglichen älter werden

Was können wir tun, um möglichst lange gesund und körperlich wie geistig fit und beweglich zu bleiben? Gibt es Dinge, die uns auf breiter Ebene schützen? Die Antwort ist klar: Ja, es gibt eine ganze Reihe von Verhaltensmaßnahmen, kleine Gewohnheiten für den Alltag, die »viel bringen«. Wenn man sie kennt, ist man gut gewappnet für ein vitales Älterwerden.

Natürlich gibt es auch Faktoren, die unsere Gesundheit im Alter prägen, die wir nicht oder nicht mehr beeinflussen können: vor allem das Geschlecht und das Alter an sich oder die Vergangenheit. Dennoch können wir die meisten Risikofaktoren für Krankheiten, die uns besonders im Alter zu schaffen machen, noch sehr gut beeinflussen. Und auch eine genetische Vorbelastung ist kein Schicksal, dem man hilflos ausgeliefert ist, denn manche Gene müssen erst »aktiviert« werden – und dabei spielt unser Verhalten eine wichtige Rolle. Das gilt übrigens auch für uns schützende Gene. Man spricht hier davon, dass das genetische Potenzial erst »realisiert« werden muss. Selbst die beste genetische Ausstattung nützt nämlich nicht viel, wenn sie nicht »wachgeküsst« wird.

Wie wir unseren Alltag verbringen, wie wir unser Leben gestalten, hat einen entscheidenden Einfluss darauf, wie es uns geht, körperlich und seelisch. Das hört sich banal an, wird aber gerade im Alter besonders wichtig – und von den meisten Menschen stark unterschätzt. Denn jetzt gilt viel mehr als früher: Die Fähigkeiten und Funktionen, die wir üben und benutzen, bleiben besser erhalten, die Fähigkeiten und Funktionen, die wir nicht nutzen und trainieren, verkümmern hingegen sehr schnell.

In diesem Buch möchte ich Ihnen viele hilfreiche Ratschläge für ein möglichst beschwerdefreies Altern mit auf den Weg geben. Ob nun ein akutes Zipperlein oder eine bestehende chronische Erkrankung, es lohnt sich – und zwar zu

Meine **RUBIN**-Regeln

Der Rubin galt früher als »Stein des Lebens und der Liebe«. Wenn das nichts ist!
Ich möchte Ihnen zwölf persönliche »Rubin-Regeln« mit auf den Weg des Älterwerdens geben. Diese Regeln sind keine Zauberei oder ausgetüftelte Patentrezepte, sondern eher die Grundregeln, die uns der gesunde Menschenverstand nahelegt. Es sind meine persönlichen Empfehlungen für ein langes, liebevolles und gesundes Leben.

jedem Zeitpunkt – etwas für sich zu tun! Damit Sie die vorgeschlagenen Tipps zur Selbsthilfe nachvollziehen können, werde ich mit Ihnen in den Kapiteln zu den wichtigsten Krankheiten des Alters eine »Reise in den Körper« unternehmen. Denn nur wenn man zum Beispiel weiß, dass Sehnen als verlängerter Arm der Muskeln ständig an unseren Knochen ziehen müssen, damit sie Zellen aufbauen und nicht nur abbauen, wird klar, warum Knochengesundheit viel mit Bewegung zu tun hat. Und auch bei vielen anderen typischen Altersbeschwerden können Sie einiges über die Hintergründe erfahren.

Regelmäßige Bewegung

Egal, welchen Altersforscher Sie befragen, das Wichtigste in jedem Alter, auch im hohen Alter, so die übereinstimmende Antwort, ist Bewegung. Denn Leben ist Bewegung von Anfang an! Bewegung hält gelenkig, sie trainiert nicht nur die Muskulatur und die Knochen, sondern »massiert« auch die inneren Organe. Bewegung ist wichtig, um Mobilität, Gelenkigkeit und Gleichgewichtssinn zu erhalten, und sie trainiert auch das Gehirn. Deshalb ist meine erste Empfehlung: Bauen Sie so oft wie nur möglich Bewegung in Ihren Alltag ein! Fangen Sie den Tag schon damit an, sich zu räkeln und zu dehnen, gleich morgens im Bett. Oder mit einer Morgengymnastik (siehe S. 58), vielleicht vor dem offenen Fenster, um auch gleich noch etwas Sauerstoff zu tanken. Wenn Sie daran denken, dass jede Bewegung Ihrem Körper guttut, das Blut durch die Gefäße treibt und die Muskeln trainiert, und entsprechend immer wieder kleine Bewegungselemente in Ihren Alltag einbauen, dann haben Sie schon viel für sich getan.

Gehen

Die einfachste Form der Fortbewegung ist das Gehen – machen Sie so viel wie möglich im Alltag davon Gebrauch, draußen oder drinnen, selbstständig oder mit Unterstützung und Hilfsmitteln. Wenn es Ihnen möglich ist, sollten Sie jeden Tag für eine halbe Stunde bei Tageslicht spazieren gehen. Ein 30-minütiger Spaziergang dreimal pro Woche senkt den systolischen Blutdruck langfristig um 5 mm/hg, und ganz nebenbei purzeln eventuell auch ein paar Pfunde.

RUBIN-Regel Nr. 1

Gehen Sie schwungvoll durchs Leben! Schaffen Sie sich Ihren eigenen Rückenwind! Durch Bewegung, durch Gehen, Laufen, Tanzen tut man nicht nur seinem Körper etwas Gutes – man spürt sich! Bewegung macht einfach glücklich!

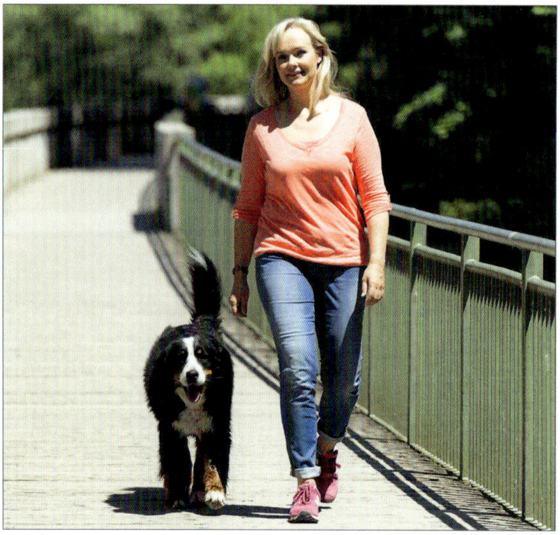

Ein Hund muss täglich Gassi geführt werden – bei jedem Wetter. Dies ist ein guter Anlass für regelmäßige Spaziergänge.

Die besten Fitnesstrainer sind übrigens Vierbeiner, denn sie wollen, dass man mit ihnen rausgeht, und zwar bei Wind und Wetter. Mit diesen regelmäßigen Spaziergängen tun Sie nicht nur Ihrem Körper etwas Gutes, Sie schließen auch neue Bekanntschaften, denn Sie kommen dabei mit anderen Hundebesitzern ins Gespräch.

Im Internet und in vielen Sportgeschäften werden kleine Schrittzähler angeboten. Sie sind leider nicht immer leicht einzustellen. Lassen Sie sich, wenn Sie nicht so versiert sind, von Ihren Kindern oder Enkeln oder am besten gleich vom Personal im Geschäft helfen. Mit dem Schrittzähler können Sie überprüfen, wie viele Schritte Sie jeden Tag machen. Mindestens 3000 sollten es im jüngeren Alter sein. Je mehr, desto besser, optimal sind 10.000.

Fahrradfahren

Wenn Sie in Ihren Alltag noch mehr Bewegung einbauen wollen, dann sollten Sie Rad fahren. Hierbei lohnt es sich, ein altersgerechtes Modell zum Beispiel mit einfachem Einstieg anzuschaffen. Lassen Sie sich in einem Fachgeschäft beraten, sprechen Sie offen über eventuelle Beschwerden und bitten Sie das Personal, die optimale Sitzposition einzustellen. Sehen Sie das Fahrrad als einen persönlichen Fitnesstrainer.

Fahren Sie gern und viel, können Sie auch über ein Elektrofahrrad nachdenken, dessen Motor Sie immer dann unterstützt, wenn es bergauf geht. Nicht schlecht ist auch das Heimfahrrad. Es ist immer einsatzfähig, unabhängig vom Wetter. Dieses Fahrrad muss ebenfalls auf Ihre Größe eingestellt werden. Als Motivationshilfen zum zugegebenermaßen etwas langweiligen Strampeln in den heimischen vier Wänden dienen Musik, Hörbücher oder ein Fernseher.

Gymnastik

Gymnastik ist leicht umzusetzen, auch im Wohn- oder Schlafzimmer. Das können die guten alten Kniebeugen sein, Lockerungsübungen oder klassische Gymnastik. Auch Gleichgewichtsübungen sind sinnvoll, um einem Sturzrisiko vorzubeugen oder es zu mindern.

Für die häusliche Gymnastik gibt es zahlreiche Hilfsmittel, ob nun Hanteln, Theraband oder auch Wackelbretter, die Muskelkraft, Kondition, Koordination und Gleichgewichtssinn trainieren. Im Sitzen können »Mobilitätstrainer« für die Beine wie auch ein »Venentrainer« nützlich sein, um die Venendurchblutung in den Unterschenkeln anzukurbeln Bewegung ist auch im Sitzen gut möglich – gerade Fußgymnastik, Dehn- und Streckübungen können Sie ohne Probleme auch im Fernsehsessel ausführen. In Studien konnte gezeigt werden, dass Menschen schon durch wenig tägliche Gymnastik in Kombination mit regelmäßiger Bewegung ihren körperlichen Zustand im Alter zwischen 55 und 75 Jahren konstant halten können.

Es lohnt sich also, regelmäßig zu trainieren, um fit zu bleiben. Deshalb habe ich ein spezielles Programm für verschiedene Altersgruppen zusammengestellt (siehe S. 58–61). Hier finden Sie verschiedene effektive Kraft- und Dehnungsübungen, die Sie am besten jeden Tag einmal machen, um Muskelkraft, Ausdauer und Koordination zu stärken oder zu erhalten. Die Bundeszentrale für gesundheitliche Aufklärung (BZgA) hat eine Kampagne gestartet, die sich mit der Gesundheitsförderung im Alter beschäftigt (www.aelter-werden-in-balance.de). Unter anderem werden dabei zahlreiche Gymnastikübungen vorgestellt. Das Besondere daran ist, dass die Übungen ganz einfach zu Hause durchzuführen sind.

Seniorensport

Neben der Alltagsbewegung halten sportliche Aktivitäten – möglichst ein- bis zweimal die Woche – fit und fröhlich. Wichtig ist hier, eventuelle Vorerkrankungen und Risiken zu berücksichtigen. Wenn Sie beim Sport auf der sicheren Seite sein wollen, sollten Sie sich an Anbieter von Seniorensportgruppen wenden. Auch und gerade für Menschen mit Vorerkrankungen gibt es spezielle Angebote, zum Beispiel Osteoporose-Sportgruppen, bei denen die Verletzungsgefahr gering ist, oder Herzsportgruppen, die spezielle Bewegungen unter medizinischer Aufsicht anbieten. Kontaktadressen für Sportgruppen in Ihrer Nähe finden Sie im Internet.

Aber auch für die anderen Sportarten ist es empfehlenswert, sich mit Gleichgesinnten zusammenzutun. Will man Sport allein treiben, bleibt es oft beim guten Vorsatz, und der innere Schweinehund hat das letzte Wort. Eine Gruppe motiviert einen, am Ball zu bleiben, und es macht viel mehr Spaß.

RUBIN-Regel Nr. **2**

Tun Sie sich beim Sport mit anderen zusammen – schließen Sie sich einer Gruppe an! So bleiben Sie am Ball, pflegen soziale Kontakte und haben viel mehr Spaß. Gemeinsam ist es auch einfacher, den inneren Schweinehund zu besiegen.

Tanzen

So verbreitet ist das Tanzen unter der älteren Generation, dass es einen eigenen Bundesverband Seniorentanz e. V. (BVST) gibt, der in ganz Deutschland Kurse, Veranstaltungen und Ansprechpartner vermittelt (Kontaktadresse siehe Internet). Die Teilnahme an Seniorentanz-Veranstaltungen wird von vielen Krankenkassen anerkannt und im Rahmen der Prämienprogramme sogar honoriert. Und das ist auch gut: Denn beim Tanzen werden nicht nur sehr viele Muskeln beansprucht, sondern trainiert durch das Einüben von verschiedenen Schrittfolgen auch das Gehirn. Außerdem ist es ein mildes Ausdauertraining und fördert die Koordination. Es ist kaum zu glauben, doch jede Woche tanzen in den Gruppen des BVST 200.000 Senioren.

In den Seniorentanzgruppen werden auch freie Tänze in der Gruppe getanzt, sodass man auch ohne Partner teilnehmen kann. Für ältere Menschen, die nicht mehr gut laufen können, gibt es Tänze im Sitzen.

Neben den Angeboten des Bundesverbandes Seniorentanz e. V. kann man in Tanzschulen spezielle Tanzveranstaltungen, Tanznachmittage oder sogar Tanzkurse ausprobieren. Zahlreiche CDs sind im Handel, die sich speziell an Senioren richten.

Wandern

Wandern in der Ebene ist gerade für Senioren eine besonders geeignete Sportart! Mittlerweile gibt es auf alle Altersgruppen zugeschnittene Wanderrouten, Wanderführer, aber auch Wanderreisen in den unterschiedlichsten Schwierigkeitsgraden.

Bergwandern ist ideal, um einer Osteoporose vorzubeugen. Auf die Knochen wird Druck und Zug ausgeübt, was die Bildung von neuen Zellen anregt. Bitte denken Sie aber daran, sich nicht zu überfordern. Denn Sie müssen immer wieder vom Gipfel zurück! Planen Sie generell Ihre Belastungen moderat und steigern Sie sich hier allmählich. Neben den Strecken- und Höhenkilometern können noch andere zusätzliche Belastungen auftreten, etwa heißes Wetter, ein Regenschauer oder ein ungeplanter Umweg, weil der ursprüngliche Weg durch Hindernisse versperrt ist. All das sollten Sie wissen und immer etwas unter Ihrer Belastungsgrenze bleiben.

In jedem Fall gehören in den Rucksack: Regenjacke, Wechselkleidung, Pullover, Mütze oder Sonnenhut, Sonnenbrille, eine kleine Notfallapotheke und das aufgeladene Handy. Während der Wanderung ist es wichtig, genug zu trinken, und zwar nicht erst, wenn der Durst kommt.

Nordic Walking

Nordic Walking meint zügiges Gehen unter Körperspannung mit dem Einsatz von Laufstöcken – ein Sport, der vor allem die Ausdauer trainiert. Nordic Walking kommt aus Finnland. Die Bewegungen sind fließend und gelenkschonend und stellen ein hervorragendes Training für den ganzen Körper dar: Sie beanspruchen bis zu 90 Prozent der Muskulatur, fördern Herz-Kreislauf-System, Durchblutung und Stoffwechsel wie auch die Koordination. Nordic Walking sollte fachkundig angeleitet werden, um die Bewegung zunächst einmal unter Aufsicht zu üben, dann ist es jedoch ein sehr gutes »Ganzkörpertraining«, gerade dann, wenn die Knie beim Joggen nicht mehr mitmachen.

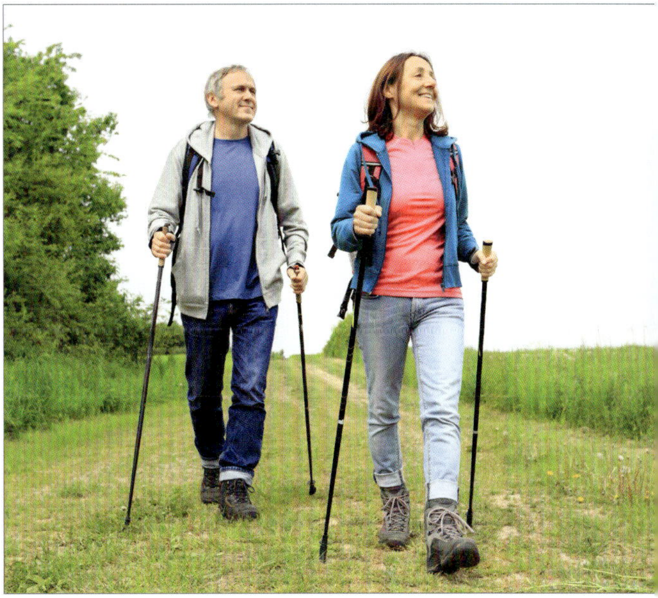

Nordic Walking, schnelles Gehen mit Laufstöcken, trainiert den ganzen Körper und hält fit.

»Spielplätze« und Trimm-Dich-Pfade

Noch wenig bekannt ist, dass es mittlerweile in verschiedenen Städten sogenannte Spielplätze für Senioren (»Playfit«) gibt. Man spricht auch von Bewegungsparcours, Bewegungsparks oder Mehrgenerationenplätzen. Die Idee dafür stammt ursprünglich aus Asien. Auf diesen Plätzen können Sie spielerisch Ihre Fitness trainieren. Hier finden sich beispielsweise Stangen für Klimmzüge, Beinschwinger, wackelige Brücken, Beweglichkeits-, Sprung-, Rücken- und Schultertrainer, Massagegeräte und sogar Rollstuhltrainingseinheiten. Großschachfiguren und Tische zum Spielen sind häufig auch dabei. Vielfach werden kostenlose Trainingsstunden angeboten.

Die Idee, Sportanlagen im öffentlichen Raum anzubieten, kam in den 1970er-Jahren auf. Seinerzeit wurden vom Deutschen Sportbund wegen der steigenden Zahl von Übergewichtigen und Menschen mit Herz-Kreislauf-Erkrankungen Trimm-Dich-Pfade eingeführt. Dieses Konzept stammt ursprünglich aus der Schweiz. Solche Pfade werden auch heute noch gern besucht – von Jung und Alt. Trimm-Dich-Pfade sind meist zwei bis vier Kilometer lang, alle 200 bis 300 Meter ist ein Sportgerät platziert mit einer Tafel zur Anleitung. Oft heißen sie heute Vita Parcours oder Fitness Parcours. Adressen und Lagepläne für Trimm-Dich-Pfade oder Parcours finden Sie im Internet, und sehr wahrscheinlich befindet sich eine Anlage auch in Ihrer Nähe.

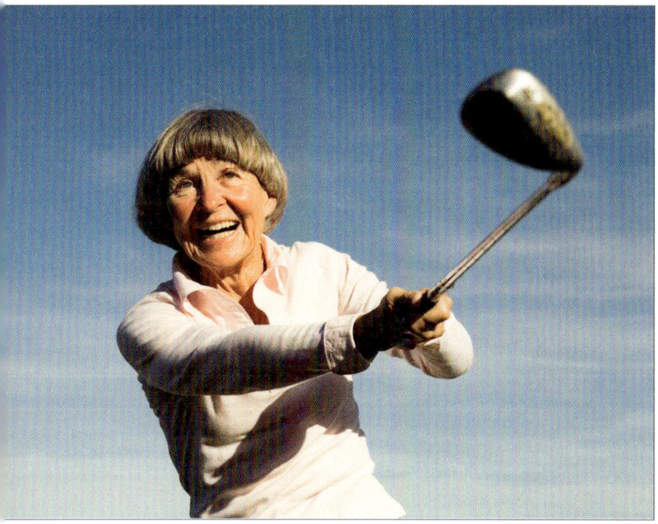

Golfen fordert durch Konzentration Ihr Gehirn und bietet Entspannung und Bewegung in der Natur.

Golf

In den letzten Jahren wurde unter Senioren das Golfen immer beliebter. Gut 750 Golfplätze gibt es in Deutschland. Die Senioren machen in den Golf-Clubs einen Anteil von etwa 60 Prozent der Mitglieder aus. Bereits im Jahr 1956 wurde die Golf Senioren Gesellschaft Deutschland e.V. gegründet (Kontaktadresse siehe Internet). Um das Golfen rankt sich ein buntes soziales Leben, ob es sich um Turniere, Feiern im Verein oder spezielle Golfreisen handelt. Golfen verbindet Gehen, Konzentration, Entspannung und Natur in besonderer Weise. Ich weiß: Golf gilt als Sport, den sich nicht alle leisten können. Mittlerweile gibt es jedoch auch günstigere Angebote. Ich kenne viele, die behaupten, dass Golfen süchtig macht, weil es Spaß macht und den Ehrgeiz weckt.

Qigong und Tai-Chi

Tai-Chi und Qigong sind zwei Bewegungskünste, die in Asien traditionell von Senioren ausgeübt werden und durch langsame, fließende Bewegungen gekennzeichnet sind. Man muss sich dennoch außerordentlich gut konzentrieren, um sie ausführen zu können, ja, sie sind tatsächlich anstrengend. Es geht hier nicht nur um ein reines Körpertraining, sondern darum, sich ganz auf den Moment zu konzentrieren.

Qigong ist eine Atem- und Meditationstherapie, die Bewegungen mit Konzentration und bewusstem Leiten des Atems verbindet. Die Übungen gehen auf den chinesischen Arzt Hua-Tuo (112–207) zurück, der an Tierbewegungen angelehnte Bewegungsabfolgen entwickelte. So gibt es noch immer viele Übungen, die Tiernamen tragen wie Kranich, Bär, Hirsch, Affe oder Tiger. Aus dem Qigong hat sich Tai-Chi entwickelt, das weniger eine Heilmethode darstellt, sondern auch Elemente der Kampfkunst enthält.

Für Senioren hat sich Qigong besonders bewährt, wenn es um die Sturzprophylaxe geht, aber auch für Menschen mit Vorerkrankungen wie Osteoporose, Parkinson oder Schlaganfall. Durch die langsamen Bewegungen wird die Muskulatur gleichzeitig gelockert und trainiert. Ein großer Vorteil: Die Übungen überfordern nicht. Sie fördern Gleichgewicht, Koordination und Muskelaufbau und können damit nachhaltig Ihre Lebensqualität verbessern.[1]

Ausgewogene Ernährung

Es gibt wohl kaum einen Bereich in der Heilkunde, über den so viel gestritten wird wie über die »richtige Ernährung«. Und was gibt es nicht alles an Ernährungsformen! Vollwertkost, vegetarische oder sogar vegane Ernährung, Trennkost, Rohkost, Ernährungsempfehlungen der Traditionellen Chinesischen Medizin (TCM) … Woran soll man sich bei so vielen Angeboten halten? Manche Empfehlungen widersprechen sich sogar: Während die Rohkosternährung empfiehlt, möglichst viel Gemüse und Obst ungekocht zu verzehren, rät die TCM dazu, warme Speisen zu essen, um den Verdauungstrakt zu entlasten. Manche Ernährungswissenschaftler weisen auf die Vorzüge von Milchprodukten hin, etwa wegen des hohen Kalziumgehaltes, während andere erbittert gegen Milchprodukte wettern. Es ist nicht einfach, für sich die geeignete Ernährungsform zu finden.

Fakt ist jedoch: Ein Übermaß an Nahrungszufuhr allgemein, zu viel gesättigte Fette, leere Kohlenhydrate wie Zucker und Weißmehl, ein Übermaß an Fleisch und Wurst sowie an Zusatzstoffen beeinflussen die Gesundheit negativ und ebnen den Weg für zahlreiche Krankheiten.

Frisch, saisonal und regional!

Meine Empfehlung ist: Essen Sie frisch, saisonal und regional! Mit Essen, das Sie frisch zubereiten und selbst kochen, machen Sie schon ganz viel richtig. Durch die Gemüse der Saison kommt Abwechslung auf den Teller, regionale Küche ist nicht nur ökologisch sinnvoll, sondern auch frischer. Im Vordergrund stehen dabei Lebensmittel, die im besten Fall aus dem eigenen Garten kommen, ansonsten aber aus der Umgebung. Und die im Jahreszeitenverlauf gerade reif sind.

Was die heftige Diskussion nach dem gesundheitlichen Wert von Fleisch angeht, fahre ich einen moderaten Kurs: Essen Sie ruhig Fleisch, aber eben nicht jeden Tag. Der gute alte Sonntagsbraten, vielleicht noch einmal in der Woche ein weiteres Fleischgericht und freitags Fisch, das wäre zum Beispiel eine Empfehlung, bei der Sie mit den wertvollen Nährstoffen von Fleisch und Fisch versorgt werden, es aber nicht übertreiben. Denn auch das weiß man heute: Übermäßiger Konsum von tierischem Eiweiß be-

RUBIN-Regel Nr. 3

Essen Sie saisonal, regional und frisch! Dann sind Sie in den Jahreslauf eingebunden und tun zudem noch etwas für die Umwelt. Nutzen Sie außerdem stets die Heilkraft der Gewürze und Kräuter: Das ist schmackhafte Medizin aus der Küche!

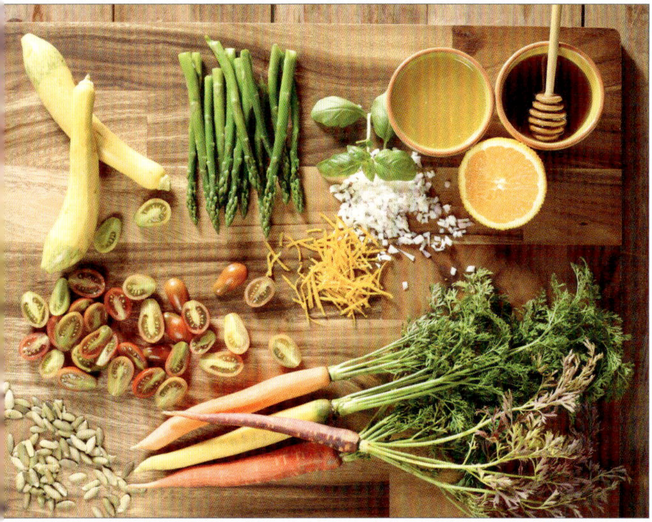

Frisches Obst und Gemüse sowie Vollkornprodukte sollten täglich auf Ihrem Speiseplan stehen.

günstigt so manche Alterskrankheit. Harvard-Forscher konnten in einer über fast 30 Jahre laufenden Studie mit über 120.000 Probanden zeigen, dass die Sterblichkeit der Studienteilnehmer um 13 Prozent erhöht ist, wenn sie jeden Tag eine Hauptmahlzeit mit Fleisch einnehmen, und dass zudem ein erhöhtes Risiko für Herzinfarkt, Schlaganfall, Diabetes und verschiedene Krebserkrankungen besteht.[2] Achten Sie beim Fleisch möglichst auf Bio-Qualität. Wenn Fleisch nicht so oft auf den Teller kommt, kann man sich das auch leisten.

Nutzen Sie die heilsame Kraft von Kräutern und Gewürzen! Viele Kräuter sind regelrechte Arzneipflanzen, man denke nur an Majoran, Rosmarin, Oregano oder Thymian, an Knoblauch und Zwiebel, an Gelbwurz und Ingwer. Über die Ernährung kann man die Heilkraft dieser Kräuter und Gewürze nutzen! Ebenso empfehlenswert sind die Klassiker wie Petersilie, Dill, Schnittlauch oder Basilikum.

Mittelmeerküche

Die mediterrane Vollwertkost bezeichnet die Mittelmeerküche mit viel Gemüse, Olivenöl, Knoblauch, Kräutern, ab und zu Fisch und Fleisch. Ein Gläschen Wein gehört auch dazu. Und wenn Sie statt zu weißem Brot zu Vollkornbrot oder Roggenmischbrot greifen, kommen Ihnen auch noch die Ballaststoffe zugute. Die mediterrane Vollwertkost, angereichert mit Elementen der asiatischen Küche, wird von führenden naturheilkundlichen Ärzten gerade zur Vorbeugung von Herz-Kreislauf-Erkrankungen empfohlen. Denn nach der derzeitigen Studienlage gelten die traditionelle mediterrane Ernährung und die Vollwertkost als die gesündesten Ernährungsformen zur Vorbeugung und unterstützenden Behandlung der meisten chronischen Krankheiten.

Ayurvedische Küche

Ayurveda ist ein jahrtausendealtes System aus Indien, übersetzt bedeutet es »das Wissen vom langen Leben«. Nach Ayurveda lässt im Alter auch die Verdauungsleistung nach. Daher ist es sinnvoll, gerade im hohen Alter warme Gerichte, nährende, leicht verdauliche Speisen zu sich zu nehmen, die auch leicht süßlich sein können. Geeignet sind zum Beispiel Suppen mit Kartoffeln, Karotten und Roter Bete. Auch zu Milch wird geraten, heißem Wasser oder Tee. Schmackhafte Gewürze, die gerade für das Alter empfohlen werden, sind Ingwer, Kurkuma (Gelbwurz), Fenchel, Anis, Nelken, Zimt oder auch Knoblauch.

Möglichst keine Zusatzstoffe!

Die Errungenschaften der Lebensmittelchemie sind eindrucksvoll, letztlich aber befinden wir uns gerade in einem Langzeitversuch, der erst in Jahrzehnten zeigen wird, welche Nebenwirkungen insbesondere Zusatzstoffe haben. Fest steht allerdings schon heute: Viele Zusatzstoffe wie Farbstoffe, Stabilisatoren und Geschmacksverstärker haben einen Einfluss auf das Nerven-, Hormon- und Immunsystem. Auch für Menschen mit Nierenerkrankungen sind sie ein Gesundheitsrisiko. Viele dieser Stoffe sind zum Beispiel in gepökelten Fleisch- und Wurstwaren, Schmelzkäse, Puddingpulver oder Cola enthalten. Der Geschmacksverstärker Glutamat, der ja gerade deshalb den Geschmack verstärkt, weil er auf das Nervensystem wirkt, löst bei manchen Menschen sogar eine Unverträglichkeitsreaktion aus. Er ist in Tütensuppen, Kartoffelchips, Fertigpizza, Soßen und vielen anderen Produkten enthalten.

Kontrovers wird derzeit diskutiert, ob Alterserkrankungen des Nervensystems, hier vor allem Demenz und Parkinson, in Zusammenhang mit Zusatzstoffen stehen.

Wichtig: das »Wie«!

Wichtig bei all dem ist jedoch nicht nur, was Sie essen, sondern auch wie Sie essen, denn dies ist gut für Ihr Wohlbefinden. Die Mahlzeiten dienen nicht nur der Versorgung mit Nährstoffen, sondern sie sind ein gesundheitsfördernder Taktgeber für den ganzen Tag, sie bringen Ordnung in den Tagesablauf. Deshalb ist es gut, sich an regelmäßige Essenszeiten zu halten, auch wenn man allein lebt, sodass sich der Tagesrhythmus nicht auflöst.

Und noch etwas liegt mir am Herzen: Auch wenn Sie allein leben – bewirten Sie sich selbst so gut wie einen gern gesehenen Gast, mit schön gedecktem Tisch. Laden Sie ab und zu Freunde zum Essen ein oder gehen Sie gemeinsam mit Freunden Essen. Das Auge isst mit. Und in Gesellschaft zu essen macht einfach mehr Freude!

RUBIN-Regel Nr. 4

Essen Sie regelmäßig zu festen Zeiten – das ist ein indirekter Gesundheitstaktgeber. Machen Sie es sich schön beim Essen, mit einem hübsch gedeckten Tisch! Noch besser: Laden Sie Gäste ein und speisen Sie in angenehmer Gesellschaft!

RUBIN-Regel Nr. 5

Trinken Sie regelmäßig und ausreichend: Kaffee, Tee, Brühe und natürlich viel Wasser. Essen Sie häufig Obst, Suppe und Eintopf. Wenn Sie ausreichend Flüssigkeit aufnehmen, sind Sie geistig wacher, und es klappt auch mit der Verdauung.

Wie viel soll man trinken?

Die Frage, wie viel Flüssigkeit im Alter aufgenommen werden sollte, wird in Fachkreisen unterschiedlich eingeschätzt – und macht vielen Menschen zudem psychischen Druck. Meine Empfehlung lautet: Sie brauchen nicht literweise zu trinken, sollten aber darauf achten, dass Ihr Organismus nicht »vertrocknet« – das wirkt sich nämlich negativ auf Ihre Energie und auf die Gehirnleistung aus.

Zwei bis drei Tassen Kaffee oder Tee, zwei Gläser Wasser, eine Tasse Kräutertee, ein Stück Obst und öfter mal eine Suppe oder einen Eintopf, das ist ein guter Fahrplan, um den Körper in puncto Flüssigkeitshaushalt fit zu halten. Wenn es um Säfte geht, würde ich persönlich eher dazu raten, Obst zu essen. Dann nehmen Sie auch gleich noch die verdauungsfördernden Ballaststoffe auf. Fruchtsäfte und insbesondere Nektar enthalten viel Zucker. Auch Gemüsesäfte schmecken gut, doch auch hier gilt: Gemüse essen ist besser!

Noch ein Wort zum Thema Wasser. Unser Körper besteht zu einem großen Teil aus Wasser. Wasser hat eine wichtige Funktion im Körper als Baustein, aber auch als Transportmittel. Gerade bei älteren und vor allem alten Menschen lässt das Durstgefühl nach, danach kann man sich also in puncto Flüssigkeitsbedarf manchmal nicht mehr richten.

Wenn Sie sich angewöhnen können, am Tag zwei bis drei Gläser Wasser zu trinken, tun Sie Ihrem Körper damit einen großen Gefallen. Am einfachsten ist es, das Trinken mit gewissen anderen Handlungen zu verknüpfen, zum Beispiel zu jeder Tasse Kaffee ein Glas Wasser zu trinken. Wenn Sie ein »Wassermuffel« sind, können Sie auch bestimmte Orte mit dem Trinken kombinieren: Immer, wenn ich an dieser Kommode vorbeigehe, trinke ich einen Schluck aus dem Glas, das dort steht!

Gesunder Schlaf

Schlaf ist für viele ältere und alte Menschen ein Thema – und ein Problem. Etwa die Hälfte der über 65-Jährigen klagt über Schlafstörungen. Deswegen gibt es in diesem Buch ein eigenes Kapitel dazu (siehe S. 150). Erfahrungsgemäß stellt sich Schlaf am ehesten ein, wenn man regelmäßige Gewohnheiten pflegt, also etwa zu den gleichen Zeiten aufsteht und schlafen geht.

Der Schlaf ist eine wichtige Quelle für Gesundheit und Wohlbefinden. An dieser Stelle nur soviel: Greifen Sie nicht zu schnell zu chemisch-synthetischen Schlafmitteln, denn sie können süchtig machen. Probieren Sie lieber erst einmal Hausmittel und Heilpflanzen aus. Diese sind nicht nur preiswert, sondern langfristig wirksam, und das ohne Nebenwirkungen. Beispiele dafür gibt es ab Seite 153. Sorgen Sie zudem für angenehme Bedingungen in Ihrem Schlafzimmer.

RUBIN-Regel Nr. 6

Schlafen Sie regelmäßig und ausreichend! Schlaf ist die beste Erholungsquelle – auch im Alter. Gehen Sie zu festen Zeiten ins Bett. Und verbannen Sie alles, was Sie stört, zur Not auch den Partner und vor allem den Fernseher, aus dem Schlafzimmer.

Den »inneren Arzt« stärken

Es gibt in der Heilkunde den Begriff des »inneren Arztes«. Gemeint sind damit unsere eigenen Selbstheilungskräfte, da sie uns bei jedem Heilungsprozess unterstützen, wenn nicht sogar heilen können. Werden wir krank, versucht unser Körper sich erst mal selbst zu heilen. Die Nase läuft, um die Viren in der Schleimhaut loszuwerden. Das ist lästig, aber macht Sinn. Diesen Arzt tragen wir alle in uns. Wir können ihn blockieren, indem wir ein abschwellendes Nasenspray nehmen, das die Nase austrocknet. Oder wir unterstützen die Selbstheilungskräfte, am besten mit »naturheilkundlichen Selbsthilfestrategien«. Beim Beispiel der laufenden Nase wäre das etwa eine Salzwasser-Nasendusche, mit der wir die Nase spülen, um die Keime loszuwerden.

Nicht nur die Selbstheilungskräfte lassen sich ankurbeln, wir können auch den Herzmuskel und unser Gehirn trainieren oder unterstützen, wir können die Durchblutung und die Atmung anregen, wir können dafür sorgen, dass die Nieren durchspült, der Stoffwechsel und die Verdauung angeregt werden. Wir können auch mit der richtigen Ernährung, mit Kräutern und Gewürzen die Arbeit des inneren Arztes stärken. Oder mit warmem und kaltem Wasser, mit Wickeln und Auflagen unsere Regulationssysteme anstupsen. Viele dieser einfachen Selbsthilfestrategien werden Sie bei der Lektüre dieses Buches kennenlernen. Nutzen Sie sie ausgiebig!

Es gibt eine Reihe von naturheilkundlichen Selbsthilfemaßnahmen, die man in den Alltag einbauen kann, um die Gesundheit zu stärken. Kurbeln Sie die Durchblutung an. Sie brauchen nicht viel außer einer Dusche, zwei Eimern und einer Körperbürste, die Sie in jedem Drogeriemarkt kaufen können.

Morgendliches kühles Duschen

Machen Sie es sich zur Gewohnheit, die morgendliche Dusche mit einem kühlen (nicht kalten!) Abbrausen zu beenden. Sie beginnen beim rechten Fuß, führen den Wasserstrahl das Bein außen hoch und innen wieder runter, dann kommt das linke Bein dran, danach der rechte Arm, zum Schluss der linke Arm. Die Grundregel ist: Langsam zum Herzen hin, von unten nach oben, von außen nach innen! Wer herzkrank ist, sollte diese Anwendung mit dem Arzt besprechen, ein Abreiben mit lauwarmem Wasser tut es auch. Wenn Sie nach einer kühlen Dusche frösteln, duschen Sie noch einmal warm. Wer möchte, kann den warmen und kalten Duschgang noch einmal wiederholen, das Ganze wird als Wechselduschen bezeichnet. Vielleicht nehmen Sie sich einen oder zwei Tage in der Woche, wo Sie diese Wechseldusche praktizieren.

Wechselfußbäder

Milder als die Wechseldusche sind Wechselfußbäder. Alle Anwendungen an den Füßen beeinflussen den Gesamtorganismus. Für ein Wechselfußbad, das Sie zweimal pro Woche durchführen können, nehmen Sie zwei Eimer oder Fußbadewannen. Das Wasser sollte mindestens bis über die Knöchel reichen, im besten Fall bis unter die Knie. Einen Eimer füllen Sie mit körperwarmem Wasser (37 bis 38 °C), den anderen mit kühlem Wasser. Wenn Sie nur einen Eimer haben, dann füllen Sie ihn mit warmem Wasser und brausen die Füße kühl ab. Mit beiden Beinen nehmen Sie zunächst ein fünfminütiges warmes Fußbad. Ins kühle Wasser tauchen Sie die Füße nur zehn Sekunden, bei Durchblutungsstörungen am Anfang noch kürzer. Dies wiederholen Sie noch einmal. Wasseranwendungen beginnt man mit milden Reizen, kann diese aber, wenn der Organismus sich daran gewöhnt hat, bis zum viermaligen Wechsel von warm und kalt steigern. Wichtig ist, dass sich die Füße nach der letzten Kaltwasseranwendung von allein erwärmen. Tun sie das nicht, ist der Körper von dem Kältereiz zu überfordert. Vorsichtig sollten Sie sein bei arteriellen Durchblutungsstörungen in den Beinen, Krampfadern oder Venenbeschwerden, Herz- und Gefäßerkrankungen. Hier gilt: Besprechen Sie das Wechselfußbad mit dem Arzt und reduzieren Sie zusätzlich die Spanne zwischen den beiden Temperaturreizen. Ein

RUBIN-Regel Nr. 7

Stärken Sie Ihren »inneren Arzt« mit naturheilkundlichen Maßnahmen. Helfen Sie sich, sich selbst zu heilen! Es gibt immer etwas, was Sie für sich und Ihre Gesundheit tun können, bei allen Beschwerden und in jedem Stadium der Erkrankung.

Wechselfußbad ist wunderbar bei chronisch kalten Füßen, beginnenden Durchblutungsstörungen, beginnenden Erkältungen, Neigung zu chronischen Erkältungen, chronischen Nasennebenhöhlenentzündungen, Kopfschmerzen und Schlafstörungen.

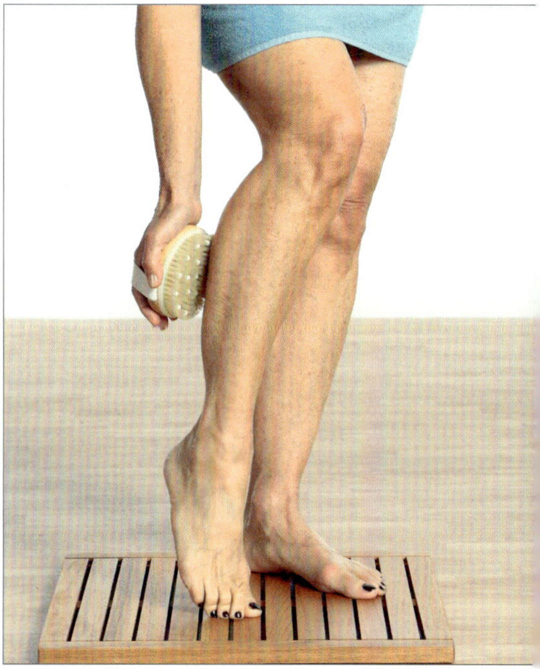

Eine Bürstenmassage steigert die Durchblutung und regt den Kreislauf an.

Bürstenmassagen

Zur täglichen Gewohnheit können Sie eine Bürstenmassage machen. Dadurch wird die Haut nach dem Duschen und Abtrocknen noch einmal durchblutet, auch die Ausscheidung über die Haut wird angeregt. Die Bewegungen erfolgen mit langen Strichen oder Kreisen und leichtem Druck. Bürsten Sie am besten in der gleichen Reihenfolge wie beim kühlen Abduschen. Beginnen Sie mit dem rechten Bein und bürsten erst außen von unten nach oben, dann innen ebenso, das Gleiche am linken Bein. Nun kommt der Po. Hier und auch am Oberschenkel dürfen Sie auch in Kreisen bürsten. Anschließend bürsten Sie die Arme von der Peripherie zum Rumpf, erst außen, dann innen. Bauch und Brust bürsten Sie kreisförmig und etwas sanfter. Für den Rücken lassen Sie sich am besten helfen. Bürstenmassagen tun gut, man spürt seinen Körper.

Saunagänge

Wenn Sie gern in die Sauna gehen, dann können Sie dies auch in der zweiten Lebenshälfte. Schwitzen entgiftet, und das kann man mit zunehmendem Alter gut gebrauchen. Außerdem stärkt der Saunabesuch die körpereigene Abwehr. Wichtig ist, die Regeln für das Saunieren einzuhalten. Es ist besser, langsam zu beginnen und nicht zu lange in der Sauna zu bleiben. Vielleicht legen Sie sich auch nicht auf die oberste Bank und machen nicht zu viele Aufgüsse mit. Außerdem: Kühlen Sie sich nicht mit einem Kaltwasserbad, sondern nur mit einem kühlen Guss ab.

Bei vorliegenden Krankheiten sollten Sie vorher am besten mit dem Arzt sprechen. Viele Ärzte befürworten den Saunabesuch bei leichten Formen von chronischen Erkrankungen, auch von Herz-Kreislauf-Erkrankungen. Zuvor muss jedoch die Belastbarkeit des Patienten eingeschätzt werden. Als wohltuend wird der Saunabesuch vielfach bei leichten Formen von chronischen rheumatischen Erkrankungen empfunden, solange keine akut-entzündlichen Schübe vorliegen. Wichtig hier wie auch bei Nierenerkrankungen: ausreichend trinken!

Saunieren ist nicht ratsam bei:

- fortgeschrittenen Formen der Herzinsuffizienz
- instabiler Angina Pectoris
- der akuten Phase nach einem Herzinfarkt
- Schilddrüsenüberfunktion

Bei Herzklappenfehlern und Lungenerkrankungen mit Atemnot bitte Rücksprache mit dem Arzt halten.

Geist und Psyche gesund halten

Leidet unsere Psyche, wird oft auch der Körper krank. Zudem ist ein Großteil aller Erkrankungen »stressbedingt«. Entsprechend spielt die psychische Verfassung grundsätzlich eine entscheidende Rolle.

Zufriedenheit für positive Energie

Zufriedenheit ist so etwas wie das Glück des Alters. Unzufriedenheit entsteht oft dadurch, dass wir das, was um uns herum geschieht, ständig bewerten. Der Nachbar, der die Hecke nicht rechtzeitig schneidet, stört unser Ordnungsgefühl. Die Kinder, die schon mal wieder seit Tagen nicht anrufen, werden schnell als undankbar eingestuft. Aber warum müssen eigentlich immer die Kinder anrufen?

Versuchen Sie, sich frei zu machen und die Ereignisse nicht gleich als »gut« oder »schlecht« zu bewerten, sondern einfach mal nur zu betrachten und geschehen zu lassen. Oder aber Sie versuchen, die Tatsache neu, anders zu bewerten. Die hohe Hecke des Nachbarn bietet vielleicht mehr Vögeln Platz für den Nestbau oder sieht in Wirklichkeit auch gar nicht so schlecht aus. Und wenn die Kinder nicht anrufen, dann wissen Sie, es geht ihnen gut! Und schon sieht die Welt wieder besser aus.

RUBIN-Regel Nr. 8

Unzufrieden? Nein danke! Versuchen Sie, nicht alles, was passiert, zu bewerten und vor allem nicht negativ zu denken. Man kann manche Dinge auch einfach mal geschehen lassen. Das entlastet ungemein, denn Nörgeln raubt viel Energie.

Ressourcen erkennen

Einschränkungen, die das Alter mit sich bringt, braucht man nicht schönzureden. Einschränkungen sind unangenehm. Oft führen sie sogar zu Ärger, Kummer und vielleicht auch zu Ängsten. Dennoch ist mein Rat: Beschäftigen Sie sich weniger mit dem, was nicht mehr geht, sondern fragen Sie sich: Was kann ich alles noch? Und wenn Sie etwas nicht mehr ganz so gut können wie frü-

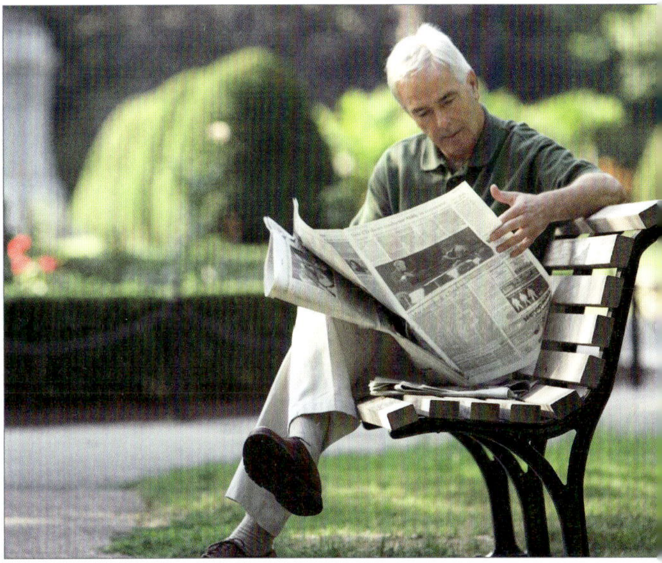

Bleiben Sie politisch und gesellschaftlich auf dem Laufenden, indem Sie regelmäßig Zeitung lesen.

her: Wie gut kann ich es trotzdem noch? Poetisch ausgedrückt: Umarmen Sie Ihre gesunden Anteile und akzeptieren Sie die nicht mehr gesunden. Ärgern Sie sich nicht über Defizite, sondern achten Sie lieber darauf, wie Sie das, was noch geht, möglichst lange erhalten können.

Dem Gehirn Futter geben

Wie im körperlichen, so können wir auch im geistigen Bereich am Verlauf unseres Alters an einigen Schräubchen drehen. Denn mit dem Nervensystem ist es ähnlich wie mit dem Körper: Von allein passiert hier nicht viel. Das Gehirn ist wie ein Muskel. Es braucht »Futter«, es will trainiert werden. Damit meine ich nicht nur das Lösen von Denkaufgaben, das »Gehirnjogging«, da diese Rätsel oft nach ähnlichen Mustern gestrickt sind, die unser Gehirn bald durchschaut hat. Sondern es geht darum, auf dem Laufenden zu bleiben, sich für andere zu interessieren, sich mit geistigen, sinnlichen und emotionalen Eindrücken, Anregungen und Impulsen zu umgeben. Es ist wichtig, am Zeitgeschehen teilzunehmen. Deshalb rate ich Ihnen, eine Tages- oder Wochenzeitung zu abonnieren, sich in der Gemeinde zu engagieren, andere zu unterstützen. Pflegen Sie Ihre Freundschaften.

Aufgaben statt Abstellgleis

Gemeinsames Merkmal vieler Menschen, die bei guter Gesundheit sehr alt geworden sind, ist, dass sie nicht oder nur teilweise in den »Ruhestand« gegangen sind, sondern dass sie weiter engagiert geblieben sind (siehe S. 31).

In unserer Gesellschaft finden wir heute ein merkwürdiges Phänomen: Die Menschen werden immer älter, in beruflicher und gesellschaftlicher Hinsicht haben sie jedoch ab dem Eintritt ins Rentenalter keine wirkliche Funktion mehr. Wer weiter arbeitet, macht dies aus eigenem Antrieb. Viele Senioren wollen sich aber nicht nur mit Hobbys zufriedengeben, sie suchen sich neue Aufgaben. Wie eine Umfrage ergab, steht da an erster Stelle die Familie. Ist das nicht mög-

RUBIN-Regel Nr. 9

Achten Sie auf das, was noch geht, und nicht nur auf das, was nicht mehr geht! Sonst ärgern Sie sich nur. Freuen Sie sich lieber über das, was Sie noch haben – und schauen Sie zu oder lesen hier nach, wie Sie Ihre Fähigkeiten erhalten können.

RUBIN-Regel Nr. 10

Bleiben Sie geistig auf dem Laufenden! Anteilnahme hält jung, und Interesse an dem, was um Sie herum passiert – in der Familie, Nachbarschaft, Gesellschaft –, bewahrt Sie vor Einsamkeit. Noch besser: Bringen Sie sich ein und unterstützen Sie andere!

lich, etwa wegen der räumlichen Trennung, dann möchten Senioren mit anderen in Kontakt stehen, Aufgaben übernehmen, sich gesellschaftlich einbringen. Sie wollen ein aktiver Teil der Gesellschaft sein, denn sie wissen, dass Aufgaben ihnen und ihrem Leben einen Sinn geben, sie jung halten. Viele ältere Menschen haben ein Ehrenamt, geben ihre Erfahrungen weiter und tauschen sich mit Jüngeren aus. Am wichtigsten ist es, sich immer wieder vorzunehmen, dass man das, was man noch kann, auch realisiert. Das bedeutet, nutzen Sie Ihre Möglichkeiten aus und lassen Sie Ihre Fähigkeiten nicht brachliegen. Am schönsten ist es natürlich, wenn das auch anderen zugute kommt.

Arzt und Vorsorge

Je früher man Krankheiten erkennt, desto besser kann man medizinisch eingreifen, ob medikamentös oder durch eine Lebensstilveränderung oder am besten durch beides. Neben dem regelmäßigen Check sind hier vor allem aber Früherkennungs- und Vorsorgeuntersuchungen wichtig (siehe unten). Nehmen Sie deshalb diese Untersuchungen, die Ihnen zustehen, in Anspruch – bisher tut das nur ein Bruchteil der Bevölkerung. Insbesondere Männer sind Vorsorge-Muffel. Bitte besprechen Sie auch Medikamente zur Selbstmedikation, naturheilkundliche Selbsthilfestrategien und Nahrungsergänzungsmittel wegen möglicher Wechsel- oder Nebenwirkungen mit Ihrem Hausarzt.

Außerdem ist es wichtig, den jährlichen Zahnarzttermin und mindestens zweimal im Jahr eine professionelle Zahnreinigung wahrzunehmen. Das erhält nicht nur die Zähne, sondern schützt auch das Herz.

Früherkennung

Alle gesetzlich Versicherten haben ab dem Alter von 35 Jahren im Abstand von zwei Jahren einen Anspruch auf eine Gesundheitsuntersuchung zur Früherkennung von Erkrankungen, insbesondere zur Früherkennung von Herz-Kreislauf- und Nierenerkrankungen sowie von Diabetes. Hierbei stellt die Ärztin oder der Arzt mit relativ einfachen und wenig belastenden Untersuchungen fest, welche Risikofaktoren erkennbar sind oder bereits zu einer Krankheit geführt haben. Lassen Sie sich auch zu Früherkennungsterminen für Krebs beraten.

Die 10 Rubin-Regeln im Überblick

Mit den Rubin-Regeln sind Sie immer auf einem guten Weg, zahlreichen Krankheiten vorzubeugen oder auch im Krankheitsfall etwas für Ihre Gesundheit, für Ihr Wohlbefinden und Ihre Lebensqualität zu tun. Wenn Sie die nun folgenden »Krankheitskapitel« anschauen oder zu der ein oder anderen Krankheit etwas nachschlagen, werden Sie merken: Oft geht es um genau diejenigen Punkte, die in den Rubin-Regeln angesprochen werden – Ernährung, Bewegung, soziales Miteinander, den »inneren Arzt« stärken, positives Denken.

1 Gehen Sie schwungvoll durchs Leben! Schaffen Sie sich Ihren eigenen Rückenwind! Durch Bewegung, durch Gehen, Laufen, Tanzen tut man nicht nur seinem Körper etwas Gutes – man spürt sich! Bewegung macht einfach glücklich!

2 Tun Sie sich im Sport mit anderen zusammen oder schließen Sie sich einer Gruppe an! So bleiben Sie am Ball, pflegen soziale Kontakte und haben viel mehr Spaß! Gemeinsam ist es auch einfacher, den inneren Schweinehund zu besiegen.

3 Essen Sie saisonal, regional und frisch! Dann sind Sie im Jahreslauf eingebunden und tun zudem noch etwas für die Umwelt. Nutzen Sie die Heilkraft der Gewürze und Kräuter. Das ist schmackhafte Medizin aus der Küche!

4 Essen Sie regelmäßig zu festen Zeiten – das ist ein indirekter Gesundheitstaktgeber. Machen Sie es sich schön beim Essen, mit einem hübsch gedeckten Tisch. Noch besser: Laden Sie Gäste ein und speisen Sie in angenehmer Gesellschaft!

5 Trinken Sie regelmäßig und ausreichend: Kaffee, Tee, Brühe und natürlich viel Wasser. Essen Sie häufig Obst, Suppe und Eintopf. Wenn Sie ausreichend Flüssigkeit aufnehmen, sind Sie geistig wacher, und es klappt auch mit der Verdauung.

6 Schlafen Sie regelmäßig und ausreichend! Schlaf ist die beste Erholungsquelle – auch im Alter. Gehen Sie zu festen Zeiten ins Bett. Und verbannen Sie alles, was Sie beim Schlafen stört, zur Not auch den Partner, aus dem Schlafzimmer.

7 Stärken Sie Ihren »inneren Arzt« mit naturheilkundlichen Maßnahmen! Helfen Sie sich, sich selbst zu heilen! Es gibt immer etwas, was Sie für sich und Ihre Gesundheit tun können, bei allen Beschwerden und in jedem Erkrankungsstadium.

8 Unzufrieden? Nein danke! Versuchen Sie, nicht alles zu bewerten, und vor allem nicht negativ zu denken! Man kann manche Dinge auch einfach mal geschehen lassen. Das entlastet ungemein, denn Nörgeln raubt Energie.

9 Achten Sie auf das, was noch geht, und nicht nur auf das, was nicht mehr geht! Sonst ärgern Sie sich nur. Freuen Sie sich lieber über das, was Sie noch haben – und schauen Sie zu oder lesen hier nach, wie Sie Ihre Fähigkeiten erhalten können.

10 Bleiben Sie geistig auf dem Laufenden! Anteilnahme hält jung, und Interesse an dem, was um Sie herum passiert – in der Familie, Nachbarschaft, Gesellschaft –, bewahrt Sie vor Einsamkeit. Noch besser: Bringen Sie sich ein und unterstützen Sie andere!

Fitness-Programm für jeden Tag

Mit acht effektiven Übungen, die Sie am besten täglich durchführen, können Sie viel erreichen: Der Körper wird stärker und dadurch weniger anfällig für Verletzungen, denn das regelmäßige Üben verhindert Muskel- und Knochenabbau – und macht nebenbei straffer und einfach schöner. Bauen Sie das Fitness-Programm so oft es geht in Ihre Woche ein. Auch dreimal wöchentlich bringt schon Einiges! Ich führe die Übungen am liebsten morgens durch – da kann noch nicht so viel dazwischenkommen, mein Schweinehund schläft noch und ich starte mit einem guten Gefühl in den Tag.

Meine Bitte, bevor Sie mit dem Fitness-Programm starten: Wir haben die Übungen mit viel Sorgfalt ausgewählt. Dennoch ist es wichtig, dass Sie sie erst einmal unter Anleitung eines Physiotherapeuten oder Fitness-Trainers durchführen, damit sich Fehler erst gar nicht einschleichen und individuelle Vorerkrankungen berücksichtigt werden können. Überfordern Sie sich nicht, sondern beginnen Sie mit wenig Wiederholungen und bauen kleine Pausen ein. So können Sie sich nach und nach steigern. Übrigens: Anstelle der Hanteln können Sie auch kleine gefüllte Wasserflaschen verwenden.

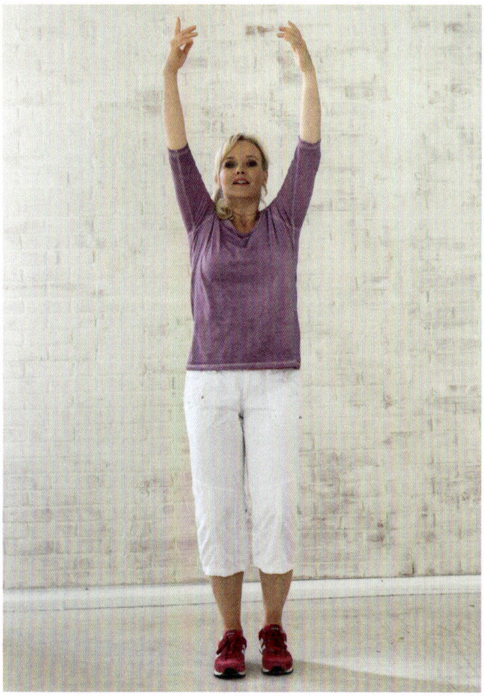

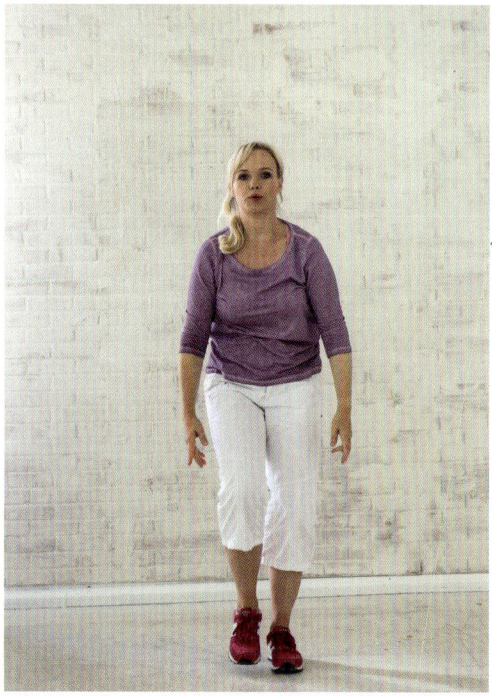

Aufwärmen

Zum Auftakt marschieren Sie am Platz. Strecken Sie beim Einatmen die Arme nach oben und atmen Sie mit erhobenen Armen aus.

Führen Sie dann die Arme wieder nach unten. Wichtig: Dabei immer weiter am Platz marschieren. 10 Wiederholungen.

1. Kräftigung der Gesäßmuskulatur

Stehen Sie hüftbreit mit kleinen Hanteln in den Händen. Gehen Sie in die Knie (»Entenpo«), als wollten Sie sich auf einen Stuhl setzen – die Knie sollten dabei hinter den Fußspitzen bleiben. Stellen Sie sich wieder aufrecht hin und wiederholen Sie den Ablauf.

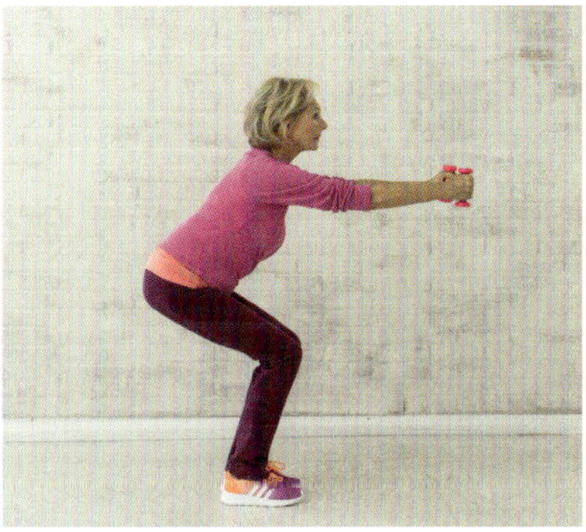

► **ab 50 Jahre:** 40 Wiederholungen
► **ab 65 Jahre:** 30 Wiederholungen, evtl. ohne Gewichte

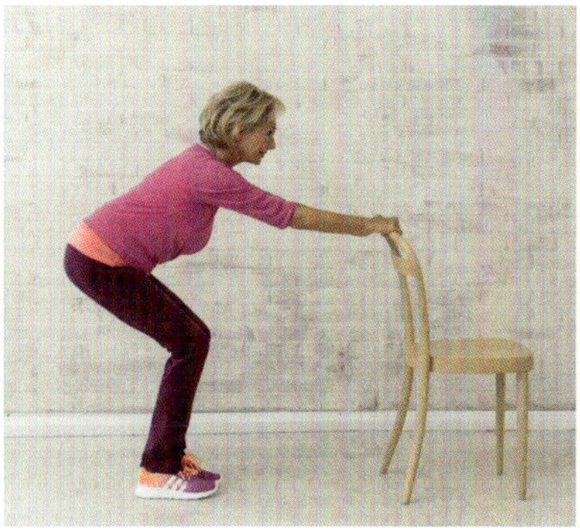

► **ab 80 Jahre:** 20 Wiederholungen, ohne Gewichte, evtl. an einer Stuhllehne festhalten

2. Stärkung der Hüftmuskulatur

Stehen Sie aufrecht und spreizen Sie ein Bein schräg nach hinten ab. Das Standbein ist dabei leicht gebeugt. Führen Sie mit dem abgespreizten Bein kleine wippende Bewegungen nach schräg hinten durch. Dann das Bein wechseln.

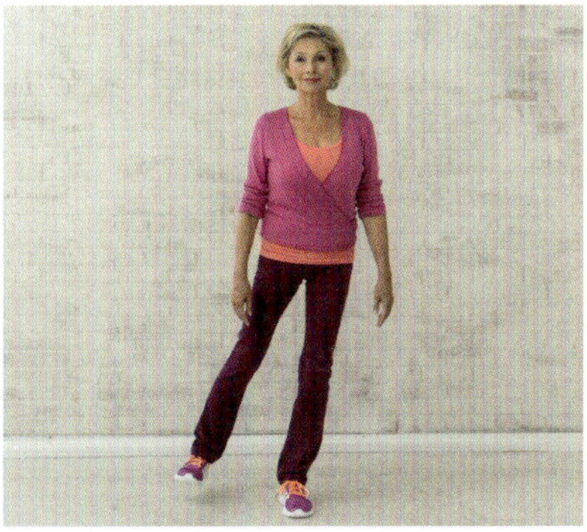

► **ab 50 Jahre:** 40 Wiederholungen auf jeder Seite
► **ab 65 Jahre:** 30 Wiederholungen auf jeder Seite

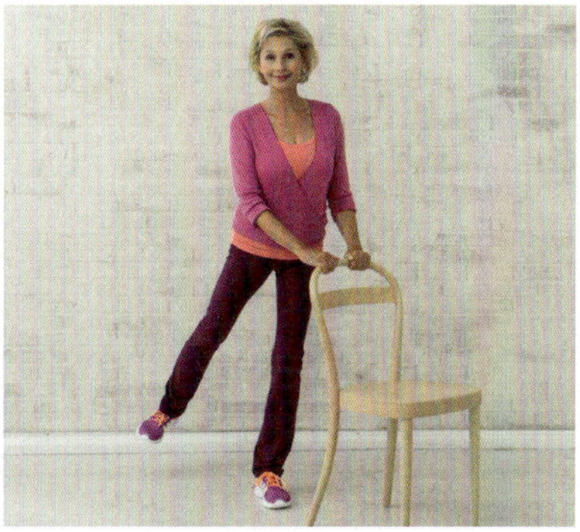

► **ab 80 Jahre:** 20 Wiederholungen auf jeder Seite, dabei nicht wippen, an einer Stuhllehne festhalten

3. Kräftigung der Beine

Gehen Sie in einen tiefen Ausfallschritt – das vordere Knie bleibt hinter der Fußspitze, das hintere Bein steht auf der Fußspitze. Halten Sie die Arme mit kleinen Hanteln vor dem Körper. Die Arme zurücknehmen und wieder aufrecht stehen. Dann das Bein wechseln.

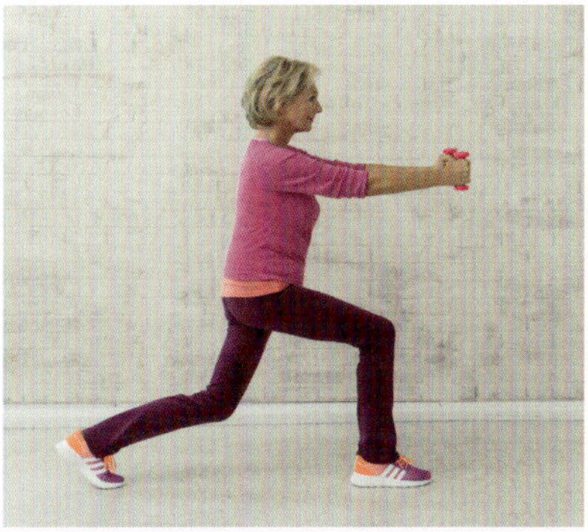

► **ab 50 Jahre:** 30 Wiederholungen auf jeder Seite
► **ab 65 Jahre:** 20 Wiederholungen auf jeder Seite ohne Gewichte

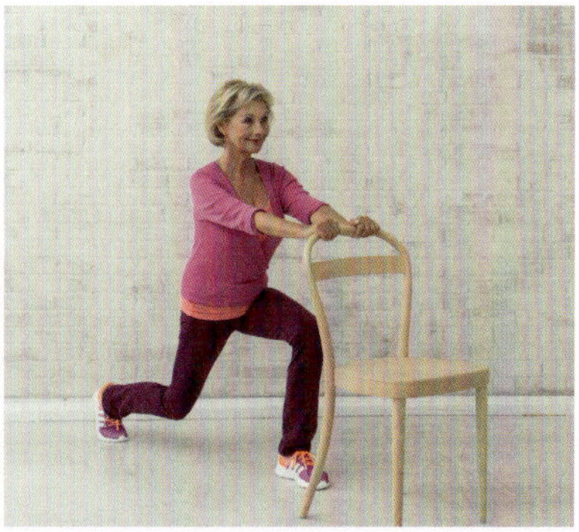

► **ab 80 Jahre:** 10 Wiederholungen auf jeder Seite, mit kleineren Bewegungen und Abstützen an einem Stuhl

4. Kräftigung der Oberarme

Setzen Sie sich auf einen Stuhl (am besten an eine Wand). Rutschen Sie von der Sitzfläche, bis die Arme das Gewicht übernehmen. Die Ellbogen zeigen nach hinten, die Beine sind angewinkelt. Beugen Sie die Arme und drücken Sie den Körper nach oben. Wiederholen Sie dieses Wippen.

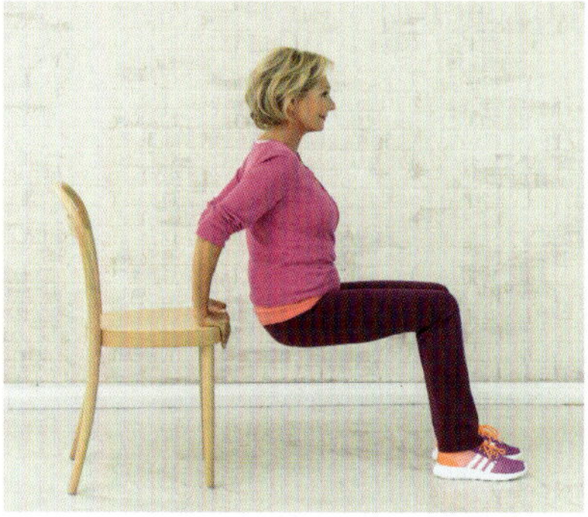

► **ab 50 Jahre:** 30 Wiederholungen, möglichst tief

► **ab 65 Jahre:** 30 Wiederholungen, nur kleine Absenkungen

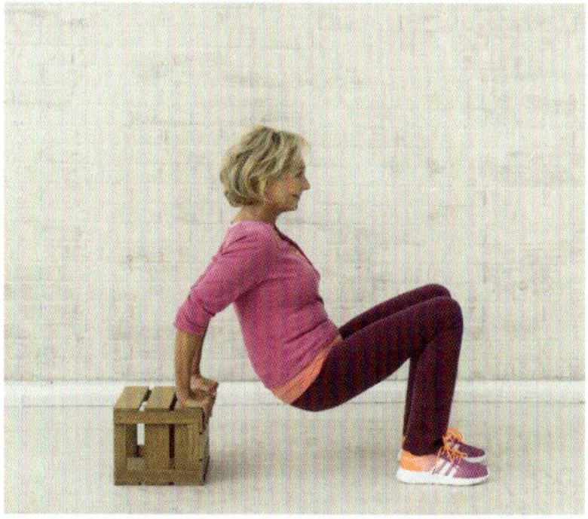

► **ab 80 Jahre:** 15 Wiederholungen, nicht wippen, sondern halten, zur Vorsicht Kissen unterlegen oder an niedrigerer Treppenstufe üben

5. Kräftigung der geraden Bauchmuskeln

Legen Sie sich auf den Boden. Heben Sie die Beine im rechten Winkel an. Legen Sie die Hände hinter die Ohren, die Ellbogen zeigen nach außen. Heben Sie den Oberkörper an, halten ihn kurz und senken ihn wieder ab.

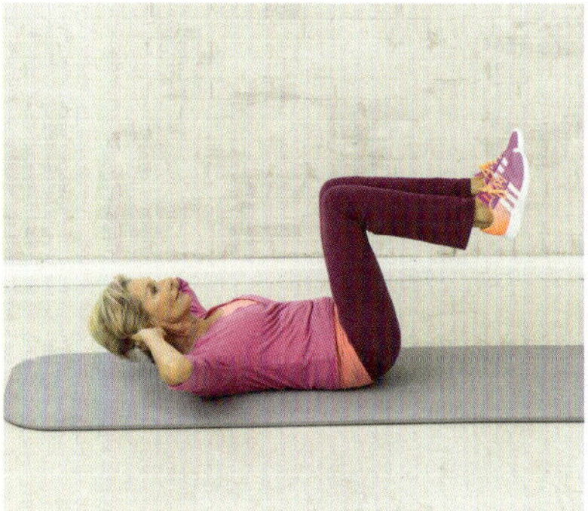

► **ab 50 Jahre:** 30 Wiederholungen

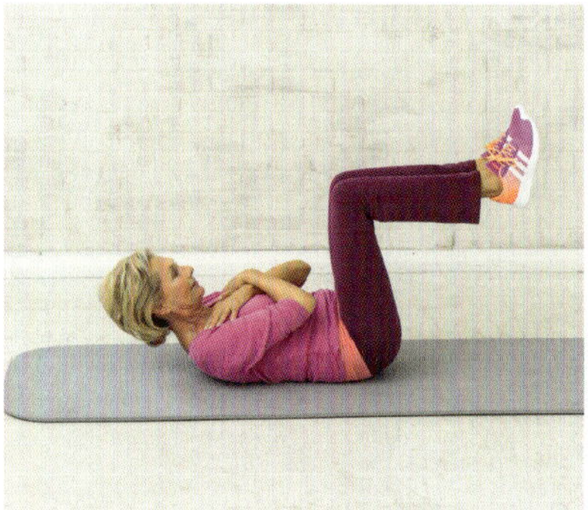

► **ab 65 Jahre:** 30 Wiederholungen, dabei Hände über der Brust kreuzen

► **ab 80 Jahre:** 20 Wiederholungen, dabei Hände auf die Knie legen

6. Kräftigung der schrägen Bauchmuskeln

Legen Sie sich auf den Boden. Heben Sie die Beine im rechten Winkel an. Heben Sie den Oberkörper an und drücken mit der linken Hand gegen das rechte Knie. Spannung halten, dann Seite wechseln (ohne Wiederholungen).

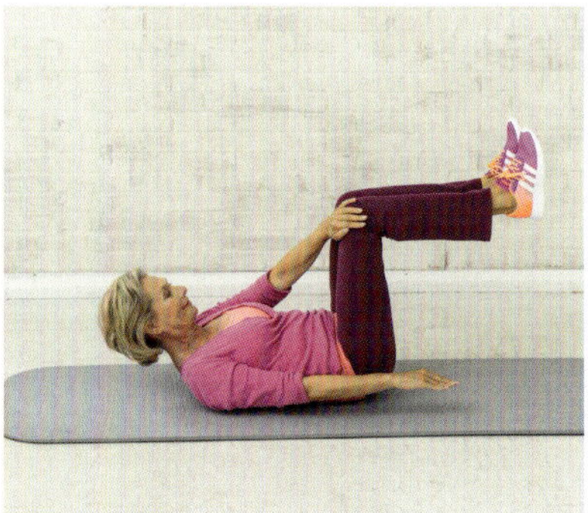

► **ab 50 Jahre:** 30 Sekunden halten

► **ab 65 Jahre:** 20 Sekunden halten

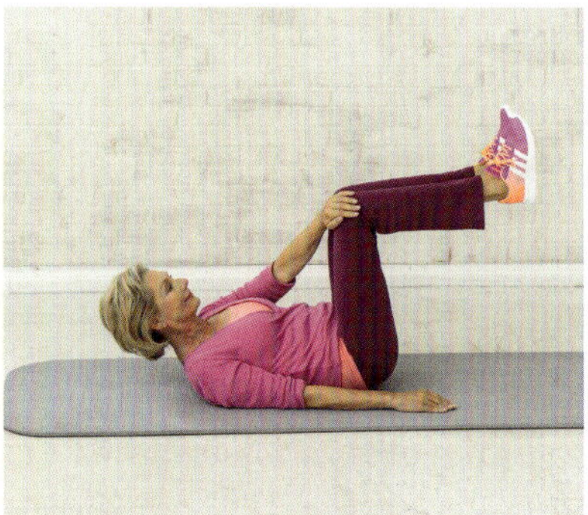

► **ab 80 Jahre:** nur leichter Gegendruck, 20–30 Sekunden halten

7. Seitstütz für eine schlanke Taille

Legen Sie sich seitlich auf den Boden. Stützen Sie einen Ellbogen senkrecht unter dem Schultergelenk auf. Drücken Sie den Körper nach oben – er bildet eine Linie, der obere Fuß steht vor dem unteren. Den Körper absenken und wieder hochdrücken.

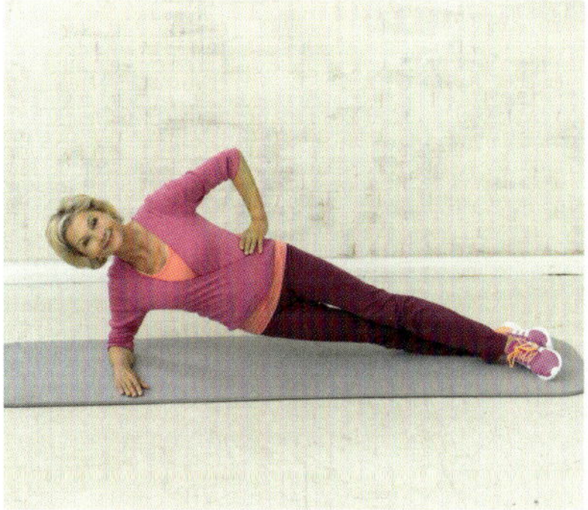

▶ **ab 50 Jahre:** 10 Wiederholungen

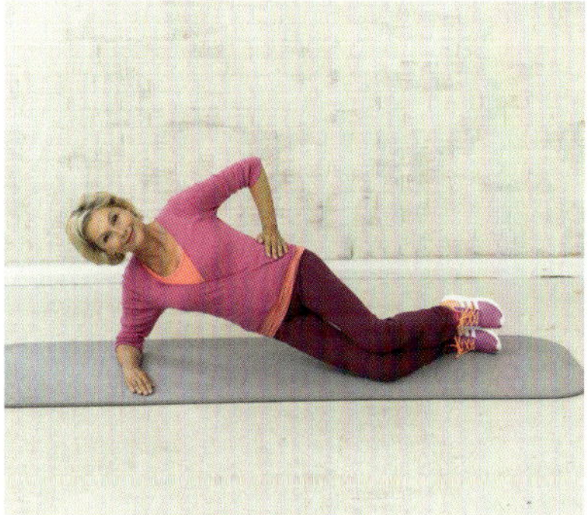

▶ **ab 65 Jahre:** 15 Wiederholungen, dabei die Beine nach hinten beugen und die Hüfte hochschieben
▶ **ab 80 Jahre:** 8 Wiederholungen

8. »Schwimmen« für einen starken Rücken

Legen Sie sich bäuchlings und mit ausgestreckten Armen und Beinen auf den Boden. Ziehen Sie den Bauchnabel ein, heben Sie Arme und Beine an und »paddeln« Sie langsam mit Armen und Beinen. Der Kopf bleibt dabei in Verlängerung der Wirbelsäule.

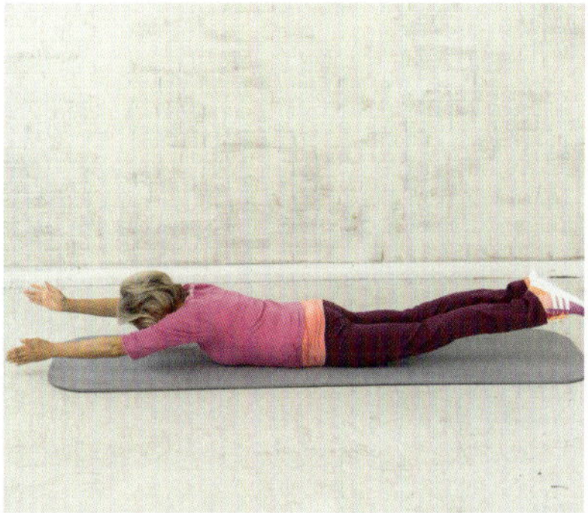

▶ **ab 50 Jahre:** 30–60 Sekunden halten (»paddeln«)

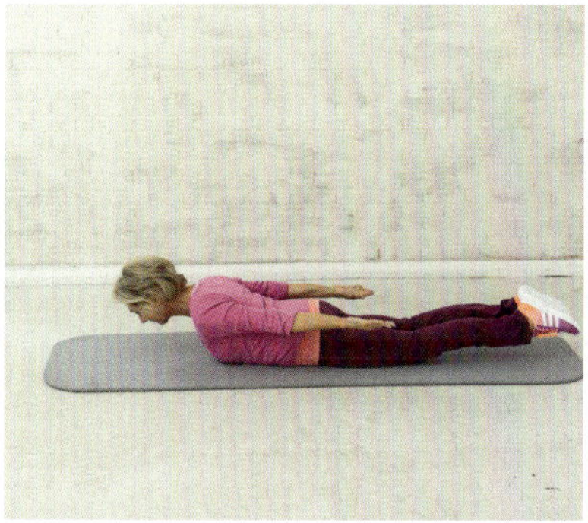

▶ **ab 65 Jahre:** 30 bis 60 Sekunden halten, dabei die Arme nach hinten strecken (ohne »paddeln«)
▶ **ab 80 Jahre:** 20 Sekunden halten

Dehnen für geschmeidige Muskeln

Um die beanspruchten Muskeln wieder lang zu machen, dehnen Sie sie zum Abschluss Ihres Fitness-Programms. Dafür stellen Sie sich in Schrittposition – vorderes Bein gebeugt, hinteres Bein gestreckt – in einen Türrahmen. Heben Sie einen oder beide Arme im rechten Winkel an und drücken Sie sie gegen den Rahmen – die Schultern bleiben dabei entspannt und die hintere Ferse drückt in den Boden. Halten Sie die Dehnung 20 Sekunden. Wechseln Sie die Beine und dehnen Sie erneut.

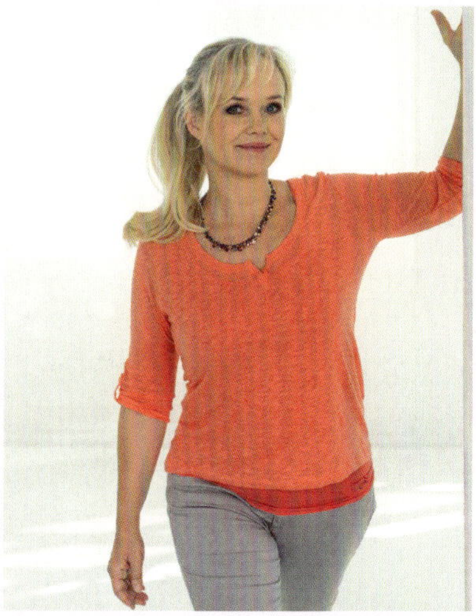

Mit dem Rauchen aufhören lohnt sich – immer noch!

Zum Thema Rauchen im Alter weiß das Statistische Bundesamt Erfreuliches zu berichten: Denn mit zunehmendem Alter sinkt hierzulande die Zahl der Raucher. So gaben bei einer Umfrage im Jahr 2013 90 Prozent der über 70-Jährigen an, nicht oder nicht mehr zu rauchen.

Schaden für die Gesundheit

Dass Rauchen neben mangelnder Bewegung und ungesunder Ernährung zu den größten Risikofaktoren für die Gesundheit gehört, ist hinlänglich bekannt. Neben der Suchtgefahr sind es zwei Hauptgefahren: Nikotin beschleunigt Ablagerungsprozesse in den Gefäßen, was zu einer Minderversorgung mit Sauerstoff und Nährstoffen führt. Dadurch werden Arteriosklerose, koronare Herzkrankheit, Durchblutungsstörungen des Gehirns und Diabetes Typ II begünstigt.
Die zweite Hauptgefahr sind Teer, Kohlenmonoxid, Blausäure, Stickstoffmonoxid und Cadmium sowie die Zusatzstoffe in Zigaretten. Sie schädigen in direktem Kontakt die Schleimhäute in Lunge und Blutgefäßen. Als Folge davon entstehen verschiedene Bronchial- und Lungenerkrankungen wie etwa COPD (siehe S. 82).

Risikofaktor Rauchen

Rauchen ist für 90 Prozent aller Lungenkrebserkrankungen verantwortlich und begünstigt zahlreiche weitere Krebsarten. Aber nicht nur das: Rauchen schädigt auch die Augen, den Zahnhalteapparat, den Verdauungstrakt und das Skelett. Deshalb verkürzt Rauchen das Leben um durchschnittlich zehn Jahre.

Zu spät zum Aufhören?

Die Raucher unter Ihnen fragen sich vielleicht, ob es überhaupt Sinn macht, im hohen Alter mit dem Rauchen aufzuhören. Sie denken an Helmut Schmidt, der geschätzt über eine Million Zigaretten geraucht hat und schon 96 Jahre alt ist. Helmut Schmidt gilt unter Medizinern als »statistischer Ausreißer«. Er hat einfach Glück, aber darauf kann man sich nicht verlassen.

Lebenszeit gewinnen

Mit dem Rauchen aufzuhören lohnt sich auch noch im fortgeschrittenen Alter. Wer mit 35 bis 44 Jahren aufhört, gewinnt neun Jahre, wer mit 45 bis 54 Jahren aufhört, sechs Jahre. Wer erst im Alter von 55 bis 65 Jahren Schluss macht mit Rauchen, gewinnt noch vier Lebensjahre.

Weniger Rückfälle

Und noch eine gute Nachricht: Ältere Raucher, die eine Entwöhnung hinter sich haben, werden sehr viel seltener rückfällig als jüngere. Interessant an dieser Aussage der von der amerikanischen Duke University durchgeführten Studie ist vor allem, dass Ältere offensichtlich aus anderen Gründen mit dem Rauchen aufhören als Junge. Das können Todesfälle im Umfeld sein oder eigene gesundheitliche Probleme.

Aber wie geht's?

Die erfolgreichste Methode ist die Schlusspunkt-Methode, zu der auch die Bundeszentrale für gesundheitliche Aufklärung (BZgA) rät. Das bedeutet, der Raucher wählt einen bestimmten Tag aus, an dem er komplett mit dem Rauchen aufhört. Starken Rauchern ist eine Vorbereitungsphase und gegebenenfalls zu Beginn die Einnahme von Nikotinersatzpräparaten zu empfehlen. Denn auch wenn vor allem der Wille zum Erfolg führt, geht es einfacher mit Unterstützung. Wichtig sind Überlegungen, in welcher Situation Sie rauchen, welche Gefühle Sie damit kompensieren und wie Sie in Zukunft die Zigarette ersetzen können. Holen Sie sich Hilfe bei einem Arzt, einer Gruppe, einem Buch, in Foren oder Beratungsstellen. Auf der Internetseite der BZgA gibt's viele hilfreiche Adressen.

Das Aufhören unterstützen

Es gibt eine Reihe von Maßnahmen, die das Aufhören erleichtern. Wählen Sie die Therapie, die Ihnen am besten zusagt.

Nikotinersatztherapie (NET)

Präparate, die Nikotin enthalten, dienen dazu, die Entzugserscheinungen zu reduzieren. Nikotinersatz gibt es beispielsweise als Pflaster, Kaugummi, Tabletten oder Spray. Am wirksamsten und für die Dauertherapie geeignet ist das Pflaster. Achtung: Wenn Nikotinersatzpräparate eingenommen oder angewendet werden, darf gar nicht geraucht werden, sonst kann es zu einer Nikotinvergiftung kommen. Sprechen Sie bitte auf jeden Fall mit Ihrem Arzt, vor allem wenn Sie unter Herz-Kreislauf-Erkrankungen leiden!

Gemeinsam entwöhnen

Am einfachsten ist die Entwöhnung in einer Gruppe. Zahlreiche Krankenkassen finanzieren oder bezuschussen Kurse, die den erforderlichen Qualitätsstandards genügen, oder bieten selbst Unterstützung mit eigenen Trainingsprogrammen an. Fragen Sie bei Ihrer Krankenkasse nach!

Ohrakupressur

Nach der Vorstellung der Traditionellen Chinesischen Medizin gibt es am Ohr Bereiche, die mit einzelnen Organen in Verbindung stehen. Zwar gibt es bestimmte Punkte an der Ohrmuschel, die das Verlangen nach der Zigarette und die Entzugserscheinungen mindern, am einfachsten ist es jedoch, wenn Sie den gesamten inneren Teil der Ohrmuschel mit sanft kreisenden Bewegungen von Daumen und Zeigefinger bzw. Mittelfinger für einige Minuten massieren.

Homöopathie

Das homöopathische Mittel Plantago major D4 oder D6 unterstützt Sie bei der Raucherentwöhnung. Nehmen Sie bei Bedarf bzw. wenn es Sie nach einer Zigarette gelüstet, 5 Globuli.

Online-Angebot nutzen

Die Bundeszentrale für gesundheitliche Aufklärung (BZgA) bietet zahlreiche Angebote, um mit dem Rauchen aufzuhören. Dazu gehört neben einer telefonischen Beratung ein Online-Ausstiegsprogramm und ein »START-Paket zum Nichtrauchen« mit Informationen und weiteren Materialien.

Mein besonderer Tipp

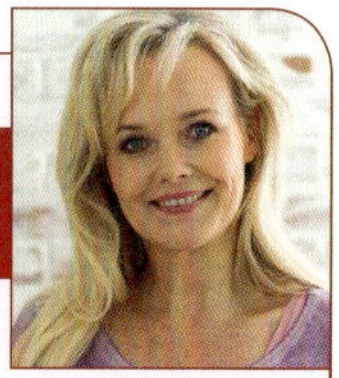

Akupunktur und Hypnose

Diese Maßnahmen helfen vielen Menschen, mit dem Rauchen aufzuhören. Ob die Krankenkassen die Kosten übernehmen, muss im Einzelfall besprochen werden.

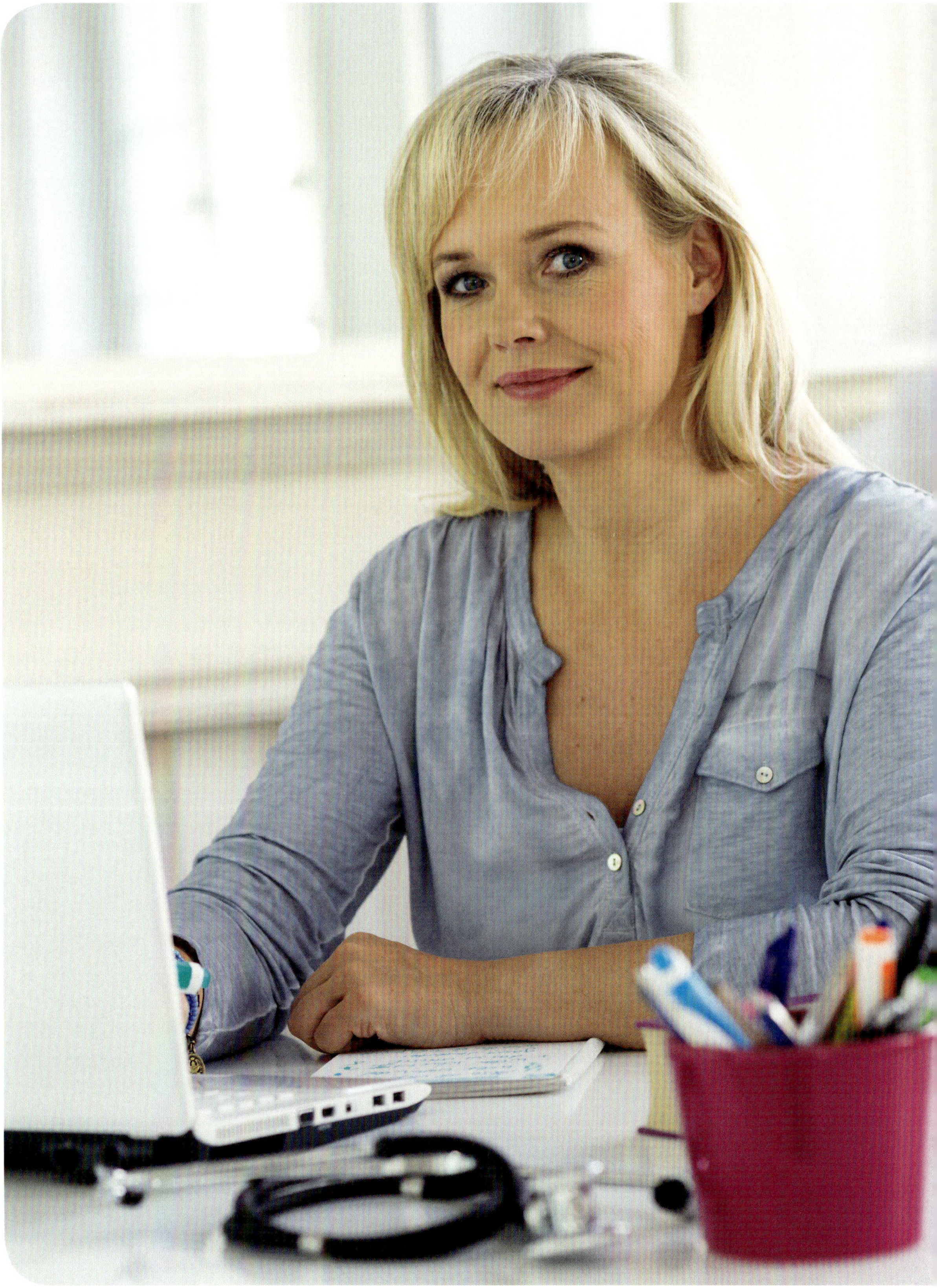

Die zwölf häufigsten Krankheiten

Chronische Erkrankungen machen älteren Menschen besonders zu schaffen. Die Symptome können sich im beginnenden oder im fortgeschrittenen Stadium verändern. Wenn Sie sich selbst helfen wollen, ist es hilfreich zu verstehen, wie es zu diesen Krankheiten kommt, wie Sie vorbeugen, den Verlauf verlangsamen oder sich sogar heilen können – mit Anwendungen aus verschiedensten Bereichen der Naturheilkunde.

Arthrose

Wer kennt im Alter nicht das Leid mit Knie oder Hüfte! Sie sind hier nicht allein: Weltweit ist Arthrose die häufigste Gelenkerkrankung, zwei von drei Menschen über 65 Jahren leiden daran. Jedes Jahr erhalten in Deutschland 200.000 Menschen eine neue Hüfte, fast genauso viele ein neues Kniegelenk. Obwohl es diese operativen Möglichkeiten gibt, gilt auch hier: Vorbeugen ist besser als operieren. Denn jede Operation birgt Risiken. Besonders gefürchtet sind Infektionen, auch Thrombosen können auftreten. Wenn die ersten Beschwerden beginnen, können Sie noch vieles tun, um eine Verschlimmerung aufzuhalten und eine Operation zu vermeiden oder zumindest hinauszuzögern. Suchen Sie professionelle Hilfe beim Physiotherapeuten, in einem Reha-Sportverein oder beim Osteopathen.

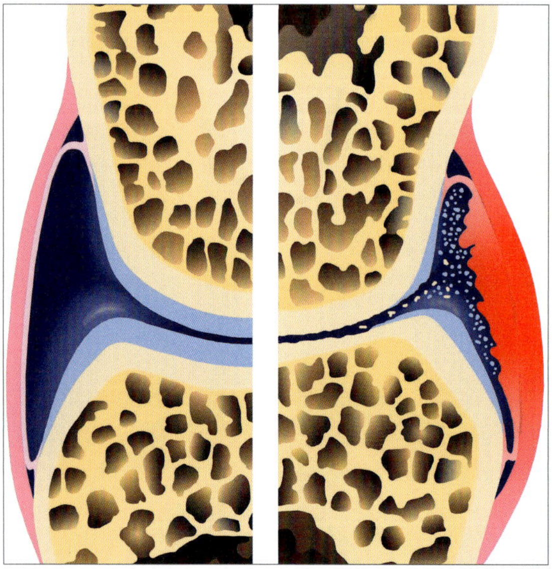

Links: intaktes Gelenk mit genug Gelenkschmiere. Rechts: Gelenk mit bereits abgebautem Knorpel, die Gelenkflächen reiben ungeschützt aufeinander.

Fakten

Arthrose wird als Abkürzung für Arthrosis deformans verwendet. »Arthron« bedeutet auf Griechisch das Gelenk und »deformare« im Lateinischen verformen. Im Deutschen spricht man von einer degenerativen Erkrankung, dem Gelenkverschleiß. Bei der Arthritis (-itis = Entzündung) liegt zudem eine Gelenkentzündung vor. Arthrose tritt besonders am Knie-, Hüft- und Sprunggelenk auf, aber auch andere Gelenke, etwa das Daumengrundgelenk oder die kleinen Gelenke der Wirbelsäule (Spondylarthrose), können betroffen sein.

Bezüglich der Ursachen unterscheidet man

- **primäre Arthrose:** Sie ist häufig auch das Ergebnis unseres bewegungsarmen Lebens, denn Gelenke werden nur dann richtig ernährt, wenn sie beansprucht werden. Aber auch Fehlbelastungen durch Fehlstellungen (wie X- oder O-Beine) oder durch den Beruf (zum Beispiel Fliesenleger oder Musiker) können über einen längeren Zeitraum zu Arthrosen führen.
- **sekundäre Arthrose:** Sie tritt in Folge von anderen Ereignissen auf, etwa alten Verletzungen. Im weiteren Verlauf des Gelenkverschleißes kann es auch zu Entzündungen im Gelenk kommen, man spricht dann auch von einer »aktivierten Arthrose«.

Wissen: Was der Knorpel braucht

An den Gelenken sind die Knochenenden mit Knorpel überzogen, einer Form von Bindegewebe. Im Gelenkspalt befindet sich eine klare, schleimhaltige Flüssigkeit, die »Gelenkschmiere«. Gelenkknorpel sind frei von Blutgefäßen, dem klassischen Transportsystem für Nährstoffe. Aus diesem Grund werden Knorpel über die Gelenkflüssigkeit mit allen notwendigen Substanzen versorgt. Die Gelenkschmiere wird in der Innenhaut des Gelenks gebildet. Über diese Gelenkinnenhaut werden die Nährstoffe aus dem Blut an die Gelenkflüssigkeit abgegeben.

Das universelle Prinzip: Bewegung

Hier kommt wieder die Bewegung ins Spiel. Nur durch sie kann die Gelenkflüssigkeit mit ihren Nährstoffen in den Knorpel »eingeknetet« bzw. können im Gegenzug Stoffwechselabfälle abtransportiert werden. Dafür muss es einen ständigen Wechsel zwischen Druck und Entlastung geben. Das ist nur durch Bewegung im Alltag möglich. Sonst kommt es zur Mangelernährung des Knorpels und dadurch zum allmählichen Verlust von Zellen – der Beginn einer Arthrose. Auf diesen gestörten Stoffwechsel reagiert der Körper mit einer gesteigerten Neubildung von Knorpel, allerdings von schlechterer Qualität. Dadurch sind die Gelenke den Druck- und Stoßbelastungen, die ein gesundes Gelenk aushalten kann, weniger gut gewachsen, es kommt früher oder später zu unumkehrbaren Schäden. Die Innenfläche der Gelenke und die umgebenden Sehnen und Bänder bestehen aus Bindegewebe, das nur dann seine Funktionen richtig erfüllen kann, wenn es durch regelmäßige Bewegung stimuliert wird.

Wie auch dieses Beispiel zeigt: Bewegung ist ein universelles Prinzip aller Lebensprozesse. Und damit wunderbar einsetzbar, um heutigen Zivilisationskrankheiten vorzubeugen oder deren Verlauf positiv zu beeinflussen. Vielleicht schaffen Sie sich einen Schrittzähler an. Diese kleinen Geräte sind gut geeignet, den Wettbewerb gegen den inneren Schweinehund aufzunehmen.

Symptome

Eine beginnende Arthrose macht sich überhaupt nicht bemerkbar. Das Knorpelgewebe wird weder durchblutet, noch durchziehen es Nerven. Im weiteren Verlauf schmerzt entweder das betroffene Gelenk bei Belastung oder die Muskulatur, weil man zur Schmerzvermeidung eine Schonhaltung einnimmt. Schreitet die Arthrose fort, werden die Schmerzen heftiger. Es kommt zum sogenannten »Anlaufschmerz« nach einer Ruhephase. Das Aufstehen aus dem Sessel oder Bett beginnt mit anfänglichen Schmerzen. Verhärtete Muskeln aufgrund von Schonhaltungen beeinflussen das Zusammenspiel zwischen Muskeln und Gelenken zusätzlich ungünstig, was den Schmerz verstärkt – ein Teufelskreis, der schließlich darin enden kann, dass man selbst bei Ruhe Schmerzen empfindet. Auch Entzündungsprozesse können auftreten, weitere Bewegungseinschränkungen sind die Folge. Letztlich möchte man jeder scheinbar überflüssigen Bewegung aus dem Weg gehen.

Risikofaktoren

Gerade bei Arthrose sollte man nicht zu früh resignieren – viele der Risikofaktoren hat man selbst in der Hand, auch wenn die Arthrose schon gewisse Schäden angerichtet hat.

Diese Faktoren können Sie nicht beeinflussen

Geschlecht: Frauen sind von Arthrose häufiger betroffen als Männer. Dies gilt insbesondere für Kniearthrose (weniger für Hüftgelenksarthrose). Studien an Kindern und Jugendlichen zeigen, dass Jungen im Kniegelenk einen dickeren Knorpel haben als Mädchen. Auch Arthrose der Fingergelenke und des Großzehengrundgelenks findet sich häufiger bei Frauen.

Alter: Sie haben es schon oben gelesen: Im fortgeschrittenen Alter haben zwei Drittel der Menschen mit den Gelenken zu tun. Das lässt aber nicht den Schluss zu, dass Arthrose eine Krankheit ist, die unvermeidlich im Alter auftritt. Natürlich kommt es auch im Bereich von Knochen, Gewebe und Knorpel zu altersbedingten Veränderungen. Diese müssen aber nicht zu einer schmerzhaften Arthrose führen.

Genetische Belastung: Für manche Formen der Arthrose findet sich eine familiäre Häufung. In einer klinischen Studie mit weiblichen Zwillingen konnten genetische Einflüsse für die Entstehung einer Hüft- und Kniegelenksarthrose nachgewiesen werden.[1] Aber Gene allein sind in diesem Fall nur ein Faktor.

Risikofaktoren, die man selbst in der Hand hat

- Übergewicht: Jedes Kilogramm Körpergewicht belastet die Gelenke.
- Berufliche Überbeanspruchung der Gelenke kann man nicht immer vermeiden. In solchen Fällen sollte man in der Freizeit gezielt gegensteuern. Auch bei Hobbys oder manchen Sportarten, zum Beispiel Extremsportarten, können die Gelenke überstrapaziert werden.
- Auch Bewegungsmangel stellt eine Fehlbeanspruchung dar.
- Ernährung hat vermutlich einen Einfluss auf die Entwicklung einer Arthrose. Man weiß heute, dass eine vorrangig fleischreiche Ernährung Entzündungsprozesse, wie sie auch bei einer aktivierten Arthrose im Gelenk ablaufen, anfeuern (siehe auch »Rheumatoide Arthritis«, S. 228).

Sonstige Risikofaktoren

- Angeborene Gelenkfehlstellungen sollten nach Möglichkeit korrigiert werden, um einer späteren Arthrose vorzubeugen.
- Akute Verletzungen eines Gelenks oder frühere operative Eingriffe.

Diagnose

Die Diagnose der Arthrose erfolgt durch eine ausführliche Anamnese, eine körperliche Untersuchung mit verschiedenen Tests des betroffenen Gelenks sowie Röntgen, Magnetresonanz- (MRT) oder Computertomographie (CT).

Therapie

Die konventionelle Medizin kann – auch wenn viel dazu geforscht wird – Knorpel bislang noch nicht wieder aufbauen. So geht es in erster Linie darum, Schmerzen zu lindern und den Verlauf der chronischen und damit fortschreitenden Erkrankung zu verlangsamen. Zum Einsatz kommen vor allem schmerzlindernde und antientzündliche Wirkstoffe als Medikamente, sowohl äußerlich als auch innerlich.

- **Nichtsteroidale Antirheumatika (NSAR):** »nichtsteroidal« bedeutet, dass sie kein Kortison enthalten. Die bekanntesten Wirkstoffe sind Diclofenac und Ibuprofen. Allerdings sollte man mit einer hochdosierten Langzeitbehandlung zurückhaltend sein, denn es kann zu Nebenwirkungen kommen – von Magen-Darm-Beschwerden bis hin zu Blutungen, Leberschäden oder vermehrter Empfindlichkeit gegen Sonnenlicht. Auch eine Erhöhung des Herzinfarktrisikos ist beschrieben worden.
- **Künstliches Gelenk:** Der Einsatz eines künstlichen Gelenks kommt dann in Frage, wenn der Patient so große Einbußen an Lebensqualität hat, dass er selbst eine Operation wünscht.

Vorbeugung

Gelenkbeschwerden oder dem Fortschreiten einer beginnenden Arthrose kann man durch zahlreiche Bewegungsaktivitäten erfolgreich begegnen. Allein das morgendliche Räkeln/Dehnen im Bett streckt auch die Gelenke. Für Knie und Hüfte empfehle ich das klassische Radfahren im Liegen, am besten morgens und abends ein paar Minuten. So viel wie möglich Radfahren ist übrigens eine sehr gute Möglichkeit, die Gelenke in Bewegung zu bringen, ohne sie zu überlasten. Auch Wassergymnastik ist hervorragend geeignet, etwas für die Gelenke zu tun. Entlasten und dabei belasten: Das ist der Trick!

Aufrichten!

Achten Sie auf Ihre Körperhaltung und Ihren Stand. Im besten Fall stehen Sie breitbeinig mit beiden Beinen auf der Erde, die Füße etwa hüftbreit. Stellen Sie sich vor, dass unter Ihren Füßen Wurzeln in den Boden wachsen und Sie fest und gut auf dem Boden stehen. Nach oben werden Sie von einem unsichtbaren Faden gezogen, der sich am Scheitelpunkt Ihres Kopfes befindet, wie eine Marionette. Denn jeder von uns weiß: Im Alter neigt man dazu zusammenzusacken. Egal wo Sie stehen, ob an der Bushaltestelle oder in der Schlange vor der Kasse: Beobachten Sie immer wieder, dass Sie richtig stehen.

Korrektur der Statik

Bei Problemen mit unterem Rücken, Hüfte oder Knie kann eine osteopathische oder chiropraktische Behandlung helfen. Oftmals stecken hinter den Schmerzen ganz andere Probleme, etwa ein Beckenschiefstand. Dass eine osteopathische Behandlung hilft, erbrachte eine kleine Studie mit 30 Hüftarthrose-Patienten. Die subjektiv empfundene Schmerzintensität nahm nach vier Behandlungen um 26 Prozent ab, sechs Wochen später um 44 Prozent. Eine osteopathische Behandlung kann die Schmerzen lindern oder sogar beseitigen. Viele Krankenkassen übernehmen anteilig solche Behandlungen.

Yoga, Tai-Chi und Qigong

Empfehlenswert zur Vorbeugung von Arthrose sind auch die langsamen, konzentrativen Bewegungsübungen von Yoga, Tai-Chi und Qigong. Hier nimmt man den Körper bewusst wahr, die Gelenke und Gelenkachsen werden ausgerichtet.

Ernährungsumstellung

Besonders gelenkfreundlich ist eine Ernährung, die vor allem basische Lebensmittel enthält. Dazu gehören Gemüse und Obst, Nüsse und Samen sowie viele Kräuter und Gewürze. Meiden Sie rotes Fleisch und ein Übermaß an anderen tierischen Eiweißen wie Milchprodukte.

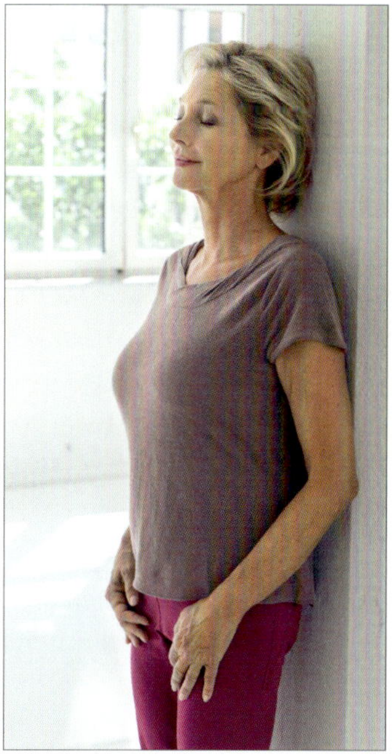

Stellen Sie sich ab und zu an einen Türstock und spüren Sie, wie schön es ist, gerade zu stehen.

Selbsthilfe bei beginnenden Beschwerden

Auch wenn das Gelenk schon weh tut – Bewegung ist und bleibt das A und O, um den Stoffwechsel in Knochen und Knorpel anzukurbeln und die Gelenkflüssigkeit in Gang zu halten.

Sich bewegen – aber richtig!

Wenn Sie sportlich aktiv sind oder werden wollen, dann sollten Sie Stauchungen oder anhaltende Erschütterungen wie beim Joggen, Tennis- oder Fußballspielen vermeiden. Sehr gut geeignet bei Arthrose sind Wandern, Fahrradfahren, Wassergymnastik, Nordic Walking und Tanzen. Skifahrer können vom Abfahrtslauf zum Langlauf wechseln. Bauen Sie die gelenkumgebende Muskulatur durch gezieltes Krafttraining auf. Ohne fachliche Anleitung gilt: keine Bewegungen machen, die den vorhandenen Schmerz im Gelenk verstärken.

Wichtig: Es gibt Menschen, bei denen durch ihren Körperbau bzw. ihre Haltung die vorzeitige Arthrose noch verstärkt wird, zum Beispiel Jogging mit Fußfehlstellungen oder X-Beinen.

Um Schäden zu vermeiden, sollten Sie Ihren Arzt oder Physiotherapeuten fragen, welche Sportarten für Sie unbedenklich sind, denn natürlich spielt auch Ihr sonstiger Gesundheitszustand eine Rolle für die Auswahl.

Retterspitzauflage

Der »Retterspitz« geht zurück auf Margarete Retterspitz, die ihr »Heilwasser« mit großem Engagement Ende des 19. Jahrhunderts vermarktete. Die Lösung enthält ätherische Öle und Arnika. Für einen Wickel »Retterspitz äußerlich« (erst gut aufschütteln) mit Wasser 1:1 verdünnen und ein gefaltetes Baumwolltuch (= Innentuch) damit tränken. Das feuchte Tuch dann um das betroffene Gelenk legen und mit einem Frotteehandtuch umwickeln. Als Kniewickel gibt es, ebenfalls von Retterspitz, elastische Bandagen mit Stretchmaterial und Klettverschluss. Der Wickel produziert zunächst einen Kältereiz. Wenn sich das Gelenk dann wieder erwärmt, werden die ätherischen Öle freigesetzt und entfalten ihre heilkräftige Wirkung.

Quarkauflage

Kühlend und schmerzlindernd wirkt eine Quarkauflage. Sie ist besonders bei akuter Gelenkentzündung geeignet. Lassen Sie dafür Quark in einem Sieb abtropfen. Legen Sie nun eine Mullkompresse auf ein Baumwolltuch (Geschirrhandtuch) und bestreichen Sie sie in der Größe des betroffenen Bereichs etwa ½ cm dick mit Quark. Die Ränder der Kompresse über dem Quark zu einem Päckchen einschlagen und das Quarkpäckchen auf das betroffene Gelenk legen. Mit einer Mullbinde locker fixieren oder ein Handtuch darumwickeln und mit einer Wäscheklammer befestigen. Bie Anwendungsdauer beträgt bei entzündlichen Prozessen 20 Minuten. Keine Anwendung bei Milcheiweiß-Allergie und offenen Wunden.

Ingwerauflage

Eine Ingwerauflage wirkt wärmend und durchblutungsfördernd und ist daher gut geeignet bei degenerativen Prozessen. Schälen Sie ein Stück Ingwerwurzel, schneiden Sie es klein und stampfen Sie es richtig matschig. Mithilfe des Ingwerbreis bereiten Sie auf die bei der Quarkauflage oben beschriebenen Weise eine Kompresse. Sie kann bis zu einer Stunde aufliegen. Keine Anwendung bei offener Haut oder Ingwerallergie.

Anleitungen Schritt für Schritt

Kräftigung der Rumpfmuskulatur

Bei einer Arthrose der kleinen Gelenke der Wirbelsäule verbessert eine starke Rumpfmuskulatur den Halt der Wirbelsäule. Führen Sie die Übungen anfangs unter Anleitung eines Physiotherapeuten durch. Die Schmerzen dürfen bei der Ausführung nicht schlimmer werden, lediglich ein Dehnungsschmerz ist okay. Nach Hüft- oder Schulteroperationen bitte Rücksprache mit dem Arzt halten!

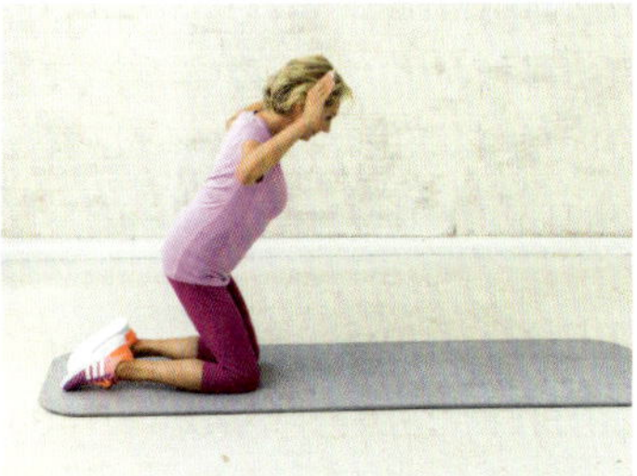

1. Im Kniestand mit aufrechtem Oberkörper die Arme anheben und die Unterarme im rechten Winkel nach oben strecken. Dann den Oberkörper leicht nach vorne neigen und 5–10 Sekunden halten. 5–10 Wiederholungen.

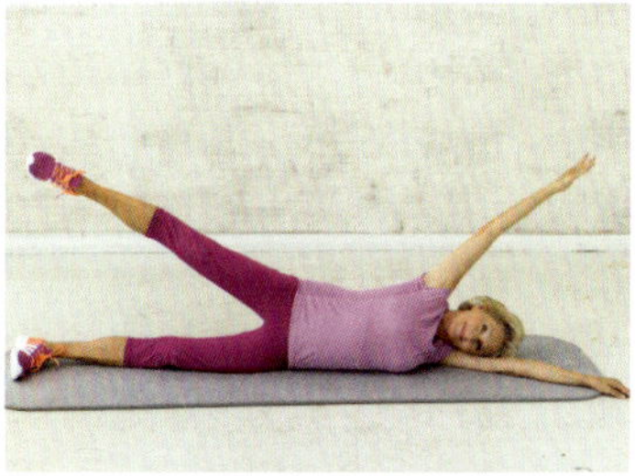

2. Auf die Seite legen, sodass der Körper eine gerade Linie gibt. Der untere Arm liegt langgestreckt unter dem Kopf. Den oberen Arm und das obere Bein so weit wie möglich anheben und wieder senken. 10 Wiederholungen, dann Seite wechseln.

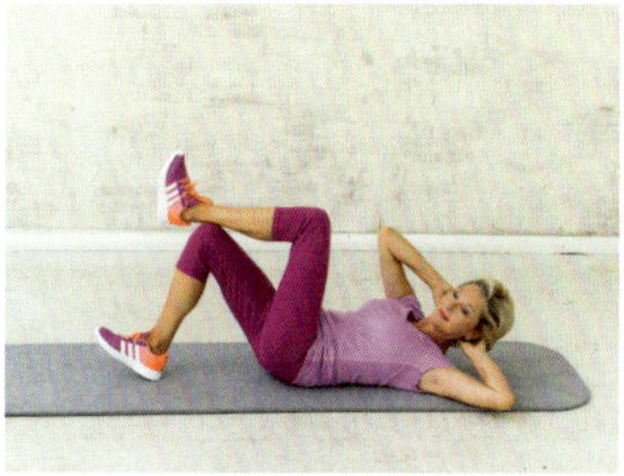

3. In Rückenlage die Hände hinter den Kopf legen, rechte Ferse aufstellen und Fußspitze hochziehen. Den linken Knöchel auf das rechte Knie legen, Kopf und Oberkörper leicht in Richtung linkes Knie anheben. 15 Wiederholungen, dann Seite wechseln.

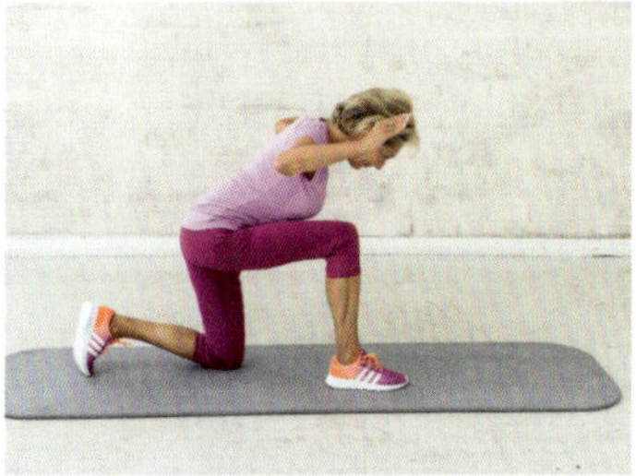

4. Aus dem Kniestand das rechte Bein gebeugt vor den Körper stellen. Oberkörper auf dem rechten Bein ablegen. Die Arme in U-Stellung hoch und runter führen (Foto: Mittelstellung). 10- bis 15-mal wiederholen. Das Bein wechseln. Jede Seite 3-mal wiederholen.

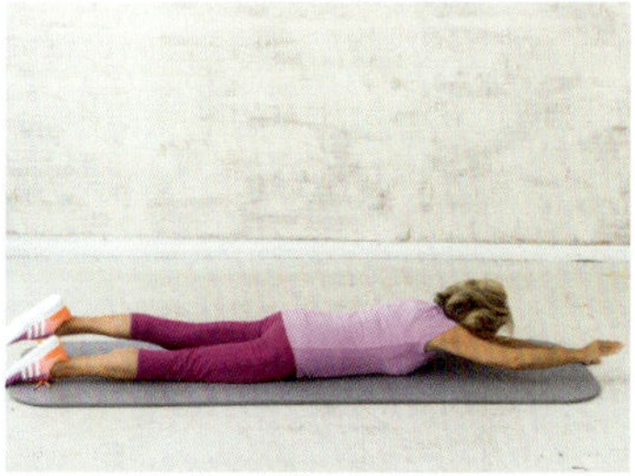

5. Aus der Bauchlage die Arme strecken oder in U-Haltung beugen. Bauch und Gesäßmuskulatur anspannen, rechten Arm und linkes Bein 3–5 cm anheben und 5 Sekunden halten. Seite wechseln. 10-mal auf jeder Seite wiederholen.

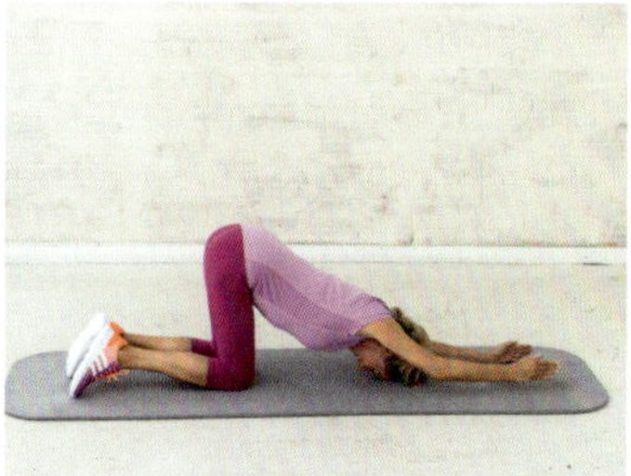

6. Aus dem Vierfüßlerstand den Kopf ablegen. Kopf und Rumpf bilden eine Linie, die Arme nach vorne schieben. Die Hände liegen auf den Außenkanten. Im Wechsel die Arme im Sekundentakt 5 cm hoch anheben. 3-mal 10–15 Wiederholungen mit Pause.

Selbsthilfe bei fortgeschrittenem Verlauf

Bleiben Sie trotz Einschränkungen immer noch in Bewegung: Geeignete Sportarten sind gezielte Funktionsgymnastik, Wandern, Fahrradfahren, Wassergymnastik und Nordic Walking.

Pflanzliche Schmerzmittel

Auch in der Pflanzenheilkunde gibt es schmerzlindernde Substanzen. Ein bekanntes Fertigarzneimittel enthält die Echte Goldrute, Eschenrinde und Zitterpappel (Phytodolor®). Die Tropfen werden in etwas Wasser eingenommen, sie wirken schmerzlindernd, entzündungshemmend und regen die Nierenausscheidung an.
Eine wichtige Heilpflanze ist auch die Teufelskralle, die für mehr Beweglichkeit sorgt, entzündungshemmend und schmerzlindernd wirkt (etwa Teufelskralle-ratiopharm®, Teltonal® Teufelskralle Hexal). Bitte beachten Sie: Die Wirkung tritt erst nach einigen Wochen ein. Die Mittel helfen also nicht bei akuten Schmerzsituationen.

Heublumensäckchen

Das Heublumensäckchen gilt als »Morphium der Naturheilkunde«. Es wird eingesetzt, wenn Wärme angenehm ist. Heublumensäckchen erhalten Sie in der Apotheke. Erwärmen Sie es nach Packungsanweisung und legen es etwas abgekühlt 30–40 Minuten auf das betroffene Gelenk. Keine Anwendung bei Heuschnupfen!

Oft hilfreich: Blutegeltherapie

In den letzten Jahren hat eine alte Behandlungsmethode von sich reden gemacht, die Blutegelbehandlung. Vor über zehn Jahren hat es diese Therapie sogar auf die Titelseite des Lancet, eines der wissenschaftlich hochrangigsten Medizin-Journale, geschafft – allein wegen ihres Erfolgs gerade bei Arthrose-Patienten.[2]
Wie läuft eine solche Behandlung ab? Beim Kniegelenk beispielsweise werden vier Blutegel in der Knieregion angesetzt. Sie beißen sich fest und fallen, wenn sie genügend Blut gesaugt haben, wieder ab. In dieser Zeit tritt der Speichel der Blutegel in das Blut des Patienten über. Er enthält mehr als 20 verschiedene Substanzen, die schmerzlindernd und gerinnungshemmend wirken. Der genaue Wirkmechanismus wird noch erforscht. Folgewirkungen sind kleinere Nachblutungen, die aber den Aufwand lohnen: Viele Patienten sind danach über Monate schmerzfrei, alle verspüren eine deutliche Schmerzlinderung. Bei manchen Patienten reicht dafür schon eine einzige Sitzung. Ob eine Blutegeltherapie bei Ihnen infrage kommen kann, wird Ihr Arzt in einem ausführlichen Gespräch klären. Schmerzhaft ist der Biss nicht wirklich.

Mein besonderer Tipp

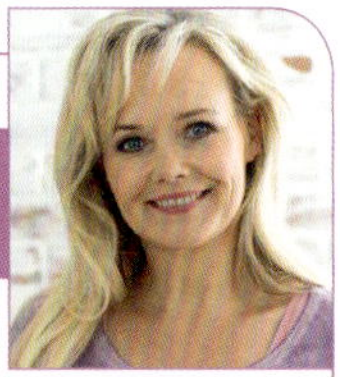

Locker in den Tag

Wenn Sie morgens mit steifen Handgelenken und schmerzenden Fingern aufwachen, gehen Sie am besten unter die heiße Dusche. Anschließend cremen Sie gründlich die Gelenke ein, wodurch sie sanft massiert werden. Meine Erfahrung ist, bei Arthrose hat jeder seinen persönlichen Geheimtipp: Manche schwören auf ihr warmes Wasserbett, andere aufs Klavierspielen und Dritte auf ihre kuschelige Angoradecke.

Anleitungen Schritt für Schritt

Pendeln für die Gelenke

Beim Pendeln wird das Gelenk mit einer leichten Zugbelastung bewegt. Durch diese Bewegung wird der Knorpel ernährt, ohne dass ein schmerzhafter Druck auf das Gelenk ausgeübt wird.

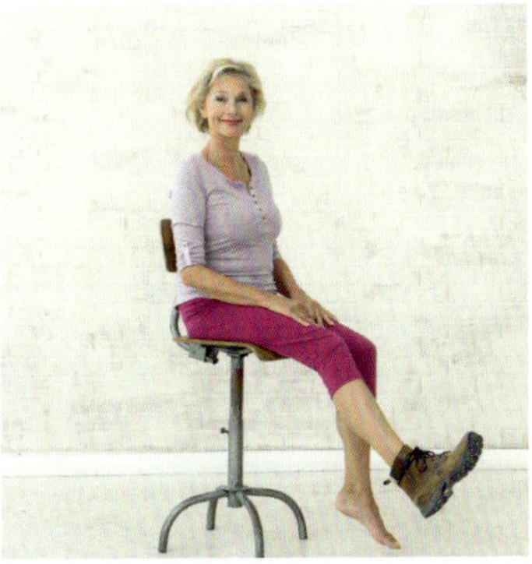

1. Kniegelenk: Ziehen Sie auf der betroffenen Seite einen schweren Wanderschuh oder Skistiefel an. Setzen Sie sich auf einen hohen Stuhl oder einen Tisch. Pendeln Sie dann mit dem beschuhten Bein 5 Minuten.

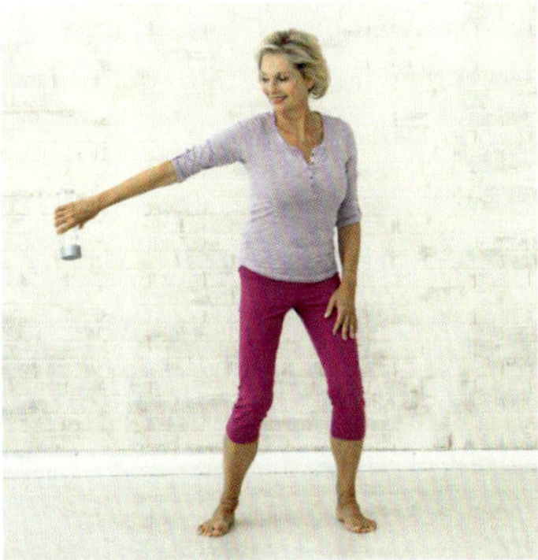

2. Schultergelenk: Hüftbreit stehen, eine Hand auf dem Oberschenkel abstützen. Mit einer Flasche in der anderen Hand locker über die Mitte auf die andere Seite schwingen. Pendeln Sie auf jeder Seite 5 Minuten.

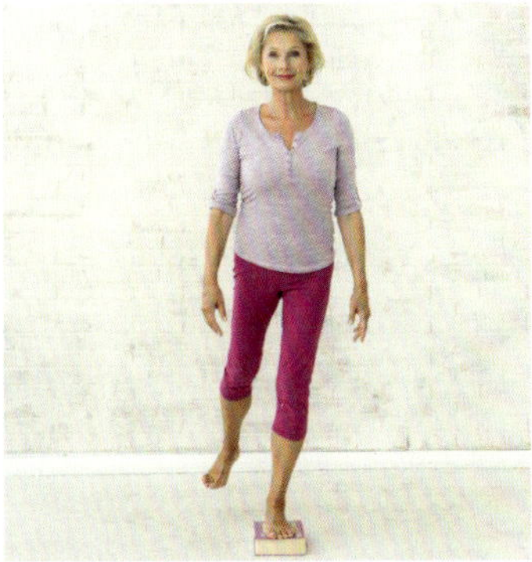

3. Hüftgelenk: Einen Fuß auf ein dickes Buch, etwa ein Telefonbuch, stellen. Mit dem freien Bein 20-mal hin- und herpendeln. Dann das Bein wechseln. Jede Seite 3-mal wiederholen.

Akupunktur

Akupunktur gegen Schmerzen bei Kniearthrose wird sogar von den Kassen bezahlt. Das liegt daran, dass in einer großen Studie gezeigt werden konnte, dass Akupunktur Knieschmerzen bei Kniearthrose (wie aber auch Migräne und Rückenschmerzen) ähnlich effektiv lindern konnte wie medikamentöse Standardtherapien.[3] Es ist davon auszugehen, dass sie für Arthrose in anderen Gelenken ähnlich wirkt.

Faszienmassage

Die Faszien gehören zum Bindegewebe. Die tiefen Faszien zu ordnen hilft auch immer wieder bei fortgeschrittener Arthrose. Wenden Sie sich für eine Behandlung an einen Osteopathen, Rolfer oder Physio- bzw. Sporttherapeuten mit Zusatzausbildung.

Hilfsmittel nutzen

Wenn Sie dauerhafte Schmerzen in der Hüfte haben, dann denken Sie darüber nach, den Weg vom Sitzen zum Stehen etwas zu verkürzen. Es gibt Sitzerhöhungen für die Toilette und für Stühle, die den Alltag erleichtern. Falls Sie einen Gehstock nutzen, setzen Sie ihn am besten auf der Gegenseite des erkrankten Gelenks ein. Alternativ können Sie auch ausprobieren, wie es sich anfühlt, mit zwei Stöcken zu gehen, zum Beispiel mit zwei Nordic-Walking-Stöcken.

Bluthochdruck

Bei Bluthochdruck (Hypertonie) wird das Blut mit zu hohem Druck durch die Blutgefäße gepumpt. Dies schädigt im ersten Schritt die Gefäße, später dann auch die Organe – und zwar meist, ohne dass wir es merken. Laut einer Studie des Robert-Koch-Instituts ist fast die Hälfte der Deutschen von Bluthochdruck betroffen, doch nur jeder zweite Kranke weiß davon.[1] Die unerkannte Hypertonie ist einer der wichtigsten Risikofaktoren für zahlreiche Alterskrankheiten, insbesondere für Herzinfarkt und Schlaganfall. Knapp die Hälfte aller Todesfälle in Deutschland geht auf die Folgen von Bluthochdruck zurück. Es ist also sehr wichtig, den Blutdruck jährlich prüfen zu lassen!

Fakten

Der Arzt misst den Blutdruck mithilfe einer aufpumpbaren Manschette (Manometer) und einem Stethoskop. Das Stethoskop hat eine feine Membran, die auf eine direkt unter der Haut liegende Arterie gelegt wird, sodass man die Pulswelle hören kann. Die Manschette wird nun um den Oberarm gelegt, per Klettverschluss verschlossen und aufgepumpt, bis der Blutfluss abgedrückt ist. Langsam wird die Luft herausgelassen. Fließt die erste Blutwelle durch den zuvor abgedrückten Bereich am Oberarm, hört man mit dem Stethoskop ein Geräusch, auf der Anzeige des Manometers ruckt der Zeiger. Das ist der obere Blutdruckwert, der den maximalen Blutdruck in der Ader anzeigt und auch systolischer Wert genannt wird. Die Systole ist die Phase der Herzaktivität, in der sich das Herz zusammenzieht und das Blut auswirft. Der Arzt senkt nun weiter den Manschettendruck, er hört und sieht jede Pulswelle, bis irgendwann kein Geräusch mehr zu hören ist. Jetzt ist die Pulswelle abgeebbt, das Blutgefäß dehnt sich nicht mehr aus und gibt keinen Impuls an die Membran des Stethoskops. Dies ist der unterere Wert, der auch als diastolischer Wert bezeichnet wird. Die Diastole ist die Entspannungsphase des Herzens.

Einteilung der Blutdruckwerte laut WHO (Weltgesundheitsorganisation)

Optimal	120/80 mm/Hg
Normal	130/85 mm/Hg
Hochnormal (Grenzwert)	bis 139/89 mm/Hg
Hochdruck Grad 1	ab 140/90 mm/Hg
Hochdruck Grad 2	ab160/100 mm/Hg
Hochdruck Grad 3	ab180/110 mm/Hg

Wissen: Blutdruckregulation im Gehirn

Blutgefäße sind nicht starr, sondern elastisch und weich, zumindest am Anfang unseres Lebens. Sie sind immer in Bewegung, dehnen sich aus, wenn die Pulswelle kommt, ziehen sich durch Muskelkraft wieder zusammen, werden durch Nervenimpulse weit oder eng gestellt. Innen sind sie mit einer feinen Schleimhaut ausgekleidet, der sogenannten Intima, darauf folgen eine ringförmige Muskelschicht, die Media, die für Verengen und Weiten zuständig ist, und schließlich eine äußere Hüllschicht.
Ob Blutgefäße eng oder weit gestellt werden, bestimmt im gesamten Körper vor allem der Hypothalamus, die Überwachungs- und Schaltzentrale des Blutdrucks im Gehirn. Man kann sich diese

Instanz wie einen Verkehrslotsen vorstellen, der das Blut mit wichtigen Nährstoffen und Sauerstoff immer genau dorthin schickt, wo Energie gerade in besonderem Maße gebraucht wird. Das aber wiederum ist abhängig vom Bedarf: Müssen die zentralen Organe versorgt werden? Braucht die Muskulatur Blut, weil eine körperliche Anstrengung bevorsteht? Oder ist die Situation entspannt, und das Blut kann in aller Ruhe in die Verdauungsorgane gelotst werden?

Der Hypothalamus hat zwei »Helfer«, die den Blutdruck steigern oder senken: Sympathikus und Parasympathikus. Sie sind Teil des vegetativen (unwillkürlichen) Nervensystems, das Atmung, Verdauung oder Stoffwechsel, also das Funktionieren der Organe nach Bedarf steuert. Je nach Situation können sie die Blutgefäße eng oder weit stellen. Der Sympathikus versetzt den Körper in einen konzentrierten, leistungsstarken und alarmierten Zustand. Er erhöht den Blutdruck – eine Maßnahme des Körpers für besondere Stress-, Belastungs- und Konfliktsituationen. Lässt die Belastung nach, tritt der Parasympathikus in den Vordergrund, und es kommt zur dringend erforderlichen Entspannung. Er lässt die Gefäßwände erschlaffen.

Nieren und Blutdruckregulation

Der Sympathikus ist zuständig, wenn es gilt, schnell zu reagieren. Doch der Körper hat auch eine Instanz für die längerfristige Regelung des Blutdrucks – die Nieren. Die Blutdruckregelung der Nieren ist ein gutes Beispiel für die genialen Rückkopplungsprozesse im Körper: Die Nieren brauchen einen gewissen Blutdruck, damit in ihrem feinen Filtersystem harnpflichtige Stoffe aus dem Blut in den sich bildenden Harn gepresst werden können. Ist der Druck zu niedrig, so verbleiben diese Stoffe, die ausgeschieden werden

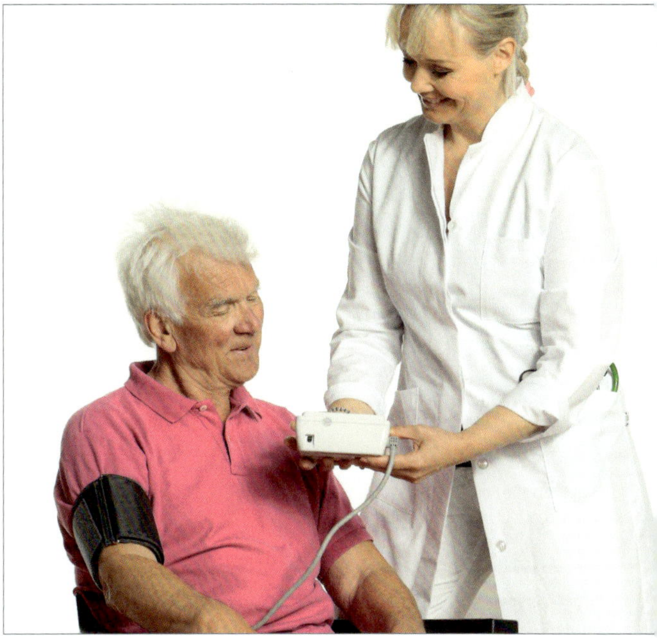

Mithilfe eines digitalen Blutdruckmessgeräts können Sie Ihren Blutdruck selbst kontrollieren. Lassen Sie sich das Messen von Ihrem Arzt erklären.

müssen, im Blut – eine Selbstvergiftung wäre die Folge. Damit dies nicht passiert, können die Nieren Hormone ausschütten, die den Blutdruck wieder anheben. Kritisch wird es nur, wenn ein Nierengefäß krankhaft verengt ist und die Niere fleißig den Blutdruck steigert, um das Gebiet hinter der Enge besser zu durchbluten. Hier kann nur eine Operation helfen.

Normale Schwankungen

Zu den physiologischen, also den natürlichen und gesunden Veränderungen des Blutdrucks gehört nicht nur, dass er bei Belastung steigt und bei Entspannung sinkt, sondern auch, dass er sich im Lauf des Tages verändert. Nachts sinkt er ab, weil man dann entspannt ist. Am sehr frühen Morgen steigt er wieder an. Nach dem Mittagessen und abends sinkt er, weil das Blut für die Verdauungsorgane gebraucht wird. Im Winter ist der Blutdruck – wegen der Kälte – meist etwas höher als im Sommer. Dieses Wissen ist wichtig, um den Blutdruck beurteilen zu können. Ein einmalig gemessener hoher Blutdruck ist noch kein Grund zur Sorge. Erst wenn mehrere Messungen unabhängig voneinander Werte über 140/90 mmHg ergeben, spricht man von einem – noch milden – Hochdruck.

Symptome

Symptome für einen Bluthochdruck gibt es kaum. Deshalb wird er in der Medizin auch der »heimliche Killer« genannt. Fatal ist geradezu, dass man sich bei leicht erhöhtem Blutdruck sogar sehr leistungsfähig fühlt. Kein Wunder, denn ein erhöhter Blutdruck ist ein Selbsthilfemechanismus des Organismus für Belastungszeiten. Warnsignale sind:

- Kopfschmerzen, Schwindel, Ohrensausen
- Nervosität
- Aggressivität
- Einschlaf- und Durchschlafstörungen
- Nasenbluten
- Erektionsstörungen
- gerötetes Gesicht

Risikofaktoren

Die gute Nachricht ist: Die Mehrzahl der Risikofaktoren liegt in Ihrer Hand!

Diese Faktoren können Sie nicht beeinflussen

Alter: Mit zunehmendem Alter steigt der Blutdruck ganz natürlich an.

Genetische Belastung: Die genetische Veranlagung spielt beim Bluthochdruck zwar eine Rolle, aber sie ist nicht allein entscheidend. Man weiß heute, dass nicht ein einzelnes Gen für Bluthochdruck verantwortlich ist, sondern verschiedene.

Risikofaktoren, die man selbst in der Hand hat

- Umgang mit Stress
- Bewegungsmangel
- Rauchen
- Übergewicht
- ungesunde, fettreiche Ernährung
- übermäßiger Alkoholgenuss
- unterdrückter Ärger

Sonstige Risikofaktoren

Bei über 90 Prozent der Fälle gibt es keine eindeutige Ursache für den Bluthochdruck (»primärer« Hochdruck). Dem stehen die Fälle gegenüber, bei denen es »sekundär«, also infolge anderer Erkrankungen zu einem erhöhten Blutdruck kommt, etwa bei Erkrankungen der Nieren, Nebennieren, Schilddrüse oder des Herzen.

Diagnose

Bei Verdacht auf einen erhöhten Blutdruck gibt eine 24-Stunden-Blutdruckmessung Aufschluss. Sie wird ganz problemlos mit einem kleinen mobilen Gerät im Alltag durchgeführt.

Therapie

Bei leichtem Hochdruck reicht oft eine Veränderung des Lebensstils aus (siehe S. 78). Bei deutlich erhöhtem Blutdruck muss die Therapie oft mit Medikamenten kombiniert werden. Unter den Arzneien gibt es fünf Substanzklassen (Diuretika, Betablocker, Kalziumantagonisten, ACE-Hemmer und Angiotensinrezeptorblocker), die individuell als alleinige Mittel oder in Kombination eingesetzt werden. Gerade bei älteren Patienten ist hier eine Berücksichtigung weiterer Erkrankungen von großer Bedeutung.

Vorbeugung

Vorbeugen können Sie sehr gut, wenn Bluthochdruck durch die Summe der vermeidbaren Risikofaktoren entsteht:

- Möglichst nicht rauchen – das Nikotin verengt die Blutgefäße, und die Schadstoffe im Zigarettenrauch schädigen die Blutgefäße dauerhaft.
- Vermeidung von erhöhten Blutfetten. Dazu gibt es ein eigenes Kapitel (siehe S. 106). Besonders das »schlechte« Cholesterin (LDL) wird bei langfristig erhöhter Konzentration in die Gefäßwände eingelagert, was wiederum über eine Entzündung zur Gefäßverdickung führt. Verengte Gefäße lassen den Blutdruck weiter steigen.
- Bewegung führt zu einer besseren Durchblutung aller Gefäße, Organe und Gewebe; außerdem werden sie mechanisch beansprucht und damit trainiert. Zudem hilft Bewegung dabei, das Gewicht zu reduzieren oder zu halten.
- Sorgen Sie für entspannende Momente, denn anhaltender Stress ist nachweislich ein Blutdruck-in-die-Höhe-Treiber. Ziehen Sie abends eine Bilanz, was am Tag besonders schön oder gar beglückend war. Eine kleine, aber sehr wirksame Besinnung.

Salz und Blutdruck

Erhöht Salz den Blutdruck? Dies ist eine stete Diskussion unter Ärzten und Wissenschaftlern. Wenn Sie wissen möchten, ob Ihr Bluthochdruck etwas mit Ihrem Salzkonsum zu tun hat, machen Sie einen Auslassversuch: Leben Sie drei Monate deutlich salzärmer, ohne Fertigprodukte, wenig Salz und verwenden Sie viel Kräuter beim Kochen. Sinkt Ihr Blutdruck, wissen Sie, dass sich für Sie eine salzarme Ernährung lohnt. Allerdings: In der Realität ist es nicht ganz einfach, Salz einzusparen. Der tägliche Bedarf beträgt sechs Gramm, das entspricht etwa ½ TL. Mit zwei Schinkenbroten ist dieser Bedarf bereits gedeckt. Ein paar Tipps zum Salzsparen:

- Vermeiden Sie Fertigprodukte und Fertiggerichte. Sie enthalten meist sehr viel Salz.
- Verwenden Sie in der Küche eine Salzmühle statt eines Salztöpfchens.
- Füllen Sie eine niedrig konzentrierte Salzlösung in eine kleine Sprühflasche und salzen Sie damit die Gerichte nach.

Gesunde Zähne

Auch das Zahnfleisch spielt eine Rolle bei Bluthochdruck. In einer Studie wurden 100 Patienten mit Parodontitis über zwölf Monate bei der Behandlung der Zahnfleischentzündung begleitet.[2] Das Ergebnis war, dass durch die Zahnfleischbehandlung die Gefäße elastischer wurden und der Blutdruck sank. Gehen Sie deshalb regelmäßig zum Zahnarzt und lassen Sie Zähne und Zahnfleisch checken.

Mein besonderer Tipp

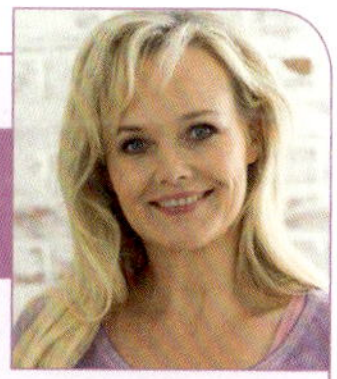

Kräuter statt Salz

Gehen Sie mutig mit Kräuteraromen um und lassen Sie sich immer wieder neu inspirieren.

- **Mediterrane Kräutersalzmischung:** Mischen Sie eine Hälfte Salz und eine Hälfte getrockneter Kräuter: Majoran, Rosmarin, Thymian und Oregano.
- **»Einheimische« Kräutersalzmischung:** Mischen Sie eine Hälfte Salz und eine Hälfte getrockneter Kräuter: Bohnenkraut, Dill, Petersilie, Schnittlauch, Liebstöckel.

Selbsthilfe bei beginnenden Beschwerden

Lesen Sie bitte auch die Hinweise unter »Übergewicht« (siehe S. 238). Nicht jeder, der pummelig ist, bringt ein erhöhtes Risiko für Bluthochdruck mit. Es ist vor allem das Bauchfett, das eine negative Rolle spielt.

Mit Stress umgehen

Stress und Leistungsanforderungen treiben den Blutdruck in die Höhe: So sind wir bereit zum Reagieren. Problematisch wird es nur, wenn die Belastungsphasen nicht mehr durch Ruhe- und Regenerationsphasen abgelöst werden. Dann sind wir in ständiger Alarmbereitschaft, eben »unter Druck«. Der Umgang mit Stress ist ein Schlüssel zur Senkung des Blutdrucks.

Entspannungsverfahren

Entspannungsverfahren wie autogenes Training, Feldenkrais und Meditation, aber auch Yoga helfen gestressten Menschen dabei, relaxter zu werden. Interessanterweise ist der Effekt der Übungen, sofern sie regelmäßig praktiziert werden, dass man seine Umgebung als weniger stressig wahrnimmt – auch dann, wenn sich die äußeren Umstände nicht verändert haben. Dies konnte in Studien belegt werden.[3]

Regelmäßige sportliche Betätigung

Planen Sie in Ihren Wochen- und Tagesablauf regelmäßige sportliche Betätigung ohne Leistungsdruck fest ein. Wenn Sie sich regelmäßig körperlich betätigen, senkt dies den Blutdruck um 10 bis 20 mm/Hg. Es bilden sich im Laufe der Zeit neue kleine Blutgefäße in den Muskeln, wodurch das »Wegenetz« des Herz-Kreislauf-Systems erweitert wird. Beim Ausdauertraining werden zudem die Blutgefäße weit gestellt und der Blutdruck sinkt.

Gesundheit aus dem Glas: Rote-Bete-Saft

Trinken Sie ein kleines Glas Rote-Bete-Saft pro Tag. Rote Bete enthält Nitrate, welche im Körper zu Nitrit umgewandelt werden, was die Gefäße erweitert. Deshalb kann diese Maßnahme dazu beitragen, den Blutdruck etwas zu senken (Achtung: nicht bei Nierensteinen, da Rote Bete viel Oxalsäure enthält).

Sellerie: zum Knabbern und als Salat

Sellerie wirkt entwässernd und leicht blutdrucksenkend. Bauen Sie deshalb Sellerie öfter einmal in Ihren Speiseplan ein. Frischer Stangensellerie eignet sich zum Beispiel für Dips, Salat oder zum Knabbern, die Sellerieknolle passt in Salat, etwa Waldorfsalat. Für eine stärkere Wirkung sollten Sie kurmäßig über einige Wochen vier Stangen Stangensellerie pro Tag essen. Bitte nicht bei Nierenerkrankungen anwenden.

Gut für die Blutgefäße: grüner Tee

Eine gute Alternative zu Kaffee und schwarzem Tee ist grüner Tee, der zudem noch den systolischen Blutdruck leicht senkt. Die Inhaltsstoffe im grünen Tee fördern die Elastizität der Blutgefäße und wirken harntreibend. Wichtig: Grüner Tee wird etwas anders zubereitet als schwarzer Tee. Mit kochendem Wasser aufgebrüht wird er leicht bitter, die besten Geschmacksergebnisse erzielt man mit einer Wassertemperatur zwischen 60 und 90 °C, die Ziehzeit beträgt zwischen 60 Sekunden und wenigen Minuten. Vor allem der chinesische Tee kann mehrfach aufgegossen werden, wobei bei den Folgeaufgüssen die Ziehzeit leicht verlängert werden kann.

Grüner Tee stammt von der gleichen Teepflanze wie schwarzer Tee, ist jedoch unfermentiert. Die besonders gesundheitsfördernden Inhaltsstoffe – es handelt sich um bestimmte Polyphenole, hier vor allem das Epigallo-Catechin-3-Gallat – werden durch die Fermentierung chemisch verändert. Deshalb ist grüner Tee noch gesünder als schwarzer Tee. Außer dem EGCG als gesundheitsförderndem Inhaltsstoff und Antioxidans weist grüner Tee zudem einen hohen Gehalt an Mineralien (vor allem Fluor, Mangan, Kalium) und Vitaminen (vor allem Vitamin C und Vitamine der B-Gruppe) auf, daneben sogenannte sekundäre Pflanzenstoffe wie die bereits genannten Polyphenole, aber auch Farb- oder Geschmacksstoffe, welche die Wirkung der Nährstoffe unterstützen.

Entwässernder Kräutertee

Brennnessel, Birkenblätter und Schachtelhalm enthalten hilfreiche Inhaltsstoffe, zum Beispiel Flavonoide, die die Ausscheidung der Nieren anregen. Sie wirken also ähnlich wie chemisch-synthetische harntreibende Mittel (Diuretika). Bei leichtem Hochdruck ist eine Trinkkur einen Versuch wert. Trinken Sie über drei Wochen täglich zwei Tassen Kräutertee. Wichtig: Noch mindestens 2 l Flüssigkeit pro Tag zusätzlich trinken, damit Sie nicht zu viel Wasser verlieren.

Lassen Sie in der Apotheke die drei Heilkräuter zu gleichen Teilen mischen. Überbrühen Sie 1 TL der Mischung mit 150 ml kochendem Wasser, lassen das Ganze 5–10 Minuten zugedeckt ziehen und seihen ab. Trinken Sie den Tee schluckweise möglichst vor den Mahlzeiten. Wenn möglich, besprechen Sie die Maßnahme vorher mit Ihrem Arzt. Vor allem wenn Sie an eingeschränkter Nierenfunktion oder Herzproblemen leiden, ist der Tee nicht angebracht.

Grünes Gemüse

Grünes Gemüse wie zum Beispiel Mangold, Spinat, Weißkohl oder Brokkoli unterstützt die Produktion von Stickstoffmonoxid. Dieses Gas dient als Botenstoff und hilft bei der Weitenregulierung der Blutgefäße. Dadurch wird die Entspannung der Gefäße gefördert.

Wechselwarmes Armtauchbad

Das wechselwarme Armbad wird bei Bluthochdruck und anderen Kreislauferkrankungen eingesetzt, außerdem bei Durchblutungsstörungen oder allgemeiner Erschöpfung. Gegenanzeigen sind Lymphödem des Armes, ausgeprägte Hautveränderungen, akute Gelenkentzündungen und Schilddrüsenüberfunktion. Voraussetzung ist, dass man es mit den Temperaturreizen nicht übertreibt. Durch Wärme werden die Blutgefäße in der Haut erweitert. Das Blut fließt nun vermehrt an der Körperoberfläche und sinkt in den großen tiefen Arterien im Körperinneren.

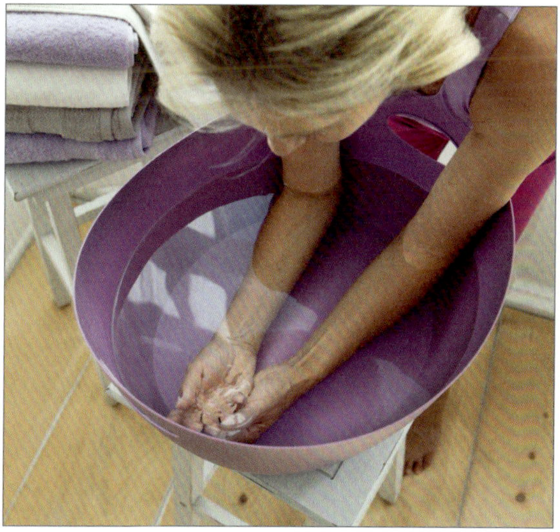

Hilfreich bei Bluthochdruck: Baden Sie Ihre Unterarme 5 Minuten in 38 °C warmem und anschließend 10 Sekunden in 18 °C kaltem Wasser.

Selbsthilfe bei fortgeschrittenem Verlauf

Ein deutlich erhöhter Blutdruck ist ein echtes Warnzeichen. Regeneration und »Runterkommen« fallen Ihrem Körper schwer, und der länger bestehende stark erhöhte Blutdruck beginnt, Ihre Gefäße und Organe zu schädigen.
Bitte beachten Sie: Alle Empfehlungen auf den vorherigen Seiten sind auch bei starkem Bluthochdruck geeignet.

Trockenbürsten statt Sauna

Sprechen Sie Saunabesuche mit Ihrem Arzt ab, da sie problematisch sein können. Als sanfte Alternative zur Sauna sind Trockenbürstungen (siehe S. 53) geeignet. Dabei werden die Kapillaren, also die feinen Haargefäße, erweitert und dadurch auch der Blutdruck ein wenig gesenkt. Die Bürstenmassagen sollten am besten 5 Minuten dauern, dann ist die Haut rosa, was bedeutet, dass die Durchblutung gut in Fluss gekommen ist. Außerdem kommt Trockenbürsten der Hautstruktur und der Frische der Haut zugute, weil Hautschüppchen abgetragen werden.

Warnhinweise

Das Wichtigste bei einem hohen Blutdruck:

- Überlasten Sie Ihren Körper und vor allem Ihr Herz-Kreislauf-System nicht. Fordern Sie sich also nicht zu viel ab (was Bluthochdruckpatienten durchaus gerne machen!)
- Meiden Sie plötzliche Veränderungen wie zu starke Kälte- oder Wärmereize (Sauna oder heiße Bäder).

Obergrenzen beim Sport

Messen Sie den Blutdruck vor, während und nach dem Sport. Sprechen Sie mit Ihrem Arzt über Ihre persönlichen Obergrenzen und halten Sie diese ein.

Halbbad mit entspannenden Heilpflanzen

Bei stark erhöhtem Blutdruck sollte man mit Kälte- und Wärmereizen vorsichtig sein. Geeignet ist dagegen ein Halbbad mit einem entspannenden Pflanzenzusatz aus Hopfen, Melisse und Lavendelblüten. Diese drei Pflanzen senken zwar nicht den Blutdruck, sie wirken jedoch beruhigend. Lassen Sie in der Apotheke Lavendelblüten, Melissenblätter und Hopfenzapfen zu gleichen Volumenteilen mischen. Nehmen Sie von der Heilpflanzenmischung 3 EL und überbrühen Sie die Kräuter mit 1 l kochendem Wasser. Lassen Sie sie zugedeckt 10 Minuten ziehen. Füllen Sie die Badewanne mit 38 °C warmem Wasser bis Nabelhöhe. Gießen Sie den Kräuterbadezusatz durch ein feines Sieb in die Wanne. Baden Sie mit diesem Zusatz einmal pro Woche etwa 20 Minuten lang.
Heilpflanzen können auch sehr gut als Aromaöle eingesetzt werden: Lavendelöl, Mandarine, Rose, Jasmin, Ylang-Ylang oder Sandelholzöl eignen sich für entspannende Aromatherapiebäder.

Akupressur

Die Traditionelle Chinesische Medizin (TCM) betrachtet den Bluthochdruck anders als die westliche Medizin. Bluthochdruck durch Stress wird einem Mangel an Nieren-Yang und einem »Leberfeuer« zugeschrieben. Das Reiben oder Kneifen eines bestimmten Akupunktur- oder Akupressurpunkts (siehe Kasten rechts) kann nach Vorstellung der TCM das erhöhte Leberfeuer senken.

Olivenblätter

Das Olivenblatt soll unter anderem harntreibend und gefäßerweiternd (und dadurch blutdrucksenkend) wirken. Als wesentlicher Inhaltsstoff gilt der Wirkstoff Oleuropein, der die Elastizität der arteriellen Gefäßwände verbessert.

Für einen Olivenblätter-Tee übergießen Sie 1 EL getrocknete und zerkleinerte Blätter (aus der Apotheke) mit ¼ l kochendem Wasser. Je länger der Tee zieht, desto bitterer wird er. Die Ziehzeit beträgt 3–10 Minuten, danach abseihen und täglich 3 Tassen davon trinken.

Alternativ zum Tee gibt es in der Apotheke auch Präparate mit Olivenblattextrakten. Diese wurden bereits in zahlreichen Studien geprüft: So konnte ein Präparat (Einnahme von zweimal täglich 500 mg alkoholischer Extrakt) zu einer Blutdrucksenkung von 11,5 mmHG (systolischer Blutdruck) und 4,8 mmHG (diastolischer Blutdruck) führen.[4]

Teilen Sie die Anwendung von Olivenblättern unbedingt Ihrem behandelnden Arzt mit.

Schlangenwurz

Die Schlangenwurz oder Rauwolfia wird im asiatischen Raum gegen Bluthochdruck eingesetzt. Bevorzugt ist sie geeignet bei einem labilen Bluthochdruck, bei dem funktionelle oder emotionale Faktoren eine Rolle spielen. Allerdings gilt: keine Selbstbehandlung! Die Behandlung muss mit dem Arzt abgesprochen werden, denn er muss das Mittel verschreiben!

Blutspende

In der Geschichte war der Aderlass schon immer ein wichtiges Mittel, um den Blutdruck zu senken. In einer 2012 veröffentlichten Studie konnte ein experimentieller Aderlass den Blutdruck um durchschnittlich 16 mmHg senken.[5] Heute jedoch gehört der Aderlass nicht mehr zum gängigen Therapierepertoire. Was tun? Blutspenden! Beim Blutspenden tun Sie etwas Gutes für andere und senken ganz nebenbei Ihren Blutdruck. An der Charité in Berlin wird derzeit eine umfassende Studie zum Thema »Blutspenden gegen Bluthochdruck« durchgeführt.

Mind-Body-Medizin

Mit unterschiedlichen Methoden und Verfahren wird der positive wechselseitige Einfluss von Geist, Psyche (Mind), Körper (Body) und Verhalten erfahrbar gemacht. Die Menschen werden darin unterstützt, selbst aktiv zur Genesung beizutragen. Einige gesetzliche Krankenkassen zahlen solche Programme bereits. Man kann sich auch selbst mit der Mind-Body-Medizin und den hier vorgestellten Strategien der Selbsthilfe vertraut machen (siehe Buchtipps S. 258).

Anleitung

Akupressur

Durch Reiben des Punkts Yongquan (K1) wird das Blut aus der Kopfregion abgeleitet, Schwindel und Schmerzen werden gelindert.

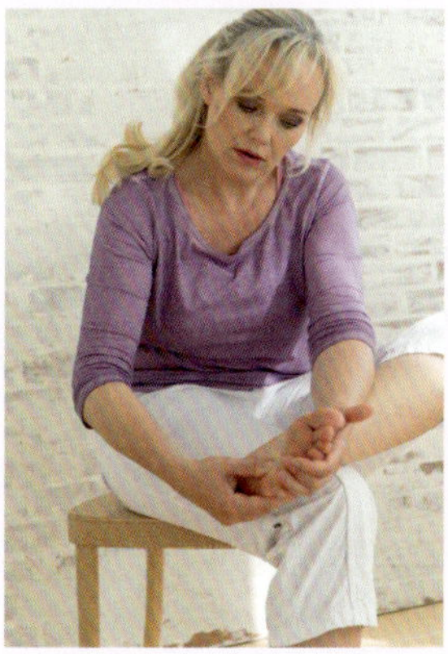

Der Punkt K1 befindet sich in der Mitte des Fußgewölbes. Reiben Sie morgens und abends im Bett sitzend oder auf einem Stuhl den Punkt an jedem Fuß mit dem Daumen etwa 2 Minuten lang. Reiben Sie kräftig in Richtung Zehen.

Chronische Erkrankungen von Bronchien und Lunge

Lunge und Bronchien sind – neben der Haut und dem Verdauungstrakt – unsere Kontaktorgane zur Außenwelt. Sie ermöglichen uns die Aufnahme des lebensnotwendigen Sauerstoffs. Viele Menschen haben jedoch Probleme mit dem Atmen. Im höheren Alter machen chronische Erkrankungen von Bronchien und Lunge etlichen zu schaffen. Lungen- und Bronchialkrebs nimmt bei Männern erfreulicherweise seit den 1990er-Jahren kontinuierlich ab, bei Frauen allerdings aufgrund des gestiegenen Anteils von Raucherinnen in den letzten Jahrzehnten zu. Heute raucht etwa jeder dritte Erwachsene in Deutschland.

Fakten

Zu den chronischen Erkrankungen von Bronchien und Lunge gehören die chronische Bronchitis, Asthma und die chronisch obstruktive Lungenerkrankungen (COPD):

- **Chronische Bronchitis** entwickelt sich aus der akuten Bronchitis. Die Bronchialschleimhaut, die die Bronchien innen auskleidet, ist entzündet. Von einer chronischen Bronchitis spricht man laut Weltgesundheitsorganisation (WHO), wenn »Husten und Auswurf an den meisten Tagen während mindestens drei Monaten in zwei aufeinanderfolgenden Jahren« auftreten.
- Beim **Asthma** reagieren die Atemwege überempfindlich auf bestimmte Außenreize (etwa Allergene). Die Atemwege verengen sich durch Schleimbildung und Verkrampfung.
- Bei der **chronisch obstruktiven Lungenerkrankung (COPD)** sind die Atemwege anhaltend entzündet und verengt (obstruktiv), wodurch vor allem das Ausatmen behindert wird. Die Abkürzung COPD leitet sich von der englischen Bezeichnung »chronic obstructive pulmonary disease« ab. COPD ist eine lebensbedrohliche Erkrankung, an der etwa 14 Prozent der erwachsenen Weltbevölkerung leiden. Sie ist die häufigste Erkrankung der Atmungsorgane, Tendenz weiter steigend.

Wissen: Blick in die Lunge

Was passiert in der Lunge? Wir atmen durch Nase oder Mund ein. Der Atem fließt dann weiter durch die Luftröhre, die bei einem Erwachsenen etwa 12 Millimeter Durchmesser hat. Sie gabelt sich an ihrem Ende in den linken und rechten Stammbronchus. Beide verzweigen sich in der Lunge immer weiter zu den feinen Bronchiolen. In den Bronchiolen kommt es bei Asthma zu Verkrampfungen, die vor allem das Ausatmen stark erschweren können.

Der Bronchialbaum

Die unteren Atemwege sehen aus wie ein umgedrehter Baum, mit den sich immer weiter verzweigenden Bronchien als Ästen und Zweigen und schließlich den Lungenbläschen oder Alveolen als Blättern. »Stamm« und »Zweige« des Bronchialbaums sind mit einer besonderen Schleimhaut ausgekleidet, die sogenannte Flimmerhärchen und Schleim enthält. Beide binden Dreck und Krankheitserreger und befördern sie Richtung Mund und Nase. Dadurch reinigen sie die Atemwege.

Die Lungenbläschen

Geschätzt haben wir 300 Millionen Lungenbläschen mit einer Gesamtoberfläche von 80 bis 120 Quadratmetern. An ihrer äußeren Oberfläche sind sie von einem dichten Netz feinster Blutgefäße, den Kapillaren, umschlossen. Hier findet einerseits die Aufnahme von Sauerstoff aus der Atemluft in das Blut statt, andererseits wird Kohlendioxid, das mit dem sauerstoffarmen Blut aus dem Körper hierher befördert wurde, abgegeben. Täglich fließen 7000 Liter Blut durch das Kapillarsystem der Lunge.

COPD

Es kommt zu einer schleichenden Verengung der Bronchien und ihrer feinen Verzweigungen, den Bronchiolen, die medikamentös nur teilweise zu beeinflussen ist. Zusätzlich kommt es zum Absterben der feinen Flimmerhärchen, die die Atemwege auskleiden und Schleim und Schadstoffe nach außen befördern.

Asthma

Es besteht eine erhöhte Entzündungsbereitschaft bzw. chronische Entzündung der Atemwege und eine hohe Sensibilität gegenüber äußeren Reizen (Infektion, Allergene). Als Reaktion kommt es zum Anschwellen der Schleimhaut in den Bronchiolen, die Muskulatur verkrampft. Dadurch verengt sich der Durchmesser, und das Ausatmen wird zum Problem.

Symptome

Die Symptome der chronischen Bronchial- und Lungenerkrankungen ähneln sich in vieler Weise, doch es gibt Unterschiede:

- Bei der **chronischen Bronchitis** handelt es sich um einen langsam fortschreitenden Entzündungsprozess in den Bronchien durch ständige Reizung der Bronchialschleimhäute. Dabei verengen sich die Atemwege. Symptome sind Husten, Auswurf, manchmal leichte Temperaturerhöhung, Rasselgeräusche in der Lunge oder auch typische Erkältungssymptome. Achtung: Die chronische Bronchitis kann in eine COPD übergehen. Deshalb bitte bei länger anhaltendem Husten unbedingt den Arzt aufsuchen!
- Die Symptome von **Asthma** sind Engegefühl, pfeifende Atmung, Husten sowie anfallsartige Atemnot, die tödlich enden kann. Eine spontane Rückbildung der Verengung ist durch entsprechende Medikamente möglich. Achtung: Bei »Herzasthma« kommt es ebenfalls zu Atemnot, allerdings infolge eines durch Herzschwäche verursachten Blutrückstaus in die Lunge.
- Bei **COPD** kommt es zu Atemnot, Husten und Auswurf (»AHA-Symptomatik«), Geräuschen beim Ausatmen, Engegefühl in der Brust. Anfangs bemerkt man die Atemnot nur bei Be-

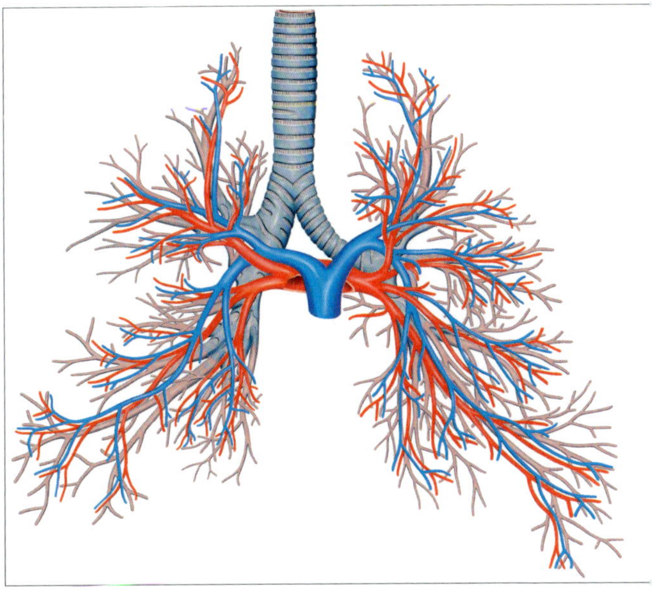

Eng umschlingen die Blutgefäße (rot und blau) die sich immer feiner verzweigenden Atemwege (grau).

lastung, später auch im Ruhezustand. Durch die verminderte Sauerstoffzufuhr werden allmählich auch andere Organe geschädigt. Eine lebenslange Behandlung ist erforderlich.

Risikofaktoren

Der größte Risikofaktor für chronische Atemwegserkrankungen ist das Rauchen. Besonders rasant ist der Verlauf allerdings, wenn Rauchen und weitere Faktoren zusammenkommen, zum Beispiel eine familiäre Veranlagung.

Diese Faktoren können Sie nicht beeinflussen

- Vorschädigungen der Lunge, etwa eine schwere Lungenerkrankung in der Kindheit
- Schwächung des Immunsystems durch andere Erkrankungen, zum Beispiel Allergien
- Familiäre Belastung: Die Neigung zu Asthma ist vererbbar, es müssen aber noch andere Auslöser dazukommen, damit die Erkrankung ausbricht. COPD kann durch einen seltenen angeborenen Gendefekt verursacht werden, den Alpha1-Antitrypsin-Mangel.

Risikofaktoren, die man selbst in der Hand hat

- Rauchen
- ungesunde Lebensführung

Sonstige Risikofaktoren

allergisches Asthma:

- bestimmte Pollenarten, Tierhaare oder Hausstaubmilben möglichst meiden (Auslöser)

nicht allergisches Asthma:

- Abgase, Medikamente (etwa ASS), kalte Luft, Infektionen oder Zigarettenrauch (Auslöser)

COPD:

- Luftschadstoffe wie Autoabgase oder Feinstaub, Ozon
- Umweltgifte wie Schimmelpilze (die Wohnung schimmelfrei halten!)
- schädliche Stäube, Dämpfe, Rauch oder Gase am Arbeitsplatz (Arbeitsschutz einfordern)

Diagnose

Das Abklopfen und Abhören des Brustraums gibt dem Arzt wichtige Hinweise: Kommt es zu feuchten oder trockenen Rasselgeräuschen? Zu Giemen, Pfeifen oder Brummen? Wie sind die Herztöne? Röntgen-, Ultraschall- oder MRT-Aufnahmen zeigen Ergüsse und Verschattungen, die Größe von Herz und Lungenflügeln. Hinzu kommen die Blutgasanalyse und Laboruntersuchungen von Blut oder Sputum (Auswurf). Bei Verdacht auf Allergien wird ein Allergietest gemacht. Die Spirometrie ist ein Lungenfunktionstest. Dafür pustet der Kranke mit maximaler Kraft in ein Messgerät. Bei der Bronchoskopie schaut der Arzt durch einen in die Luftröhre eingeführten Schlauch in die Atemwege und kann dort auch kleine Proben entnehmen.

Therapie

Die Therapie ist vorrangig medikamentös. Wichtig ist es, die Auslöser zu erkennen, zu meiden oder eine Desensibilisierung durchzuführen. Auch die konventionelle Medizin empfiehlt Maßnahmen wie Atemübungen, Entspannungtechniken, Körperwahrnehmung, Bewegungstherapie, Klimatherapien und Wasseranwendungen, damit Patienten mit einer chronischen Atemwegserkrankung besser leben können. Bei fortgeschrittener COPD gibt es Sauerstoffgeräte, die bei Atemnot eingesetzt werden. Bei Asthma sind Atemschulung und Notfalltraining angeraten.

Vorbeugung

Das A und O ist es, nicht zu rauchen, auch nicht als Passivraucher. Ein normales Körpergewicht und regelmäßige Bewegung sind wichtige Bestandteile der Vorbeugung von Lungenerkrankungen. Asthmatiker neigen häufig zu Allergien. Deshalb ist es sinnvoll, Fertiggerichte zu meiden, da sie Zusatzstoffe enthalten, die das Abwehrsystem möglicherweise zusätzlich irritieren.

Sport trainiert die Lungenfunktion

Empfehlenswert zur Vorbeugung ist in jedem Fall Sport: Sportliche Betätigung trainiert sozusagen nebenbei auch die Lungenfunktion mit, weil der Körper für die erhöhte Muskelarbeit mehr Sauerstoff aufnehmen muss. Jede Sportart, die regelmäßig betrieben wird, ist geeignet.

Rauchstopp

Der Körper dankt es: Nach nur drei Tagen verbessert sich die Lungenfunktion. Lernen Sie mithilfe der beim Thema »Rauchstopp« (siehe S. 63) genannten Ansprechpartner, andere Ventile zu finden, um Frust rauszulassen und Stress abzubauen. Am leichtesten fällt das Durchhalten eines Rauchstopps in der Gruppe, da man sich dort gegenseitig unterstützen kann.

Anleitungen Schritt für Schritt

Wechselatmung

Diese Atemtechnik kommt aus dem Yoga. Dabei wird abwechselnd durch je ein Nasenloch ein- und ausgeatmet. Setzen Sie sich bequem hin, wenn Sie mögen mit geschlossenen Augen.

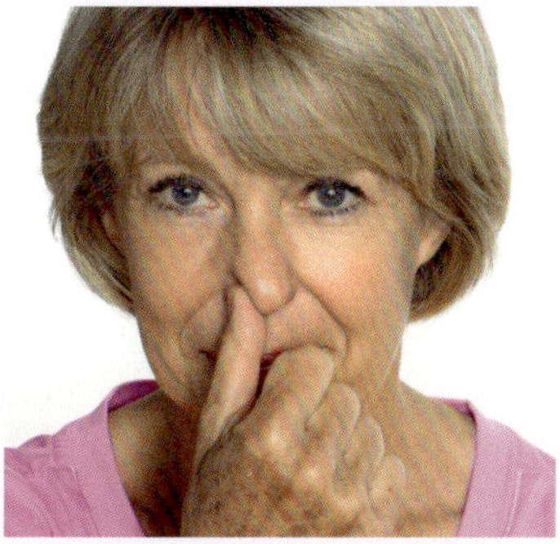

1. Schließen Sie mit dem rechten Daumen das rechte Nasenloch. Atmen Sie durch das linke Nasenloch 4 Sekunden lang ein. Schließen Sie das linke Nasenloch mit dem Ringfinger der rechten Hand. Halten Sie die Luft 4 Sekunden an.

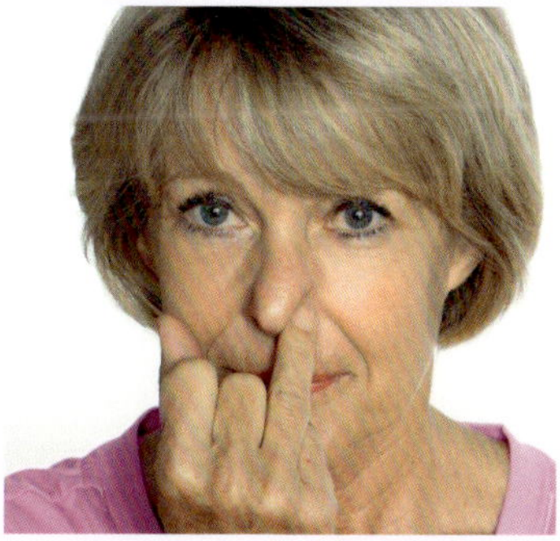

2. Öffnen Sie nun das rechte Nasenloch und atmen Sie 8 Sekunden durch das rechte Nasenloch aus – das linke Nasenloch bleibt dabei weiterhin geschlossen. Atmen Sie nun wieder durch das rechte Nasenloch 4 Sekunden lang ein.

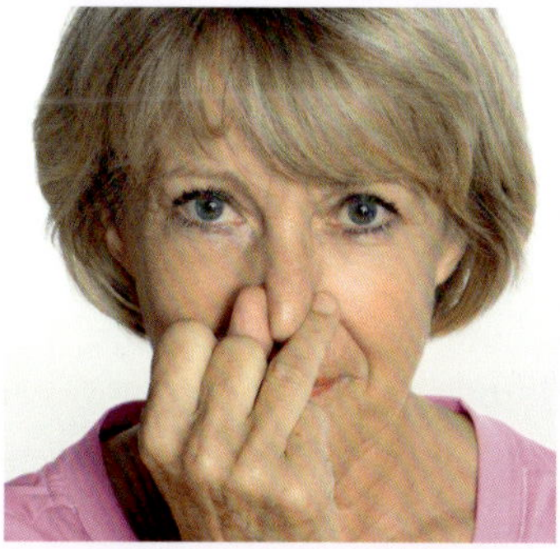

3. Schließen Sie beide Nasenlöcher und halten Sie die Luft 4 Sekunden an. Öffnen Sie nun das linke Nasenloch und atmen 8 Sekunden durch das linke Nasenloch aus. Beginnen Sie wieder von vorn und steigern Sie die Anzahl der Zyklen nach und nach.

Selbsthilfe bei beginnenden Beschwerden

Nehmen Sie morgendliche Hustenattacken ernst – sie sind ein Hilferuf Ihrer Lunge.

Trinken

Trinken befeuchtet die Schleimhäute und verflüssigt den Schleim in den Atemwegen. Er kann von den Flimmerhärchen, dem »Förderband« auf der Atemwegsschleimhaut, besser abtransportiert werden. Auch Schleim aus den Nasenneben- oder Stirnhöhlen kann besser abfließen, wenn Sie viel trinken, und bildet so kein Keimreservoir, aus dem immer wieder Bakterien in die Lunge gelangen.

Mäßige Bewegung

Sport ist gut – aber vermeiden Sie Belastungen in den Grenzbereichen, um Atmung und Kreislauf nicht zu überlasten. Gehen Sie vielmehr Sport etwas ruhiger an, zum Beispiel mit Nordic Walking oder Langlauf.

Honig und Manukahonig

Honig ist ein altes Hausmittel bei Atemwegserkrankungen. Viele Kulturen wenden Honig bei Husten an, entweder pur, im Tee oder auch 1:1 mit Zitronensaft vermischt. Honig ist besonders gut geeignet bei quälendem Reizhusten: Er legt sich als Film über die Schleimhaut und dadurch auch über die Hustenrezeptoren. Damit die Schleimhaut benetzt wird, muss der Honig am besten langsam die Kehle hinunterrinnen.
Empfehlenswert ist Honig daher auch bei nächtlichem Reizhusten. Nehmen Sie dafür 30 Minuten vor dem Zubettgehen 1 TL Honig ein und lassen ihn langsam im Mund zergehen.

Besonders wirkungsvoll ist der neuseeländische Manukahonig. Er stammt vom Manukastrauch (*Leptospermum scoparium*), der mit dem australischen Teebaum verwandt ist. Manukahonig enthält Wirkstoffe, die gegen Keime – Viren, aber auch Bakterien – wirken, die Atemwegsinfekte verursachen (wie zum Beispiel Staphylococcus aureus). Echter Manukahonig ist umso teurer, je höher der wirksame MGO-Gehalt ist (MGO steht für Methylglyoxal).
Es gibt aber auch Alternativen, die etwas kostengünstiger sind – bei Atemwegserkrankungen am besten Eukalyptushonig oder Waldhonig. Auch sie enthalten wirkungsvolle ätherische Öle.

Meerrettich und Zwiebel

Sowohl Meerrettich als auch Zwiebeln enthalten Senfölglykoside, die antimikrobiell wirken. Mischen Sie etwas Meerrettich aus dem Glas mit der gleichen Menge Honig und nehmen Sie diese Mischung teelöffelweise ein. Oder schneiden Sie eine Zwiebel klein, geben sie in ein Glas, mischen etwas braunen Zucker oder Honig unter und lassen das Ganze für einige Stunden zugedeckt stehen. Danach den Saft abseihen und teelöffelweise einnehmen. Die Mischung bitte im Kühlschrank aufbewahren.

Atemtherapie

Richtig Atmen ist gerade bei chronischen Atembeschwerden besonders wichtig. Lassen Sie sich vom Physiotherapeuten Atemübungen zeigen, die genau auf Ihre Probleme mit der Atmung zugeschnitten sind, und führen Sie diese Übungen dann täglich durch. Der Lungenfacharzt (Pulmologe) kann Ihnen diese Atemtherapie verschreiben. Lassen Sie sich auf jeden Fall spezielle Übungen wie die Lippenbremse zeigen, falls es zu akuten Attacken von Atemnot kommt.

Anleitungen Schritt für Schritt

Atemtanz – und der Tag kann beginnen

Es gibt eine wunderbare Bewegungsabfolge, bei der die Ein- und Ausatmung mit Bewegungen kombiniert wird. Sie ist sehr gut als morgendliche Übung vor dem offenen Fenster, auf dem Balkon oder der Terrasse geeignet. Wichtig ist, dass Sie die Bewegungen im Atemrhythmus durchführen.

1. Sie beginnen im Stand, strecken die Arme erst nach oben, neigen den Oberkörper samt Armen nach links, richten sich wieder auf, neigen den Oberkörper nach rechts, richten sich dann wieder auf.

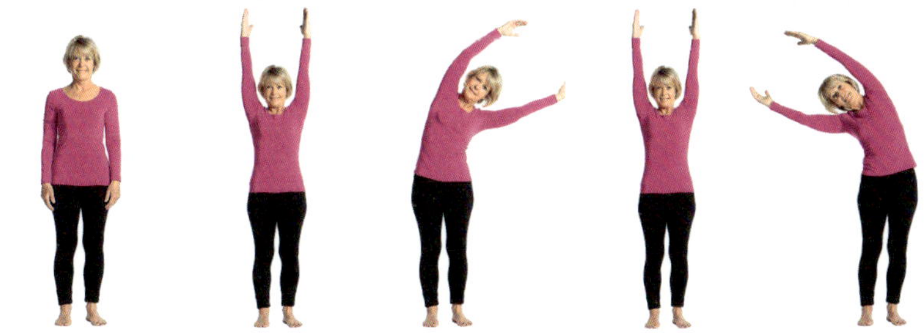

Startstellung einatmen ausatmen einatmen ausatmen

2. Nun winkeln Sie die Arme an und drehen sich mit angewinkelten Armen erst nach links, dann wieder nach vorne, dann nach rechts, dann wieder nach vorne und strecken noch einmal die Arme hoch.

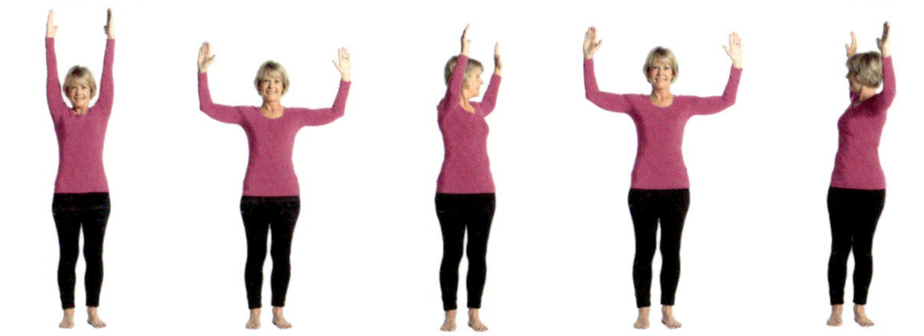

einatmen ausatmen einatmen ausatmen

3. Nun beugen Sie sich mit lockeren Armen nach unten. Sie drehen den Oberkörper nach rechts und strecken die rechte Hand senkrecht nach oben, nehmen wieder die Ausgangsposition ein (beide Hände nach unten) und drehen sich nach links mit dem linken Arm nach oben. Dann gehen Sie in die Ausgangsstellung. Strecken Sie die Hände noch einmal nach vorne, nach oben – und kommen in den Stand.

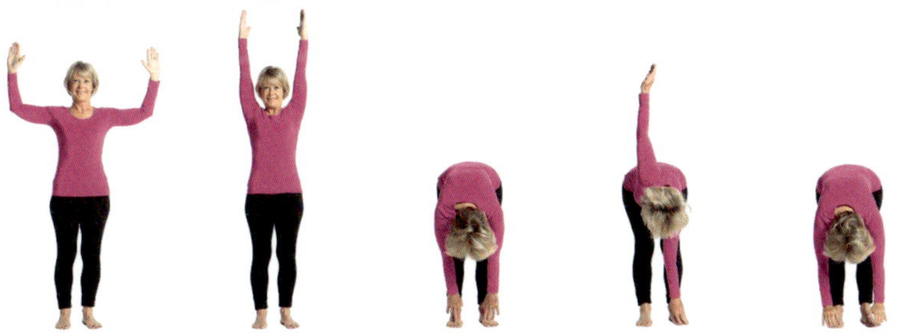

einatmen ausatmen einatmen ausatmen

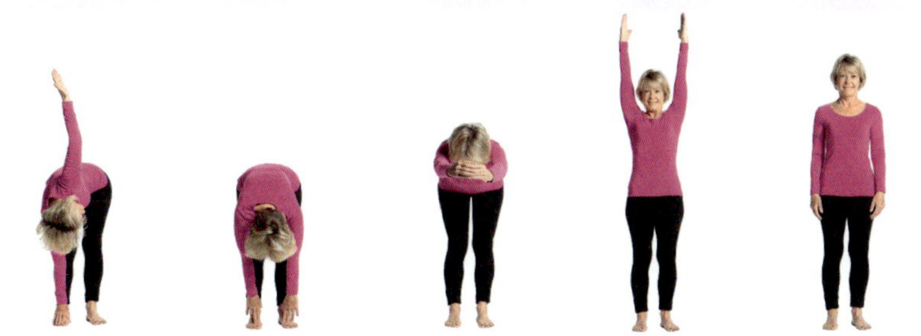

einatmen ausatmen einatmen ausatmen

Selbsthilfe bei fortgeschrittenem Verlauf

Im fortgeschrittenen Stadium können komplementärmedizinische und phytotherapeutische Maßnahmen begleitend eingesetzt werden.

Bewegung

Für Menschen mit chronischen Erkrankungen von Lunge und Bronchien sind Ausdauersportarten an der frischen Luft und gezieltes Training der Atemmuskulatur bestens geeignet. Es gibt auch Lungensportgruppen, in denen man ganz gut auf seinem Leistungsniveau mit Gleichgesinnten unter Anleitung trainieren kann und dadurch vor Überlastung geschützt ist.

Heilpflanzen-Therapien

Es gibt viele Heilpflanzen, die man bei Atemwegserkrankungen einsetzen kann.

- Die Kamille wirkt vor allem entzündungshemmend. Hilfreich ist eine Kamillen-Inhalation. Die klassische Variante ist die Inhalation mit Kamillenblüten (1 Handvoll Blüten auf 1–1 ½ l heißes Wasser). Einfacher, aber mindestens genauso wirkungsvoll ist die Verwendung des alkoholischen Auszugs (Kamillosan® Konzentrat). Dafür 20 ml Konzentrat auf ca. 1 l heißes Wasser in eine Schüssel geben. Den Kopf darüberhalten, mit einem Frotteehandtuch abdecken und 10–15 Minuten inhalieren. Bei Bronchialbeschwerden am besten durch den Mund atmen.
- Thymian wirkt durch sein ätherisches Öl krampflösend, auswurffördernd und antimikrobiell. Bei COPD ist Thymian sinnvoll zur Auswurfförderung. Thymiankraut kann ebenfalls zur Inhalation verwendet werden, ist aber auch ein hervorragender Tee (1 TL auf 1 großes Glas Wasser, 5–10 Minuten ziehen lassen). Schmeckt sehr gut mit Zitronensaft und Honig, dafür bitte den Tee zunächst etwas abkühlen lassen!
- Süßholz, Efeu und Primelwurzel sind sogenannte Seifenstoffdrogen. Sie verflüssigen zähen Auswurf. Süßholz kann sehr gut im Rahmen einer Teemischung eingesetzt werden, etwa mit Thymian und Fenchel. Efeu wird ausschließlich als Fertigarzneimittel genommen (Prospan®). Das Arzneimittel Bronchipret® Saft TE kombiniert Thymian und Efeu, das Mittel Bronchicum® Thymian und Primelwurzel, Bronchipret® Thymian, Efeu und Primelwurzel.
- Eukalyptus enthält das ätherische Öl Cineol, das antibakteriell, schleimlösend, auswurffördernd und entkrampfend wirkt. Bei COPD ist Eukalyptus angezeigt, wenn man Probleme mit einer Verschleimung hat. Cineol wird als Fertigarzneimittel eingenommen, alternativ äußerlich in Form eines eukalyptushaltigen Brustbalsams.

Homöopathie

Es gibt verschiedene homöopathische Arzneimittel bei COPD und auch Asthma. Am besten wenden Sie sich an einen Homöopathen, der ein Mittel individuell verordnen kann. Ansonsten gibt es einige bewährte Mittel (siehe Tabelle).

Anthroposophische Medizin

Speziell bei Krampf- und Reizhusten wie auch bei COPD wird das anthroposophische Präparat Hyoscyamus ex herba empfohlen. Anwendung: Hyoscyamus ex herba D6, 3- bis 4-mal täglich 10–15 Globuli einnehmen.

Heilfasten

Aus naturheilkundlicher Sicht ist ein Therapieversuch mit Heilfasten auch bei Atemwegserkrankungen sinnvoll. Es handelt sich um eine sogenannte »Umstimmungstherapie«, bei der auf körperlicher Ebene eine Entgiftung und Regeneration stattfindet, aber auch auf seelischer Ebene eine klärende Wirkung erzielt wird. In jedem Fall sollte das Heilfasten unter ärztlicher Aufsicht, am besten in einer Klinik oder speziellen Einrichtung durchgeführt werden.

Salzgrotte

Relativ neu ist die Nutzung von Salzgrotten bei chronischen Infekten der Atemwege, bei Allergien und zur allgemeinen Entspannung. Die wohltuende Wirkung von feuchter, salziger Luft kennt man vom Meer. Der Besuch einer Salzgrotte ist daher so etwas wie ein Kurzaufenthalt an der Nordsee. Medizinisch spricht man von der »Halotherapie«. Ungefähr 300 Salzgrotten gibt es in Deutschland, dabei handelt es sich um künstliche »Salzhöhlen«, die das Mikroklima natürlicher Salzhöhlen nachahmen. Der gesamte Raum ist mit Salz ausgekleidet, auch auf dem Fußboden befindet sich Salz. Bei Temperaturen von etwa 20 °C und 40 bis 50 Prozent Luftfeuchtigkeit liegt man 45 Minuten ganz entspannt auf einem Liegestuhl und atmet feinste Salzteilchen (Aerosole) ein – Entspannung inklusive! Eine Salzgrotte in Ihrer Nähe finden Sie im Internet unter www.salzgrotte.com.

Ayurvedisches Mittel: Weihrauch

Bei fortgeschrittenen Beschwerden im Bereich von Lunge und Bronchien ist aus ayurvedischer Sicht ein Therapieversuch mit Arzneimitteln aus Weihrauch (Apotheke) empfehlenswert. Er sollte aber unter Aufsicht eines naturheilkundlich orientierten Arztes stattfinden.

Homöopathische Mittel zur Unterstützung der Lungentherapie

Leitsymptomatik	Mittel und Potenz
Bei chronischer Bronchitis zur Unterstützung der Therapie	
Erstickungsgefühl beim Husten	Ammonium carbonicum D12*
Husten durch Kitzeln im Kehlkopf	Antimonium sulfur. aurantiacum D12*
Schmerzen in der Brust beim Husten	Kreosotum D12*
hohler Husten, Atemnot, unangenehm riechender Auswurf	Stannum jodatum D12*
Bei Asthma zur Unterstützung der Therapie	
Hustenanfälle im Liegen	Aralia racemose D6*
Atemnot und Brennen in der Brust	Carbo vegetabilis D6*
heftige spastische Hustenanfälle	Cuprum aceticum D6*
Erstickungsanfälle beim Einschlafen	Grindelia robusta D6*
Hustenanfälle vorwiegend im Herbst/Winter	Natrium sulfuricum D12*

* Detaillierte Hinweise zu Einnahme und Dosierung siehe S. 265

Demenz

Demenz (de = ohne, mens = Geist, Verstand) beschreibt einen Zustand, in dem Gedächtnis, Denken und Orientierung eingeschränkt sind. Dement zu werden ist die große Angst vieler Menschen. Nicht ohne Grund. Heute sind bereits 1,4 Millionen Menschen an Demenz erkrankt, Prognosen gehen davon aus, dass im Jahr 2030 bereits 2,2 Millionen betroffen sein könnten (Bundesministerium für Gesundheit).

Fakten

Es gibt verschiedene demenzielle Erkrankungen mit unterschiedlichen Ursachen.

► Am häufigsten tritt die **Alzheimer-Erkrankung** mit 60 bis 65 Prozent auf. Bei mikroskopischen Untersuchungen des Gehirns entdeckte Alois Alzheimer, nach dem die Krankheit benannt ist, Verklumpungen und Schrumpfungen. Heute nimmt man an, dass Eiweißablagerungen (Amyloid-Plaques) und unlösliche fädige Eiweißmoleküle im Gehirn (Fibrillen) die benachbarten Nervenzellen schädigen bzw. verantwortlich für den Untergang von Nervenzellen und -verbindungen sind. Zusätzlich kommt es zu entzündlichen Prozessen, die den Untergang der Nervenzellen noch beschleunigen. Als Folge schrumpft das Gehirn. Dadurch wird die Funktionsfähigkeit der jeweiligen Hirnbereiche, aber auch die Weiterleitung von Nervenimpulsen gestört. Betroffen sind vor allem Gehirnbereiche, die mit Sprache, Gedächtnis, Denkvermögen und Orientierung zu tun haben.

► Mit 20 bis 30 Prozent ist die **Vaskuläre Demenz** die zweithäufigste Form. Sie geht mit Durchblutungsstörungen des Gehirns einher. Diese Art der Demenz kann sich erstmalig mit einem Schlaganfall bemerkbar machen oder schleichend zunehmen durch eine Arteriosklerose von Blutgefäßen im Gehirn. Mittlerweile geht man davon aus, dass in vielen Fällen Mischformen vorherrschen.

► Etwa 10 bis 20 Prozent der Demenzformen sind Folgen von Abbauprozessen in Gehirnbereichen, die Bewegungsabläufe steuern (Lewy-Körper-Demenz und Parkinson-Demenz).

► Demenzielle Symptome können auch die Folge verschiedener Krankheiten sein (sekundäre Demenz), etwa von Stoffwechselerkrankungen, Vitaminmangel (B_{12}) oder Vergiftungen. Wird hier die Ursache behandelt, können die Symptome verbessert werden oder sogar verschwinden.

Wissen: Geheimnis Gehirn

Das Gehirn ist für unser Überleben so wichtig, dass der Körper zahlreiche Mechanismen eingerichtet hat, um es zu schützen. Direkt um die weiche und druckempfindliche Gehirnmasse liegen drei schützende Hirnhäute, zwischen denen Liquor, die Hirnflüssigkeit, fließt. Nach außen bietet der knöcherne Schädel einen Rundum-Schutz. Neben diesen mechanischen Barrieren sorgt die sogenannte Blut-Hirn-Schranke dafür, dass nicht alle Substanzen aus dem Blut in das Gehirn übertreten können – ein Schutz vor Schadstoffen und Giften. Mittlerweile weiß man, dass bei der Demenz auch ein Defekt der Blut-Hirn-Schranke vorliegt.

Ablagerungen und Neubildungen

Auffällig bei der Alzheimer-Erkrankung ist nicht nur der Untergang von gesundem Gewebe, sondern die Bildung vor allem von zwei Strukturen im Gehirn, die dort nicht hingehören: zum einen fädige Eiweißstrukturen, zum anderen Amyloid-Plaques. Mittlerweile allerdings wird die »Amyloid-Hypothese«, wonach die Plaques verantwortlich für die Erkrankung sind, als alleinige Ursache infrage gestellt. Dazu hat auch die Nonnen-Studie von David Snowdon beigetragen.[1] Er untersuchte 678 Nonnen zwischen 75 und 107 Jahren. Nach deren Tod wurden Gehirnschnitte durchgeführt. Das verblüffende Ergebnis: Bei manchen Nonnen waren die für Alzheimer typischen Strukturen zwar im Gehirn vorhanden, die Frauen waren jedoch nicht dement, sondern verfügten bis zu ihrem Tod über hohe intellektuelle Fähigkeiten. Es ist also nach wie vor nicht sicher, welche Veränderungen die Symptome der Alzheimer-Erkrankung auslösen.

Symptome

Die **Alzheimer-Erkrankung** beginnt schleichend. Der weitere Verlauf hängt sehr stark von der individuellen Situation ab. Unverhoffte Veränderungen oder plötzliche Erkrankungen können den Verlauf verschlechtern. Verlässliche Abläufe im Leben des Betroffenen haben dagegen häufig einen günstigen Einfluss. Eingeteilt wird die Alzheimer-Erkrankung in drei Stadien:

- Am Anfang kommt es zu leichten Gedächtnislücken und Stimmungsschwankungen, dann zu ersten Sprach- und Wortfindungsstörungen und schließlich zu Problemen, sich örtlich und zeitlich zu orientieren.
- Im mittleren Stadium der Alzheimer-Erkrankung werden die Gedächtnisstörungen gravierender, zeitliche und räumliche Orientierung wie auch die sprachliche Verständigung werden noch schwieriger, die Namen von Angehörigen werden vergessen, Aufgaben des Alltags können nicht mehr allein bewältigt werden.
- Im Spätstadium treten massive Gedächtnisstörungen auf. Angehörige werden nicht mehr erkannt. Sprachliche Kommunikation ist nicht mehr möglich, die Betroffenen sind auf Pflege und Betreuung angewiesen.

Die **Vaskuläre Demenz** äußert sich individuell unterschiedlich, je nachdem welche Gehirnbereiche von den Durchblutungsbeschwerden betroffen sind.

Es gibt eine Reihe von Beschwerden, die auf beide Demenzerkrankungen hindeuten können.

Risikofaktoren

Vieles ist unklar, was insbesondere die Entstehung der Alzheimer-Demenz angeht. Bei den häufigen Mischformen und bei der Vaskulären Demenz hingegen sieht man als Ursache vor allem die Mangeldurchblutung des Gehirns.

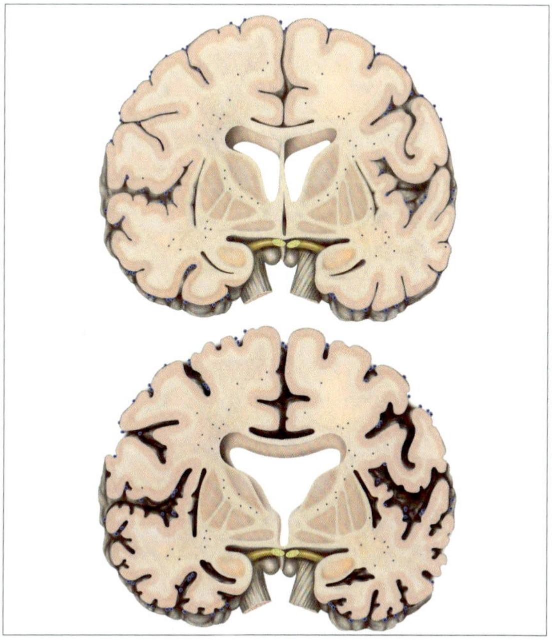

Im Vergleich zum Gehirn eines Gesunden (oben) fällt im Querschnitt auf, dass bei einem Alzheimer-Kranken (unten) die Gehirnsubstanz reduziert ist.

Diese Faktoren können Sie nicht beeinflussen

Alter: Dies ist der größte Risikofaktor für Demenzerkrankungen. Im Alter von 80 bis 90 Jahren ist jeder Fünfte an Alzheimer erkrankt, von den über 90-Jährigen jeder Dritte. Auch das Risiko für eine Vaskuläre Demenz steigt.

Geschlecht: Frauen sind häufiger von Demenz betroffen als Männer.

Genetische Belastung: Es gibt eine seltene familiäre Form der Alzheimer-Krankheit, die jedoch meist vor dem 65. Lebensjahr auftritt.

Unfall: Wer einen Unfall mit Schädel-Hirn-Trauma hatte oder wie Boxer Schläge am Kopf einstecken musste, hat auch ein höheres Risiko.

Warnhinweise

- Vor den ersten Anzeichen von Gedächtnislücken (siehe S. 91) kann der Geruchssinn verloren gehen.
- Vergessen kurz zurückliegender Ereignisse
- Schwierigkeiten, gewohnte Tätigkeiten auszuführen
- Sprachstörungen
- nachlassendes Interesse an Arbeit, Hobbys und Kontakten
- Schwierigkeiten, sich in einer fremden Umgebung zurechtzufinden
- Verlust des Überblicks über finanzielle Angelegenheiten
- Fehleinschätzung von Gefahren
- bisher nicht gekannte Stimmungsschwankungen, andauernde Ängstlichkeit, Reizbarkeit und Misstrauen
- hartnäckiges Abstreiten von Fehlern, Irrtümern oder Verwechslungen

Risikofaktoren, die man selbst in der Hand hat

Alles, was die Durchblutung stört, beeinflusst die Gehirndurchblutung negativ und fördert das Risiko einer Vaskulären Demenz, wie

- Bluthochdruck
- Diabetes
- Rauchen
- erhöhte Blutfette

Sonstige Risikofaktoren

Depression, Schlaganfälle, Hirnblutungen, Infektionskrankheiten, Parkinson-Krankheit, seltene Erbkrankheiten und Tumore können eine Demenz nach sich ziehen.

Diagnose

Der Arzt führt verschiedene Tests durch, die durch körperliche Untersuchung, Labordiagnostik, Liquordiagnostik und bildgebende Verfahren (wie Computer- oder Magnetresonanztomographie des Gehirns) ergänzt werden. Wichtig ist der Ausschluss anderer Erkrankungen oder von Medikamentenmissbrauch. Je früher Sie einen Arzt aufsuchen, desto besser.

Therapie

Ursächliche Therapien gibt es nicht. Die heutigen Möglichkeiten zielen darauf ab, den Verlauf zu verlangsamen und Symptome zu lindern. Bei Alzheimer werden vorrangig die Neurotransmitter beeinflusst, deren Produktion vom Untergang des Nervengewebes besonders betroffen ist: Acetylcholin und Glutamat, außerdem Medikamente, die Symptome wie Unruhe oder Schlafstörungen lindern. Zukunftsmusik: Neue Therapieansätze untersuchen zum Beispiel die Effekte einer Gleichstromstimulation auf das Gehirn.

Vorbeugung

Durchblutungsstörungen beugt man am besten durch eine gesunde Lebensführung vor: Meiden von Gefäßgiften, regelmäßige Bewegung, Gefäßtraining etwa durch Wechselduschen oder Sauna (siehe »Durchblutungsstörungen«, Seite 184/185).

Bewegung

In einer Langzeitstudie aus Seattle in den USA mit mehr als 1700 Teilnehmern über 65 Jahren konnte gezeigt werden, dass regelmäßige sportliche Bewegung (3-mal pro Woche) das Demenzrisiko um fast 40 Prozent senken kann (Deutscher Olympischer Sportbund, 2015).

Koordination trainieren

Jede Art von Bewegung ist gut, besonders aber Tanzen, Gymnastik mit koordinativem Anspruch wie Zumba oder Pilates, Ballsportarten wie Badminton oder Tischtennis, Jonglieren.

Die grauen Zellen trainieren

Spannend für die Vorbeugung von Demenz finde ich Hirntraining, denn die grauen Zellen wollen in Übung bleiben: Das können Gedächtnisaufgaben sein, Ratespiele, Auswendiglernen von Gedichten oder Spiele wie Memory, Schach, Dame, Mühle, Backgammon oder Scrabble. Oder Sie praktizieren die Welt »verkehrt«: zählen rückwärts, buchstabieren rückwärts usw.

Achtung, Nervengifte!

Ob Glutamat, andere Geschmacksverstärker und Zusatzstoffe im Essen Gehirnerkrankungen begünstigen, wird heftig und kontrovers diskutiert. Es ist sicherer, Geschmacksverstärker und Fertiggerichte mit zu vielen E-Zusatzstoffen auf der Verpackung zu meiden.

- Schwermetalle wie Quecksilber könnten eine der Ursachen von Alzheimer-Demenz sein. Das ist das Ergebnis einer systematischen Literaturübersicht.[2] Doch auch andere Metalle wie Kupfer und Aluminium stehen als Auslöser für Demenz im Verdacht.
- Kritiker sehen Medikamente, vor allem aber den Medikamentencocktail, der heute vielen älteren Menschen gegeben wird, als mögliches Risiko für eine Demenz. Demnach könnten mehr als 130 gängige Medikamente dement machen.[3] Überlegen Sie gemeinsam mit Ihrem Arzt, welche Medikamente wirklich nötig sind.

Achtsamkeit

Achtsamkeit, das heißt die Aufmerksamkeit und innere Anwesenheit in der Gegenwart, gilt in naturheilkundlichen Kreisen als Präventionsmaßnahme bei Demenzerkrankungen. Durch eine achtsame Lebensführung betreiben Sie im Prinzip eine Art »Dauergehirnjogging«.

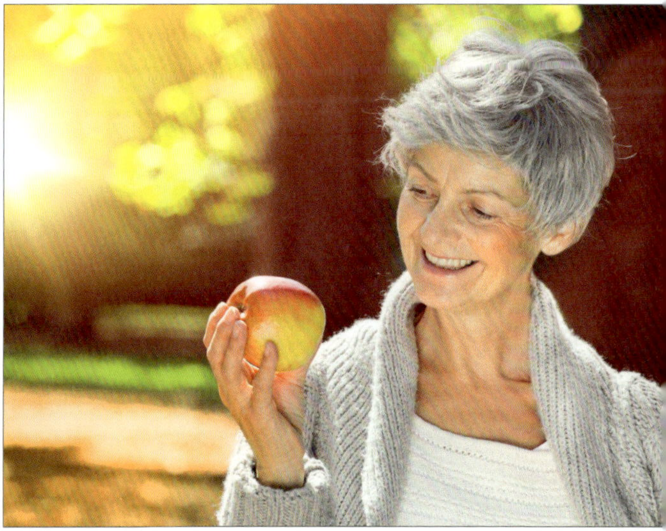

Achtsamkeit bedeutet mit den Gedanken nicht vorauszueilen, sondern ganz im Hier und Jetzt zu leben, zum Beispiel beim Essen.

Selbsthilfe bei beginnenden Beschwerden

Überwinden Sie Ihre Scheu und werden Sie bereits zu Beginn der Erkrankung aktiv. Nur so können Sie einen Einfluss auf den weiteren Verlauf der Krankheit nehmen.

Kompetenter Rat

Die deutsche Alzheimergesellschaft bietet bundesweite Hilfe durch professionelle Beratung zu den unterschiedlichsten Fragen. Unter dem Motto »Demas – Demenz anders sehen« wurde von psychologischen Fachkräften ein internetbasiertes Schulungs- und Beratungsprogramm entwickelt, das Angehörigen, die Demenzkranke zu Hause pflegen, viele nützliche Tipps und Informationen bietet. Es beruht auf einem Gruppen-Schulungsprogramm, das vom »Flechtwerk Demenz« der Hochschule Magdeburg-Stendal seit mehreren Jahren erfolgreich vor Ort umgesetzt wird (weitere Informationen und Adresse siehe Internet).

Bewegung

Grundsätzlich ist jede Art von Bewegung wichtig. Je mehr sie die Koordination schult, desto besser. Bei leichten Beschwerden können Sie die Bewegungsempfehlung zur Vorbeugung beherzigen – alles, was möglich ist, sollten Sie machen, manches vielleicht am besten oder ausschließlich in Begleitung. Dazu gehört zum Beispiel spazieren zu gehen und dabei auch unbekannte Strecken zu wählen. Gerade die Lieblingssportarten und bekannte Übungen können in einer leicht abgewandelten Variation umgesetzt werden, wenn die Originalversion zu schwierig wird. Lassen Sie sich hierbei helfen.

Singen und Schauen

Das Singen altbekannter Lieder kann während des gesamten Krankheitsverlaufs eine therapeutische Wirkung haben. Die Patienten empfinden Freude, sind weniger unruhig und bestimmte Netzwerke im Gehirn werden gefordert.
Auch das regelmäßige Anschauen von Fotos oder Familien-Videos ist ein wichtiges Mittel zur Kommunikation. Noch besser: einen eigenen Film über das Leben drehen. Das wäre beispielsweise ein schönes Projekt für die Enkel.

Vitamin B und Folsäure

Die B-Vitamine sind die »Nerven-Vitamine«. Besonders reich an Vitamin B ist Hefe. Vielleicht integrieren Sie hin und wieder eine Hefe-Würzpaste als Brotaufstrich in Ihre Küche.
Ein anderes wichtiges B-Vitamin ist Folsäure, die im Körper an Wachstumsprozessen und Blutbildung beteiligt ist. Sie ist besonders in Grünkohl, Spinat und Petersilie, außerdem in Hülsenfrüchten wie Sojabohnen und Linsen enthalten.

Mediterrane Gewürze

Lippenblütler hemmen in besonderem Maße den Abbau von Acetylcholin, einem Botenstoff im Gehirn, der bei Demenz immer weniger produziert wird. Lippenblütler sind zum Beispiel Thymian, Salbei, Rosmarin, Lavendel, Zitronenmelisse, Majoran und Oregano.

Exotische Heilpflanze: Brahmi

Die ayurvedische Heilkunde setzt bei Alzheimer und Demenz eine Heilpflanze ein, die hierzulande kaum bekannt ist: Brahmi (*Bacopa monnieri*). Damit soll man neues Wissen besser behalten. Die Anwendung des Extraktpräparates erfolgt unter Aufsicht eines naturheilkundlich, besser noch ayurvedisch orientierten Arztes.

Anleitungen Schritt für Schritt

Anregende Übungen für das Gehirn

Die Nervenverbindungen der beiden Gehirnhälften können mit diesem kleine Übungsprogramm angeregt werden. Bauen Sie es am besten in Ihr Morgenprogramm ein.

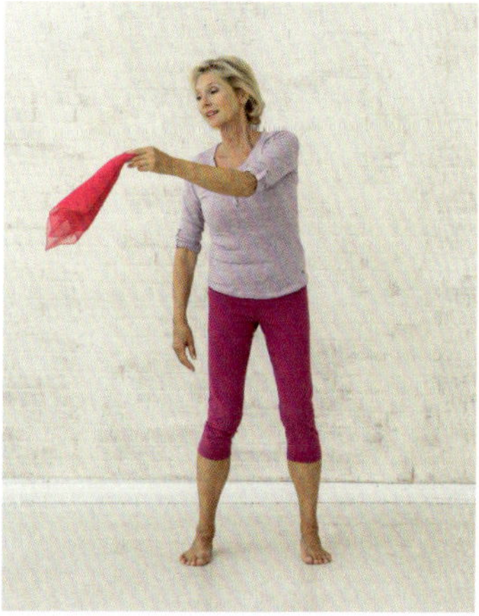

1. Mit einem Tuch eine liegende Acht oder den eigenen Vornamen in die Luft schreiben. Die Übung beliebig oft wiederholen.

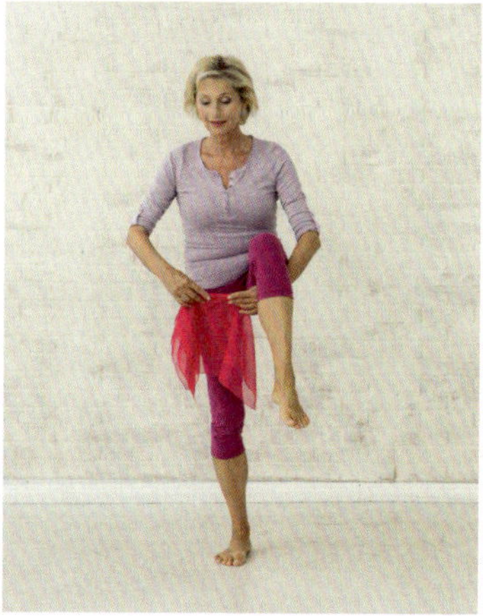

2a. Das linke Bein angewinkelt hochheben und das Tuch mit der linken Hand unter dem angewinkelten Bein durchführen.

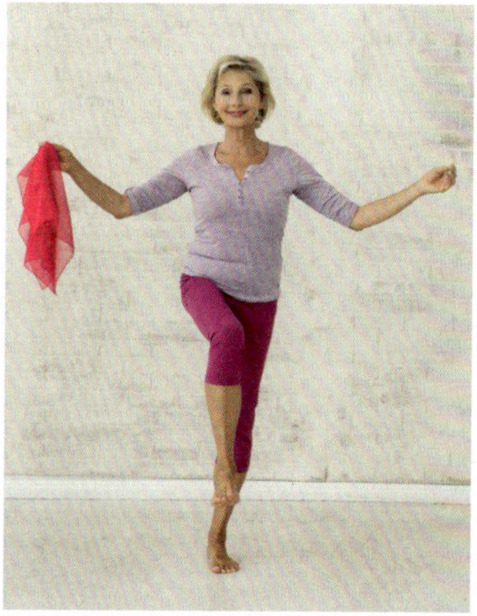

2b. Das Tuch in die rechte Hand nehmen. Das Bein wechseln und die Übung 3-mal wiederholen.

Ginkgo

Ginkgoblätter enthalten Wirkstoffe, die die Gehirndurchblutung und Fließeigenschaften des Blutes verbessern. Häufig eingesetzt wird ein Spezialextrakt (Tebonin®). Insbesondere bei Arterienverkalkung in Verbindung mit Schwindel, Gedächtnisstörungen und Durchblutungsstörungen des Gehirns macht diese Therapie Sinn. Manche Patienten mit Demenz sprechen darauf an, andere nicht. Sprechen Sie mit Ihrem Hausarzt!

Ginseng

Ginseng eignet sich zur Stärkung bei Schwäche und Erschöpfung, wenn die Leistungsfähigkeit nachlässt. Besprechen Sie eine mögliche Kur mit Ihrem Hausarzt.

Kurkuma fürs Gehirn

Demenz ist in Indien weniger häufig verbreitet. Dies hat möglicherweise etwas mit dem täglichen Verzehr von Gelbwurz (Kurkuma) zu tun. In der indischen Volksmedizin wird Kurkuma bei Demenz, Gehirnverletzungen und zur Vorbeugung von Alzheimer eingesetzt.

Curcumin, der Hauptfarbstoff in der Gelbwurz, wirkt antientzündlich. Bei Alzheimer kommt es zu Entzündungsvorgängen. Curcumin kann offenbar die Blut-Hirn-Schranke passieren und, so eine wissenschaftliche Studie aus den USA, an die Amyloid-Plaques binden und deren Stoffwechsel positiv beeinflussen. Zudem wirkt es antioxidativ und dient als Zellschutz.[4] Nehmen Sie jeden Morgen 1 TL Kurkuma mit Honig ein.

Hilfe bei fortgeschrittenem Verlauf

Es gibt ein interessantes Projekt, das in den letzten Jahren in der Ambulanz der Charité für Prävention und Integrative Medizin in Berlin unter der Leitung von Dr. Michael Teut durchgeführt wurde: CAMGER – Komplementärmedizin in der Geriatrie. Einige der folgenden Tipps stammen aus diesem Projekt.[5] Die Empfehlungen richten sich an Angehörige oder Betreuer.

Kochen wie in alten Zeiten

Über die Nase und den Gaumen kann man Demenzpatienten eine Freude machen und sie auch ein wenig ins Heute holen. Gerade bei fortgeschrittener Demenz geht es nicht immer darum, ob das Essen gesund ist. Vielmehr macht es Sinn, auch Gerichte aufzutischen, die der Betroffene früher gern gegessen hat, etwa ein Bauernfrühstück, eine Graupensuppe, einen Grießbrei oder auch einen Brathering.

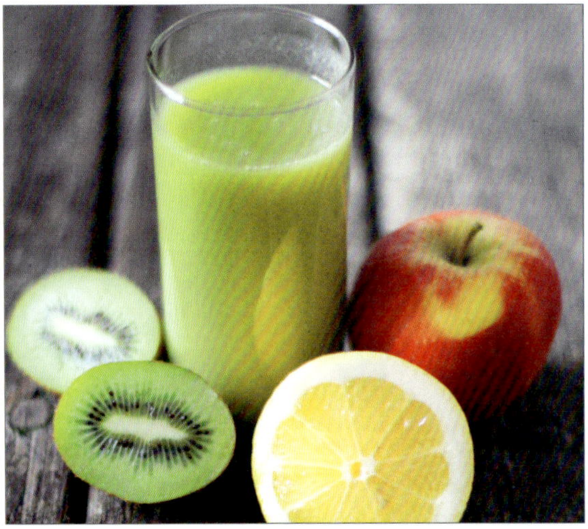

Frisch gepresste Obst- und Gemüsesäfte versorgen den Körper mit wichtigen Nährstoffen.

Frisch gepresste Säfte

Es empfiehlt sich, ein- bis dreimal pro Woche einen frisch gepressten Saft zu trinken, zum Beispiel aus Apfel, Karotte und Roter Bete. Die Gemüse sollten aus Bioanbau stammen, dann kann die Schale mitverwendet werden (vorher aber waschen). Dazu geben Sie 1 TL Leinöl. Die Säfte versorgen mit Nährstoffen, außerdem wird die Verdauung angekurbelt.

Melissentee

Ein Tee aus den Blättern der Melisse (*Melissa officinalis*) schmeckt nicht nur gut, er hilft auch bei nervösen Beschwerden. Der Tee wird eher schwach zubereitet: Überbrühen Sie ca. 3 EL des Krauts mit 1 l kochendem Wasser und lassen das Ganze 5–7 Minuten zugedeckt ziehen, dann seihen Sie ab. Für 1 Tasse nehmen Sie 1 gestrichenen TL Melissenkraut auf 200 ml Wasser und bereiten den Tee wie eben beschrieben zu. Wenn der Tee noch zu stark ist, abgelehnt oder nicht vertragen wird, bitte noch niedriger dosieren. Eventuell etwas Saft oder Honig dazugeben.

Die Melisse hat sich auch in einer klinischen Studie aus dem Iran bewährt: Patienten mit einer milden bis mittelschweren Alzheimer-Demenz erhielten 60 Tropfen Melissenextrakt täglich. Nach vier Monaten schnitten diese Patienten bei kognitiven Gehirnleistungstests signifikant besser ab als die Teilnehmer der Placebo-Gruppe, die ein Scheinmedikament erhielten. Sie waren außerdem weniger unruhig.

»Schlaftee«

Weißdorn ist angezeigt bei älteren und alten Patienten und dient der Pflege des alternden Herzens. Melissenblätter helfen bei nervösen Beschwerden, Hopfenzapfen fördern den Schlaf. Lassen Sie in der Apotheke Weißdornblätter und

-blüten, Melissenblätter, Johanniskraut und Hopfenzapfen zu gleichen Teilen mischen. Überbrühen Sie 1 gestrichenen TL der Mischung mit 200 ml kochendem Wasser und lassen das Ganze 5–7 Minuten zugedeckt ziehen, dann seihen Sie ab. Geben Sie einem unruhigen Patienten 1 Tasse des Tees 30–60 Minuten vor dem Einschlafen. Bitte beachten Sie mögliche Interaktionen des Johanniskrauts mit Medikamenten (Rücksprache mit dem Arzt). Geben Sie die abendlichen Medikamente am besten schon 2 Stunden vor dem Tee! Um die Akzeptanz des »Schlaftees« zu erhöhen, können Sie der Mischung etwas Fenchel und Honig zufügen. Beide erinnern Patienten oft an ihre frühe Kindheit und wecken damit schöne Erinnerungen.

Lavendelöl bei Unruhe

Lavendelöl wirkt beruhigend und schlaffördernd. Im Handel gibt es reines ätherisches Öl (*Lavandula angustifolia*). Die schlaffördernde Wirkung haben vor allem Studien aus Asien ergeben. Wichtig ist hier, zunächst zu prüfen, ob das intensive Lavendelöl dem Betroffenen überhaupt angenehm ist – das Geruchsempfinden kann nämlich bei einer Demenz deutlich verändert sein. 1–2 Tropfen auf das Schlafanzugoberteil oder Nachthemd getropft, sind die einfachste Anwendungsmethode für die Nacht. Das Öl verfliegt und hinterlässt keine Flecken. Achten Sie aber darauf, dass die Flasche nach der Anwendung sicher verwahrt wird, damit es nicht zu Vergiftungsunfällen kommt.

Kurkuma hochdosiert

Auch bei fortgeschrittener Demenz kann man hochdosiertes Kurkuma einsetzen – bitte nur in Absprache mit einem ayurvedisch oder naturheilkundlich versierten Arzt.

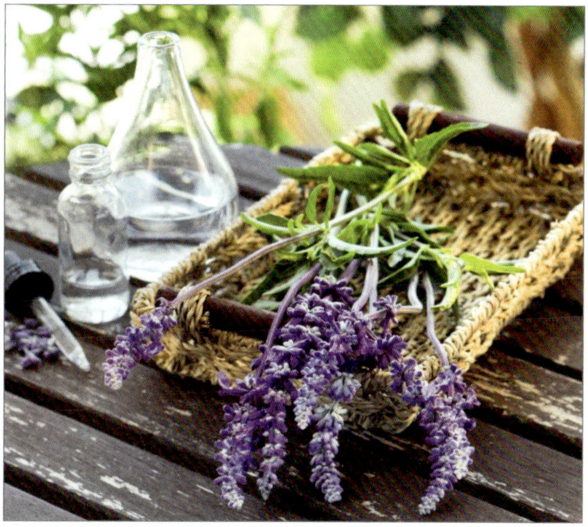

Gegen die Unruhe vieler Demenz-Betroffener hilft das ätherische Öl des Lavendels.

Anthroposophische Medizin

Aus Sicht der anthroposophischen Medizin wird ein Demenz-Patient in gewisser Weise wieder zum Kind und braucht eine entsprechende menschliche Atmosphäre und leibliche wie seelische Betreuung. Wie ein Kind ist er offen für jegliche Einflüsse, kann sich nicht mehr abgrenzen und selbst schützen. Deshalb haben anthroposophische Ärzte ein eigenes Behandlungskonzept. Zudem empfehlen sie einfache Stärkungsmaßnahmen wie die tägliche Gabe von 1 TL Honig oder 3-mal wöchentlich ein Glas Granatapfelsaft (eventuell mit Honig).

Salbei

Salbei wird in der Volksmedizin unter anderem eingesetzt, um das Gedächtnis und die Gehirnleistung zu verbesssern. Mittlerweile konnte eine Übersichtsarbeit zeigen, dass nicht nur Gesunde, sondern auch Alzheimer-Patienten von der Einnahme profitieren können. Setzen Sie also Salbei vermehrt in der Küche ein und unterstützen Sie so auf sanfte Weise das Gehirn.

Diabetes mellitus

Diabetes mellitus, die »Zuckerkrankheit«, ist eine Stoffwechselstörung, die langfristig Blutgefäße und Nerven schädigt. Es können nach und nach alle Organe und Körperteile betroffen sein. Die technischen Erfindungen der letzten Generationen haben unserem Dasein viel von der Härte vergangener Zeiten genommen und bescheren uns in der Regel ein langes Leben. Dies bezahlen wir nicht selten mit Wohlstandskrankheiten. Überernährung und Bewegungsmangel sind an der Tagesordnung, und es entwickeln sich als Folge die typischen chronischen Volkskrankheiten der Industriegesellschaften. Leider sendet der Körper im Anfangsstadium keine Alarmsignale, das ist bei Bluthochdruck genauso wie bei Diabetes Typ 2 (siehe unten). Diabetes hat bei uns mittlerweile epidemischen Charakter angenommen. In Europa liegt Deutschland auf dem traurigen zweiten Platz, was die Häufigkeit von Diabetes Typ 2, dem sogenannten Altersdiabetes, angeht.

Fakten

- Der **Diabetes Typ 1** tritt in vielen Fällen bereits im Kindes- und Jugendalter auf. Es kommt zu einer Zerstörung der insulinproduzierenden Zellen in der Bauchspeicheldrüse durch eine Autoimmunreaktion des Körpers. Die Betroffenen müssen ihr Leben lang Insulin spritzen.
- Der **Diabetes Typ 2** tritt (noch) bevorzugt nach dem 40. Lebensjahr auf. Er ist die Folge einer Kombination aus familiärer Veranlagung und unserem allgemein ungünstigen Lebensstil, der vor allem durch einen Mangel an Bewegung und eine überkalorische Ernährung geprägt ist (siehe »Risikofaktoren«, S. 100).

Wissen: Alarmsignal Zucker im Blut

Diabetes kommt nicht über Nacht, es gibt Vorstufen. Wer regelmäßig alle zwei Jahre die Vorsorgeuntersuchung (ab dem 35. Lebensjahr) in Anspruch nimmt, wird auch auf einen möglichen Diabetes getestet. Im prädiabetischen Stadium erkannt, kann man dem Diabetes im wahrsten Sinne des Wortes davonlaufen. Aber auch bei bereits bestehendem Diabetes kann man eine Menge tun. Dafür muss man das Zusammenspiel der drei Hauptakteure verstehen.

Energielieferant Kohlenhydrate

Kohlenhydrate liefern sehr schnell verfügbare Energie, egal in welcher Form: ob als Einfachzucker wie Fruchtzucker, Zweifachzucker etwa in Form von Haushaltszucker oder über Mehrfachzucker in Form von Stärke, die Hauptbestandteil von Mehl, Kartoffeln und Reis ist. Alle Kohlenhydrate werden während der Verdauung zu Glukose (Traubenzucker) gespalten, die dann im Blut als »Blutzucker«-Energie für die Zellen zur Verfügung steht.

Schlüsselhormon Insulin

An dieser Stelle kommt das Insulin ins Spiel. Dieses Hormon, das in der Bauchspeicheldrüse produziert wird, wirkt wie ein Schlüssel. Es schließt die Muskelzelle praktisch auf und ermöglicht es dem Zucker, seiner eigentlichen Bestimmung gerecht zu werden, nämlich Energielieferant für die Zellen zu sein. Ist die Glukose in der Zelle, kommt es zu einer ganz natürlichen Senkung des Zuckers im Blut (deshalb Blutzucker genannt). Bei Diabetes funktioniert dieser »Türöffner« nicht mehr richtig. Die Muskelzellen sind teilweise unempfindlich gegen Insulin geworden. Der Zucker verbleibt im Blut. Doch warum ist das so?

Energieadressat Muskulatur

Die Muskulatur ist das Organsystem, in dem im Wesentlichen der Energiestoffwechsel stattfindet: Hier wird die Glukose benötigt, für deren Aufnahme in die Körperzellen das Insulin zuständig ist. Die Kehrseite der Medaille ist jedoch: Nur Muskeln, die ausreichend gefordert werden, sind für neue Glukoselieferungen offen. Wohin mit dem überschüssigen Zucker? Ab ins Fettgewebe. Auch dafür ist das Insulin zuständig. Im Laufe der Evolution haben wir gelernt, Fettreserven für schlechte Zeiten anzulegen. Die Evolution konnte nicht voraussehen, dass uns einmal ein Überangebot an Nahrung, für die wir uns körperlich kaum anstrengen müssen, zur Verfügung stehen würde. Deshalb ist Bewegung so wichtig. Reagieren Muskelzellen nicht mehr auf Insulin, spricht man von einer Insulinresistenz.

Zu viel Glukose ist schädlich

Glukose, die ungenutzt im Blut zirkuliert, richtet erheblichen Schaden an den Nerven und in den Gefäßen an. Die empfindlichen Innenwände werden regelrecht karamellisiert und dadurch verletzt. Das wiederum öffnet Tür und Tor für die Blutfette: Sie dringen an den beschädigten Stellen ein und verdicken die Gefäßwände, sodass diese allmählich verkalken. Dadurch steigt der Blutdruck und zudem verlieren die Gefäße ihre Elastizität. Insulin fördert die Schädigung der Gefäße zusätzlich, indem es den Abbau der Fette verhindert – das ist die »böse« Kehrseite des Schlüsselhormons.

Die Folgen: Alle 19 Minuten erleidet ein Diabetiker einen Herzinfarkt, alle 12 Minuten kommt es zu einem Schlaganfall, alle 19 Minuten muss ein Bein amputiert werden. Alle 60 Minuten muss ein Diabetes-Patient mit einer Dialyse beginnen. Die Schäden an den Nerven führen zu Missempfindungen bis hin zur Taubheit, vor allem der Füße (diabetische Polyneuropathie).

Symptome

Diabetes Typ 2 kann über Jahre symptomlos bleiben. Anzeichen, die auf erhöhte Blutzuckerwerte hindeuten, sind vor allem:

- allgemeine Schwäche
- häufige Infektionen
- schlecht heilende Wunden
- trockene oder juckende Haut
- Durst
- häufiges Wasserlassen

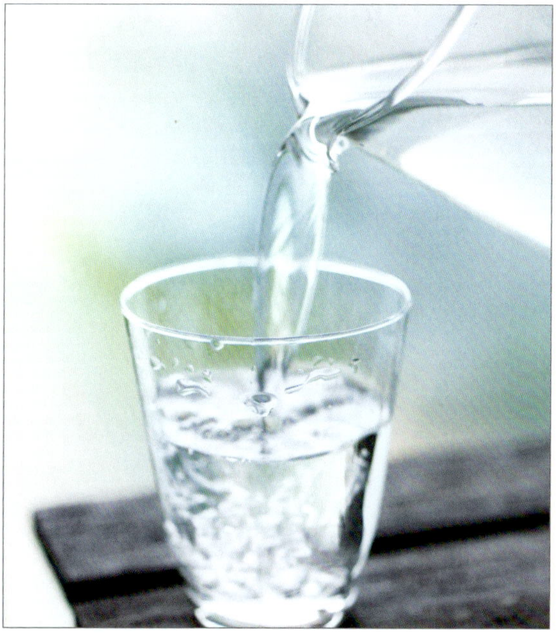

Häufiger und starker Durst kann auf eine Diabetes-Erkrankung hinweisen.

Risikofaktoren

Es gibt wohl kaum eine Erkrankung, bei der die beeinflussbaren Faktoren eine solch große Rolle spielen wie beim Diabetes.

Diese Faktoren können Sie nicht beeinflussen

Familiäre Belastung: Die genetische Belastung spielt bei Diabetes eine wichtige Rolle.

Sonstige Risikofaktoren

- Medikamente wie Kortison (innerlich eingenommen), Blutdrucksenker (wie Betablocker) und Antidepressiva können Diabetes begünstigen. Dem können Sie etwas mit dem »Medikament« Bewegung entgegensetzen.
- Infektionen, Hormonstörungen, Erkrankungen der Leber und Stress

Risikofaktoren, die man selbst in der Hand hat

Die wichtigsten Risikofaktoren sind sehr gut beeinflussbar:

- Mangel an körperlicher Bewegung: Nur eine beanspruchte Muskelzelle lässt Glukose herein.
- Übergewicht allgemein sowie Bauchfett. Bauchfett wirkt sich besonders ungünstig auf den Fettstoffwechsel aus.
- Eine übermäßige Zufuhr an Kohlenhydraten (dazu gehört auch Alkohol) und Fetten: Die Bauchspeicheldrüse kommt mit der Insulinproduktion nicht mehr nach, sie wird allmählich erschöpft.
- Rauchen scheint ebenfalls ein Risikofaktor für Diabetes zu sein. Möglicherweise werden durch das Rauchen die Insulinrezeptoren geschädigt.

Diagnose

Im ärztlichen Gespräch wird zunächst über mögliche Symptome und eine familiäre Vorbelastung gesprochen. Um die Diagnose zu erhärten, wird ein Zuckerbelastungstest (»oraler Glukosetoleranztest«) durchgeführt. Der Patient trinkt eine Zuckerlösung und nach zwei Stunden wird der Blutzucker gemessen. Ist er auf über 200 mg/dl angestiegen, gilt dies als Nachweis für einen Diabetes.

Früherkennung mit dem FINDRISK-Test

Der FINDRISK-Test (Finnish Diabetes Risk Score) ist ein finnischer Test zur Bestimmung des Diabetes-Risikos. Er zeigt, wie groß das persönliche Risiko ist, innerhalb der nächsten zehn Jahre an Diabetes Typ 2 zu erkranken. Für Menschen zwischen 35 und 65 Jahren gibt es den Deutschen Diabetes-Risiko-Test®. Beide Tests finden Sie im Internet oder Sie können Ihren Hausarzt danach fragen.

Therapie

Die moderne Diabetes-Therapie vereinigt immer verschiedene Elemente. Aus ärztlicher Sicht spielt die Veränderung des individuellen Lebensstils eine bedeutende Rolle, vor allem Ernährungsumstellung und Bewegung. Daneben werden verschiedene Medikamente verwendet, etwa der Wirkstoff Metformin, durch den die Insulinempfindlichkeit und die Glukoseaufnahme in Muskel- und Fettgewebe verbessert werden. Andere Medikamente regen die Insulinfreisetzung aus der Bauchspeicheldrüse an oder verbessern die Insulinempfindlichkeit der Zellen. Falls die Blutzuckerwerte trotz gesunder Lebensführung und Medikamente nicht sinken, muss Insulin gespritzt werden – das kann der Patient nach Anleitung auch selbst vornehmen.

Vorbeugung

Wenn es um die Vorbeugung von Diabetes geht, sind Sie mit den Empfehlungen in meinen »Rubin-Regeln« (siehe S. 38–57) auf dem richtigen Weg: Bewegung und Ernährung sind die tragenden Säulen. Aber auch dem Abbau von Stressauslösern kommt eine wichtige Rolle zu. Bitte beachten Sie auch die Hinweise unter »Übergewicht« (siehe S. 238/239).

Alle zwei Jahre zum Check

Nutzen Sie die Chance, alle zwei Jahre bei Ihrem Arzt einen kostenlosen Gesundheitscheck durchführen zu lassen, zu dem auch die Untersuchung des Blutzuckers gehört. Die gute Nachricht ist: Erkennt man Diabetes rechtzeitig, kann man ein Fortschreiten in einem Großteil der Fälle verhindern, einen prädiabetischen Zustand kann man meistens sogar rückgängig machen.

Glykämischer Index

Die Glyx-Diät war in den letzten Jahren in aller Munde. Was aber ist damit gemeint? Der Name leitet sich vom glykämischen Index ab. Der glykämische Index, abgekürzt Gl oder Glyx, ist die Maßeinheit dafür, wie stark Kohlenhydrate den Blutzuckerspiegel ansteigen lassen: Je höher der Wert, desto schneller der Anstieg. Dabei wurde die blutzuckersteigernde Wirkung von Traubenzucker mit 100 als Referenzwert festgesetzt.

Auch wenn noch nicht wissenschaftlich geklärt werden konnte, ob und welche Beziehung zwischen einem hohen glykämischen Index und der Entstehung von Diabetes Typ 2 besteht, scheint auch für Diabetiker eine Kost mit niedrigem GI sinnvoll zu sein. Bitte beachten Sie jedoch: Der GI sagt nichts über die Broteinheiten/Kalorien aus! Einige Beispiele für verschiedene GI-Werte:

- hoher GI (70 bis 100): alle Weißmehlprodukte, polierter Reis, Cornflakes, Cola
- mittlerer GI (55 bis 70): Mischbrot, Salzkartoffeln, Obstsäfte, Honig, Haushaltszucker, Bananen
- niedriger GI (unter 55): Vollkornbrot, Milch, Joghurt, Nudeln aus Hartweizen, Hülsenfrüchte, Blattgemüse

Ausführliche Tabellen mit den GI-Werten der einzelnen Lebensmittel finden Sie im Internet.

Greifen Sie zur Vorbeugung eines Diabetes wann immer möglich auf Lebensmittel mit niedrigem GI zu, um Ihre Bauchspeicheldrüse nicht übermäßig zu strapazieren. Allerdings sollten Sie sich keine generellen Verbote auferlegen und sich damit unter Druck setzen. Gegen ein knuspriges Frühstücksbrötchen am Sonntag ist nichts einzuwenden. Wie immer gilt auch hier: Die Menge macht das Gift bzw. den Schaden!

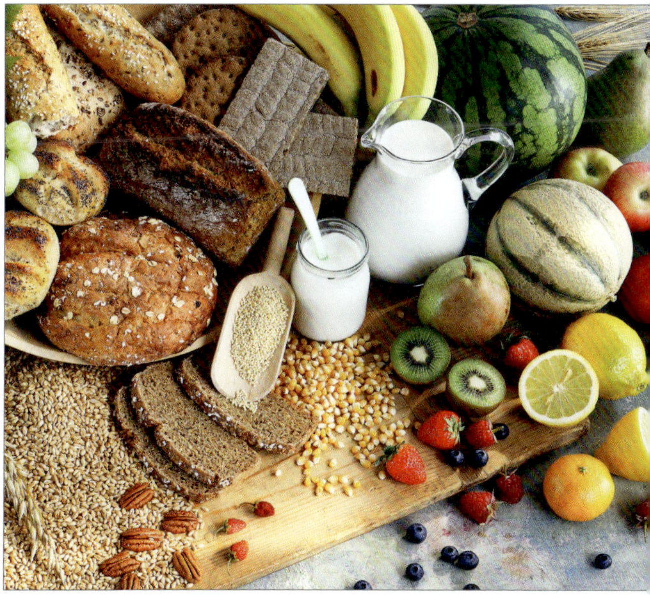

Die abgebildeten Lebensmittel sind wegen ihres niedrigen Glykämischen Index (GI) für Diabetiker besonders gut geeignet.

Selbsthilfe bei beginnenden Beschwerden

Bringen Sie so viel Bewegung wie möglich in Ihren Alltag – das macht dem Diabetes Beine! Bitte beachten Sie auch die Hinweise zu »Juckreiz« (siehe S. 212/213.), »Infektanfälligkeit« (siehe S. 208/209) und »Fettstoffwechselstörungen« (siehe S. 106–113). Lassen Sie jährlich Ihre Augen checken, sie sind ein Anzeiger für den Verlauf eines Diabetes. Außerdem sollten Ihre Nierenwerte mindestens einmal im Jahr überprüft werden.

Ernährungsregeln bei Diabetes

An dieser Stelle möchte ich mal wieder eine Lanze für möglichst naturbelassenes Essen brechen. Die vielen Zusatzstoffe in Fertigprodukten haben keinen guten Einfluss auf unser Verdauungssystem. Auch bestimmte Zusätze in Verpackungen und Umweltschadstoffe wie PCB (in Kunststoffen, Farben, Lacken, Pestiziden usw.) sind »enttarnt«. Dazu gehören Bisphenol A, das in den meisten Verpackungen enthalten ist und in die Lebensmittel übertreten kann, sowie Pestizide und bestimmte Konservierungsmittel. Die Forschung zu diesem Thema steht noch am Anfang. Den Hauptanteil unserer Nahrung sollten komplexe Kohlenhydrate ausmachen, etwa Vollkornprodukte und Gemüse, die nur langsam in Glukose umgebaut werden. Essen Sie weniger fette Wurst, da Diabetes meistens auch von einer Fettstoffwechselstörung begleitet wird. Unterstützen Sie Ihren Stoffwechsel, indem Sie 40 g Ballaststoffe am Tag zu sich nehmen. Und meiden Sie Säfte wegen ihres hohen Fruchtzuckergehalts.

Leider stimmt es, dass auch »gesunde« Snacks wie Säfte oder Obst dick machen. Gelüstet es Sie nach Schokolade oder Obst, essen Sie es gleich nach der Hauptmahlzeit, um das Insulin in Schach zu halten. Zum Abnehmen finden Sie noch ein paar Gedanken im Kasten rechts.

Bewegung – vor allem im Alltag

Der heutige Büromensch läuft rund 700 Meter pro Tag. Unsere Vorfahren waren täglich 20 Kilometer unterwegs, um Nahrung und Wasser zu besorgen. Schon 1000 Schritte zusätzlich am Tag senken den Blutzuckerspiegel bei Diabetikern um 1,4 mmol/l, das entspricht der Wirkung eines oralen Antidiabetikums (Zuckertablette). Empfohlen werden mindestens 3000 Schritte, optimal sind 10.000 Schritte, die etwa sechs Kilometern entsprechen. Bewegung hat dabei auch auf den Fettstoffwechsel einen positiven Einfluss. Wer nebenbei noch gezielt Kraftsport treibt, baut zusätzlich Muskeln auf, die mehr Zu-

Mein besonderer Tipp

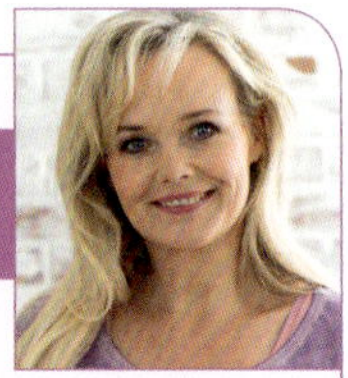

Abnehmen

Je kürzer Insulin im Blut kreist, desto größer ist die Chance, auch an die Fettspeicher ranzukommen. Halten Sie also zwei bis drei Mahlzeiten am Tag ein und verzichten Sie möglichst auf Zwischenmahlzeiten. Auf gar keinen Fall sollten Sie hungern. Mittlerweile weiß jeder, dass das mit dem Jo-Jo-Effekt einhergeht. Verzichten Sie auf eine Waage – Ihr Hosenbund sagt Ihnen, ob Sie in die eine oder andere Richtung tendieren. Das ständige Wiegen erzeugt Stress und führt zur vermehrten Ausschüttung des Stresshormons Cortisol, einem weiteren Dickmacher.

cker verbrennen und somit helfen, Blutzuckerschwankungen abzubauen.
Wie so oft ist auch hier der Weg das Ziel. Wer seine Ziele zu hoch steckt, verliert schnell die Motivation. Überprüfen Sie Ihre Gewohnheiten. Fragen Sie sich immer: Was kann ich »stattdessen« tun? Statt das Auto direkt vor der Tür zum Supermarkt zu parken, kann ich es auch in der hintersten Ecke des Parkplatzes abstellen. Statt den Brief mit dem Auto zum Briefkasten zu fahren, nehme ich das Fahrrad. Und statt Tag für Tag gegen meinen inneren Schweinhund zu kämpfen, schaffe ich mir einen Hund an.

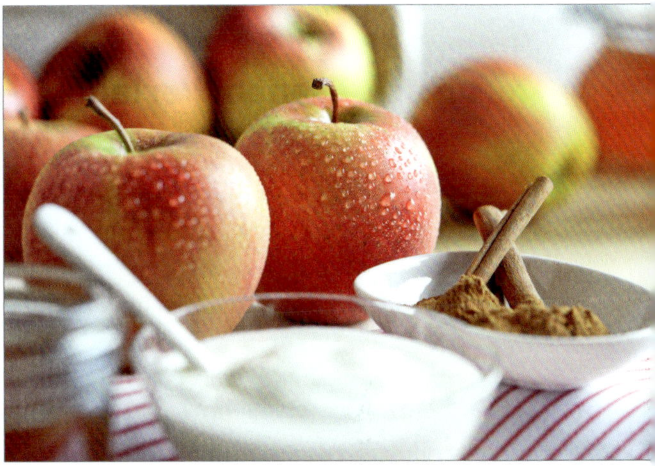

Genussvoll Blutzucker senken: Geben Sie Joghurt und Apelschnitzen mit Zimt ein feines Aroma.

Training mit Gütesiegel

Die Arbeitsgemeinschaft Diabetes und Sport der Deutschen Diabetes Gesellschaft (DDG) hat gemeinsam mit dem TÜV Rheinland Kriterien für ein Gütesiegel »Diabetestraining geeignet« festgelegt. Fitnessstudios können dieses Siegel beantragen. Ausgangspunkt der Initiative war die Überlegung, dass Diabetiker Sicherheit beim Training benötigen. Mindestens ein Mitarbeiter muss über eine Übungsleiterlizenz für den Rehabilitationssport verfügen.

Stress aktiv begegnen

Bei Diabetes kann Stress dafür sorgen, dass der Blutzuckerspiegel kaum zu bändigen ist. Wenn Sie bestimmten Stressoren (wie Nachbarn oder Familienmitgliedern) nicht aus dem Weg gehen können, sollten Sie Entspannungstechniken erlernen. Probieren Sie Yoga, Meditations- oder Atemübungen, um den Stresslevel herunterzufahren. Finden Sie das Richtige für sich heraus.

Zimt bei Diabetes?

Immer wieder hört und liest man davon, dass Zimt den Blutzucker senkt. Tatsächlich sorgen bestimmte Inhaltsstoffe von Zimt dafür, dass die Glukoseaufnahme erhöht wird und dadurch der Blutzucker sinkt. Auf der anderen Seite enthalten bestimmte Zimtsorten jedoch Cumarine, die gerinnungshemmend wirken – eine problematische Nebenwirkung, deren Effekt man gerade bei hoher Dosierung und langer Anwendung nicht einschätzen kann. Ich empfehle daher Zimt weniger als Nahrungsergänzungsmittel, sondern als feines Gewürz in der Küche. Mein Tipp: Kaufen Sie Zimt gemahlen in der Apotheke und bitten Sie um Ceylon-Zimt (*Cinnamomum zeylanicum*). Er ist cumarinärmer als Cassiazimt. Im Lebensmittelhandel kann man oft nicht erkennen, welcher Zimt in der Gewürzdose steckt.

Bockshornklee

Das Gewürz enthält unter anderem 4-Hydroxyisoleucin, das direkt auf die Bauchspeicheldrüse wirkt. In mehreren Studien profitierten die Teilnehmer vom häufigen Verzehr, da der Blutzuckerspiegel sank und sich die Glukosetoleranz verbesserte. Pur oder in Currys – würzen Sie so oft wie möglich mit Bockshornklee.

Selbsthilfe bei fortgeschrittenem Verlauf

Nicht nur Augen und Nieren sollten Sie regelmäßig checken lassen. Auch die Füße können durch Gefäßschäden in Mitleidenschaft gezogen werden. Laufen Sie viel für eine gute Durchblutung und kontrollieren Sie Ihre Füße – gibt es Verletzungen, heilt eine Wunde nicht oder wird sogar größer? Gut ist es, öfter zur medizinischen Fußpflege zu gehen. Bitte beachten Sie auch die Hinweise bei »Polyneuropathie« (siehe S. 224/225).

Der Schuh für den Diabetiker

Eine gestörte Durchblutung gepaart mit geschädigten Nerven, die keinen Schmerz mehr signalisieren, führen häufig zum »diabetischen Fuß«. Viele Amputationen wären vermeidbar, wenn die Betroffenen ihre Füße besser im Blick hätten. Gutes Schuhwerk ist die beste Fußpflege. Darauf sollten Sie bei der Wahl Ihrer Schuhe achten:

- weiches Oberleder, keine harten Kappen, ausreichendes Platzangebot für den Fuß
- keine Innennähte oder Ösen, die Druckstellen verursachen oder scheuern könnten
- keine hohen Absätze, da dies den Vorderfuß stärker belastet
- bei bereits vorhandenen Durchblutungsstörungen und/oder Neuropathien spezielle Einlagen anfertigen lassen.

Gewöhnen Sie sich ein regelmäßiges Zehen-Greiftraining an. Das fördert die Durchblutung. Einfach und wirksam: mit den Zehen eine Zeitungsseite zerreißen und dann mit den Zehen nach den Schnipseln greifen. Wenn Ihnen das zu schwierig ist, können Sie alternativ die Seiten mit den Füßen zerknüllen und die Papierknäuel mit den Zehen greifen (siehe S. 190).

Gefäßdiagnostik

Eine gründliche Gefäßdiagnostik ist auch an Beinen und Füßen wichtig. Erste Anhaltspunkte liefert eine Vergleichsmessung. Dabei werden die Blutdruckwerte in den Beinen mit denen in den Armen verglichen. Aus dem Verhältnis der Blutdrücke kann man ersehen, ob die Durchblutung im Bereich der Beine noch normal ist.

Den Blutdruck messen

Auch die regelmäßige Blutdruckmessung ist wichtig. Berücksichtigt werden muss jedoch: Die Gefäße können durch eine arteriosklerotische Veränderung sehr steif werden. Dann ist die Blutdruckmessung trügerisch und liefert falsche Ergebnisse. Sie gaukelt sozusagen eine bessere Durchblutungssituation vor. Um dieses Risiko auszuschalten, sind auch andere Befunde sinnvoll, etwa eine Ultraschallbegutachtung der wichtigsten Gefäße von der Hauptschlagader bis hin zur Zehendurchblutung oder die Ermittlung der Sauerstoffsättigung des arteriellen Bluts mithilfe einer Messsonde. Fragen Sie Ihren Arzt.

Regelmäßige Bewegung

Bleiben Sie unbedingt weiter in Bewegung. Sportliche Betätigung senkt den Blutzuckerspiegel. Kontrollieren Sie den Blutzucker vor und nach dem Sport, um Unterzuckerung zu vermeiden. Nehmen Sie ein Notfallpäckchen (Traubenzucker, Limonade) mit in die Sportstunde.

Kurkuma als Heilmittel

Integrieren Sie Kurkuma in die Küche. Dieses Gewürz passt in viele traditionelle Gerichte wie Gemüse oder Suppen. Bestreuen Sie auch mal ein Honigbrot damit. Die Inhaltsstoffe Curcumin und Tetrahydrocurcumin wirken antidiabetisch, entzündungshemmend und antioxidativ.

Homöopathie

Nicht nur chemisch-synthetisch, auch homöopathisch lassen sich Zuckerstoffwechsel und Bauchspeicheldrüse unterstützen (siehe Tabelle).

Bittermelone

Eine Heilpflanze des Ayurveda ist die Bittermelone (*Momordica charantia*), ein Kürbisgewächs. Im asiatischen Raum ist sie ein beliebtes Gemüse, obwohl sie recht bitter schmeckt. Der wirksame Inhaltsstoff ist das sogenannte Charantin, ein Phytosterolgemisch. Durch die Einnahme der Frucht wird der Blutzucker gesenkt, wobei hier wahrscheinlich verschiedene Wirkmechanismen zusammenspielen. Es gibt durchaus Fertigarzneimittel mit Momordica, ich würde Ihnen hier die Anwendung als Tee empfehlen: In gut sortierten Apotheken gibt es Teebeutel. Von dem Aufguss trinken Sie 1–2 Tassen pro Tag. Besprechen Sie mit Ihrem Arzt aber unbedingt, dass Sie diesen Tee therapeutisch einsetzen möchten.

Honig bei diabetischem Fuß

Der berühmteste Arzt der Antike, Hippokrates (460–370 v. Chr.), empfahl Honig als Universalheilmittel. Manche Ärzte schwören bei der Behandlung schlecht heilender Wunden auch heute wieder auf Honig. Allerdings handelt es sich dabei um medizinischen Honig, der speziell aufbereitet wird. Dieser medizinische Honig (»Medihoney«) wird in Form von beschichteten Pflastern oder Pasten zur Desinfektion und Behandlung von Wunden eingesetzt. Normalen Haushaltshonig bitte nicht im Selbstversuch zur Wundbehandlung verwenden, da Verunreinigungen die Wundheilung sogar noch verschlimmern können.

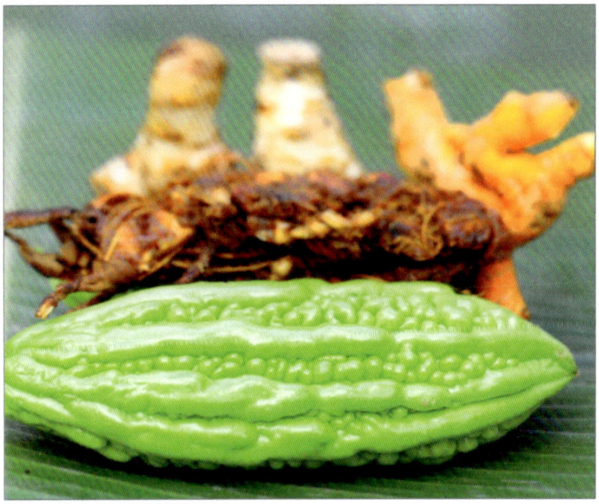

Die Bittermelone (vorne) wird in der Asia-Küche seit jeher als Lebensmittel und Heilpflanze geschätzt.

Homöopathische Mittel zur Unterstützung der Diabetestherapie

Leitsymptomatik	Mittel, Potenz und Dosierung
zur Anregung der in ihrer Funktion gestörten Bauchspeicheldrüse	Propolis D12*
Heißhungergefühle in Verbindung mit einem erhöhten Blutzuckerspiegel	Datisca cannabina D2*, 3-mal täglich 1 Tablette
unterstützend zur Senkung eines erhöhten Blutzuckerspiegels in Verbindung mit juckender Haut	Syzygium jambolanum D2*, 3-mal täglich 5 Globuli

* Detaillierte Hinweise zu Einnahme und Dosierung siehe S. 265

Fettstoffwechselstörungen

Neben Bluthochdruck, Diabetes, Bewegungsmangel, Übergewicht und Rauchen gehören erhöhte Blutfette zu den wichtigsten Risikofaktoren für Gefäßschäden und den daraus folgenden Gefahren für Gehirn, Herz und Beine: Schlaganfall, Herzinfarkt oder Durchblutungsstörungen. Bei Fettstoffwechselstörungen sind die Werte der Blutfette – Cholesterin und Triglyzeride – im Blut zu hoch. Das kann ganz unterschiedliche Ursachen haben: zum einen, dass insgesamt zu viel Fett über die Nahrung aufgenommen wird. Daneben wird Cholesterin aber auch im Körper selbst gebildet, hier vor allem in der Leber. Erhöhte Blutfette können also auch damit zu tun haben, dass im Fettstoffwechsel des Körpers etwas nicht stimmt.

Die Häufigkeit von Fettstoffwechselstörungen nimmt mit dem Alter deutlich zu, bei den über 65-Jährigen sind bei den Frauen 41 Prozent, bei den Männern 39 Prozent betroffen.

Fakten

Nehmen wir Fette mit der Nahrung zu uns, so müssen diese nicht nur zerkleinert, sondern vor allem wasserlöslich gemacht werden – man spricht von »emulgieren« –, um überhaupt vom Organismus aufgenommen und im Blut transportiert werden zu können. Dieser Prozess fängt im Magen durch die Magenbewegungen und erste Enzyme an. Im Dünndarm geht die Fettverdauung dann weiter: Gallensäuren aus der Galle sorgen dafür, dass die Fette weiter emulgiert und noch besser vom »Bauchspeichel«, den Enzymen aus der Bauchspeicheldrüse, verstoffwechselt werden können. Dabei entstehen wasserlösliche Fetttröpfchen, die dann noch in Fettsäuren aufgespalten werden – ein langer, komplizierter Stoffwechselprozess, in dem Leber und Galle eine besonders wichtige Rolle spielen. In der Leber werden übrigens auch körpereigene Fette gebildet – und zwar aus Kohlenhydraten oder Alkohol. Daher rühren die Fettpölsterchen am Bauch oder auf den Hüften, wenn man zu viele Süßigkeiten nascht oder beim Alkohol zugreift. Außerdem werden ebenfalls aus Cholesterin Gallensäuren gebildet, diejenigen Säuren also, die für Fettverdauung und Fettresorption von so großer Bedeutung sind. Die Gallenflüssigkeit sorgt übrigens auch dafür, Cholesterin »in Lösung« zu halten. Fällt dieses nämlich aus, kann das möglicherweise schmerzhafte Folgen haben: Es bilden sich Gallensteine aus Cholesterin.

Wissen: Blutfette

Wenn man über Blutfette spricht, geht es meist um zwei Fette: Cholesterin und Triglyzeride.

Cholesterin

Es ist für viele Prozesse im Körper von großer Bedeutung, unter anderem für

- die Funktion der Zellmembranen
- die Bildung der Gallensäuren zur Fettverdauung
- die Bildung der Sexualhormone
- die Bildung der Stresshormone
- die Bildung von Vitamin D
- die Unterstützung des Immunsystems
- die Elastizität der roten Blutkörperchen

Damit Cholesterin als lebenswichtige Substanz im Blut transportiert werden kann, muss es ebenfalls chemisch verändert werden – Fette allein sind nicht wasserlöslich. So wird es an ein

Protein (Eiweiß) gebunden – »Lipoprotein« entsteht, ein genialer Transportmechanismus des Körpers. Die Lipoproteine, die Cholesterin enthalten, werden in LDL und HDL unterschieden: LDL bringt das Cholesterin von der Leber zu den Zellen – HDL bringt es aus den Zellen wieder zurück in die Leber. Ein effektives Wechselspiel! Beide Arten von Cholesterin sind für viele Prozesse im Körper von enormer Bedeutung, im Blutbild gilt LDL allerdings als »schlechtes« und HDL als »gutes« Cholesterin.

75 Prozent des Cholesterins stellt der Körper selbst her. Die Ernährung spielt nur eine untergeordnete Rolle. Zu Unrecht wurden Butter und vor allem Eier über Jahre als Übeltäter für hohe Cholesterinwerte verteufelt. Heute weiß man: Es kommt auf die Gesamtmenge an tierischen Fetten an. Gegen Fleisch- und Wurstwaren mit ihrem hohen Anteil an Cholesterin und Triglyzeriden fallen Eier und Butter kaum ins Gewicht.

Triglyzeride

Sie bestimmen neben dem Cholesterin den Blutfettspiegel. Ihren Namen haben sie daher, dass sie ein Glyzerinmolekül und drei (Tri-)Fettsäuren enthalten. Triglyzeride sind unsere Energiereserven im Fettgewebe, sie isolieren gegen Kälte und schützen die Organe vor Druck. So sind etwa die empfindlichen Nieren in Fettpölsterchen eingebettet. Problematisch wird das nur, wenn sich zu viel LDL und zu viele Triglyzeride im Blut befinden. Dann lagern sie sich in den Organen und Gefäßwänden ab und verstopfen allmählich die Gefäße. Außerdem kommt es zu Entzündungsprozessen, die die Gefäße weiter schädigen.

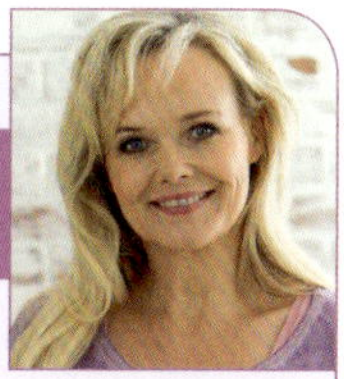

Mein besonderer Tipp

Eselsbrücken

Es gibt einen Trick, wie man sich merken kann, welcher Cholesterinwert welchen »Wert« für die Gesundheit hat: **L**ästiges/**L**iederlich-LDL steht für das »schlechte« und **H**ilfreiches-HDL für das »gute« Cholesterin.

Symptome

Fettstoffwechselstörungen sind lange symptomfrei. Oft kommen sie – glücklicherweise – bei einer Zufallsuntersuchung oder einem ärztlichen Check-up ans Tageslicht.

Risikofaktoren

Auch wenn man gerne glauben mag, dass Fettstoffwechselstörungen »in der Familie« liegen – der Einfluss durch den Lebensstil ist erheblich!

Diese Faktoren können Sie nicht beeinflussen

Es gibt Menschen mit familiären Belastungen, die trotz gesunder Lebensführung und reichlich sportlicher Betätigung erhöhte Cholesterinwerte haben. Sie sind besonders gefährdet, bereits in jungen Jahren einen Herzinfarkt oder Schlaganfall zu erleiden. Man spricht in diesen Fällen von der sogenannten familiär bedingten Hypercholesterinämie. Sie zählt zu den häufigsten erblich bedingten Störungen im Fettstoffwechsel. Aber es gibt noch weitere Defekte. So kann es auch zu einer Störung der Triglyzeridbildung in der Leber kommen. Das LDL-Cholesterin kann dabei Werte bis zum Zehnfachen des Normalwerts erreichen. In solch schweren Fällen muss regelmäßig eine Art Blutwäsche (LDL-Apharese) erfolgen. Sind die LDL-Werte nur leicht über dem

Normalwert, helfen Medikamente (Statine), eine bewusste Ernährung und viel Bewegung. Rötlich-gelbliche Ablagerungen an Haut, Sehnen und Augen können ein Hinweis sein.

Risikofaktoren, die man selbst in der Hand hat

Wichtige Risikofaktoren sind beeinflussbar:

- Bewegungsmangel
- Übergewicht
- Stress
- Alkohol (übermäßiger Alkoholkonsum erhöht die Triglyzeride)

Sonstige Risikofaktoren

Manche Formen der Fettstoffwechselstörungen haben ihren Ursprung in anderen Krankheiten: allen voran das »metabolische Syndrom« (siehe S. 114), hier ist irgendwann auch der Fettstoffwechsel gestört. Das Ausmaß des metabolischen Syndroms ist jedoch gut beeinflussbar durch das Beherrschen der oben genannten Risikofaktoren. Andere Ursachen sind Schilddrüsenunterfunktion, Bauchspeicheldrüsenentzündung, Eiweißverlustniere (nephrotisches Syndrom) oder Lebererkrankungen. Auch zahlreiche Medikamente können den Fettstoffwechsel ungünstig beeinflussen wie Hormonpräparate, Kortison, Tamoxifen oder Betarezeptorenblocker.

Diagnose

Die Diagnose erfolgt vor allem durch einen Bluttest (nüchtern seit zwölf Stunden). Dabei wird der Gesamtcholesterinwert ermittelt, der allein allerdings nicht sehr aussagekräftig ist. Die Bestimmung der einzelnen Werte HDL, LDL und der Triglyzeride ergibt ein vollständiges Bild.

Grenzwerte

Gesamtcholesterin: Der Wert sollte unter 200 mg/dl (5,2 mmol/l) liegen. Bis 240 mg/dl gilt der Cholesterinspiegel als leicht erhöht, über 300 mg/dl als stark erhöht.

HDL: mindestens 40 mg/dl (1,0 mmol/l), darunter ist das Risiko für Gefäßverkalkungen erhöht.

LDL: bis 160 mg/dl (4,1 mmol/l), ohne weitere Risikofaktoren für Arteriosklerose.

Triglyzeride: Der Wert sollte unter 150 mg/dl (1,7 mmol/l) liegen, bis 150 mg/dl gilt der Wert als grenzwertig hoch, darüber als hoch.

Bei erhöhtem Gesamtcholesterin ist der Quotient aus Gesamtcholesterin und HDL-Cholesterin wichtig. Idealerweise sollte dieser Quotient kleiner als drei sein, denn unterhalb dieses Wertes finden so gut wie keine Gefäßveränderungen statt. Bei ansonsten gesunden Erwachsenen gelten Werte unter fünf noch als akzeptabel. Patienten, die schon einen Herzinfarkt hatten oder an koronarer Herzkrankheit leiden, sollten einen Quotienten unter vier anstreben. Übrigens: Nach einem Herzinfarkt kann die LDL-Konzentration bis zu drei Monate lang verfälscht sein.

Therapie

Gerade bei Fettstoffwechselstörungen lassen sich die Werte über den Lebensstil senken. Dabei kommen der Bewegung, einer Ernährung mit weniger tierischen Fetten und dem Nichtrauchen eine entscheidende Bedeutung zu.

Medikamente zur Senkung des Cholesterinspiegels – etwa Statine – sollen (weitere) Schäden an den Gefäßen verhindern. Typische Lipidsenker wie Statine sind in der Regel gut verträglich, können aber seltene schwerwiegende Nebenwirkungen haben, etwa Muskelschmerzen, ungewöhnliche Müdigkeit und Schlafstörungen. Hier wenden Sie sich unverzüglich an Ihren Arzt.

Vorbeugung

Die wichtigste Vorbeugung und Therapie bei Fettstoffwechselstörungen (wenn sie nicht familiär bedingt ist) ist Bewegung. Das gilt für Cholesterin ebenso wie für die Triglyzeride. Über die Ernährung ist der Cholesterinspiegel nur zu etwa zehn Prozent beinflussbar, da die Produktion von Cholesterin zum großen Teil unabhängig in der Leber vonstatten geht. Aber auch zehn Prozent sind nicht zu verachten, vor allem wenn man nur leicht erhöhte Werte hat. Wer seine Triglyzeride im Griff halten will, sollte den Konsum tierischer Fette falls nötig reduzieren sowie nur gelegentlich Alkohol trinken.

Freispruch für das Ei

Grundsätzlich ist gegen einen moderaten Konsum von Eiern nichts einzuwenden, wenn es um die Cholesterinzufuhr geht, wie eine Studie vom Deutschen Instituts für Ernährungsforschung zeigt. Insgesamt kommt es auf die Gesamtmenge an Cholesterin aus der Nahrung an. Übrigens: Ein Ei enthält genau den Tagesbedarf an Cholesterin – 250 mg. Zurückhaltend sollte man allerdings mit Lebensmitteln sein, die Eipulver enthalten, wie Fertigbackwaren, denn Eipulver enthält ein Cholesterin, das die LDL-Werte erhöht.

Margarine nicht gesünder als Butter

Margarine ist ein industrielles Streichfett und damit ein reines Kunstfett. Die Vorstellung, dass man mit dem Genuss von Margarine etwas für seine Herz- und Gefäßgesundheit tun könnte, ist mittlerweile wissenschaftlich widerlegt. Je mehr Margarine die Teilnehmer der amerikanischen Framingham-Studie, die über 20 Jahre lang lief, zu sich nahmen, desto häufiger erkrankten sie an koronarer Herzkrankheit.[1]

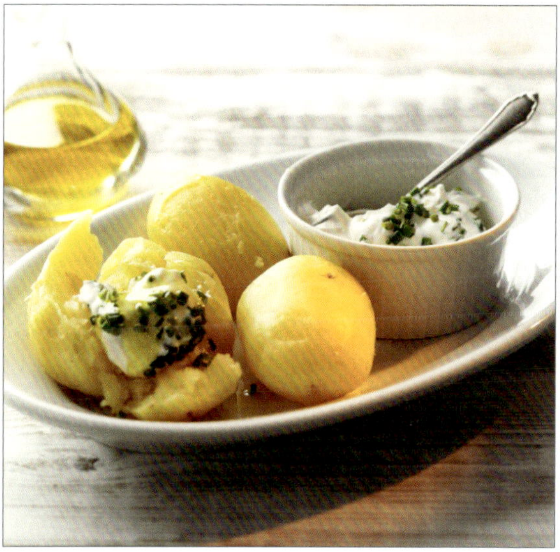

Pellkartoffeln mit Quark und Leinöl war früher ein beliebtes Alltagsgericht. Lassen Sie diese Tradition doch wieder aufleben!

Leinöl oder Fisch

Omega-3-Fettsäuren verbessern die Fließeigenschaft des Blutes, erweitern die Gefäße und senken die Blutfettwerte. Deshalb wird der regelmäßige Verzehr von fetten Seefischen empfohlen, die besonders reich an diesen Fettsäuren sind. Doch es gibt eine preiswerte und auch ökologisch sinnvolle Alternative (Stichwort »Überfischung der Meere«): Leinöl. Es ist besonders reich an Alpha-Linolensäure, die vom Körper in die gesundheitsfördernden Omega-3-Fettsäuren umgewandelt wird.

Trans-Fettsäuren ade

Trans-Fettsäuren sind nicht gut für den Körper. Sie machen genau das, was wir nicht wollen, erhöhen das LDL und senken das HDL. Transfette sind immer dann in einem Gericht oder Produkt, wenn sich unter den Inhaltsstoffangaben die Bezeichnung »gehärtete Fette« findet. Vor allem Fertigbackwaren enthalten diese Fettsäuren.

Selbsthilfe bei beginnenden Beschwerden

Medikamente gegen erhöhte Cholesterinwerte sind zwar sehr wirksam, haben aber auch teilweise erhebliche Nebenwirkungen. Deshalb finden Sie hier zahlreiche Vorschläge, wie Sie Ihren Fettstoffwechsel günstig beeinflussen können.

Bewegung hilft

Um bis zu zehn Prozent lässt sich das HDL-Cholesterin steigern, wenn man jeden Tag 30 Minuten Rad fährt oder joggt, so berichtete 2010 die Lipid-Liga e. V. Die Bewegung übrigens kommt auch Hochdruckpatienten und Diabetikern zugute. Ganz direkt werden die Blutgefäße trainiert und damit elastischer gehalten.

Es muss keine Kraftanstrengung sein. Im Gegenteil, die Aktivitäten sollten im »Niedrig-Intensitätsbereich« liegen – umgangssprachlich ausgedrückt: nur nicht überfordern. »Laufen, ohne zu schnaufen.« Die Belastung sollte jedoch mindestens 20 Minuten anhalten, um genau die Enzyme anzukurbeln, die verantwortlich für die Fettspaltung sind und dadurch den Fettspiegel im Blut senken. Günstig wäre es, jeden Tag 20 bis 30 Minuten zu trainieren, aus Sicht der Mediziner liegt die untere Grenze der Wirksamkeit bei dreimal pro Woche. Aber nicht jeder kann und möchte so zielgerichtet trainieren. Zu Ihrer Beruhigung: Auf Ihr Bewegungskonto kommen alle körperlichen Tätigkeiten, ob Holzhacken, Rasenmähen oder Umgraben der Beete, ob regelmäßige Spaziergänge oder Gassigehen mit dem Hund.

Schaffen Sie sich doch einen Schrittzähler an. Wünschenswert sind 10.000 Schritte am Tag. So ein kleines Gerät kann ein spielerischer Ansporn gegen den inneren Schweinehund sein.

Wer sich nur eingeschränkt bewegen kann, sollte jede noch so kleine Möglichkeit der Bewegung im Alltag ausschöpfen. Wenig kann in dieser Situation auch viel sein.

Wichtige Helfer: Ballaststoffe

Cholesterin ist ein wichtiger Bestandteil von Gallensäuren. Ballaststoffe binden die Gallensäuren im Darm, sodass diese mit den unverdaulichen Bestandteilen ausgeschieden werden. Der Körper produziert neue Gallensäuren – und verwendet dafür die Cholesterinreserven im Körper. So kann man etwas zur Senkung des Cholesterinspiegels beitragen.

Ballaststoffe sind unverdauliche Bestandteile vor allem von Obst, Gemüse und Vollkornprodukten, die zur Vorbeugung oder bei bereits erhöhten Cholesterinwerten gute Dienste leisten.

Fleisch und Milchprodukte enthalten hingegen fast keine Ballaststoffe.

- **Reich an Ballaststoffen** sind Backwaren aus Vollkornmehl (Vollkornkuchen, -brot), Vollkornnudeln oder -zwieback, Leinsamenbrot, Früchtebrot, Vollkorngetreide, Gemüse (Erbsen, Bohnen, Linsen, Rosenkohl, Brokkoli), Sprossen, Keimlinge, Beeren, Obst (auch Backobst).
- **Arm an Ballaststoffen** sind dagegen Backwaren aus Weißmehl wie Weißbrot, Toastbrot, Biskuits, Waffeln, Kekse, Kuchen, Torten, helle Nudeln oder polierter (weißer) Reis. Außerdem: Kopfsalat, Spinat, Tomaten, Salatgurken, Kartoffeln, Pudding oder Cremespeisen.

»Superfood« Chia-Samen

Chia-Samen gelten als das neue »Superfood«, sie stammen aus Mexiko, Zentral- und Südamerika. Chia-Samen enthalten Kalzium, Antioxidanzien und Omega-3-Fettsäuren, Ballaststoffe und Eiweiße und sind zudem glutenfrei. Ähnlich wie

Leinsamen quellen sie in Wasser und fördern dadurch nicht nur die Verdauung – die enthaltenen Ballaststoffe binden außerdem auch noch Gallensäuren und wirken folglich cholesterinsenkend. Sie erhalten Chia-Samen in gut sortierten Reformhäusern und Bioläden. Wichtig ist, bei der Einnahme von Chia-Samen wie bei allen Quellmitteln viel Wasser zu trinken.
Die Einnahme ist einfach: Geben Sie 1 TL Chia-Samen morgens mit in das Müsli oder den Frühstücksbrei. Ein großes Glas Wasser dazu trinken. Im besten Fall noch 1 EL Chia-Samen über den Tag verteilt einnehmen, etwa als Limetten-Drink.

Gute Kombi: Hülsenfrüchte

Essen Sie öfter Hülsenfrüchte. Bohnen, Linsen und Co. enthalten nicht nur viele Ballaststoffe, sondern auch viel Lezithin. Vermutlich ist es diese Kombination, die cholesterinsenkend wirkt.

Mit Knoblauch kochen

Knoblauch ist eine bekannte Zutat aus der Mittelmeerküche und gibt vielen Gerichten die besondere Würze. Wussten Sie aber auch, dass Knoblauch erwiesenermaßen blutfettsenkend ist? Der blutfettsenkende, mild blutdrucksenkende und Arteriosklerose vorbeugende Effekt des Knoblauchs ist mittlerweile »amtlich«. Und so ist der Knoblauch eine hervorragende Maßnahme zur unterstützenden Behandlung bei erhöhten Blutfettwerten oder zur Vorbeugung von altersbedingten Gefäßveränderungen. Hier gibt es nun zwei Möglichkeiten: Entweder Sie machen eine Kur, etwa mit einer Knoblauchtinktur. Empfehlenswerter für den Alltag und in jedem Fall sozial verträglicher ist es jedoch, einfach mehr mit Knoblauch zu kochen. Kombiniert mit Ingwer oder auch mit Kurkuma, wird die Wirkung von Knoblauch noch verstärkt.

Apfel mit Schale

Gerade Bio-Äpfel strotzen vor gesunden Inhaltsstoffen, von denen viele direkt unter der Schale sitzen: Vitamine, Mineralien (etwa Kalium) und Pektine. Pektine sind milde Quellmittel, die im Darm Giftstoffe und Flüssigkeit binden, damit den Stuhl festigen und die Schleimhaut schützen. Essen Sie täglich einen Apfel, das kommt nicht nur dem Fettstoffwechsel zugute!

Gesunder Exot: Granatapfel

Granatapfelkerne enthalten besonders viele Antioxidanzien in Form von gefäßschützenden Polyphenolen und Gerbstoffen, außerdem Vitamin B_1 und B_2, Kalzium, Phosphor und Magnesium. Ein praktischer Tipp: Am besten den Granatapfel gleich in der Spüle aufschneiden – der Saft macht Flecken. Die Kerne schmecken gut in Joghurt und Quark, aber auch in Obstsalaten und pikanten Salaten. Granatapfelsaft kann man anstelle von Essig in der Küche verwenden.

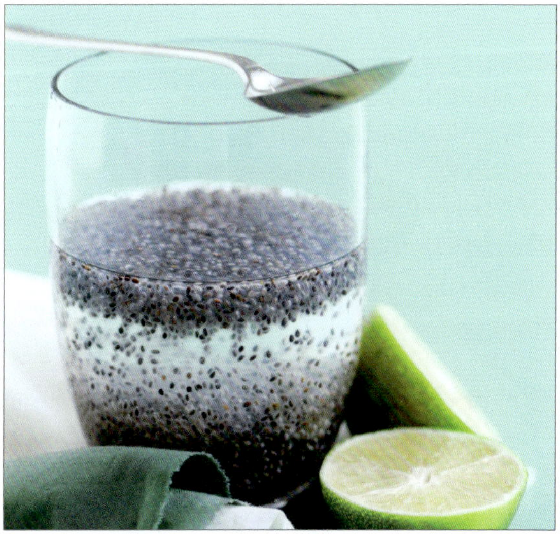

Cholesterinsenkender Superfood-Drink: Verrühren Sie 1 TL Chia-Samen und etwas Limettensaft in einem Glas Wasser.

Selbsthilfe bei fortgeschrittenem Verlauf

Die Tipps gegen leichte Fettstoffwechselstörungen sind auch wirksam, wenn die Werte schon deutlich erhöht sind. Vor allem eine ballaststoffreiche Ernährung und deutlich mehr Bewegung im Alltag sind hilfreich.

Sport – aber der richtige

Da Fettstoffwechselstörungen oft mit hohem Körpergewicht verbunden sind, müssen Sportarten gesucht werden, die eine Bewegung auch erlauben. Bei den Ausdauersportarten eignen sich insbesondere Aqua-Jogging, Radfahren und gegebenenfalls Wandern.

Flohsamenschalen

Flohsamenschalen führen bei einer längerfristigen Einnahme zu einer Senkung der Gesamt- und LDL-Cholesterinwerte um fünf bis sieben Prozent. Die Wirksamkeit von Statinen (Medikamente, die bei Fettstoffwechselstörungen und erhöhtem Cholesterin eingesetzt werden), wird durch die Kombination mit Flohsamenschalen verbessert. Flohsamenschalen kann man lose oder bereits fertig portioniert als Präparate in Beuteln à fünf Gramm (auch mit Orangen- oder Apfelgeschmack) kaufen.
Nehmen Sie Flohsamenschalen zu den Mahlzeiten ein. Gut lassen sie sich beispielsweise ins Müsli mischen. Es ist ratsam, zunächst mit einer geringen Menge, etwa einem Beutel, zu beginnen, da es zu Blähungen und Bauchschmerzen kommen kann. Hat man sich an die Flohsamenschalen gewöhnt, so tut dies nicht nur dem Fettstoffwechsel gut, sondern auch der Verdauung. Wichtig: ausreichend dazu trinken!

Heilpflanze Nr. 1: Artischocke

Die Artischocke steht auf Platz eins unter den Heilpflanzen und Gemüsen, wenn es um die Senkung von Blutfetten geht. Sie werden als Dragees angeboten, aber auch als Frischpflanzenpresssaft (Reformhaus). Der wird aus Artischockenblütenknospen hergestellt und enthält den Gesamtkomplex der wirksamen Inhaltsstoffe. Da er höher dosiert ist als Tee, ist er für die Einnahme besser geeignet. In einer Studie, in der Patienten 2- bis 3-mal täglich 10 ml Artischockenpresssaft vor den Mahlzeiten erhielten, sank der LDL-Wert um 18 Prozent, der Triglyzeridwert um 14 Prozent. Der Saft ist etwas bitter und erinnert an das Kochwasser von Artischocken (das man gerne trinken darf). Am besten nehmen Sie den Frischpflanzenpresssaft in Tomatensaft mit etwas Kräutersalz und Pfeffer ein. Artischockenzubereitungen dürfen nicht bei Verschluss der Gallenwege, bei Gallensteinen und bei einer Überempfindlichkeit auf Artischocken oder Korbblütler eingenommen werden.

Kur mit Löwenzahntee

Löwenzahntee ist gut geeignet, um die Tätigkeit der Leber und die Bildung von Gallensäuren anzuregen. Die Pflanze wird in der Volksmedizin wegen der gelben Blüten und des Milchsafts der Galle zugeordnet. Verwendet werden Wurzel und Kraut. Der Tee schmeckt leicht bitter, aber nicht unangenehm. Für die Zubereitung 1 gehäuften TL Löwenzahn oder 1 Teebeutel (Apotheke) mit 1 großen Tasse kochendem Wasser überbrühen, 5–10 Minuten ziehen lassen und abseihen. Über 4–6 Wochen morgens und mittags 1 Tasse vor dem Essen trinken. Löwenzahn kann man gut mit Pfefferminzblättern kombinieren oder auch als Frischpflanzenpresssaft (Reformhaus) einnehmen.

Anti-Cholesterin-Tee

Lassen Sie sich in der Apotheke Artischocke, Bärlauch, Berberitze, Mariendistel und Queckenwurzel zu gleichen Teilen mischen. 1 TL davon in ¼ l kochendes Wasser geben und 3–4 Minuten köcheln lassen. 5 Minuten ziehen lassen, dann abseihen. Trinken Sie 1 Tasse Tee morgens nüchtern, eventuell mit 1 TL Honig gesüßt, und abends vor dem Schlafengehen noch mal 1 Tasse. Diesen Tee können Sie auch kurmäßig anwenden: Dafür trinken Sie 4–6 Wochen lang jeden Tag 2–3 Tassen Anti-Cholesterin-Tee.

Fastentage

Wenn Sie unter starken Fettstoffwechselstörungen leiden, dann ist ein Therapieversuch mit sogenanntem »intermittierendem Fasten« sinnvoll. Das bedeutet, dass Sie nicht eine ganze Fastenkur machen, sondern immer wieder zwischendurch fasten. Empfehlenswert ist zum Beispiel ein Fastentag pro Woche oder auch nur ein Fastennachmittag pro Woche. An diesem Tag essen Sie nach dem Mittagessen nichts mehr. Übrigens: Der englische Ausdruck »breakfast« kommt ja sogar daher, dass mit dieser Mahlzeit das Fasten gebrochen wird. Das darf auch einmal die Zeit ab dem Mittag davor sein.

Und wie kann ein Fastentag aussehen? Am besten wäre es, wenn Sie eine Fastenberatung, also eine Ernährungsberatung mit Schwerpunkt Fasten, aufsuchen und die Fastenform aussuchen, die am besten zu Ihnen passt. Generell kann man empfehlen: Nehmen Sie an Ihrem Fastentag keine feste Nahrung zu sich. Erlaubt sind pro Tag:

- 1–2 Gläser verdünnter Fruchtsaft
- 1 Teller klare Gemüsebrühe
- 1–2 Gläser verdünnter Gemüsesaft
- Kräutertees in Bioqualität
- und natürlich viel Wasser

Homöopathie

Es gibt diverse homöopathische Arzneimittel, die unterstützend zur Therapie bei Fettstoffwechselstörungen eingesetzt werden (siehe Tabelle).

Homöopathische Mittel zur Unterstützung der Fettstoffwechseltherapie

Leitsymptomatik	Mittel, Potenz und Dosierung
erhöhte Leber-und Cholesterinwerte, Zunge weißlich, ständiges Völlegefühl (nicht nur nach dem Essen)	Adlumia fungosa D12*
erhöhtes Cholesterin, Blähungen, Verdauungsstörungen, nach dem Essen oft müde, möglicherweise Neigung zu Verstopfung	Natrium choleinicum D4* 3-mal täglich 1 Tablette
erhöhte Cholesterinwerte und evtl. rechts brennende Bauchschmerzen	Cholesterinum D12*, im 3-wöchigen Wechsel mit Adlumia fungosa oder Natrium choleinicum, falls die oben genannten Beschwerden ebenfalls auftreten

* Detaillierte Hinweise zu Einnahme und Dosierung siehe S. 265

Koronare Herzkrankheit

Die gute Nachricht: In den vergangenen zwei Jahrzehnten ist die Sterblichkeit beim akuten Herzinfarkt um 40 Prozent, bei der koronaren Herzkrankheit (KHK) um 20 Prozent und bei der Herzinsuffizienz um 19 Prozent gesunken.

Fakten

Unser Herz arbeitet Tag und Nacht, ohne Pause. Wenn es 80-mal in der Minute schlägt, dann sind das ungefähr 115.000 Schläge am Tag. Auf ein Leben von 80 Jahren berechnet, sind das ungefähr 3.360.000.000 Schläge! Am Tag pumpt es zwischen 6000 und 8000 Liter Blut durch unseren Körper. Welch eine Leistung! Wie effektiv ein Herz arbeitet, gerade im Alter, ist vor allem von der Pumpkraft des Herzmuskels und der Elastizität der Gefäße abhängig.

Das etwa faustgroße Herz hat ein eigenes Blutversorgungssystem, das sich wie ein Kranz (lat. »corona«) um den Herzmuskel spannt und das Innere des Herzens mit vielen kleinen Gefäßabzweigungen durchzieht. Im Laufe des Lebens verlieren die Gefäße an Elastizität, werden durch Einlagerungen in die Gefäßwände verengt und durch Entzündungsprozesse geschädigt. Dann spricht man von der koronaren Herzkrankheit. In der Folge kann es zu unterschiedlichen Gefährdungen des Herzens kommen: Herzinfarkt, Herzrhythmusstörungen oder oder Herzschwäche (Herzinsuffizienz). Im sozialen Miteinander wird ein Mensch mit einem großen Herzen besonders geschätzt. Im medizinischen Sinn ist das hingegen eine bedenkliche Diagnose: Je größer das Herz, desto schwächer ist es, weil der Herzmuskel bei Herzschwäche verdickt und seine Elastizität verliert.

Wissen: Stress und die »bösen Vier«

Das Herz kann in die Hose rutschen oder es kann bis zum Hals schlagen: Es gibt wohl zu keinem Organ so viele Sprichwörter und Redewendungen. Das beweist, welche Bedeutung das Herz besonders im emotionalen Bereich hat. Beispiel Fußball-Weltmeisterschaft 2006: Bei Spielen der deutschen Nationalmannschaft wurden 2,5-mal mehr Notarzteinsätze wegen Herzattacken gefahren als sonst während des Wettbewerbs. In diesem Fall waren insbesondere Männer betroffen. Außer Stress sind es vor allem die »bösen Vier«, Bluthochdruck, Diabetes, Übergewicht und erhöhte Blutfette, die die Gefäße schädigen und das Herz belasten. Man nennt dieses Quartett auch metabolisches Syndrom.

Die »bösen Vier« oder das metabolische Syndrom

Leider kommt es bei vielen zu einer gefährlichen Kombination dieser gefäßschädigenden Faktoren bzw. Krankheiten.

Diabetes führt zu Entzündungen der Gefäßinnenwände, was kleine Verletzungen zur Folge hat. Im Blut schwimmendes Cholesterin dringt in diese feinen Risse ein, was allmählich zu Verkalkungen führt. Doch lange bemerkt man das nicht. Erst wenn das Gefäß zu mindestens 70 Prozent verengt ist, spürt der Betroffene das. Der erhöhte Blutdruck belastet die Gefäße durch den stetigen Druck zusätzlich. Sie verlieren die Fähigkeit, sich zu entspannen, und damit an Elastizität (allmählich werden sie steif). Jeder weiß, dass das Herz mehr pumpen muss, wenn man zwei Zehn-Liter-Wassereimer von A nach B trägt. Genau das passiert beim Übergewicht. Viele schleppen ständig diese zwei Wassereimer mit sich herum. Das Herz hat viel mehr Masse mit Blut und Nährstoffen zu versorgen – und das bleibt nicht ohne Folgen.

Symptome

Leitsymptom der koronaren Herzkrankheit ist die Angina Pectoris (Brustenge).
Dabei kommt es zu:

- stechendem Schmerz oder Druckgefühl hinter dem Brustbein oder im linken Brustkorbbereich, der in die linke oder rechte Schulter, den linken oder rechten Arm ausstrahlen kann, auch in Unterkiefer, Oberbauch oder Rücken
- Atemnot
- Angst
- Herzstolpern, unregelmäßigem Pulsschlag
- Gerade bei Frauen sind die Symptome aber oft schwer zu erkennen. Bei ihnen treten manchmal nur Kurzatmigkeit, Übelkeit, Erbrechen oder Schwindel auf.

Ausgelöst werden diese Beschwerden häufig durch körperliche oder psychische Belastung. Auch ein plötzlicher Wechsel von Wärme zu Kälte kann so einen Anfall auslösen, wenn Sie sich körperlich zu sehr belasten. Deshalb sollten Menschen mit koronarer Herzkrankheit im Winter das Schneeschippen langsam angehen. Immer wieder kommt es dabei insbesondere am frühen Morgen zu Herzinfarkten.

Unterschieden wird die stabile Angina Pectoris und die instabile Angina Pectoris. Die stabile Form tritt unter Belastung auf, spricht aber auf Medikamente (etwa Nitrospray) an. Die instabile Form hat ein besonders hohes akutes Infarktrisiko, sie tritt auch in Ruhe auf.

Kommt es zum Herzinfarkt, bleibt es leider oft nicht dabei. Als häufige Komplikation treten

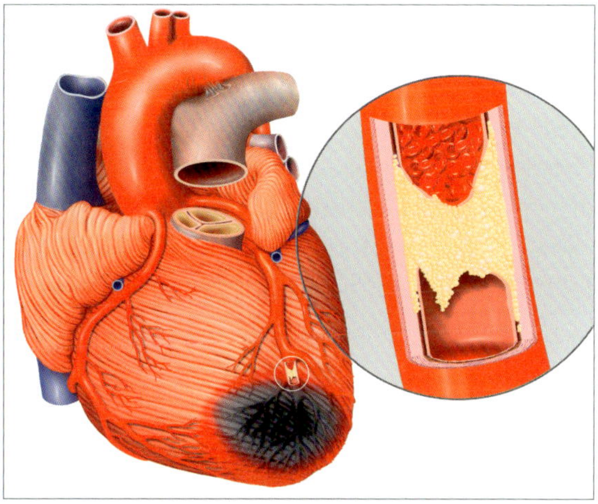

Ist ein Herzkranzgefäß plötzlich verschlossen (Ausschnitt rechts), wird dieser Bereich nicht mehr mit Sauerstoff versorgt. Es kommt zu einem Herzinfarkt.

Herzrhythmusstörungen auf. Schlimmstenfalls kommt es zum Kammerflimmern, das tödlich ist, wenn es nicht durch eine sofortige Elektroschocktherapie (Defibrillation) behandelt wird. Weitere Folgen – vor allem großer Herzinfarkte – können Herzschwäche, Ausstülpungen der Gefäße (Aneurysmen) oder Einrisse der Herzwand sowie Entzündungen des Herzbeutels (Infarktperikarditis) sein.

Risikofaktoren

Sie haben gute Chancen, etwas für Ihre Herzgesundheit zu tun – auch wenn bereits erste Beschwerden aufgetreten sind.

Diese Faktoren können Sie nicht beeinflussen

Familiäre Belastung: Eine genetische Vorbelastung ist auch bei der koronaren Herzkrankheit zu beobachten. Als gefährdend gilt, wenn die Mutter vor dem 66. Lebensjahr oder der Vater vor dem 55. Lebensjahr einen Infarkt erlitten hat. Zudem gibt es gefährdende vererbte Fettstoffwechselstörungen, wie zum Beispiel die familiäre Hypercholesterinämie (siehe »Fettstoffwechselstörungen«, S. 106–113)

Geschlecht: Männer sind bereits ab dem 45. Lebensjahr gefährdet. Frauen sind bis zur Menopause besser vor der koronaren Herzkrankheit geschützt, danach steigt auch ihr Risiko für eine KHK. Wichtig: Alle sollten wissen, dass die Symptome eines Herzinfarkts bei Frauen diffuser als bei Männern sein können (siehe S. 123). Auch deshalb gelangen Frauen im Durchschnitt später in die Klinik und versterben häufiger am Herzinfarkt als Männer.

Alter: Die Gefäße sind weniger elastisch, es entstehen Entzündungsprozesse und Verengungen.

Sonstige Risikofaktoren: Dazu zählen Durchblutungsstörungen (egal wo), Blutgerinnungsstörungen, erhöhte Thromboseneigung, vorangegangene Herzinfarkte, Infektionen oder auch Medikamente.

Diagnose

Die Diagnose besteht aus einem ausführlichen Gespräch mit dem Arzt, einer körperlichen Untersuchung, Laboruntersuchungen, Ruhe-, Belastungs- und Langzeit-EKG.

► Ultraschall: Der Ultraschall am Herzen (Echokardiografie) liefert wichtige Einblicke.

► Herzkatheter: Mit einem dünnen, beweglichen Schlauch, in dem optische Instrumente und andere Werkzeuge untergebracht sind, kann der Arzt über ein großes Gefäß bis ins Herz vordringen und sich mithilfe von Röntgenaufnahmen ein recht genaues Bild machen. Zugleich kann gegebenenfalls ein Eingriff durchgeführt werden (etwa Aufdehnen eines Gefäßes oder Einsetzen eines Stents).

Je nach Schweregrad können noch weitere bildgebende Verfahren eingesetzt werden.

Risikofaktoren, die man selbst in der Hand hat

Die wichtigsten Risikofaktoren sind glücklicherweise beeinflussbar, denn es sind vor allem Faktoren des Lebensstils:

- die »bösen Vier«: Diabetes, erhöhte Blutfette, Bluthochdruck und Übergewicht
- Bewegungsmangel
- Stress
- Rauchen
- psychosoziale Faktoren wie Kummer, Angst, Einsamkeit – gerade beim Herzen spielen sie eine große Rolle

Therapie

Am wichtigsten ist es, die Risikofaktoren auszuschalten. Daneben gibt es eine Vielzahl von Medikamenten: Blutdrucksenker, Gerinnungshemmer, Blutfettsenker. Gegen die Symptome der Angina Pectoris gibt es vor allem Sprays, die die akuten Beschwerden lindern. Folgende Maßnahmen können zusätzlich notwendig sein:

► Stents (siehe »Herzkatheter« links)

► Bypass-Operation: Vor allem wenn mehrere Herzkranzgefäße von Verengungen betroffen sind, fällt oft die Entscheidung für einen oder mehrere Bypässe. Hier werden operativ Umgehungswege eingepflanzt, die das Blut um die Engstellen herumleiten.

Bitte beachten Sie: Gerinnungshemmende Medikamente (etwa Falithrom® oder Marcumar®) müssen regelmäßig kontrolliert werden. Halten Sie bei häufigem Nasenbluten, blauen Flecken, Zahnfleischbluten und anderen schweren Blutungen unbedingt Rücksprache mit Ihrem Arzt, damit er die Dosierung eventuell anpasst.

Vorbeugung

Bitte beachten Sie auch die Hinweise zu den »bösen Vier«: »Bluthochdruck« (siehe S. 76–83), »Diabetes mellitus« (siehe S. 98–105), »Übergewicht« (siehe S. 238/239), »Fettstoffwechselstörungen« (siehe S. 106–113). Diese vier Krankheitsbilder werden als metabolisches Syndrom zusammengefasst und sind die Hauptrisikofaktoren für koronare Herzerkrankungen. Nicht nur jede einzelne Krankheit ist ein Risikofaktor, sie beeinflussen sich gegenseitig negativ.

Genießen wie am Mittelmeer

Wenn Sie Ihrem Herzen etwas Gutes tun wollen, erkunden Sie die mediterrane Vollwertkost mit wenig Fleisch, hochwertigem Seefisch und einer vielfältigen Gemüse- und Obstauswahl. All das unterstützt von frischen Kräutern und Gewürzen und flankiert von möglichst vollwertigen Kohlenhydraten. Vegetarische Tage sind in der Mittelmeerernährung im Übrigen eher die Regel als die Ausnahme. Für Menschen, die sich häufig vegetarisch ernähren, aber nicht gänzlich auf Fisch und Fleisch verzichten wollen, gibt es auch schon einen etablierten Begriff: »Flexitarier«.

Kontakte pflegen

Der amerikanische Kardiologe Dean Ornish hat ein Herzprogramm entwickelt, das den Verlauf chronischer Erkrankungen – eben auch den der koronaren Herzkrankheit – deutlich verbessert. Dieses Programm basiert auf vier Säulen: Ernährung, Bewegung/Fitness, Stress-Management – und Liebe/Sozialkontakte. Dieser letzte Baustein hat für Ornish besonders viel Bedeutung. Liebe und Sozialkontakte, so der Kardiologe, sind menschliche Bedürfnisse. Isolation und Einsamkeit machen krank, machen vor allem auch herzkrank. Wichtig ist, mit sich selbst und seinen Gefühlen in Verbindung zu stehen. Hier sprechen auch Redewendungen eine deutliche Sprache: »Sich ein Herz fassen« (und etwas aussprechen), »das Herz auf der Zunge tragen« oder, wie es in der Bibel heißt: »Der Mund redet, wovon das Herz voll ist« (Matthäus 12,34). Wenn Sie allein leben, suchen Sie sich einen Kreis von Menschen, mit denen Sie sich austauschen können. Nehmen Sie Ihre Gefühle ernst. Sprechen Sie offen über das, was in Ihnen vorgeht. Eine Untugend, die auch dem Herzen nicht guttut, ist unsere Neigung, alles zu bewerten und nur eigene Ansichten gelten zu lassen. Gerade im Zusammenleben der Generationen können Konflikte und Ärger vermieden werden, wenn man Dinge einfach mal so sein lässt, wie sie sind. Heutzutage muss man das regelrecht üben und ganz bewusst tun: zuhören, ohne gleich zu bewerten.

Besser dick als faul

Sportliche Dicke haben ein geringeres Risiko für Herz-Kreislauf-Erkrankungen als schlanke Couchpotatoes, das ergab eine Studie der University of Cambridge, in der über zwölf Jahre lang die Gesundheitsdaten von 330.000 Personen dokumentiert wurden.[1] Mehr noch: Bewegungsmangel ist doppelt so gefährlich für das Herz-Kreislauf-System wie Übergewicht. Dabei muss es sich nicht um sportliche Spitzenleistungen handeln: Ein 20-minütiger zügiger Spaziergang täglich ist ausreichend, etwas mehr natürlich noch besser.

Vorsorgen und den Herzinfarkt erkennen

Nutzen Sie den jährlichen Check-up beim Hausarzt, um eventuelle Risikofaktoren rechtzeitig zu erkennen und zu minimieren oder zu behandeln. Dies gilt insbesondere auch für Frauen.

Selbsthilfe bei beginnenden Beschwerden

Eine herzgesunde Ernährung gilt für jedes Krankheitsstadium. Das heißt: genussvoll essen, viel Obst und Gemüse und unterschiedliche pflanzliche Öle verwenden. Außerdem sollte man mit Kräutern würzen und Salz reduzieren.

Bewegung ohne Druck

Wenn bereits eine koronare Gefäßerkrankung vorliegt, ist es wichtig, Ausdauersportarten ohne Leistungsdruck auszuwählen. Lernen Sie dabei Ihre Leistungsgrenze (maximale Herzfrequenz) unter Anleitung in einer Herzsportgruppe kennen und halten Sie sie ein. Zur Kontrolle tragen Sie am besten einen Herzfrequenzmesser.

Fisch & Co.

Es gibt Nahrungsmittel, die auch in der Fachliteratur als besonders günstig bei koronarer Herzkrankheit beschrieben werden: Dazu gehören Fischöle, Knoblauch, Walnüsse, dunkle Schokolade, grüner Tee, Sojaeiweiß, Granatapfel, Leinöl, Rapsöl, Mandeln, Leinsamen, Flohsamenschalen, Artischockenblätter und Hafer.

Knoblauch als Gefäßputzer

Essen Sie so viel wie möglich Knoblauch. Durch seinen Hauptwirkstoff Allicin gilt er als Gefäßputzer. Schon seit der Antike wird er als Freund des Menschen bezeichnet. Einige Forscher meinen sogar, dass die Gefäße von Knoblauchessern um 15 Jahre jünger sind. Knoblauch wirkt blutverdünnend, antioxidativ und erweitert die Gefäße. Gegen den typischen Geruch kann der Verzehr von Petersilie oder Walnüssen oder das Kauen von Kaffeebohnen helfen.

Für eine selbst gemachte Knoblauchtinktur setzen Sie 40 g geschälte und zerkleinerte Knoblauchzehen in 100 ml Korn/Wodka für zwei Wochen an (die Flasche öfter schütteln). Den Sud abseihen und gegen den unangenehmen Geruch einige Tropfen Angelikawurzel dazugeben. Nehmen Sie kurmäßig täglich 15–20 Tropfen ein.

Stress abbauen

In der Musik und Literatur gehört das Thema des »gebrochenen Herzens« zum gängigen Repertoire. Es gibt tatsächlich Menschen, deren Herz durch seelischen Stress massiv in Mitleidenschaft gezogen wird. Betroffen sind vor allem Frauen zwischen 50 und 80 Jahren. Man spricht von einer Stress-Kardiomyopathie oder einem Gebrochenen-Herz-Syndrom (»broken heart syndrome«). Dazu kommt es, wenn sich die Herzkranzgefäße durch eine starke Ausschüttung von Stresshormonen extrem verengen – die Symptome sind wie beim Herzinfarkt und können sogar tödlich sein. Als Auslöser sehen Mediziner starke psychische Belastungen an. Dass sie zu so gravierenden Beschwerden führen können, wurde bislang nicht für möglich gehalten. Wenn es also etwas gibt, das Sie außerordentlich stark mitnimmt, etwa eine Veränderung, ein Verlust oder auch weit zurückliegende dramatische Ereignisse (etwa Kriegserlebnisse), die plötzlich wieder hochkommen, dann suchen Sie Hilfe! Ein Tipp: Therapeutisches Schreiben (»expressive writing«) hilft allen Herzpatienten in besonderem Maße (Buchtipps siehe S. 256).

Da es sich bei einem Gebrochenen-Herz-Syndrom vor allem um eine gestörte Regulation handelt, kann man mit naturheilkundlichen Mitteln gut gegensteuern. Entwerfen Sie mit einem entsprechend versierten Arzt einen Therapieplan, der in Ihren Alltag passt.

Absage an den Sympathikus

Herzbeschwerden werden dadurch verstärkt, dass wir zu sehr im Aktionsmodus sind. Der Sympathikus, jener Nerv im vegetativen Nervensystem, der unseren Körper in Anspannung versetzt, ist ständig aktiv. Wir können unsere Welt nicht ändern, die vielen Sinnesreize nicht abschalten, aber wir können bewusst gegensteuern und ganz gezielt versuchen, den Gegenspieler, den Parasympathikus, der für Entspannung und Regeneration zuständig ist, zu stimulieren. Der Parasympathikus sorgt dafür, dass Blutdruck und Puls sinken, er bestimmt die Intensität, wie stark sich das Herz zusammenzieht, den Sauerstoffbedarf des Herzens, die Zahl der Atemzüge. Alles, was Ruhe in Körper und Geist bringt oder aber Anspannung abbaut, hilft dabei.

Achtsamkeit – der Weg zu innerer Ruhe

Eine einfache Übung für Ruhe und Gelassenheit ist die Konzentration auf das Atmen. Dazu setzen Sie sich auf einen Stuhl, die Füße berühren den Boden. Richten Sie die Wirbelsäule, so gut es geht, auf und lassen Sie die Schultern fallen. Nun richten Sie Ihre gesamte Aufmerksamkeit ausschließlich auf das Ein- und Ausatmen. Legen Sie zusätzlich die Hände auf den Bauch, um das Auf- und Absenken zu spüren. Wenn Gedanken versuchen, sich einzunisten, schicken Sie sie wieder weg. Diese Übung kann man leicht mehrmals am Tag 10 Minuten (allmählich verlängern) durchführen. Mit erstaunlichen Ergebnissen!

Yoga so gut wie Ausdauersport

Eine Meta-Analyse von über 30 Yoga-Studien hat ergeben, dass Yoga genauso effektiv für die Herzgesundheit ist wie Ausdauersport. Es verändert Blutdruck, Puls, Cholesterinspiegel, LDL, HDL und Körpergewicht ebenso positiv.[2]

Temperaturansteigendes Armbad

Ein temperaturansteigendes Armbad wirkt erleichternd bei Krämpfen in der Herzgegend, bei Angina Pectoris und Herzschwäche. Beginnend mit 35/36 °C wird die Wassertemperatur durch Zugießen innerhalb von 20 Minuten auf maximal 41 °C gesteigert (mit dem Thermometer kontrollieren!). Ist die Erkrankung schwerer, kann auch nur ein Arm dem Temperaturreiz ausgesetzt werden. Das Bad bei ersten Schweißtropfen oder Herzklopfen beenden. Dann die Arme abtrocknen, warm anziehen und 30 Minuten ruhen.

Bewährter Helfer: Weißdorn

Der Weißdorn hat sich in der Vergangenheit bei KHK bewährt und ist mittlerweile wissenschaftlich als »Add-On-Therapie« (Zusatztherapie) bei leichter Herzinsuffizienz anerkannt. Sinnvoll ist die Einnahme als Fertigpräparat (Apotheke).

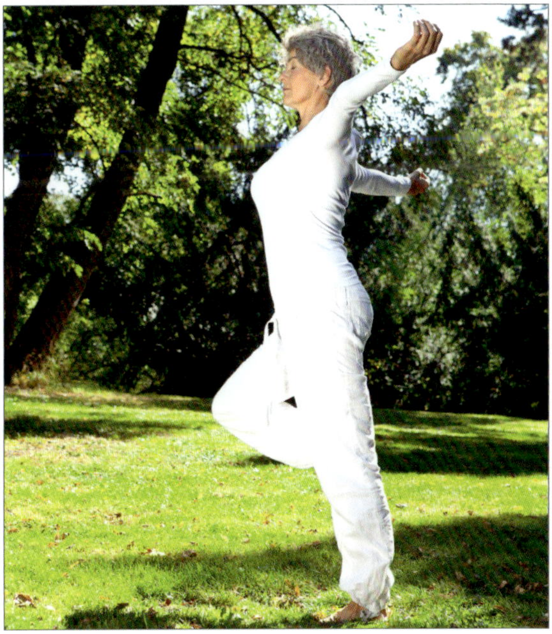

Yoga wirkt sich positiv auf die Herzgesundheit aus. Blutdruck und Blutfette werden reguliert.

Selbsthilfe bei fortgeschrittenem Verlauf

Viele der oben genannten Maßnahmen können Sie auch bei fortgeschrittener Erkrankung durchführen. Gerade beruhigende Tees, Atemübungen oder ein mildes Gefäßtraining sind hier zu empfehlen. Es gibt Hinweise, dass Patienten, die unter schweren Herzbeschwerden leiden, besonders von einer etwas radikaleren Ernährungsumstellung profitieren.

Medikamenten-Check

Oft bekommen Menschen mit mehreren Erkrankungen auch viele Medikamente. Doch nicht immer ist alles hilfreich. Es können unerwünschte Wechselwirkungen auftreten, die sogar die erhoffte Wirkung ins Gegenteil umkehren. Lassen Sie Ihre Medikamente diesbezüglich in Ihrer Apotheke checken. Bringen Sie alle Medikamente mit – auch die, die Sie ohne Rezept einnehmen. Alle Apotheker verfügen über eine Software, mit der sie solche gefährlichen Wechselwirkungen aufspüren können. Werden solche Gefahren entdeckt, kann Ihr Arzt nach neuen Lösungen suchen. Bei der Vielzahl der heute verfügbaren Wirkstoffe und verordnenden Ärzte ist es für den Hausarzt fast unmöglich, allein den Überblick zu behalten.

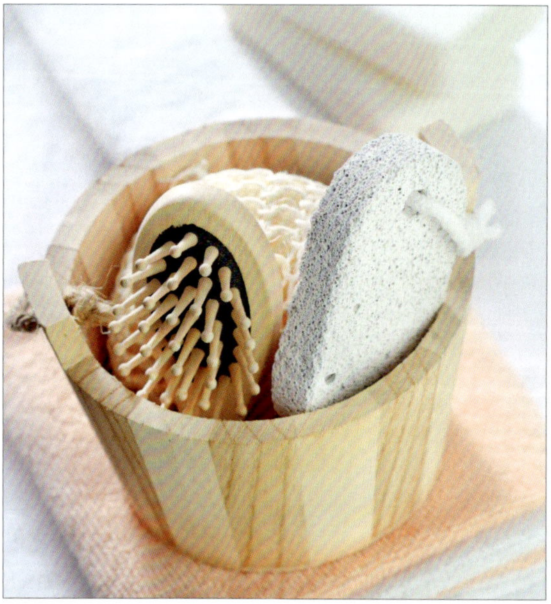

Das Badezimmer als Wohlfühloase: Tägliche Waschungen und leichte Massagen sind kleine Auszeiten im Alltag und trainieren die Gefäße.

Ideal: Herzsportgruppen

Auch bei einer fortgeschrittenen koronaren Herzerkrankung sollten Sie unbedingt weiter in Bewegung bleiben. Eine gute Möglichkeit dazu bieten Herzsportgruppen, weil man dort unter Gleichgesinnten mit Anleitung eines speziell geschulten Übungsleiters trainiert. Im Notfall ist ein Arzt sofort zur Stelle.

Rituale im Bad

Wohltuend und hilfreich sind tägliche Rituale wie eine einfache Waschung. Mit lauwarmem Wasser den warmen Oberkörper kurz abreiben. Immer von rechts nach links gehen (von herzfern nach herznah) und von außen nach innen, von unten nach oben. Dann warm anziehen. Es sind kleine Reize, die Ihre Gefäße wieder zum Zusammenziehen und dann zum Weiten bringen. Wenn Sie eine Weile trainiert haben, können Sie auch leitungskaltes Wasser nehmen. Bauen Sie Maßnahmen zum Gefäßtraining regelmäßig in Ihren Alltag ein. Auch Trockenbürsten (siehe S. 53) trainiert die Blutgefäße.

Vegetarische Ernährung

Auch wenn das letzte Wort noch nicht gesprochen ist, verdichtet sich die wissenschaftliche

Datenlage zunehmend dahingehend, dass ausgewogene und vielfältige vegetarische Ernährungsformen sich positiv auf die Herz- und Gefäßgesundheit auswirken und deshalb möglicherweise lebensverlängernd wirken. Haben Sie sich bisher eher fleischlastig ernährt, sollten Sie sich vor der Umstellung Ihrer Ernährung gründlich in der Literatur informieren oder einen Ernährungsberater aufsuchen. Versuchen Sie es am besten mit der »lacto-ovo-vegetarischen Ernährung«, das heißt, neben reichlich Gemüse und Obst stehen auch Milchprodukte und Eier mit auf dem Speiseplan. Wer sich ausgewogen lacto-ovo-vegetarisch ernährt, braucht sich im Übrigen auch nicht vor Mangelerscheinungen zu fürchten, darüber herrscht in der Wissenschaft mittlerweile Einigkeit.

Antistress-Tee

Der Tee ist abends vor dem Schlafengehen zu empfehlen. Lassen Sie in der Apotheke 20 g Engelwurz, 10 g Rosmarin, 30 g Melisse, 10 g Lavendel, 20 g Hopfen und 10 g Tausendgüldenkraut mischen. Überbrühen Sie 1 gestrichenen TL von dieser Mischung mit 150 ml heißem Wasser und lassen den Tee 10–15 Minuten zugedeckt ziehen. Abseihen und langsam trinken.

Hinweis: Rosmarin wirkt wärmend und kreislaufanregend. Wenn Sie einen hohen Blutdruck haben, sollten Sie den Rosmarin weglassen. Wenn der Tee Sie abends zu sehr anregt, trinken Sie ihn etwas früher im Lauf des Tages.

Anthroposophische Medizin

Das Präparat Crataegus® comp. (Weleda) in Tropfenform wird eingesetzt beim Altersherz, Missempfindungen im Herzbereich, zur Unterstützung von Herz und Kreislauf, bei und nach fieberhaften Erkrankungen und bei Blutdruckschwankungen. Es enthält in potenzierter Form die Heilpflanzen Weißdorn, Primel und Bilsenkraut sowie Gold. Nehmen Sie davon 3- bis 4-mal täglich 15–20 Tropfen ein.

Ein weiteres, sehr empfehlenswertes Präparat sind Cardiodoron® mite Tropfen (Weleda). Es wird eingesetzt bei Erkrankungen des Herz-Kreislauf-Systems, hier vor allem bei Herzrhythmusstörungen, Schlafstörungen, Missempfindungen im Herzbereich, unregelmäßiger Kreislauftätigkeit und Blutdruckschwankungen. Das Mittel wirkt ausgleichend bei rhythmischen Störungen, also sowohl bei niedrigem als auch bei hohem Blutdruck und sowohl bei zu hoher als auch zu niedriger Pulsfrequenz. Cardiodoron enthält wie Crataegus comp. Primel und Bilsenkraut, allerdings statt Weißdorn die Eselsdistel. Empfohlene Einnahme: 15–20 Tropfen 3- bis 4-mal täglich. Wenn Sie allergisch auf Primeln sind, dürfen Sie beide Mittel nicht anwenden.

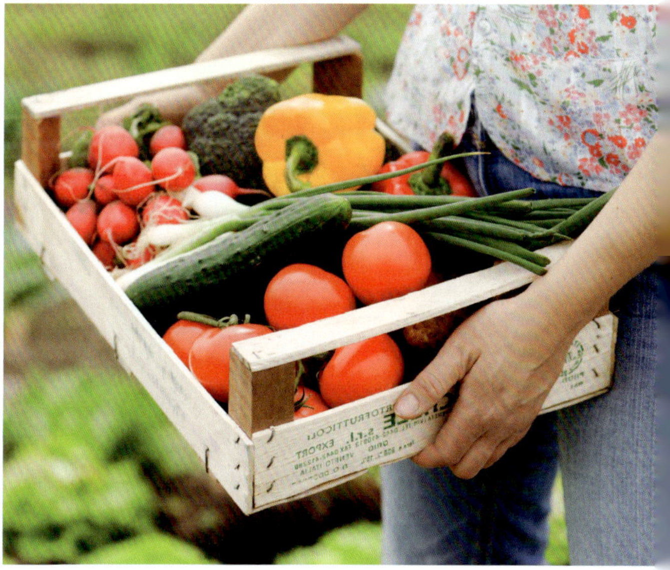

Setzen Sie täglich reichlich frisches Gemüse und Obst auf Ihren Speiseplan. Damit tun Sie Ihrem Herzen viel Gutes.

Herzinfarkt und Schlaganfall

Herzinfarkt und Schlaganfall machen uns Angst. Man kann so manches tun, um die wichtigsten Risikofaktoren zu reduzieren. Dennoch möchte ich Ihnen hier einige Informationen geben, was beim »Ernstfall« dahintersteckt und wie Sie einen Herzinfarkt oder Schlaganfall erkennen. Denn treffen kann es jeden von uns.

Herzinfarkt

Nach Angaben des Statistischen Bundesamts ist der akute Herzinfarkt nach der koronaren Herzkrankheit die zweithäufigste Todesursache hierzulande. Jeder dritte Infarkt verläuft tödlich.

Hintergründe

Bei einem Herzinfarkt (der Begriff kommt vom lateinischen infarcere = verstopfen) werden ein oder mehrere Blutgefäße, die das Herz versorgen, blockiert. Der nachfolgende Bereich bekommt kein Blut mehr und damit keinen Sauerstoff. Wird der Blutfluss nicht wiederhergestellt, ist die Folge dramatisch: Die betroffenen Herzmuskelzellen können sich nicht mehr zusammenziehen. Erste Zellen sterben bereits nach 20 Minuten ab, der Gewebetod dehnt sich nach und nach in die Außenbereiche des Herzens aus. Je nachdem, ob der Verschluss eines oder mehrere kleinere oder größere Blutgefäße betrifft, handelt es sich um einen leichten oder schweren Herzinfarkt. Danach kann es zu Vernarbungen kommen, was wiederum die Pumpleistung des Herzens beeinträchtigt. Ein Herzinfarkt kann »stumm« verlaufen, also ganz ohne Symptome, oder zum Tod führen. In der Regel wird ein Herzinfarkt durch vorgeschädigte Blutgefäße im Zuge einer koronaren Herzkrankheit (siehe S. 114) verursacht. Die Innenfläche der Gefäße ist rau und aufgebrochen, es gibt Entzündungen, Verdickungen, Einengungen und Ablagerungen (Plaques). Diese Plaques können sich lösen, werden mitgeschwemmt und bleiben schließlich in verengten Herzkranzgefäßen stecken (Thromboembolie). Sind die Innenwände der Herzkranzgefäße entzündet, können sie einreißen. Der Körper will die Wunde heilen, was zu einer verstärkten Gerinnung führt – diese bewirkt dann den Gefäßverschluss.

Beim Herzinfarkt zählt jede Minute: Im Rettungswagen und im Krankenhaus wird versucht, das Gefäß wieder durchgängig zu machen und eventuell den Herzrhythmus wieder zu normalisieren. Bei Verdacht auf einen Herzinfarkt muss umgehend der Notarzt gerufen werden!

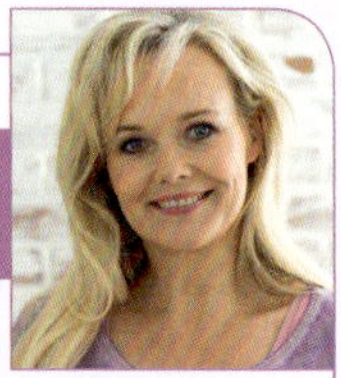

Mein besonderer Tipp

Die sechs »W« im Notfall

Bekommt in Ihrer Gegenwart eine Person einen Infarkt, ist die erste Regel: Ruhe bewahren! Rufen Sie den Rettungsdienst unter 112 an und beantworten Sie die folgenden Fragen:

- Wer ruft an?
- Wo ist es passiert?
- Was ist passiert?
- Welche Art von Verletzungen liegen vor?
- Wie viele Verletzte gibt es?
- Warten Sie auf Rückfragen!

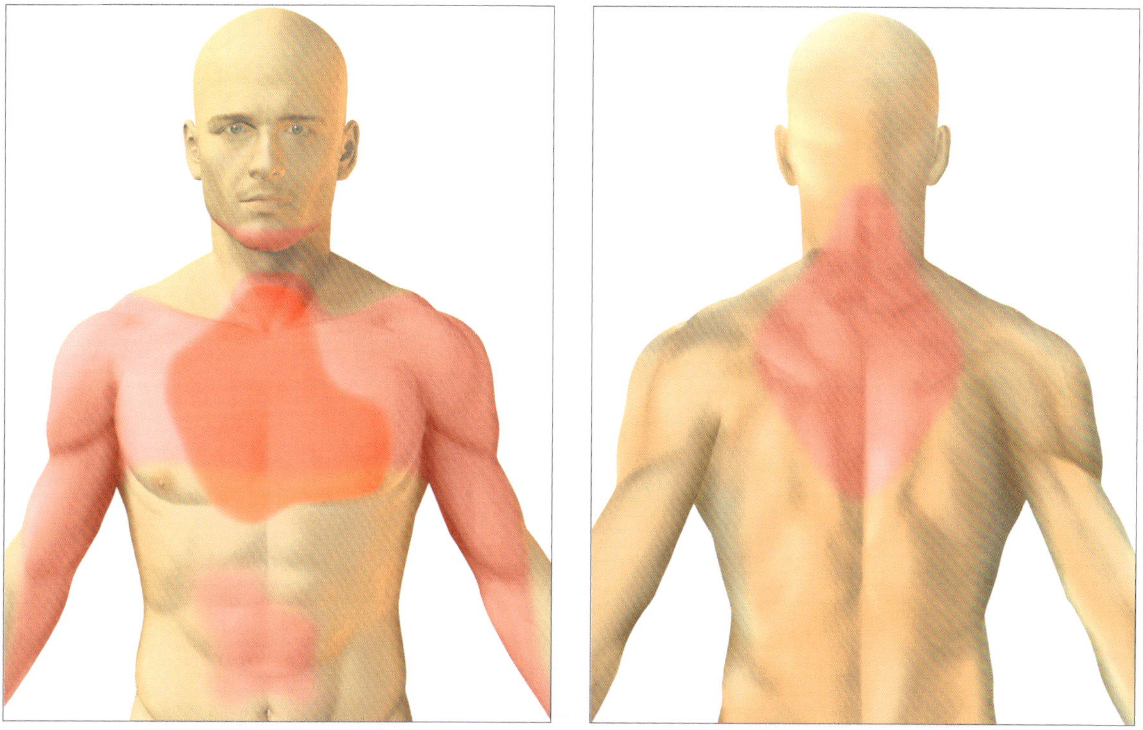

Ein Herzinfarkt kann sich an verschiedenen Orten bemerkbar machen: im Bauchraum (häufig bei Frauen!), im Brustraum, in den Schultern, den Armen und dem oberen Rücken.

Klassische Symptome eines Herzinfarkts:

- Starke, länger als fünf Minuten anhaltende Schmerzen, die häufig hinter dem Brustbein auftreten, in die Arme, den Oberbauch, zwischen die Schulterblätter, in den Rücken, in Hals oder Kiefer ausstrahlen (siehe Abbildung)
- massives Engegefühl, heftiger Druck, heftiges Brennen
- Vernichtungsgefühl, Todesangst
- Schwindel, Schwäche, evtl. Bewusstlosigkeit
- Übelkeit, Erbrechen und Schmerzen im Oberbauch
- Atemnot
- Angstschweiß mit kalter, fahler Haut

Symptome bei Diabetikern: Die Symptome können »stumm« sein, die Beschwerden sind nicht so eindeutig.

Symptome bei Frauen: Hier stehen Übelkeit, Erbrechen, Schmerzen im Oberbauch und Engegefühl im Vordergrund. Schmerzen im Brustkorb können bei Frauen ganz fehlen.

Schlaganfall

Der Schlaganfall (Apoplex) ist die dritthäufigste Todesursache. Nach Angaben der Stiftung Deutsche Schlaganfallhilfe bleiben etwa 70 Prozent der Überlebenden langfristig eingeschränkt.

Hintergründe

Grundsätzlich unterscheidet man beim Schlaganfall die Gehirnblutung und den Hirninfarkt, früher sprach man hier auch vom »roten« und »weißen« Schlaganfall. Dabei sind Blutungen nur bei 10 bis 15 Prozent der Schlaganfälle die

Ursache, in den meisten Fällen passiert im Gehirn das Gleiche wie in den Herzkranzgefäßen beim Infarkt: Es kommt zu einem Gefäßverschluss, der nachfolgende Bereich wird nicht mit Sauerstoff versorgt, das Gewebe stirbt ab. Bei einer Gehirnblutung reißt ein Blutgefäß auf. Die Blutung beansprucht Raum – und drückt auf das empfindliche Gehirn, das durch die Schädeldecke eng umschlossen ist. Dadurch kann zusätzlich Gehirngewebe geschädigt werden.

Stroke Unit

Am besten werden Schlaganfallpatienten direkt in einer »Stroke Unit« behandelt, einer Station, die speziell auf die Diagnose und Behandlung von Schlaganfällen ausgerichtet ist. Die Therapie zielt darauf ab, Gerinnsel aufzulösen, Blutungen zu stillen, Druck zu reduzieren und Folgeschäden einzudämmen. Sind Sie oder ein Angehöriger schlaganfallgefährdet, sollten Sie wissen, wo die nächste Stroke Unit ist (Infos beim Hausarzt oder im Internet). Bitten Sie auch die Rettungssanitäter, Sie im Notfall direkt dorthin zu fahren.

Symptome eines Schlaganfalls

- Halbseitenlähmung oder Kraftminderung auf einer Körperseite
- Sprechstörung, einseitig hängender Mundwinkel
- Sensibilitätsstörung oder halbseitiges Kribbeln
- Sehstörungen oder halbseitiger Gesichtsfeldausfall

Warnhinweis

Nach einem Schlaganfall darf NICHTS mehr gegessen oder getrunken werden!!

- Verständnisstörungen, Orientierungsverlust
- Gleichgewichtsstörungen, Stolpern, Schwindel
- Bewusstseinstrübung, Verwirrtheit, Teilnahmslosigkeit
- starke Kopfschmerzen, Übelkeit, Erbrechen (vor allem bei einer Hirnblutung)

So erkennen Sie einen Schlaganfall

- Bitten Sie die Person zu lächeln.
- Bitten Sie die Person, einen einfachen Satz nachzusprechen. Etwa: Ich benötige keine Hilfe.
- Bitten Sie die Person, gleichzeitig beide Arme nach vorne zu heben. Die Handflächen sollen dabei nach oben zeigen.

Erklärung: Bei Schlaganfall und Lähmung wirkt das Gesicht einseitig verzogen, ist die Sprache verwaschen, kann ein Arm nicht gehoben werden bzw. sinkt oder dreht sich, vor allem bei geschlossenen Augen.

Vorwarnzeichen: Mini-Schlaganfälle

Neben den »richtigen« Schlaganfällen gibt es auch »Mini«-Schlaganfälle. Hier treten die Symptome nur für wenige Minuten auf und bilden sich in der Regel innerhalb von 24 Stunden zurück. Medizinisch spricht man von TIA (Transitorisch Ischämische Attacken). Die Symptome ähneln denen eines Schlaganfalls:

- vorübergehende Sensibilitätsstörungen wie Missempfindungen oder Taubheitsgefühle in einer Hand oder einem Bein, Doppeltsehen, Schluckstörungen, Schwindel
- ausgeprägte vorübergehende Wortfindungs-, Konzentrations- oder Gedächtnisstörungen

Nehmen Sie die Warnung ernst und besprechen Sie mit Ihrem Arzt das weitere Vorgehen.

Ganz wichtig: Auch wenn die Beschwerden nur vorübergehend auftreten – TIA sind Warnzeichen für einen baldigen Schlaganfall!

Erste Hilfe

Herzinfarkt und Schlaganfall

Bei Herzinfarkt oder Schlaganfall zählt jede Minute! Die ersten Zellen sterben bereits nach wenigen Minuten ab. Die Auflösung des Gerinnsels kann nur innerhalb von einigen Stunden nach dem Ereignis erfolgen.

► Rufen Sie bei Verdacht auf Herzinfarkt oder Schlaganfall den Rettungsdienst unter 112 (siehe die sechs »W«, S. 122). Zögern Sie nicht, auch nicht in der Nacht oder am Wochenende den Notruf abzusetzen. Wenden Sie sich NICHT an einen ärztlichen Bereitschaftsdienst. Nur die Rettungswagen vom Rettungsdienst sind mit dem notwendigen Defibrillator ausgestattet!

► Unter Umständen werden Sie über das Telefon zur Herzdruckmassage angeleitet.

► Fahren Sie NICHT selbst ins Krankenhaus. Nach einem Herzinfarkt kann es zu lebensbedrohlichen Herzrhythmusstörungen kommen. Bereits im Rettungswagen beginnt die Therapie mit Defibrillator und Medikamenten.

► Ist der Betroffene ansprechbar – einfach den Oberkörper hochlagern. Lockern Sie beengende Kleidungsstücke und lassen Sie frische Luft ins Zimmer.

► Sorgen Sie für Ruhe.

Bei Herzinfarkt und Schlaganfall zählt jede Minute!

Rufen Sie bereits bei einem VERDACHT auf Herzinfarkt oder Schlaganfall den Notdienst 112 – und keine andere Nummer. Legen Sie nicht auf!

Wichtig: Nehmen Sie in allen Notfallsituationen nur die Medikamente ein, die Ihnen vom Arzt für diese Situation verordnet wurden. Nehmen Sie keine Medikamente auf Verdacht ein!

Herzstillstand

Rufen Sie die 112 an. Erklären Sie, was passiert ist. Führen Sie sofort eine Herzdruckmassage durch:

► Legen Sie die Person dazu auf eine harte Unterlage (Fußboden oder Gehweg). Kontrollieren Sie, dass keine Speisereste im Mundraum sind.

► Legen Sie den Handballen in die Brustmitte auf das Brustbein. Den anderen Handballen legen Sie darauf, die Ellbogen sind durchgestreckt.

► Jetzt das Brustbein ca. 4 cm tief eindrücken und wieder locker lassen – etwa 100- bis 120-mal pro Minute.

Beachten Sie: Heute lässt man für die Erste Hilfe die Mund-zu-Mund-Beatmung weg, außer Sie sind zu zweit, dann gilt folgender Rhythmus: 30-mal drücken, dann 2-mal beatmen.

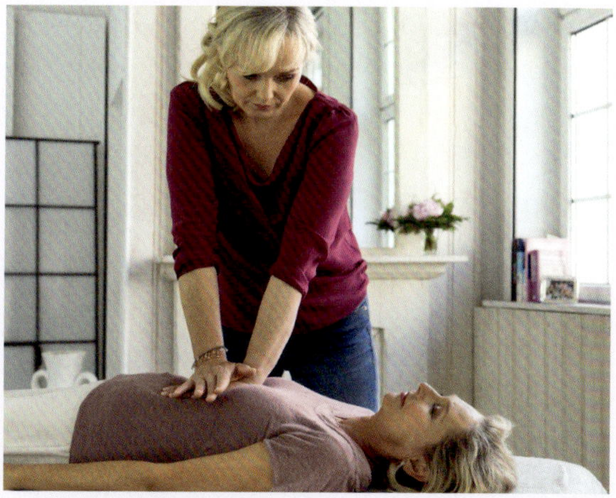

Drücken Sie bei der Herzdruckmassage das Brustbein etwa 100- bis 120-mal pro Minute.

Krebserkrankungen

Sie wundern sich vielleicht, dass ich hier alle Krebserkrankungen zusammenfasse. Es gibt sehr viele unterschiedliche Krebserkrankungen, doch allen ist gemein, dass unsere körpereigenen Schutz- und Regenerationsmechanismen an der Stelle, wo der Krebs entstanden ist, versagt haben. Deshalb finden Sie auf den nächsten Seiten Informationen zur Wiederherstellung des körperlichen und seelischen Gleichgewichts (integrative Onkologie) sowie zur Stärkung des Immunsystems, aber auch Wissenswertes zu den Warnzeichen von Krebserkrankungen und Selbsthilfe-Tipps gegen die Nebenwirkungen der Krebsbehandlung. Zudem bekommen Sie einige Anregungen für die Zeit nach der Therapie. Denn danach beginnt tatsächlich für viele das Leben neu. Lassen Sie sich nicht unterkriegen!

Fakten

Kennzeichnend für Krebszellen ist, dass sie sich ungebremst teilen und nicht mehr an die Regeln des Zellverbunds halten. Normalerweise sterben Zellen nach einer gewissen Zeit ab, sie haben ein »Selbstmord-Programm« (Apoptose). Krebszellen haben dies nicht, ihre Teilung läuft immer weiter. Sie bilden Wachstumsfaktoren, dehnen sich aus, zapfen Blutgefäße an und dringen in benachbartes Gewebe ein. Und: Über den Blut- und Lymphweg werden die Krebszellen in andere Organe transportiert, wachsen dort weiter und bilden Metastasen. Das Immunsystem ist nicht in der Lage, die zum Teil auch noch getarnten Krebszellen erfolgreich zu bekämpfen.

Unterschieden wird in feste Tumoren, die Geschwülste bilden, und bösartige Erkrankungen des Blut- und Lymphsystems: Leukämien und Lymphome. Die häufigste Krebserkrankung bei Männern ist das Prostatakarzinom, bei Frauen der Brustkrebs. Betrachtet man beide Geschlechter zusammen, liegt der Darmkrebs vorne.

Wissen: Was ist integrative Onkologie?

Es gibt wohl keine Erkrankung, bei der die Patienten den Arzt so oft fragen: Was kann ich selbst tun? Wie soll ich mich ernähren? Welche Nahrungsergänzungsmittel sind zu empfehlen? Was ist mit Akupunktur oder Vitamin-Infusionen? Mittlerweile gibt es einige Kliniken, die unter dem Begriff »integrative Onkologie« ein sich ergänzendes Miteinander von Schul- und Komplementärmedizin anbieten:

Schulmedizinische Strategien: Mit ihrer Hilfe können Krebszellen häufig zerstört werden.

Naturheilkundliche Maßnahmen: Sie helfen, Nebenwirkungen zu lindern, sodass viele Patienten die teils belastenden Therapien besser durchhalten können. Ihr Ziel ist es, den Organismus und die Abwehr zu stärken. In den Einrichtungen der integrativen Onkologie bekommen Patienten Anleitungen, wie sie selbst Wickel, Güsse, Bäder und Schröpfkopfmassagen machen können, oder welcher Akupressurpunkt gegen Schmerzen gedrückt werden kann. Dazu gibt es Ernährungs- und Bewegungsempfehlungen und psychologische Betreuung – immer geht es darum, die »Selbstheilungskräfte« des Körpers anzuregen. Und es geht darum zu wissen: Ich kann auch selbst etwas tun. Die Behandlungskonzepte umfassen in der Regel folgende Angebote:

- Entspannung und Meditation
- Bewegung

- mediterrane Vollwerternährung
- stressverstärkende Gedanken verändern
- Kommunikation
- soziale Unterstützung
- naturheilkundliche Selbsthilfestrategien

Manchmal ist es aber auch zu spät für Heilung. Dann helfen komplementäre Verfahren, Beschwerden zu lindern und eine lebenswerte Zeit zu gewinnen.

Symptome

Leider führen die meisten Krebserkrankungen erst spät zu sichtbaren Symptomen oder zu Schmerzen. Allerdings gibt es eine Reihe von Warnsignalen, die ein Hinweis auf eine Krebserkrankung sein können.

Mögliche Warnzeichen für Krebserkrankungen

Folgende Warnzeichen sollten Sie – auch wenn sie teilweise diffus sind – möglichst bald mit Ihrem Hausarzt besprechen.

Allgemeinbefinden: anhaltende Appetitlosigkeit und unerklärlicher Gewichtsverlust; Blässe und Blutarmut, ständige Müdigkeit, Abgeschlagenheit, Leistungsabfall; Fieber, Schweißausbrüche, Schwindelgefühl oder Herzrasen.

Knoten oder Schwellungen: Knoten und/oder Veränderungen in der Brust, Verziehung einer Brustwarze; Verhärtung oder Vergrößerung eines Hodens, manchmal kombiniert mit tastbaren Schwellungen, Verhärtungen oder Knoten auf der Haut, der Schleimhaut oder in Weichteilen, oft ohne Schmerzempfindung; Vergrößerung von Lymphknoten in den Achselhöhlen, den Leisten oder am Hals.

Blutungen: Blutungen sind immer verdächtig und gehören abgeklärt. Egal ob in der Samenflüssigkeit, Blutungen nach den Wechseljahren,

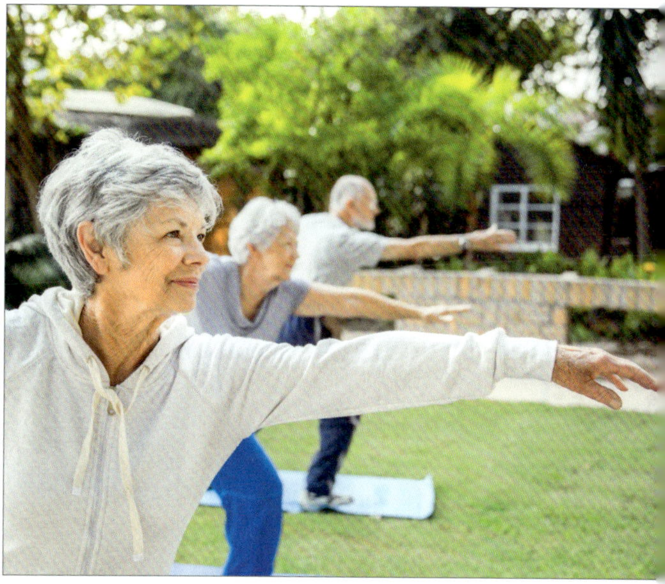

Bei sportlichen Erlebnissen in der Gruppe kann man die Selbstheilungskräfte des Körpers mobilisieren.

Blutungen nach dem Geschlechtsverkehr, ungewöhnliche Blutungen oder Ausscheidungen aus Mund, Nase, Darm, Harnröhre oder Vagina, bräunlicher Ausfluss.

Nervensystem: Schmerzen ungeklärter Herkunft, neu auftretende Kopfschmerzen, Sehstörungen, Krampfanfälle, Lähmungserscheinungen, Sprach- und Koordinierungsstörungen oder neu auftretende Ungeschicklichkeit, Persönlichkeitsveränderungen.

Atemwege: chronische Heiserkeit, anhaltender Husten oder Veränderung eines lang bestehenden Hustens sowie ständiger Hustenreiz, blutiger Auswurf beim Husten, Schluckbeschwerden.

Verdauung: Schluckbeschwerden, Sodbrennen, anhaltendes Druck- oder Völlegefühl, Bauchschmerzen oder Blähungen, häufiges Aufstoßen und Erbrechen; ebenso plötzliche Veränderungen der Stuhlgewohnheiten wie ungewöhnliche Verstopfung oder Durchfall sowie häufiger Wechsel von beidem.

Haut: Plötzlich entstandene oder sich schnell verändernde Zeichen auf der Haut gehören abgeklärt. Auffällig sind alle Male, die größer als ein Bleistiftkopf sind, unscharfe Ränder haben, verschiedenfarbig sind oder gar bluten. Das gilt auch bei Zeichen von Gelbsucht, fleckig geröteten Handinnenflächen oder Lebersternchen (spinnenartig erweiterte Äderchen in der Haut), anhaltendem Juckreiz und nicht oder schlecht heilenden Wunden.

Risikofaktoren

Es gibt tatsächlich Krebserkrankungen, die direkt vererbt werden können, dies sind allerdings die wenigsten. In der Regel sind auch Gene nur begünstigende Faktoren. Die Wissenschaft geht davon aus, dass wir durch unser Verhalten in vielen Fällen gegensteuern können.

Diese Faktoren können Sie nicht beeinflussen

Alter: Mit steigendem Alter nehmen Krebserkrankungen zu.

Familiäre Belastung: Manche Krebsarten haben ein hohes familiäres Risiko. Dies gilt vor allem für bestimmte Formen von Brust-, Eierstock- und Darmkrebs, Hirntumoren oder Haut- und Schilddrüsenkrebs.

Sonstige Risikofaktoren

Manche Krebserkrankungen werden durch Chemikalien und Umweltgifte verursacht. So können Schimmelgifte Leberkrebs auslösen. Werfen Sie daher verschimmelte Lebensmittel unbedingt weg! Auch Infektionen werden als Ursache von Krebserkrankungen zunehmend diskutiert: Humane Papilloma-Viren (HPV) können Gebärmutterhalskrebs oder das Bakterium Helicobacter pylori Magenkrebs auslösen.

Risikofaktoren, die man selbst in der Hand hat

- Rauchen ist **der** Risikofaktor für Krebs der Atemwege, Speiseröhre, Kehlkopf und Harnblase.
- Erhöhter Alkoholgenuss begünstigt Krebserkrankungen von Mund, Rachen, Kehlkopf, Speiseröhre und weiblicher Brust.
- Als riskant gilt das in Lebensmitteln versteckte Acrylamid (gebackene, gebratene, frittierte Speisen, die Stärke oder Zucker enthalten). Auch rotes Fleisch, vor allem wenn es gebraten wird, erhöht das Darmkrebsrisiko, ebenso Gepökeltes.
- Übergewicht begünstigt Krebs in Brust, Darm, Nieren, Speiseröhre, Gebärmutter.
- Stress schwächt das Immunsystem.

Diagnose

Der Arzt stellt eine Krebserkrankung durch Gespräch, körperliche sowie laborchemische Untersuchung, Analysen von Zell- und Gewebeproben, häufig auch durch Röntgen, Computertomographie bzw. Kernspin- oder Magnetresonanztomographie fest.

Therapien

Die wichtigsten Pfeiler der Krebstherapie sind Operation, Chemotherapie und Bestrahlung. Mithilfe der Operation wird die Tumormasse komplett entfernt oder zumindest verringert. Bei einer Chemotherapie werden sogenannte Zytostatika eingesetzt, die das Zellwachstum oder die Zellteilung hemmen. Bei der Bestrahlung ist es das Ziel, den Tumor zu reduzieren oder zu vernichten.

Vorbeugung

Die folgenden Empfehlungen gelten als Standards für die Krebsvorbeugung:

Nicht rauchen!

Tabakkonsum ist verantwortlich für jede dritte Krebsneuerkrankung. Allen voran der Lungenkrebs, der zu über 90 Prozent auf das Rauchen zurückgeht, außerdem Mund-, Rachen- oder Kehlkopfkrebs, Darm-, Blasen- oder Nierenkrebs. Heute weiß man: Auch Passivrauchen begünstigt Krebserkrankungen.

Sonnenbrand vermeiden

Sonnenlicht tut Körper und Seele gut, ein Sonnenbrand allerdings ist schädlich. Setzen Sie sich daher nicht zu lange der Mittagssonne aus. Tragen Sie bei längerem Aufenthalt in der Sonne eine Kopfbedeckung und cremen Sie alle unbedeckten Körperstellen mit einem Sonnenschutzmittel (Lichtschutzfaktor 30) ein – und zwar 20 Minuten vor dem Sonnenbad. Beim Baden eine wasserfeste Sonnencreme verwenden.

»Supermedikament« Bewegung

Rund 40 Prozent aller Krebsfälle könnten Schätzungen zufolge durch regelmäßiges körperliches Training vermieden werden. Für Brust- und Darmkrebs, aber auch für Prostatakarzinome ist das eindeutig nachgewiesen. Was für die Vorbeugung gilt, ist auch hilfreich nach der Erkrankung, damit es nicht zu Rückfällen kommt.

Essen als Medizin

Empfehlenswert ist eine abwechslungsreiche Ernährung mit viel frischem Obst und Gemüse, wenig Fleisch und Wurstwaren, wenig Fett, Alkohol und Zucker.

Besonders gut zur Vorbeugung und bei einer vorliegenden Krebserkrankung sind:

- Kohlsorten, etwa Brokkoli oder Rosenkohl
- Tomaten (vor allem gekocht)
- Knoblauch, Zwiebeln, Lauch
- Pilze
- Brunnenkresse
- Äpfel
- rote Beeren
- Granatapfel
- Papaya
- Grapefruit
- Weintrauben
- Zimt- und Kakaopulver
- Kurkumapulver
- grüner Tee

Zur Vorsorge gehen

Weil die meisten Krebserkrankungen erst spät auf sich aufmerksam machen, ist die Vorsorge so wichtig. Viele Krebserkrankungen können gut behandelt werden, wenn man sie früh erkennt. Gehen Sie deshalb unbedingt zu den von den Krankenkassen angebotenen Früherkennungsuntersuchungen (siehe S. 56).

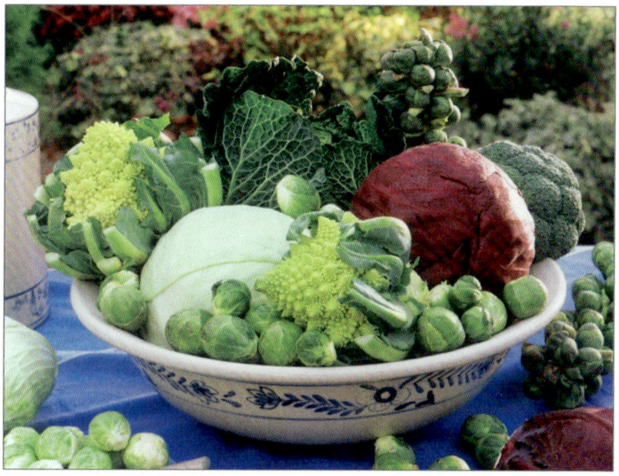

Bauen Sie immer wieder Kohl in Ihren Speiseplan ein – vorbeugend und auch während der Therapie.

Selbsthilfe während der Therapie

Bei Chemotherapie oder Bestrahlung kann es zu verschiedenen Nebenwirkungen kommen. Hier folgen einige Vorschläge, wie Sie die Nebenwirkungen abmildern können – bitte möglichst immer in Absprache mit dem Arzt! Lesen Sie bei Bedarf auch die Hinweise zu »Polyneuropathie« (siehe S. 224/225) »Schlafstörungen« (siehe S. 150–157), »Durchfall« (siehe S. 186/187), »Magenbeschwerden« (siehe S. 218/219) oder »Darmträgheit« (siehe S. 176/177).

Schleimhautentzündungen

Während der Chemotherapie kann es zu schmerzhaften Entzündungen der Schleimhäute kommen, oft im Mund- und Rachenraum. Aber auch andere Schleimhäute, zum Beispiel im Verdauungstrakt, können angegriffen sein.

▶ Erwiesen ist die unterstützende Wirkung von medizinischem Honig im Rahmen einer Tumorbehandlung. Dadurch lassen sich etwa bei Kehlkopfkrebs die Nebenwirkungen der Bestrahlung wesentlich verringern. Auch Bestrahlungsfolgen auf der Haut können mit medizinischem Honig gut behandelt werden. Eingenommen wird flüssiger Honig, äußerlich wird medizinischer Honig (Medihoney; Apotheke) angewendet.

▶ Lutschen Sie Eiswürfel oder kleine, tief gefrorene Obststücke, am besten fünf Minuten vor der Chemotherapie und währenddessen.

▶ Ein Mundspray aus Blutwurz, Ratanhiawurzel und Myrrhe (Repha-OS®; Apotheke) hat sich ebenfalls zur Vorbeugung bewährt.

▶ Spülungen aus dem Fruchtfleischöl des Sanddorns sowie Ölziehen (siehe S. 223) fördern die Wundheilung.

▶ Zur innerlichen Anwendung kann man Hanoson-Propolis-Urtinktur empfehlen. Dosieren Sie nach Anweisung des Herstellers.

Nebenwirkung Müdigkeit

Unter Schwäche und chronischer Müdigkeit, auch Fatigue genannt, leiden viele Patienten während und nach der Chemotherapie.

▶ Als Gegenprogramm empfiehlt sich vor allem Bewegung, und zwar täglich etwa 30 Minuten walken, schwimmen oder radfahren. Sie müssen das Pensum nicht auf einmal schaffen, dreimal 10 Minuten pro Tag sind ebenso gut. Am Tag der Chemotherapie sollten Sie jedoch auf Sport ganz verzichten.

▶ Ginsengwurzelextrakt (hochdosiert) kann die Symptome deutlich bessern (Rücksprache Apotheke); bitte Wechselwirkungen beachten.

▶ Rosenwurz (*Rhodolia rosea*), eine Heilpflanze aus der Traditionellen Chinesischen Medizin (TCM), stärkt allgemein die körperliche und geistige Belastbarkeit. Rosenwurz ist als Nahrungsergänzungsmittel in Apotheken erhältlich.

Muskel- und Gelenkbeschwerden

Lassen Sie Ihren Vitamin-D-Spiegel überprüfen. Sollte er zu niedrig sein, kann eine Substitution die Beschwerden lindern.

Übelkeit, Erbrechen und Hitzewallungen

Ingwer und Pfefferminze sind zwei hilfreiche Heilpflanzen gegen Übelkeit und Erbrechen. Beide enthalten stark wirksame ätherische Öle, die sich in einem heißen Tee entfalten. Sollten Sie den Gechmack nicht mögen, können Sie auch auf Tabletten ausweichen. Wer unter Kälte leidet, sollte zu Ingwer greifen, wer sich überhitzt fühlt, eher zu Pfefferminze. Bitte beachten Sie, dass Ingwer die Übelkeit bei manchen Chemotherapeutika verbessert, bei anderen aber verstärkt. Sehr wirksam gegen akute Übelkeit sind Bienenwachsauflagen mit Kümmel- oder Fenchelöl. Sie beruhigen den Magen-Darm-Trakt (siehe auch S. 155; Bezug übers Internet). Gegen Hitzewallungen bei Prostatakrebs eignen sich Salbeitabletten, bei Frauen Traubensilberkerze (auch bei Brustkrebs).

Hand-Fuß-Syndrom

Manche Chemotherapeutika verursachen Hautveränderungen und Taubheitsgefühle an Händen und Füßen, bei denen es bis zu schmerzhaften Hautgeschwüren kommen kann. In leichten Fällen haben sich regelmäßige Einreibungen mit Olivenöl als hilfreich erwiesen. Trainieren Sie Ihren Tastsinn, indem Sie unterschiedliche Oberflächen bewusst spüren.

Leicht und bekömmlich

Wählen Sie leicht verdauliche Speisen und essen Sie statt großer lieber mehrere kleinere Portionen. Wichtig ist: Essen Sie alles, was Ihnen bekommt. Ihr Körper braucht Energie im Kampf gegen den Krebs und für die anstrengende Therapie. Gegen Durchfall können Sie vorbeugend jeden Tag einen kleinen Becher Naturjoghurt essen. Meiden Sie unbedingt Fertiggerichte.

Interaktionen beachten!

Bestimmte pflanzliche Substanzen entfalten eine Wechselwirkung mit Chemotherapeutika oder sollten bei bestimmten Krebsarten nicht eingenommen werden. Dazu gehören Ginseng, Ginkgo, Baldrian, Soja, Rotklee und Wilde Yamswurzel. Bitte besprechen Sie pflanzenheilkundliche Maßnahmen auf jeden Fall mit dem behandelnden Onkologen bzw. einem Arzt mit naturheilkundlicher Zusatzausbildung. Denn was bei der einen Krebserkrankung die Genesung unterstützt, kann bei einer anderen sogar gefährlich sein (siehe Kasten unten).

Kritisch bleiben

Gerade im Umfeld von Krebstherapien werden die unglaublichsten Therapien angeboten, von Blausäurepräparaten, Nahrungsergänzungsmitteln, die Krebs verschwinden lassen sollen, bis hin zu Wunderheilern. Mit großen Versprechungen wird den Patienten das Geld aus der Tasche gezogen. Meine Bitte: Besprechen Sie alle Therapien mit Ihrem Onkologen oder mit einem Allgemeinmediziner mit naturheilkundlicher Fachkompetenz. Abzuraten ist von folgenden Therapien: Amygdalin, Ukrain, Galavit, Essiac, Haifischknorpelextrakt, Antineoplastone, Noni-, Goji- und Mangosteen-Saft, Paul D'ARco, Chaparral-Tee, Ozon- und Sauerstofftherapien.[1] Sicherlich gibt es noch mehr. Hinterfragen Sie bitte: Wird mir eigentlich nicht zu viel versprochen und dazu ausgiebig gegen die Schulmedizin gewettert?

Misteltherapie

Mistel verbessert die Lebensqualität während der Therapie. Ihre wirksamen Inhaltsstoffe müssen gespritzt werden, sie würden bei der Verdauung zerstört. Für eine Misteltherapie wenden Sie sich an Hausärzte oder Ärzte für Naturheilkunde.

Warnhinweis

Meiden Sie während der Krebstherapie Grapefruit, Johanniskraut, hochdosierte Extrakte aus grünem Tee sowie Kurkuma. Als Getränk bzw. als Gewürz sind grüner Tee und Kurkuma erlaubt.

Selbsthilfe nach der Therapie

Nach der Operation, Chemotherapie und Bestrahlung ist man erst einmal froh, es hinter sich gebracht zu haben, und wünscht sich natürlich sehr, geheilt zu sein. Doch manchmal bleibt die Befürchtung, ob nicht doch noch die eine oder andere Krebszelle im Körper unterwegs ist. Zudem will man wissen, was der Körper braucht, damit es nicht zu einem Rückfall kommt.

Gewohnheiten überdenken

Die Zeit nach der Behandlung ist ein guter Moment, das Leben zu überdenken. Kennen Sie den alten englischen Spruch: »If you do what you always did, you will get what you always got?« Frei übersetzt: Wenn man das tut, was man immer getan hat, kriegt man auch nur das, was man immer gekriegt hat. Das klingt hart, aber positiv betrachtet ist eine Krebserkrankung – wie auch viele andere Erkrankungen – eine Chance, ab jetzt einiges anders zu machen.

Körper (body) und Geist (mind) sind eng miteinander verbunden und beeinflussen sich wechselseitig. Diesen Umstand macht sich die Mind-Body-Medizin zunutze. Wir können über diese Mechanismen selbst Einfluss nehmen und unsere körpereigenen Selbstheilungkräfte aktivieren. Den Körper nach der anstrengenden Therapie stärken ist eine Säule. Eine weitere besteht im Abbau von Stress, der einen negativen Einfluss auf unsere hormonellen, neurologischen und immunologischen Regelkreise hat. Die Mind-Body-Medizin hilft die Selbstheilungskräfte des Körpers zu stärken, ungünstige Lebensumstände zu erkennen und zu verändern. Im Folgenden einige Angebote aus diesem komplexen System.

Körper und Geist Gutes tun

Gönnen Sie sich morgens fünf Minuten für eine erweiterte Körperpflege: 2- bis 3-mal pro Woche Trockenbürsten fördert die Durchblutung und tut der Haut gut. Kurzes kaltes Abbrausen nach dem Duschen erfrischt und macht munter. Wer es dagegen lieber warm hat: Einreibungen mit warmem Öl sind besonders angenehm. Im Handel gibt es spezielle Ölerwärmer.

Neue Gerichte ausprobieren

Etliche Kliniken haben unterdessen Kochbücher herausgegeben, die sich speziell mit Ernährung und Krebs beschäftigen.[2] Die Gerichte enthalten all das, was bei Krebserkrankungen gesund und hilfreich ist. Zudem schmecken sie so gut, dass auch Nichterkrankte sie gern essen.

Jeden Tag ein bisschen Sport

Geben Sie sich einen Ruck und gehen Sie einmal am Tag raus: für einen zügigen Spaziergang, eine Nordic-Walking-Runde, zum Schwimmen oder zum Tanzen. Die Bandbreite ist groß. Und für Zuhause gibt es Gymnastik- und Yogaübungen (siehe auch Fitness-Programm auf S. 59).

Stress wahrnehmen

Körperliche Warnsignale sind Verspannungen, Verdauungs- und Schlafstörungen, keine Lust auf Sex, Schwindel, Herzprobleme, Gedankenkreisen, Konzentrationsstörungen, Unruhe, Nervosität, Gereiztheit, Angst, unregelmäßiges oder unkontrolliertes Essen, Alkohol oder sozialer Rückzug. Achten Sie im ersten Schritt darauf, wie es Ihnen geht.[3] Wenn Sie erst einmal in sich reingehorcht haben, geht es im zweiten Schritt darum, den Stress abzubauen. Nehmen Sie professionelle Hilfe in Form einer Gesprächstherapie in Anspruch.

Atmen gegen den Stress

Wer unter Stress steht, atmet flach. Dagegen hilft, immer wieder kleine Atemübungen in den Alltag einzubauen. Denn durch bewusstes Atmen können wir auch unsere Nerven beruhigen.

- **Rhythmisches Atmen:** Es ist ganz einfach und überall machbar. Zählen Sie beim Einatmen und Ausatmen jeweils bis fünf.
- **Unterschiedliche Atemrhythmen:** Atmen Sie doppelt so lange aus wie ein. Sie zählen also bis fünf für das Einatmen und verlängern das Ausatmen auf zehn.
- **Atem verfolgen:** Folgen Sie dem Atem bis ins Zwerchfell, stellen Sie sich vor, wie jede Zelle mit dem lebenswichtigen Sauerstoff versorgt wird, und spüren Sie, wie beim Ausatmen das Zwerchfell entspannt.

Kleine Auszeiten

15 Minuten Rückzug am Tag müssen drin sein. Handy aus, Telefon leise stellen, Tür zu und Zettel an die Tür hängen »Bitte nicht stören«. Mit entsprechenden CDs kann man sich bei einer Meditation oder Entspannungsübung anleiten lassen.

Das Glück organisieren

Nicht der Traumurlaub macht uns glücklich – es sind die Kleinigkeiten des Alltags, die uns beglücken können, wenn wir sie wahrnehmen oder selbst angehen. Hier ein paar Beispiele, was Sie für diese wichtigen Glücksmomente tun können.

- Beobachten Sie bei täglichen Spaziergängen die Natur, die selbst bei Schmuddelwetter Schönes zu bieten hat. Auch Blumen, Zweige und Gestecke erfreuen Auge und Seele.
- Singen Sie öfter mal frei oder hören Sie Ihre Lieblingstitel, zu denen Sie mitsingen. Singen stärkt nachweislich das Immunsystem und setzt Glückshormone frei.

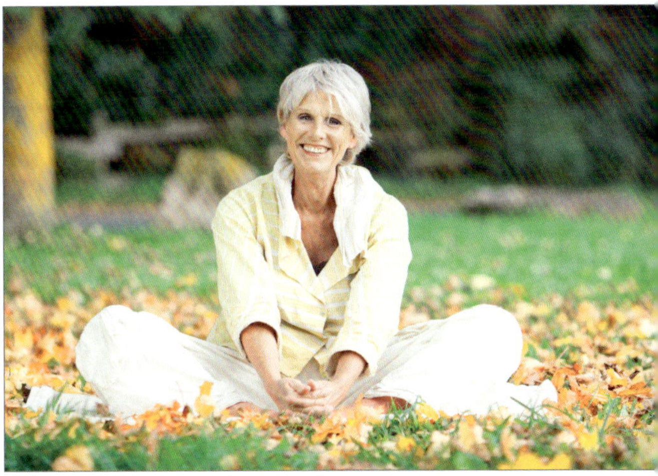

Sie haben das Leben neu gewonnen. Tun Sie sich nun regelmäßig Gutes, vielleicht mit einem täglichen Entspannungsritual im Grünen.

- Überraschen Sie einen lieben Menschen mit einem kleinen Geschenk außerhalb der üblichen Geschenktage.
- Barfußlaufen im Sommer kann beglücken.
- Nehmen Sie sich ein Beispiel an Kindern, die sich über ganz kleine Dinge unheimlich freuen können, und nehmen Sie mal für einen Tag diese Kinderperspektive ein.
- Gönnen Sie sich Faulenzertage.

Relativieren statt »katastrophisieren«

Selbstschädigende Gedanken (»Das gelingt mir sowieso nicht!«), Probleme problematischer zu sehen, als sie sind, oder der Hang zu Perfektionismus sind Muster, die sich ungünstig auf die Gesundung oder das Gesundbleiben auswirken. Situationen kann man oft nicht ändern, aber man kann die eigene Sicht darauf ändern und damit auch die negativen Gefühle. Kognitive Restrukturierung nennt man das. Nehmen Sie eventuell professionelle Hilfe in Anspruch. Oft kommt man aus seinen Gedankenmustern nicht heraus – da tut es gut, sich unterstützen zu lassen.

Osteoporose

Osteoporose, der »Knochenschwund«, ist die häufigste Stoffwechselerkrankung des Knochens. Der Begriff Osteoporose leitet sich von griech. Osteo = Knochen und poros = löchrig her.
Im gesunden Knochen findet andauernd ein fein abgestimmter Auf- und Abbau von Zellen statt. Der Knochen repariert sich pausenlos selbst. Beschädigte Zellen werden entsorgt und durch intakte ersetzt. So bleibt der Knochen stabil. Werden aber mehr Zellen abgebaut als neue gebildet, kommt es zu einer allmählichen Veränderung der Knochenstruktur. Etwa ab dem 35. Lebensjahr kann dieser Prozess einsetzen. Allerdings haben wir viele Möglichkeiten, dem lange etwas entgegenzusetzen. Selbst bei einer bestehenden Osteoporose können eigene Aktivitäten gepaart mit der richtigen Therapie den Verlauf der Krankheit aufhalten oder zumindest verzögern.

Fakten

Die Weltgesundheitsorganisation WHO zählt sie zu den zehn wichtigsten Volkskrankheiten. Mehr als 40 Prozent aller Frauen und 13 Prozent aller Männer über 50 Jahren erleiden weltweit einen durch Osteoporose bedingten Knochenbruch. In Deutschland verzeichnet man über 300.000 Knochenbrüche jährlich, davon rund 130.000 Brüche des Oberschenkels. Schätzungsweise 900.000 Osteoporose-Diagnosen werden jährlich gestellt. Viele unter uns sind erkrankt, ohne es zu wissen, denn die Krankheit verläuft schleichend und wird meist erst zufällig nach einem Bruch erkannt. Gerade der Oberschenkelhalsbruch ist häufig eine Folge von Osteoporose. 40 Prozent aller Stürze führen deshalb zu einer Einlieferung in ein Pflegeheim!

Wissen: Was der Knochen braucht

Der scheinbar leblose Knochen ist ein äußerst lebendiges Gebilde. Damit er stabil und gleichzeitig elastisch ist, braucht er vor allem drei Dinge: Bewegung, Mineralien und Vitamin D.

Anregende Bewegung

Über die Sehnen ist der Knochen direkt mit der Muskulatur verbunden. Bewegen wir uns, ziehen diese Muskeln über die Sehnen am Knochen. Er wird gezwungen, Schwingungen auszuführen, ähnlich wie man das von hohen Türmen kennt. Dieser Verformungsdruck führt nicht etwa dazu, dass der Knochen überfordert wird, sondern dass er sich diesen Belastungen stellt. Er bleibt fest, denn er bekommt das Signal: Bilde genügend neue Zellen. Wenig Belastung ist das Signal: Ich kann Zellen abbauen. Die Natur kann sich nichts Überflüssiges leisten. Bedenkt man, wie wenig wir heute laufen, ist es kein Wunder, dass Osteoporose weit verbreitet ist.

Mineralien für stabile Knochen

Wichtige Bausteine, die über die Ernährung zugeführt werden, sind Kalzium und Phosphat. Sie machen durch ihre kristalline Struktur die Knochen fest. Kollagene aus Eiweiß sorgen für die nötige Elastizität. Die Knochen sind gleichzeitig der Kalziumspeicher für den gesamten Organismus. Befindet sich zu wenig davon im Blut, wird Kalzium aus den Knochen abgezogen. Kurzfristig ist das kein Problem, aber über einen längeren Zeitraum schadet das den Knochen. Weitere Mikronährstoffe wie Zink, Magnesium oder das Vitamin B_6 sind für vitale Knochen ebenfalls nötig.

Vitamin D – wichtig für den Knochen

Genau genommen handelt es sich bei Vitamin D gar nicht um ein Vitamin, sondern um die Vorstufe eines Hormons, denn der Körper kann die Substanz zu etwa 90 Prozent selbst herstellen. Alles, was er dazu braucht, sind Cholesterin und Sonnenlicht. Treffen UV-Sonnenstrahlen auf unsere Haut, wird dieser Prozess angeregt und das »Sonnenhormon« im Körper freigesetzt. Es hilft, die Mineralien aus dem Dünndarm freizusetzen und in die Knochen zu schleusen. Gerade in den letzten Jahren ist in der Forschung immer deutlicher geworden, wie wichtig Vitamin D für verschiedene Stoffwechselvorgänge ist.

Symptome

Im Anfangsstadium wird die Knochensubstanz zwar dünner, noch gibt es aber keine Beschwerden. Im weiteren Verlauf sind Symptome entweder diffuse Rückenschmerzen oder Brüche. Im Prinzip sind alle Knochen bruchgefährdet, aber besonders häufig betroffen sind die Wirbel, die Unterarme und im höheren Alter der Oberschenkelhals. Grundsätzlich sollte man alarmiert sein, wenn ein Knochenbruch bereits bei geringer Krafteinwirkung auftritt, etwa ein Rippenbruch bei einer stürmischeren Umarmung oder wenn ein banaler Sturz mit einem Bruch endet.
Fast unbemerkt können Wirbelkörper einfach so zusammenbrechen, wenn ihre Struktur zu »löchrig« geworden ist. Die dann auftretenden Schmerzen werden oftmals allgemeinen Rückenschmerzen zugeordnet. Ein wichtiger Hinweis auf gebrochene Wirbelkörper ist die Verminderung der Körpergröße und der typische Verlauf von Rückenfalten in Form eines Tannenbaums. Man spricht dann von einem Witwenbuckel. Bei fortgeschrittener Osteoporose kommt es zu anhaltenden Rückenschmerzen.

Risikofaktoren

Die Verursacher einer Osteoporose sind gut bekannt. Die gute Nachricht: Die wichtigsten Risikofaktoren haben Sie selbst in der Hand!

Diese Faktoren können Sie nicht beeinflussen

Alter: Mit etwa 30 Jahren hat der Knochen seine maximale Masse und die höchste Mineraliendichte erreicht, die »peak bone mass.« Im Rahmen des natürlichen Alterungsprozesses verlieren wir ab dem 40. Lebensjahr jährlich wieder 1 bis 1,5 Prozent Knochenmasse.
Geschlecht: Frauen haben nach der Menopause schlechtere Ausgangsbedingungen für gesunde Knochen als Männer. Die Geschlechtshormone spielen eine wichtige Rolle im Knochenstoffwechsel. Das weibliche Hormon Östrogen hat bis zur Menopause verlässlich dafür gesorgt, dass genügend Knochenzellen neu gebildet werden. Der nun auftretende Östrogenmangel führt

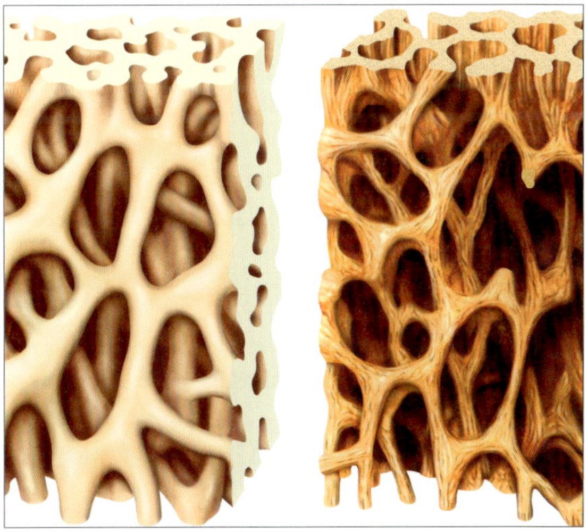

Links sieht man eine gesunde, rechts eine bereits von Osteoporose gezeichnete Knochenstruktur, die mit ihren dünneren Verbindungen und größeren Hohlräumen instabiler ist.

zu einem größeren Ungleichgewicht im Knochenstoffwechsel. Mittlerweile weiß man, dass Frauen stärker gefährdet sind, deren erste Regelblutung spät und deren letzte Blutung früh einsetzte und die keine Kinder haben. Außerdem deutet einiges darauf hin, dass die genetische Veranlagung eine Rolle spielt.

Risikofaktoren, die man selbst in der Hand hat

- Bewegungsmangel
- Kalziummangel durch einseitige Ernährung oder häufige Diäten
- Vitamin-D-Mangel durch zu wenig Aufenthalt im Freien
- Rauchen und übermäßiger Alkoholkonsum behindern die Nährstoffzufuhr in die Knochen

Sonstige Risikofaktoren

- Erkrankungen von Schilddrüse, Magen-Darm-Trakt oder Nieren: Sie beeinflussen den Knochenstoffwechsel negativ.
- Medikamente: Sie können als Nebenwirkung Einfluss auf den Knochenstoffwechsel haben und eine Osteoporose begünstigen. Dazu gehört vor allem Kortison.
- Säureblocker: Sie werden häufig bei Magenerkrankungen eingenommen und vermindern die Kalziumaufnahme.
- Stress: Er fördert den Knochenabbau – möglicherweise aufgrund der dabei ausgeschütteten Hormone.
- Zu wenig Aufenthalte an der Sonne: Nutzen Sie vor allem die Monate März bis Oktober, in denen der Einfallswinkel der Sonne die Vitamin-D-Produktion besonders stimuliert.

Diagnose

Sprechen Sie mit Ihrem Arzt beim regelmäßigen Check-up über Osteoporose, gerade wenn mehrere Risikofaktoren auf Sie zutreffen. Möglicherweise wird er Ihnen eine Knochendichtemessung mithilfe von Röntgenstrahlen empfehlen. Bei der DEXA-Methode wird die Knochenmasse im Beckenkamm und in der Wirbelsäule gemessen. Bitte bedenken Sie: Diese Messung allein gibt noch keine Auskunft über die Dichte, sondern nur über die Masse. Einige CT-Verfahren, die Auskunft über die Dichte geben können, sind in der Erprobung. Natürlich wird der Arzt eine körperliche Untersuchung vornehmen, die Krankengeschichte erfragen und Laborbefunde erheben lassen. Erst in der Summe lassen all diese Untersuchungen eine Aussage zu, wie hoch Ihr persönliches Osteoporoserisiko ist!

Therapie

Die konventionelle Therapie der Osteoporose besteht aus der Gabe von Kalzium und Vitamin D. Bei starker Osteoporose werden Bisphosphonate verordnet, die eine weitere Schwächung der Knochen verhindern sollen. Wichtig ist hier die vorschriftsmäßige Einnahme. Falls dies nicht ausreicht, wird Parathormon verordnet, das den Knochenaufbau fördert. Diese Therapie ist allerdings teuer. Einen neuen Therapieansatz mit Antikörpern bietet ein Wirkstoff namens Denosumab. Er greift in die biologischen Prozesse des Knochenumbaus ein und sorgt dafür, dass die Zellen, die für den Knochenabbau zuständig sind, nicht reifen.

Bewegung ist eine sehr wichtige Therapieoption, auch in der schulmedizinischen Osteoporosebehandlung Die Muskeln werden mit Krafttraining aufgebaut, damit sie die porösen Knochen besser stützen können.

Vorbeugung

Gerade die so wichtige Bewegung und der Aufenthalt draußen tun nicht nur den Knochen, sondern auch der Seele gut.

Sonnenlicht

Sonnenlicht ist der wichtigste Schalter für die Vitamin-D-Produktion! Gehen Sie immer zwischen März und Oktober bei blauem Himmel für 20 bis 30 Minuten raus, im Sommer mit freien Armen und Beinen – Spazierengehen, Fahrradfahren oder auch im Garten arbeiten.

Zug und Druck

Zug, Druck und Stöße regen das Knochenwachstum besonders effektiv an. Deshalb sind Bewegungen günstig, die den Knochen regelrecht herausfordern. Je mehr Verformung, desto mehr Festigkeit. Daher ist Krafteinwirkung wichtig. Empfehlenswert sind zum Beispiel Ballsportarten, Walking, Jogging, Training im Fitnesscenter oder Tanzen. Für die ganz Sportlichen sind Bergwandern, Seilspringen oder Hüpfen auf einem Heimtrampolin ideale Bewegungsmuster. Es gibt im Alltag viele Möglichkeiten, die vier Muskeleigenschaften Kraft, Leistung, Balance und Flexibilität zwischendurch zu trainieren: Zähneputzen auf einem Bein, öfter mal auf den Zehenspitzen wippen, Treppensteigen.
Schwimmen ist zwar nie verkehrt, aber um die Knochenstruktur aufzubauen, fehlen Zug und Druck an den Knochen, die unser Gewicht durch die Einwirkung der Schwerkraft ausübt.

Ernährung für gesunde Knochen

Gesunde Knochen benötigen täglich etwa 1000–1500 mg Kalzium. Ein Glas Milch liefert 250 mg, 100 g Edamer oder Gouda satte 800 mg. Bei Laktoseunverträglichkeit sollte man Sauermilchprodukte probieren, etwa Joghurt oder Sauermilch. Mineralwasser ist gut, sofern der Kalziumgehalt bei über 200 mg pro Liter liegt. Vitamin D findet sich in geringen Mengen in Milch und Butter sowie in Meeresfischen. Avocados enthalten zum Beispiel pflanzliches Vitamin D.

Traubensilberkerze für Frauen

Gerade Frauen nach den Wechseljahren leiden unter Knochenschwund. Ein bekanntes pflanzliches Arzneimittel bei Wechseljahresbeschwerden ist die Traubensilberkerze (*Cimicifuga racemosa*). Neuere Studien weisen darauf hin, dass die Gabe auch die Aktivität der Knochenzellen, die das Knochengewebe aufbauen, fördert. In der Apotheke gibt es rezeptfreie Präparate als Trockenextrakt, Tinktur oder Flüssigextrakt aus dem Wurzelstock der Traubensilberkerze (etwa Klimadynon®, Remifemin®, Cimisan®). Lassen Sie sich beraten. Die volle Wirksamkeit ist erst nach zwei bis sechs Wochen erreicht.

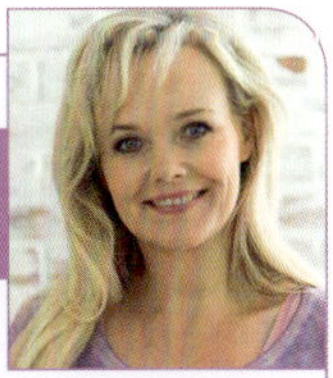

Mein besonderer Tipp

Genussvoll vorbeugen

Meine beiden Lieblingslebensmittel zur Vorbeugung von Osteoporose sind Parmesan und Avocado: Avocado einfach in Scheiben schneiden, aufs Brot legen und mit Pfeffer und Salz bestreuen. Oder klein geschnitten mit Thunfisch in einen Blattsalat mischen. Parmesan gibt es bei mir fein gerieben auf Pasta oder im Risotto, aber auch mal in Stückchen zu Brot, Trauben und Wein.

Selbsthilfe bei beginnenden Beschwerden

Es gibt eine spezielle Gymnastik für Osteoporose, mit der Sie die Hüftmuskulatur und die Rückenmuskulatur stärken können, um die schwächer gewordenen Knochen zusätzlich zu stützen, aber auch zu schützen. Volkshochschulen, Fitnesscenter oder Sportvereine bieten gezieltes Aufbautraining für die Muskulatur an. Zwei Übungen sehen Sie rechts.

Galileo®-Training

Beim Galileo®- oder Vibrationstraining wird mittels einer Vibrationsplatte der Knochenstoffwechsel anregt, sie hilft auch bereits an Osteoporose Erkrankten. Entwickelt wurde dieses Prinzip für Raumfahrer, die in der Schwerelosigkeit schnell an Osteoporose erkranken. Im Internet können Sie Fitnessstudios in Ihrer Nähe finden, die Vibrationstraining anbieten.

Kalzium in der Nahrung

Achten Sie verstärkt auf kalziumreiche Nahrungsmittel. Das müssen nicht nur Milch und Milchprodukte sein. Viele pflanzliche Lebensmittel sind – was kaum bekannt ist – reich an Kalzium. Dazu gehören Mohn, Sesam, Nüsse, Grünkohl, Petersilie, aber auch Trockenobst wie Feigen. Um jeden Tag möglichst viel von diesen Kalziumspendern aufzunehmen, empfehlen sich selbst gemischte Müslis. Je nach Geschmack können Sie zu Haferflocken & Co. Sesam, Nüsse und zerkleinertes Trockenobst hinzufügen. Beim selbst gemischten Müsli haben Sie zudem die Sicherheit, dass kein versteckter Zucker (ist fast allen Fertigmüslis beigemischt) Ihren Stoffwechsel belastet.

Ein Glas Milch am Tag deckt in etwa ein Drittel des täglichen Kalziumbedarfs. Bei Käsesorten gilt das Prinzip: Je härter, desto reicher an Kalzium – Parmesan liegt da ganz vorn. Um mehr Hartkäse in die Ernährung zu integrieren, können Sie zum Beispiel öfter mal ein Käseschnitzel zubereiten. Der Clou: Sie panieren das Schnitzel mit einer Mischung aus geriebenem Parmesan und Ei. Schmeckt hervorragend!

Vitamin-D-Mangel ausgleichen

Es gibt einige Lebensmittel, mit denen man – besonders im Winter – den Vitamin-D-Mangel durch zu geringe Sonneneinstrahlung etwas ausgleichen kann. Dazu zählen fette Seefische wie Hering, Lachs oder Makrele, außerdem Eigelb, Milchprodukte und Rinderleber. Beim Gemüse hat die Avocado die Nase vorn.

Tee trinken

Vor allem grüner Tee hilft dabei, den Knochenabbau zu verlangsamen und die Knochen zu stärken. Er enthält Polyphenole mit einer zellschützenden Wirkung und auch Fluor, einen Baustein für die Knochen. Verschiedene Studien zeigen, dass die Einnahme von Polyphenolen aus grünem Tee positive Effekte auf die Knochenmasse hat. Achten Sie jedoch darauf, den Tee nicht mit kochendem Wasser zu überbrühen, er schmeckt sonst bitter. 70 °C Wassertemperatur sind ausreichend.

Kurkuma

Das in Kurkuma enthaltene Curcumin hemmt die Entwicklung der Zellen, die Knochensubstanz abbauen. Im Handel gibt es Kurkumakapseln, Sie können das Gewürzpulver aber auch mit Honig mischen und davon täglich einen halben Teelöffel einnehmen.

Anleitungen Schritt für Schritt

Rumpfmuskulatur kräftigen

Gerade wenn die Wirbelsäule durch Osteoporose beeinträchtigt ist, ist es wichtig, die umgebende Muskulatur zu stärken, um die Wirbelsäule zu stützen. Dazu gehören Arm-, Brust-, Bauch-, Rücken- und auch Beinmuskeln.

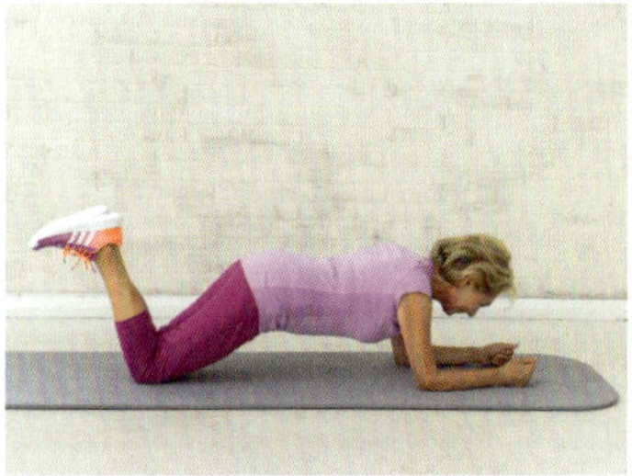

1. In Bauchlage auf die Unterarme und Knie stützen, Beine sind nach oben angewinkelt. Kopf und Oberkörper bilden eine Linie. Die Übung 5 bis 10 Sekunden halten. 3 bis 5 Wiederholungen.

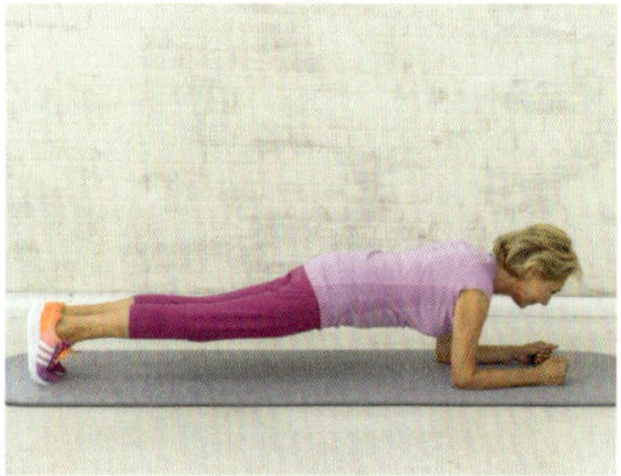

2. In Bauchlage auf die Unterarme stützen, die Fußspitzen aufstellen. Kopf und Oberkörper bilden eine Linie. Die Übung 5 bis 10 Sekunden halten. 3 bis 5 Wiederholungen.

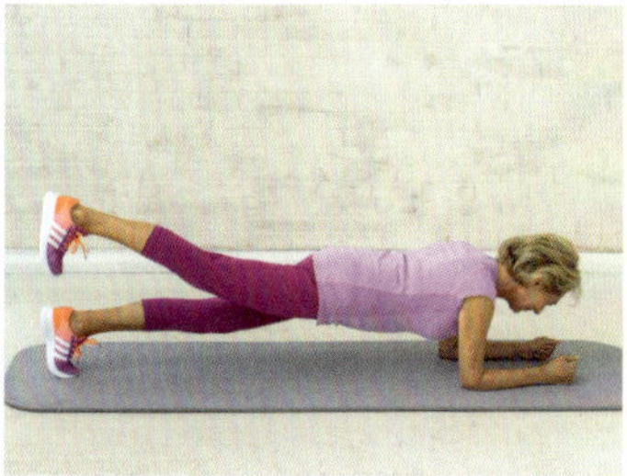

3. Ausgangsstellung wie bei Übung links. Die Beine abwechselnd anheben und jeweils 3 Sekunden halten. 3 Wiederholungen auf jeder Seite.

Bauchmuskeln stärken

Die meisten Osteoporosepatienten leiden besonders unter Rückenschmerzen. Um diese Beschwerden zu verringern, ist eine gute Bauchmuskulatur wichtig. Sie ist mit entscheidend für die Stabilität im Rücken.

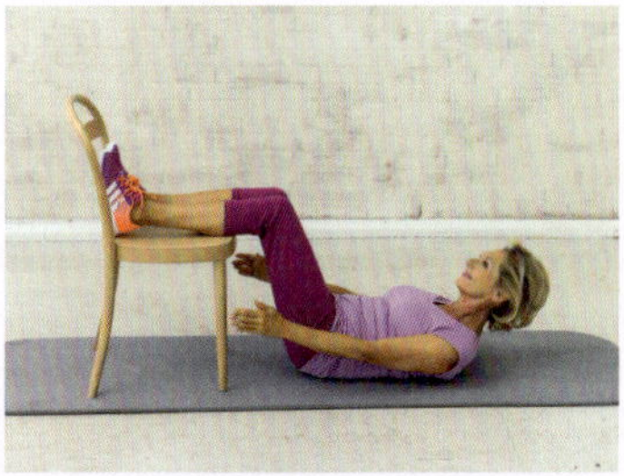

1. Auf dem Rücken liegend die Beine auf einem Stuhl oder Sitzball ablegen. Beim Ausatmen Kopf und Schultern anheben. Beim Einatmen wieder ablegen. 10 Atemzüge, 5 Wiederholungen.

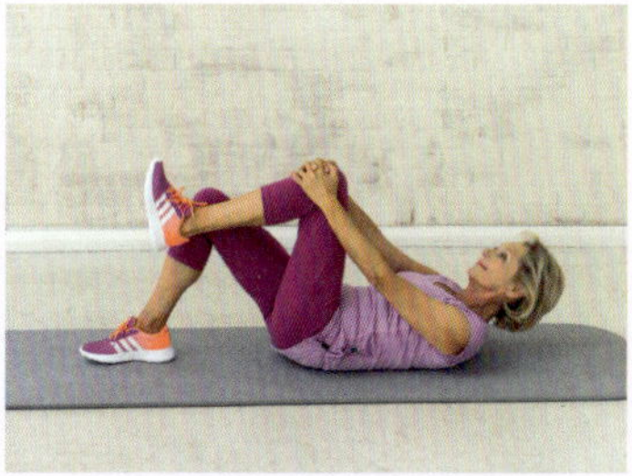

2. Auf dem Rücken liegend die Beine aufstellen. Linkes Bein anheben, beide Hände gegen das linke Knie drücken, 5 Sekunden halten. Bein wechseln. Jede Seite 3-mal wiederholen.

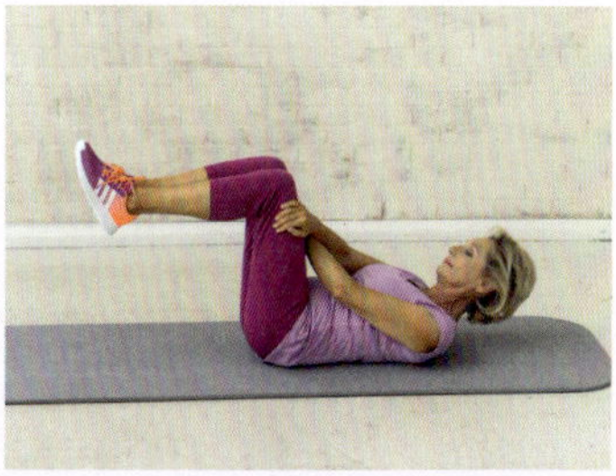

3. Auf dem Rücken die Beine in der Luft in Hüfte und Knie 90 Grad anwinkeln. Oberkörper aufrichten und gekreuzte Hände gegen die Oberschenkel drücken. 5 Atemzüge halten. 5 Wiederholungen.

Selbsthilfe bei fortgeschrittenem Verlauf

Auch bei fortgeschrittener Osteoporose sollten Sie aktiv bleiben. Stärken Sie Ihre Muskeln, um den Gelenken und der Wirbelsäule Halt zu geben, und trainieren Sie zur Sturzvorbeugung Gleichgewicht und Standfestigkeit.

In Bewegung bleiben

Gehen Sie möglichst täglich nach draußen, auch mit Stock oder Rollator. Vielleicht kann Sie jemand bei Ihren Spaziergängen begleiten, wenn Sie sich unsicher fühlen – ein Verwandter, eine Nachbarin, ein Jugendlicher, der sich ein kleines Taschengeld dazu verdienen will. Wenn Spaziergänge für Sie schwierig sind, bleiben Sie in der Wohnung mobil, beispielsweise mit den Gleichgewichtsübungen auf der rechten Seite.

Schwungvoll trainieren

Die flexiblen Schwungstäbe Flexi-Bar oder Staby-Stab sprechen durch das ständige Mitschwingen bei den Übungen die gesamte Muskulatur an und trainieren dadurch auch die Tiefenmuskulatur. Bezugsadressen für die Stäbe finden Sie im Internet. Lassen Sie sich geeignete Übungen von einem Physiotherapeuten zeigen.

Aufrichten

Osteoporose macht Sie kleiner. Deshalb ist es wichtig, dass Sie Ihre Wirbelsäule aufrichten. Stellen Sie sich immer wieder vor, dass ein imaginärer Faden Sie am Haaransatz nach oben zieht. Stellen Sie sich mit dem Rücken an eine Wand oder in den Türrahmen, um sich gerade zu machen. Richten Sie sich auch immer wieder im Fernsehsessel auf, strecken Sie die Arme nach oben, stützen Sie sich aktiv mit den Händen auf den Lehnen auf oder sitzen Sie einmal ganz gerade, ohne sich anzulehnen.

Stolperfallen abschaffen

Im Haushalt sind vor allem rutschige Fliesen im Bad, Türschwellen, Teppichkanten oder -falten verantwortlich für Stürze. Solche Stolperfallen sollten Sie entfernen. Zusätzliche Einstiegshilfen und Haltegriffe im Badezimmer geben sicheren Stand und minimieren die Gefahr, auf nassen Fliesen auszurutschen. Türschwellen sind alltägliche Stolperfallen, die Sie mit kleinen Rampen oder Brücken abflachen können. Im Internet können Sie diese passgenau für Ihre Türbreite bestellen. Ebenfalls wichtig: Tragen Sie Schuhe, die bequem und gleichzeitig sicher sind.

Medikamenten-Check

Psychopharmaka, Diabetes- und Blutdruckpräparate können das Gleichgewicht beeinträchtigen und Stürze begünstigen. Gerade bei neuen Medikamenten ist es wichtig, einen Blick auf mögliche Neben- und Wechselwirkungen zu werfen. Zudem sollte jedes Jahr die Dosis überprüft werden, denn mit dem Alter verstoffwechseln wir viele Medikamente meist langsamer.

Geschützt durch Protektoren

Nutzen Sie, wenn Sie sturzgefährdet sind, Hüftprotektoren. Dabei handelt es sich um spezielle Hosen mit eingenähten Polstern, die die Hüfte bei einem Sturz schützen (Bezug übers Internet).

Nahrungsergänzung

Bei fortgeschrittener Osteoporose sollten Sie mit Ihrem Arzt die Einnahme von hochdosiertem Vitamin D und gegebenenfalls anderen osteoporosespezifischen Medikamenten besprechen.

Anleitungen Schritt für Schritt

Gleichgewichtsübungen

Gleichgewichtsübungen sind sehr wichtig für Osteoporosepatienten, da bei einem Sturz die Gefahr eines Knochenbruchs besteht. Im Alter nimmt die Gleichgewichtsfähigkeit ab – ob man Osteoporose hat oder nicht. Diese Fähigkeit kann man aber trainieren und auch im Alter noch verbessern.

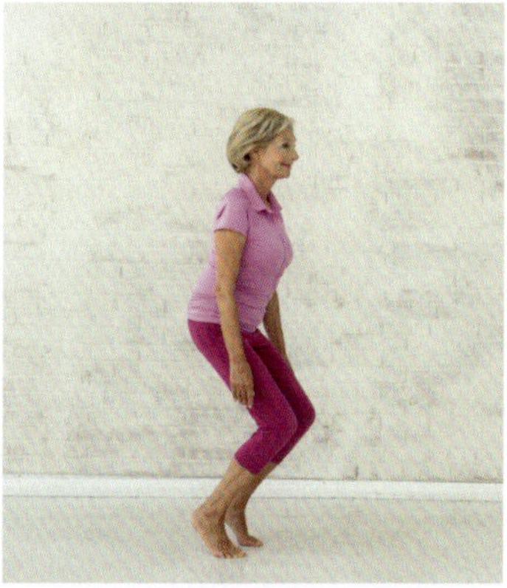

1. Hüftbreit und aufrecht stehen. Die Knie leicht beugen und in den Zehenstand gehen. 5- bis 10-mal in den Zehenstand gehen. Pause und 3 Wiederholungen.

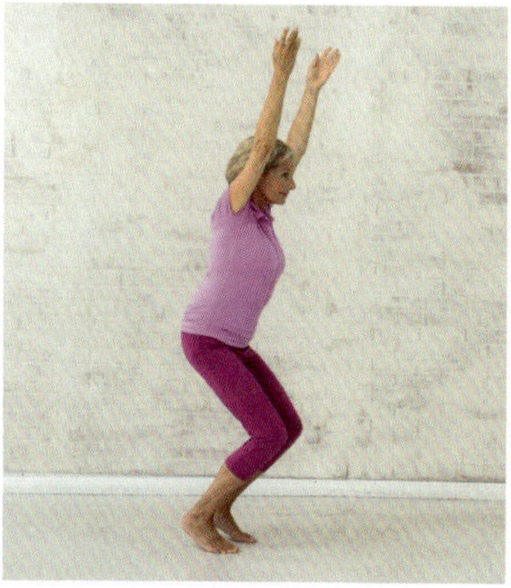

2. Stellung wie Übung links. Zusätzlich die Arme nach oben strecken. 5- bis 10-mal in den Zehenstand gehen. Pause und 3 Wiederholungen.

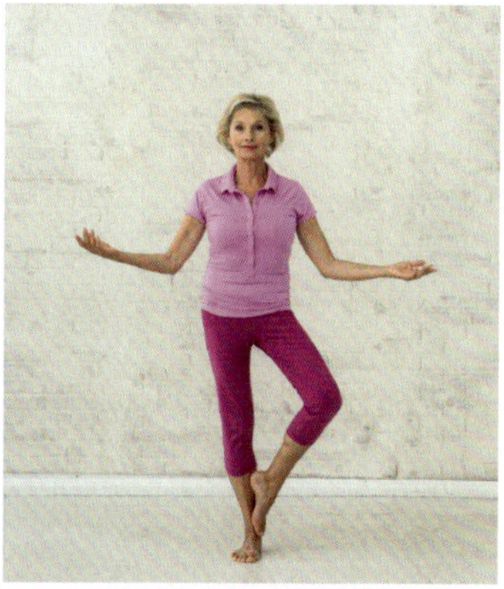

3. Hüftbreit stehen, Unterarme seitlich abwinkeln. Rechten Fuß an den linken stellen und 10 bis 15 Sekunden halten. Wechsel und jeweils 3 Wiederholungen.

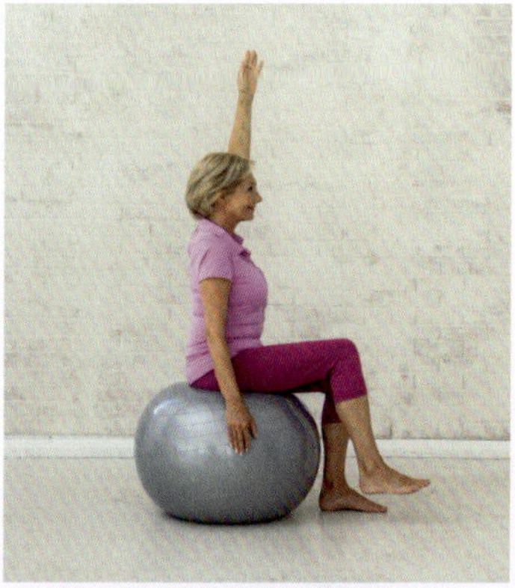

1. Auf einen Sitzball setzen und das rechte Bein anheben. Den linken Arm nach oben strecken. Wechseln. Jede Seite 10- bis 15-mal wiederholen.

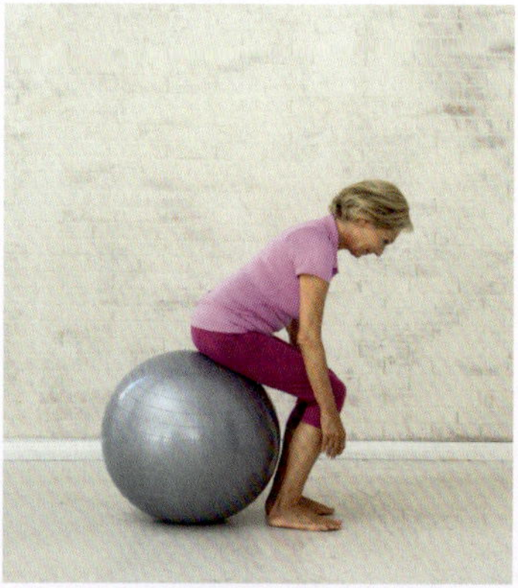

2. Auf einen Sitzball setzen, Fersen in den Boden drücken. Aufstehen andeuten und mit gebeugten Beinen 5 Sekunden stehen bleiben. 3 bis 5 Wiederholungen.

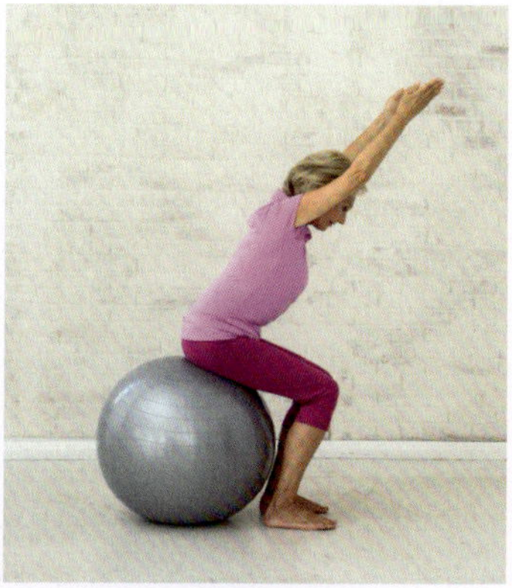

3. Stellung wie 2. Zusätzlich Arme nach oben strecken. Aufstehen andeuten, mit gebeugten Beinen 5 Sekunden stehen bleiben. 3 bis 5 Wiederholungen.

Parkinson

Theodore Roosevelt war betroffen, Mao Tse-tung, Leonid Breschnew, Salvador Dali, Prinz Claus der Niederlande, Peter Hofmann, Udo Lattek und Papst Johannes Paul II. Auch Ottfried Fischer leidet daran. Nach Alzheimer ist Parkinson die zweithäufigste neurologische Krankheit hierzulande. Trotzdem gehört Parkinson zu den zahlenmäßig selteneren Erkrankungen und Todesursachen im Alter. Sind Sie daran erkrankt, dann sollten Sie wissen: Es gibt einige Maßnahmen aus dem Bereich der Komplementärmedizin, die Sie nutzen oder zur Verbesserung der Beschwerden einsetzen können.

Fakten

Parkinson ist nach dem englischen Arzt Dr. James Parkinson benannt, der diese Krankheit 1817 zum ersten Mal in dem Aufsatz »An Essay on the Shaking Palsy« (Abhandlung über die Schüttellähmung) beschrieb. In der medizinischen Fachsprache wird auch von Morbus Parkinson gesprochen (lat. Morbus = Krankheit). Bei der Parkinson-Krankheit geht Gehirngewebe zugrunde, konkret: die sogenannte schwarze Substanz (Substantia nigra) im Mittelhirn (siehe Abbildung rechts). Hier wird der Neurotransmitter Dopamin produziert (siehe Text rechts). Neuere Forschungsansätze zeigen, dass nicht nur im Gehirn dopaminproduzierende Zellen absterben, sondern auch im Magen-Darm-Trakt. Warum dies so ist, weiß man bis heute nicht. Die Degeneration der dopaminproduzierenden Zellen im Gehirn kann sehr lange vom Körper kompensiert werden: Symptome treten erst auf, wenn bereits 50 bis 60 Prozent der Nervenzellen in der Substantia nigra zugrunde gegangen sind.

Bei 70 bis 80 Prozent der Parkinson-Betroffenen ist die Ursache der Erkrankung trotz intensiver Forschung immer unklar. Möglicherweise spielen Erbfaktoren eine Rolle.
Bei 20 bis 30 Prozent der Patienten entstehen die typischen Parkinson-Symptome durch andere Erkrankungen des Nervensystems, Durchblutungsstörungen des Gehirns, durch Medikamente, Vergiftungen, Gehirnverletzungen oder Hirntumore (sogenannter sekundärer Parkinson).

Wissen: Neurotransmitter

Bei der Parkinson-Krankheit sterben dopaminproduzierende Nervenzellen ab. Das wirkt sich auf den Menschen negativ aus, denn der Botenstoff Dopamin ist von großer Bedeutung für unseren Antrieb und unser internes Belohnungssystem. Er sorgt für Ansporn, Abenteuer und Vorfreude, für den Kick, der uns seelisch wie körperlich in Bewegung bringt. Dopamin ist auch wichtig für die Übertragung von Bewegungsimpulsen und die Steuerung von Bewegungsabläufen, für die Koordination und Feinabstimmung von Bewegung.
Entsprechend kann ein Mangel an Dopamin zwei einschneidende Folgen haben. Auf der einen Seite Rückzug, Lethargie, Depression, auf der anderen Seite Störungen im Bewegungsablauf: unwillkürliche Bewegungen, mangelndes Abbremsen einer Bewegung, Muskelsteifigkeit und Bewegungsverlangsamung.
Gegenspieler des Dopamins ist das Acetylcholin, auch ein Neurotransmitter. Wird zu wenig Dopamin produziert, kommt es zu einem Überangebot von Acetylcholin. Das ist beispielsweise für das Symptom Zittern verantwortlich.

Symptome

Der Beginn der Erkrankung ist schleichend. So kann es zunächst zu Beschwerden kommen, die man nicht unbedingt mit Parkinson in Verbindung bringt: Unwohlsein in den Beinen und Füßen, einseitige Muskelschmerzen, aber auch depressive Verstimmungen und Vitalitätsverlust sowie Riechstörungen.

Als klassische Trias der Symptome gelten die drei Begriffe Rigor, Tremor und Akinese:

- **Rigor** (lat. für Starrheit) meint eine erhöhte Muskelsteifigkeit und Muskelspannung. Häufig führt das zu einer nach vorn gebeugten Körperhaltung mit geneigtem Kopf, gebeugten Ellbogen- und Kniegelenken. Passive Bewegungen werden immer wieder abgebremst, weil Nervenimpulse einschießen.
- **Ruhetremor** (lateinisch tremere = zittern): Es kommt zu einem Muskelzittern in Ruhe und Entspannung, bei Bewegungen, zielgerichteten Aktionen oder Haltungsänderung verschwindet das Zittern wieder. Anfangs tritt es als »Pillendrehertremor« oder »Münzzähltremor« auf, man hat den Eindruck, der Betroffene würde etwas mit den Fingern drehen.
- **Bradykinese bis Akinese** (griechisch kinesis = Bewegung, a = nicht und bradys = langsam): Es kommt zur Bewegungsverlangsamung bis Bewegungslosigkeit, zudem zu einer verminderten Stabilität im Stand.

Auch wenn Parkinson gern den Bewegungsstörungen zugeordnet wird, hat der Untergang der Nervenzellen auch Folgen auf ganz andere Bereiche des Körpers: So kann es zu seelischen Symptomen (Depressionen) kommen, die Kreislaufregulation, die Blasenfunktion und das Gedächtnis können gestört sein. Es kann zudem zu Bluthochdruck, Schwitzen, Schluckstörungen, Schlaf- oder Verdauungsstörungen kommen.

Risikofaktoren

Die Entstehung von Parkinson ist im Detail noch ungeklärt, doch Risikofaktoren sind bekannt.

Diese Faktoren können Sie nicht beeinflussen

Alter: Die Wahrscheinlichkeit zu erkranken nimmt mit dem Alter zu. Typischerweise tritt Parkinson nach dem 55. Lebensjahr auf.

Familiäre Belastung: Mit Ausnahme von seltenen Formen ist Parkinson keine Krankheit, die vererbt wird. Es gibt allerdings Genvarianten, die das Risiko, an Parkinson zu erkranken, erhöhen. Tübinger Neurologen haben sechs bisher unbekannte genetische Risikofaktoren für Parkinson identifiziert. Offensichtlich scheint aber erst die Summe mehrerer Risikofaktoren plus Umwelteinflüsse die Krankheit zu befördern.

Geschlecht: Männer sind etwas häufiger betroffen als Frauen.

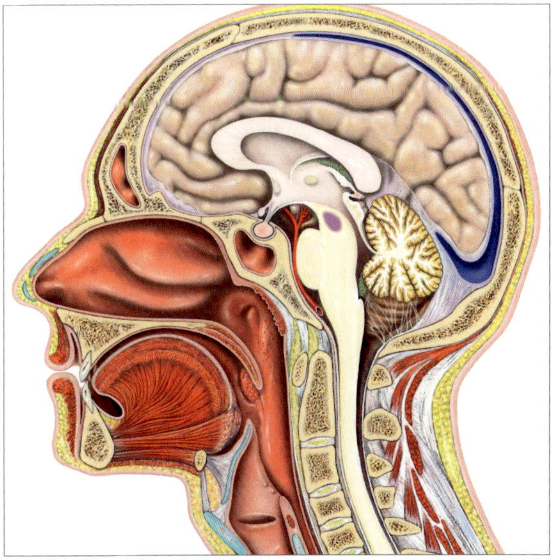

Der Botenstoff Dopamin, wichtig für unseren inneren Antrieb und Bewegungsabläufe, wird im Gehirn in der Substantia nigra (lila markiert) produziert.

Risikofaktoren, die man selbst in der Hand hat

Ein Parkinson kann auch durch folgende Umstände auftreten:

- Durchblutungsstörungen des Gehirns, Schlaganfälle
- Medikamente, die ein Parkinson-Syndrom auslösen oder verschlechtern können, etwa Psychopharmaka, Medikamente gegen Migräne oder Übelkeit

Sonstige Risikofaktoren

Kopfverletzungen, Hirntumore, Vergiftungen etwa durch Kohlenmonoxid, AIDS, Stoffwechselerkrankungen wie eine Unterfunktion der Nebenschilddrüsen.

Diagnose

Nach der körperlichen Untersuchung und einem Gespräch mit dem Arzt wird häufig das Gehirn mittels bildgebender Verfahren wie Computer- oder Magnetresonanztomographie untersucht.

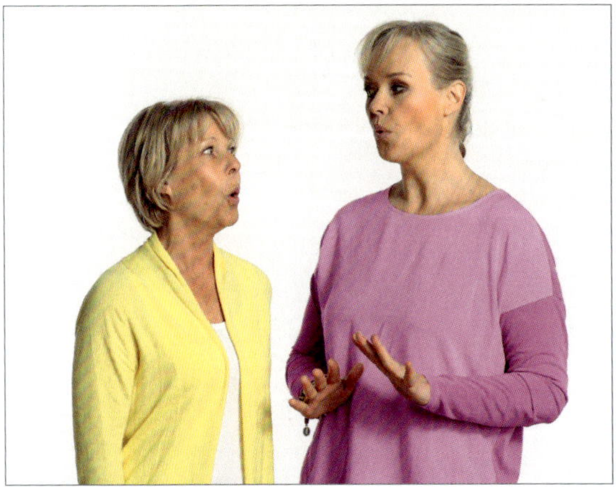

Übungen aus der Ergotherapie sind hilfreich, um möglichst lange selbstständig zu bleiben.

Der Verdacht auf Parkinson lässt sich mithilfe des L-Dopa-Tests erhärten. Dabei werden dem Patienten die in der Therapie des Parkinson üblichen Mittel, die das fehlende Dopamin ersetzen (L-Dopa-Mittel), verabreicht. Bessern sich unter der Medikamentengabe die Beschwerden, ist dies ein Hinweis, dass ein Parkinson vorliegt.

Therapie

Die fehlende Menge an Dopamin im Gehirn wird in der Therapie durch verschiedene Medikamente ersetzt oder erhöht. Dazu gibt man Levo-Dopa, eine synthetisch erzeugte Vorstufe von Dopamin, oder sogenannte Dopamin-Agonisten, die im Gehirn wie Dopamin wirken. COMT-Hemmer und MAO-B-Hemmer dienen dazu, die Wirkdauer der Antiparkinson-Mittel zu verlängern, indem sie den Abbau von Dopamin im Gehirn verzögern.
Neben Medikamenten, die eingenommen werden, gibt es mittlerweile Medikamentenpumpen, die das Dopamin in den Körper einschleusen. Seit einigen Jahren kommt in schweren Fällen ein »Hirnschrittmacher« zum Einsatz. Dabei werden Elektroden im Gehirn und ein Impulsgeber unter der Haut im Brustbereich platziert. Beide werden mit einem Kabel verbunden. Der Hirnschrittmacher kann Parkinson nicht heilen, aber zu einer deutlichen Verbesserung der Lebensqualität mittels tiefer Hirnstimulation führen. Zum Einsatz kommt er, wenn die Medikamente nicht (mehr) ausreichend wirken oder die Nebenwirkungen zu stark sind. Am meisten profitieren allerdings die Patienten vom Hirnschrittmacher, deren Symptome noch nicht allzu weit fortgeschritten sind. Jedoch gilt es immer, die Risiken einer solchen Operation gut abzuwägen. Ergänzende Behandlungen bei Parkinson sind Physiotherapie, Ergotherapie und Logopädie.

Vorbeugung

Da über die Entstehung von Parkinson wenig bekannt ist, kann man kaum gezielt vorbeugen. Dennoch gibt es einiges, womit man die Gesundheit von Gehirn und Nerven fördern kann.

Medikamenten-Check

Als Medikamente, die bei längerfristiger Anwendung unter Umständen ein Parkinson-Syndrom verursachen, nennt das Kompetenznetz Parkinson Neuroleptika zur Behandlung von Halluzinationen und Verwirrtheit, Metoclopramid, ein häufig verordneter Wirkstoff gegen Brechreiz, bestimmte Mittel gegen Bluthochdruck (etwa Reserpin), Kalzium-Antagonisten, Valproat, das gegen Epilepsie eingesetzt wird, und Lithium, ebenfalls ein Psychopharmakon. In den Beipackzetteln wird Parkinson nicht ausdrücklich genannt, hier stehen dann »extrapyramidale Symptome« oder »extrapyramidal-motorische Symptome« oder »Tremor«.

In der Regel klingen die Symptome nach Absetzen der Medikamente wieder vollständig ab. Das kann jedoch bis zu sechs Monaten dauern. Wenn jemand aber schon, ohne es zu wissen, Parkinson hat, so kann eine entsprechende Medikamenteneinnahme den Ausbruch beschleunigen. In diesem Fall bilden sich die Symptome nicht zurück. Deshalb ist es sicherlich klug, im Vorfeld darüber nachzudenken, ob die genannten Medikamente wirklich notwendig sind.

Durchblutungsstörungen vorbeugen

Wie bei der Demenz haben auch bei Parkinson vermutlich Durchblutungsstörungen einen Einfluss. Viele Tipps zur Verbesserung der Durchblutung finden Sie in verschiedenen Kapiteln dieses Ratgebers.

Ölmassagen

Aus Sicht der Naturheilkunde ist eine regelmäßige und rhythmische Lebensführung, in der auch regelmäßige Entspannungseinheiten eingeplant werden, sinnvoll, um Parkinson vorzubeugen. Die Regelmäßigkeit bringt Ruhe und Ordnung »ins System« , das tut gerade unserem in modernen Zeiten beanspruchten Nervensystem gut.

Aus Sicht des Ayurveda können regelmäßige Anwendungen mit Ölmassagen dazu beitragen, Parkinson vorzubeugen. Das hört sich ungewohnt an. Der Ayurveda hat jedoch ein etwas anderes Krankheitsverständnis. Aus Sicht der indischen Heilkunde ist die Parkinson-Erkrankung eine Nervenerkrankung, bei der – salopp gesagt – zu viel Unruhe und Bewegung vorliegt. Die Ölanwendungen wirken nährend, festigend und stabilisierend. Sie sind natürlich nicht nur zur Vorbeugung von Parkinson angebracht, sondern tun immer dann gut, wenn wir gedanklich nicht abschalten können oder uns innerlich und körperlich »unruhig« fühlen. Massieren Sie Ihren Körper jeden Tag morgens nach dem Duschen drei bis vier Minuten mit etwas Massageöl.

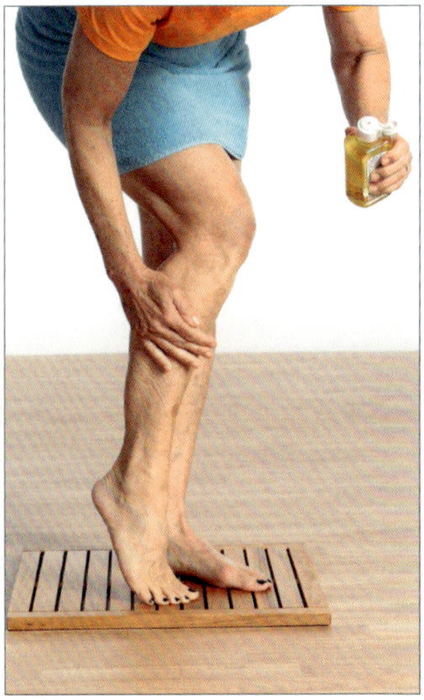

Eine Ölmassage hilft, wenn wir nicht zur Ruhe kommen – und damit auch bei Parkinson.

Selbsthilfe bei beginnenden Beschwerden

Aus dem Bereich Naturheilkunde/Komplementärmedizin gibt es keine wissenschaftlich belegten Studien, die den Parkinson an sich erfolgreich behandeln. Erfahrungsgemäß kann die Komplementärmedizin jedoch gut unterstützend eingesetzt werden und vor allem die Begleitbeschwerden deutlich bessern.

Netzwerke

Auch bei dieser Erkrankung gilt: Machen Sie sich schlau. Es gibt zahlreiche Einrichtungen, die sich als Ansprechpartner für Betroffene sehen, so etwa die Deutsche-Parkinson-Hilfe (DHP) oder das Kompetenznetzwerk Parkinson (Infos und Adressen siehe Internet).

Gymnastik für zu Hause

Generell gut geeignet sind Bewegungen, die einen großen Bewegungsradius haben – große Armschwünge, Gehen mit großen Schritten und übertriebenen Pendelbewegungen der Arme. Hilfreich sind akustische Signale – Musik oder Zählen – als Taktgeber bei Übungen. Koordinative Übungen stimulieren die Hirnfunktionen, zum Beispiel macht der rechte Arm eine andere Bewegung als der linke Arm.

Wassergymnastik

Besonders gut geeignet ist Wassergymnastik: Die Wärme des Wassers entspannt die Muskulatur, und weil Sie gegen den Wasserwiderstand arbeiten, werden Muskeln und Balance trainiert. Sie können sehr vielfältige Übungen ausführen und brauchen sich nicht darum zu sorgen, dass Sie eventuell stürzen könnten.

Qigong und Tai-Chi

Gerade weil Parkinson-Patienten Probleme mit der Muskulatur und Koordination haben, ist es eminent wichtig, die Muskeln sanft zu trainieren und zu entspannen. Besonders empfehlenswert sind die langsamen asiatischen Bewegungskünste. Sie tun Parkinson-Patienten gut, entspannen die Muskulatur und fördern die innere Harmonie. Der positive Effekt von Qigong wurde auch wissenschaftlich untersucht.[1] In einer Studie der Universität Bonn konnte gezeigt werden, dass nur 90 Minuten Training in der Gruppe pro Woche über zwei Monate ausreichten, um motorische und Allgemeinsymptome deutlich zu verbessern. Ausdrücklich empfiehlt die National Parkinson Foundation® in den USA insbesondere leichte Tai-Chi- und Qigong-Übungen für Parkinson-Erkrankte. Es gibt eindrucksvolle Geschichten von Parkinson-Patienten, die durch intensives Üben von Qigong und durch die Umstellung des Lebensstils ihren Zustand deutlich verbessern konnten.[2]

Virtuelle Spiele

Etliche Studien haben gezeigt, dass Parkinson-Patienten im Frühstadium ihre Bewegung durch virtuelles Training wie Tennis, Bowling, Skislalom oder diverse Balancespiele ähnlich verbessern wie Kontrollpatienten, die herkömmliche Physiotherapie erhielten.[3] Die Spiele machen Spaß und ermöglichen ein abwechslungsreiches Training, das jederzeit zu Hause, mit Freunden oder dem Ehepartner durchführbar ist. Gemeint sind damit zum Beispiel Wii-Spiele, die mit einer Spielekonsole am Fernseher gespielt werden.
Bereits drei Trainingseinheiten pro Woche reichen aus, um Bewegungsabläufe zu bessern. Allerdings merken die Hirnforscher dazu an, dass die Spiele nicht zu schwierig sein dürfen.

Anleitungen Schritt für Schritt

Rhythmische Kraftübungen

Für Parkinson-Patienten ist es hilfreich, raumgreifende Übungen auszuführen und sich dabei den Rhythmus laut aufzusagen. Zum Beispiel zählt man 21, 22, ... usw. Führen Sie die Übungen nach Möglichkeit lieber auf einem Pezziball als auf einem Stuhl durch, so trainieren Sie zusätzlich die Balance. Die Übungen im Stand sprechen außerdem noch Rücken- und Beinmuskulatur an.

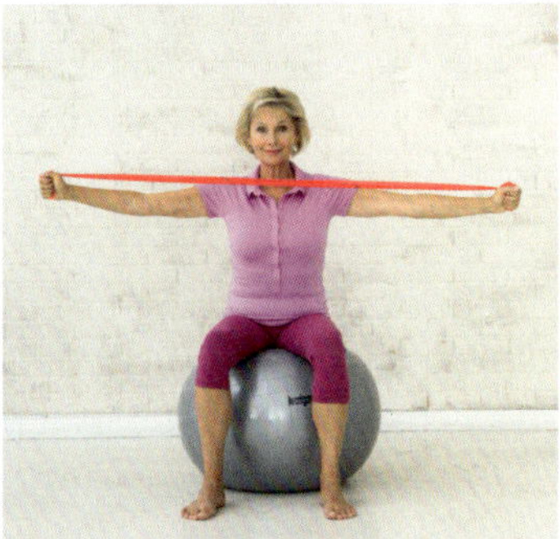

1. Auf dem Pezziball aufrecht sitzen. Beide Hände fassen die Therabandenden – Ellenbogen am Körper und Hände vor der Brust. Die Arme seitlich nach außen strecken, sodass sich das Theraband spannt. 10- bis 15-mal wiederholen. Pause. 2 Wiederholungen.

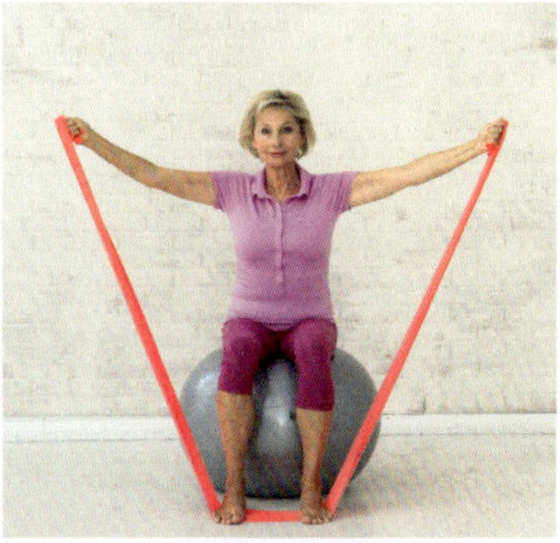

2. Auf dem Pezziball aufrecht sitzen. Beide Füße stehen hüftbreit auf der Mitte des Therabands. Die Hände halten die Bandenden und liegen auf den Oberschenkeln. Die Arme nach außen oben führen. 10- bis 15-mal wiederholen. Pause. 2 Wiederholungen.

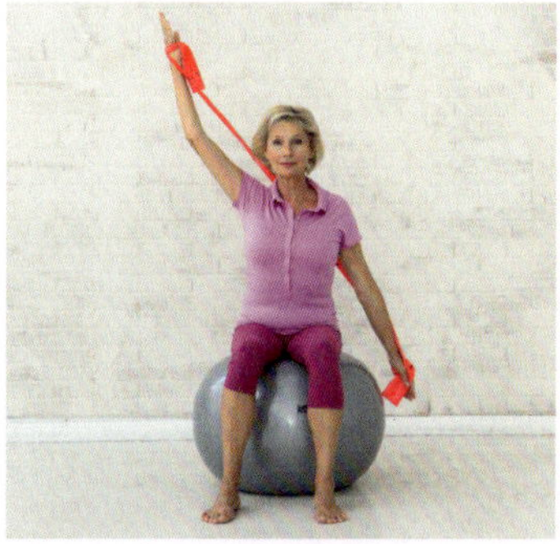

3. Auf dem Pezziball aufrecht sitzen. Die Therabandenden in die Hände nehmen. Einen Arm seitlich am Körper halten, den anderen so anheben und ausstrecken, dass die Hand hinter dem Kopf ist. 10- bis 15-mal wiederholen, Arme wechseln. Pause. 2 Wiederholungen.

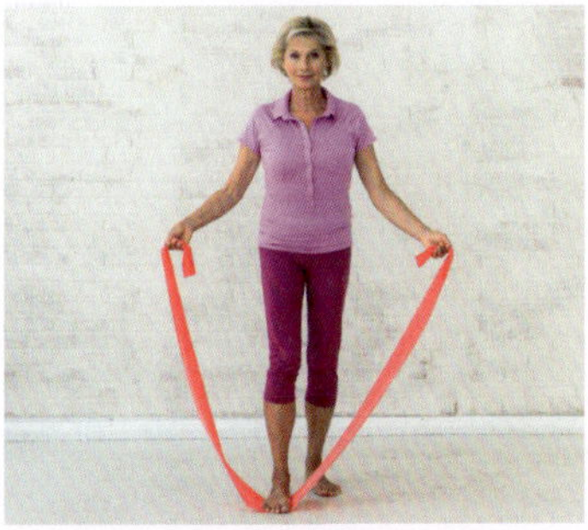

Ausgangsstellung: In Schrittstellung stehen - das Theraband liegt mittig unter dem vorderen Fuß – die Arme hängen locker seitlich am Körper (Hosennaht), das Theraband ist entspannt.

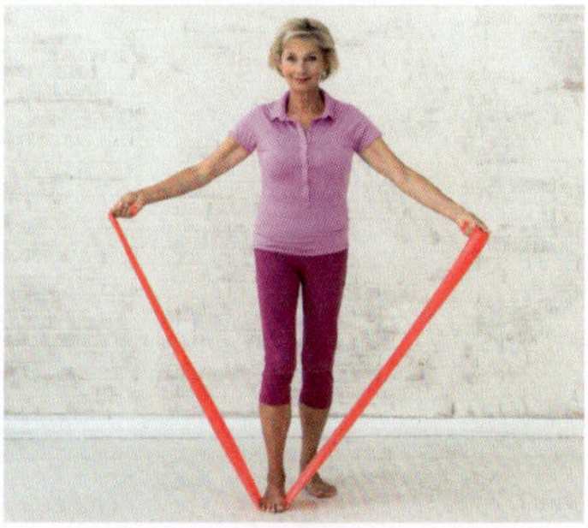

1a. Beide Arme gleichzeitig von der Hosennaht über die Seite nach außen führen. Arme wieder absenken. 10- bis 15-mal wiederholen. Bein wechseln. Pause und 2 Wiederholungen.

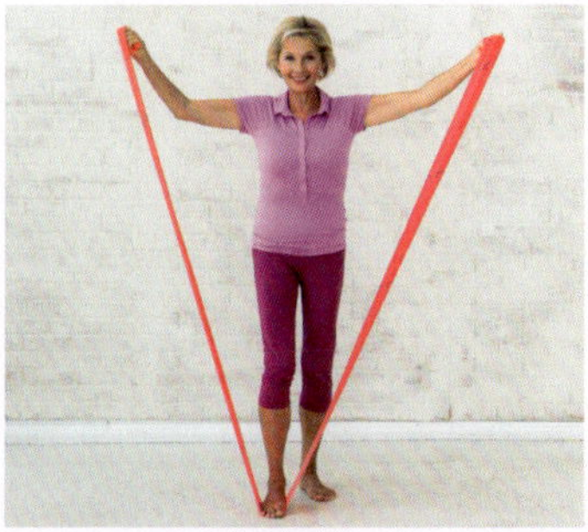

1b. Die Übung wird noch effektiver, wenn man beide Arme über Schulterhöhe hebt. Wer mag, kann wie beim Langlaufen einen Arm nach vorn, den anderen nach hinten führen. Arme wieder absenken.

Selbsthilfe bei fortgeschrittenem Verlauf

Bitte lesen Sie auch die Hinweise zu »Blasenschwäche« (siehe S. 178/179), »Inkontinenz« (siehe S. 210/211), »Sturzprophylaxe« (siehe S. 236/237), »Schmerzen« (siehe S. 158–165), »Schwindel« (siehe S. 232/233), »Darmträgheit« (siehe S. 176/177) und »Erektionsstörungen« (siehe S. 188/189).

Aktiv bleiben

Üben Sie unbedingt, was noch möglich ist. Eine gute Zeit zum Üben ist der Vormittag. Wenn Sie in einer Gruppe unter Anleitung eines speziell geschulten Übungsleiters Sport treiben, dann haben Sie zusätzlich noch weitere Vorteile: spezielles Training und Gesellschaft. Ist Ihnen das nicht möglich oder unangenehm: Der Arzt kann Physiotherapie im Hausbesuch verschreiben!

Hilfsmittel

Es gibt zahlreiche Hilfsmittel für Parkinson-Patienten, die das Leben erleichtern können. Beispielsweise Nordic-Walking-Stöcke, Knieschoner oder Hosen mit Hüft-Protektoren, die bei Stürzen schützen. Für den Haushalt gibt es auch für Patienten mit schwereren Beeinträchtigungen Alltags- oder Schreibhilfen mit verdickten Griffen, Greifzangen und Trinkhilfen, außerdem viele Hilfsmittel für die Körperhygiene.

Sturzneigung

Wichtig für Parkinson-Patienten ist es zu akzeptieren, dass sie vieles nicht mehr gleichzeitig machen können, etwa sich bewegen und dabei reden, etwas tragen oder an andere Dinge denken. Dennoch müssen Sie in Bewegung bleiben. Konzentration ist alles, um Stürze zu vermeiden.

Schlafstörungen

Als sehr angenehm wird von vielen Menschen eine abendliche Fußeinreibung mit Lavendelöl empfunden, das es als Mischung in der Apotheke gibt. Falls Ihnen die Bettdecke zu schwer wird und Sie Probleme haben, sich umzudrehen, gibt es einen guten Tipp der Deutschen Stiftung Neurologie: Verwenden Sie leichte Bettdecken und bevorzugen Sie Bettwäsche aus Seide oder Satin – die rutscht besser. Empfohlen wird zudem, am Fußende des Bettes in den Spalt zwischen Matratze und Bettgestell ein breites Stück stabilen Karton oder ein dünnes Holzbrett zu stecken und das untere Ende der Bettdecke darauf abzulegen. So liegt die Bettdecke nicht unmittelbar auf dem Körper und Sie können sich beim Umdrehen gut unter der Bettdecke bewegen.
Am Kopfende, neben dem Bett oder über dem Bett können Sie ein Tau, Griffe oder sogar einen »Bettgalgen« wie im Krankenhaus anbringen lassen, an dem Sie sich festhalten können, um leichter hochzukommen.
Bitte lesen Sie auch die Hinweise zu »Schlafstörungen« (siehe S. 150–157).

Schluckstörungen

Bei Schluckstörungen müssen Sie nicht zwangsläufig auf Grießbrei und Pudding zurückgreifen. Mittlerweile sehr populär und gerade für Menschen mit Schluck- oder Kaustörungen gut geeignet sind Smoothies, bei denen ganzes Obst und Gemüse verarbeitet wird: 50 Prozent Gemüse, 50 Prozent Obst, dazu Wasser nach Belieben (Rezepte siehe S. 179). Wird das Ganze länger püriert, ergibt sich je nach Zutaten eine dickflüssige Masse. Besonders sämig wird ein Smoothie durch die Zugabe von Banane oder Avocado. Viele Gemüse lassen sich aber auch wunderbar zu pürierten Suppen verarbeiten.

Homöopathie

Es gibt verschiedene homöopathische Arzneimittel, die unterstützend zur Therapie bei Parkinson eingesetzt werden (siehe Tabelle) und die dazu beitragen können, einzelne Symptome zu lindern und die Lebensqualität zu verbessern.

Indische Juckbohne

Führen Sie unterstützend und nach Rücksprache mit dem Neurologen und einem naturheilkundlichen Experten einen Therapieversuch mit der Indischen Juckbohne (*Mucuna pruriens*) durch. Die Pflanze wird in der ayurvedischen Heilkunde bei Parkinson eingesetzt. Die Samen der Indischen Juckbohne enthalten natürliches L-Dopa, ein wichtiger Wirkstoff auch in der modernen Parkinson-Therapie. Bitte keine Selbstversuche: Es kann bei falscher Dosierung zu Nebenwirkungen kommen. Sprechen Sie mit Ihrem Arzt!

Schädelakupunktur

In den 1970er-Jahren entwickelte der japanische Chirurg, Anästhesist und Gynäkologe Dr. Toshikatsu Yamamoto die Yamamoto-Neue-Schädel-Akupunktur (YNSA). Yamamoto behandelt in einem neurologischen Reha-Zentrum in Südjapan Patienten mit schweren neurologischen Erkrankungen mit dieser Methode. Entsprechend wird die YNSA besonders bei neurologischen Beschwerdebildern (und Schmerzen) eingesetzt – sie lässt sich zudem gut mit anderen Verfahren kombinieren. Die Geburtsstunde der Schädelakupunktur war ein Zufallsbefund: Toshikatsu Yamamoto spritzte ein Betäubungsmittel an einen druckschmerzhaften Punkt an der Stirn. Daraufhin kam es zu einer Funktionsverbesserung des Armes. Yamamoto ging der Entdeckung nach, berücksichtigte dabei auch Erkenntnisse der chinesischen Schädelakupunktur und entwickelte nach und nach sein Behandlungssystem und die Topographie der Punkte.

Die YNSA geht von der Erkenntnis aus, dass sich auf dem Kopf – hier vor allem an Stirn, Schläfen und Hinterkopf – Zonen befinden, die andere Körperregionen abbilden und zu ihnen in besonderer reflektorischer Beziehung stehen. Yamamoto lokalisierte verschiedene Punkte, an denen bei der Behandlung akupunktiert wird. Die YNSA wird von speziell ausgebildeten Therapeuten durchgeführt (Adressen siehe Internet).

Homöopathische Mittel zur Unterstützung der Parkinson-Therapie

Leitsymptomatik	Mittel und Potenz
Koordinationsstörungen, Zittern, Kribbeln oder Ameisenlaufen an Armen und Beinen	Agaricus D12*
schwache Muskeln, zittrige Hände, Arme und Beine, nachlassende Gedächtnisleistung	Conium maculatum D12*
angespannte Muskulatur; es fällt schwer, Extremitäten ruhig zu halten; Kribbeln auf der Haut, die Haut fühlt sich pelzig an	Tarantula D12*

* Detaillierte Hinweise zu Einnahme und Dosierung siehe S. 265

Schlafstörungen

»Nimm dir jeden Tag eine halbe Stunde für deine Sorgen und in dieser Zeit mache ein Schläfchen«, soll Laotse, ein chinesischer Philosoph, gesagt haben. Was für eine schöne Vorstellung: der Schlaf als »Sorgenvertreiber«. Tatsächlich ist Schlaf eine unserer größten Erholungsquellen. Bei vielen Menschen aber ist er gestört: Man muss nachts raus und findet dann nicht wieder in den Schlaf – oder wacht sehr früh auf. Schlafprobleme sind der dritthäufigste Anlass für einen Arztbesuch, nicht nur bei Älteren. Dass der Schlaf im Alter etwas leichter und störanfälliger wird, ist der Lauf des Lebens. An wirklich gestörten Schlaf braucht man sich aber nicht zu gewöhnen. Im Gegenteil – man kann einiges tun, auch ohne Schlaftabletten einzunehmen.

Fakten

Schläft ein Neugeborenes noch 16 Stunden über den Tag verteilt, benötigt ein Kleinkind meist nur noch zwölf Stunden (einschließlich Mittagsschlaf). Zwischen sieben und acht Stunden schlafen im Durchschnitt Erwachsene. In der zweiten Lebenshälfte ändert sich die Schlafqualität. Man schläft schlechter ein. Der Schlaf ist weniger tief. Die Tiefschlafphasen betragen nur noch fünf Prozent. Dadurch ist man tagsüber müde, was häufig mit einem Mittagsschläfchen ausgeglichen wird. Es gibt also eine natürliche Verschiebung des Schlaf-Wach-Rhythmus. Insgesamt bleibt die Schlafdauer trotz dieser Verschiebung häufig gleich lang: Wer tagsüber eine Stunde Siesta hält, um 22.30 Uhr ins Bett geht und um 4.30 Uhr aufsteht, hat insgesamt sieben Stunden Schlaf gehabt – das reicht für viele, um ausgeschlafen zu sein! Ursache für die Verschiebung des Schlafmusters ist vermutlich eine geringere Ausschüttung von Melatonin in der Zirbeldrüse. Das Hormon wird bei Dunkelheit gebildet und fördert die Einschlafbereitschaft.

Krankheiten als Ursache

Neben diesen natürlichen Veränderungen gibt es im fortgeschrittenen Alter jedoch etliche gesundheitliche Probleme, die den Schlaf beeinträchtigen können. Dies sind vor allem Schmerzen (etwa der Gelenke), aber auch Depressionen, Demenz, Parkinson, Polyneuropathien, Nieren- und Lebererkrankungen, koronare Herzkrankheit (mit Angina-Pectoris-Anfällen), chronische Bronchial- und Lungenerkrankungen, Sodbrennen und natürlich auch grippale Infekte. Das Schlafapnoe-Syndrom – kurze oder manchmal sogar sehr lange Atemaussetzer – und das Restless-Legs-Syndrom (siehe S. 157) können den Schlaf empfindlich stören, ebenso Sorgen, Ängste und Nöte. Zudem beeinflussen viele Medikamente den Schlaf negativ.

Wissen: Was im Schlaf passiert

»Das bereitet mir schlaflose Nächte!« oder »Das raubt mir den Schlaf!« stöhnt man, wenn irgendetwas einen so umtreibt, dass man nicht zur Ruhe findet. Aber genauso treffende Redewendungen gibt es über den Zusammenhang von Körper und Schlaf – und das ohne moderne Forschung. So heißt es »Man schläft nicht gut mit hungrigem Magen«, »Früh schlafen gehen und früh aufstehen schließt viele Krankheiten aus« oder »Schlaf ist die beste Medizin«. Ob man gesund ist oder krank – Schlaf ist eine der wichtigsten Regenerationssäulen für den Menschen.

Unser Biorhythmus

Der Wechsel zwischen Wachsein und Schlaf ist wichtig für unser Wohlbefinden. Gebunden ist er an unseren Biorhythmus. Diese innere Uhr gibt wie ein unsichtbarer Dirigent mit seinem Taktstock den Einsatz, wann welches Organ oder Regulationssystem zur Hochform aufläuft und wann es zur Ruhe kommt. Ein unglaublich gut spielendes Orchester, solange es nicht von äußeren Einflüssen wie Schichtarbeit oder Jetlag aus dem Takt gebracht wird.

Die Nachtschicht im Körper

Normalerweise hat der Sympathikus, der Nerv des vegetativen Nervensystems, der für Leistung und Aktion tagsüber zuständig ist, in der Nacht Pause. Der Parasympathikus ist an der Reihe und sorgt für Erholung des Körpers: Die Herzfrequenz nimmt ab, der Blutdruck sinkt, die Atmung wird regelmäßiger und langsamer, die Körpertemperatur sinkt. Dafür laufen andere Organe zur Hochform auf: Gegen Mitternacht das Immunsystem (man schläft sich gesund!), dann werden Keime besonders aktiv bekämpft. Auch einige Hormone werden jetzt vermehrt ausgeschüttet – in den ersten Stunden des Schlafes etwa Renin, das für die Nieren wichtig ist. Auch das Gehirn arbeitet im Hintergrund: Im Schlaf werden Inhalte aus dem Kurzzeitspeicher in den Langzeitspeicher überführt. Zwischen 3 und 5 Uhr früh ist unsere Körpertemperatur am niedrigsten – nicht richtig zugedeckt, wacht man dann vom Kältegefühl auf. Etwa gegen 5 Uhr produziert das Hormonsystem Kortisol, ein Stresshormon: Der Körper bekommt das Signal, die Energieproduktion anzukurbeln. Damit steigt die Körpertemperatur allmählich. Diese wenigen Beispiele machen deutlich: Schlaf ist ein sehr komplexes, fein abgestimmtes Geschehen.

Die Organuhr der Chinesen

In der Traditionellen Chinesischen Medizin (TCM) gibt es seit Jahrtausenden die Organuhr (siehe Abbildung). Sie zeigt, zu welcher Uhrzeit welche Organe besonders stark arbeiten. Die moderne Chronobiologie (Wissenschaft von den zeitlichen Abläufen im Körper) konnte die Beobachtungen und Erfahrung der alten Chinesen bestätigen. So arbeitet beispielsweise die Gallenblase von 23 bis 1 Uhr, die Leber von 1 bis 3 Uhr und die Lunge von 3 bis 5 Uhr am effektivsten. Sie alle brauchen die Nacht, um in Ruhe arbeiten zu können. Wenn wir immer wieder zu einer bestimmten Uhrzeit aufwachen, kann das – aus Sicht der TCM – auch etwas damit zu tun haben, dass genau das Organ, welches dieser Uhrzeit zugeteilt ist, in seiner Funktion geschwächt ist.

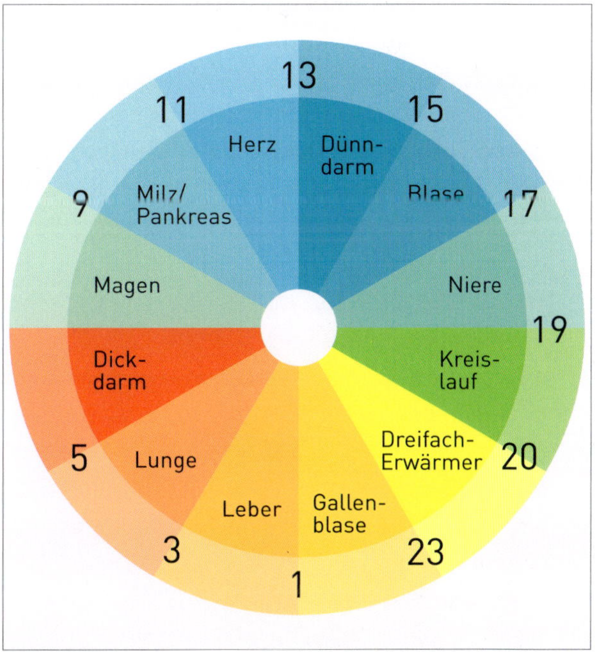

Leber, Magen, Darm usw. arbeiten zu bestimmten Zeiten am wirksamsten. Aus der Organuhr können Sie die aktivsten Zeiten der Organe ablesen.

Symptome

Schlafstörungen können sich vielseitig zeigen, zum Beispiel durch

- starke Müdigkeit am Tag
- eingeschränkte Leistungsfähigkeit und Antriebslosigkeit
- Kopfschmerzen
- schlechte Laune, Nervosität
- verminderte Widerstandskraft gegen Stress
- erhöhte Schmerzempfindlichkeit
- Frieren

Gesichert ist mittlerweile, dass Schlafstörungen in erhöhtem Maße mit Depressionen und Angststörungen einhergehen und die Entstehung von Übergewicht, Diabetes mellitus und Bluthochdruck begünstigen.

Risikofaktoren

An ein verändertes Schlafmuster im Alter kann man sich gewöhnen, zum Beispiel einen leichteren Schlaf.

Diese Faktoren können Sie nicht beeinflussen

Alter: Mit dem Alter nehmen auch die Schlafstörungen zu.

Geschlecht: Männer sind früher von der Verkürzung des Tiefschlafs betroffen als Frauen, auch das Schlafapnoe-Syndrom betrifft Männer häufiger. Frauen klagen allerdings mehr über schlechten Schlaf.

Sonstiges: Licht und Lärm, die man nicht abstellen kann (Fluglärm, Straßenbeleuchtung usw.).

Sonstige Risikofaktoren

Viele Medikamente können Schlafstörungen als Nebenwirkungen verursachen. Weitere Risikofaktoren für Schlafstörungen haben Sie bereits auf S. 150 gelesen.

Risikofaktoren, die man selbst in der Hand hat

- Bewegungsmangel
- Übergewicht
- zu spätes, zu schweres Essen
- hoher Alkoholkonsum
- zu später Koffeinkonsum
- Reizüberflutung
- zu wenig Sauerstoff
- ungünstige Temperaturen

Diagnose

Sprechen Sie mit Ihrem Arzt, wenn Sie schlecht schlafen. Er wird Sie untersuchen – auch auf andere mögliche Grunderkrankungen – und Ihnen vielleicht einige Fragen stellen.

Ob man Schlafstörungen hat, lässt sich auch mit einem Schlaftagebuch feststellen, in dem man über einen gewissen Zeitraum Schlaf- und Wachzeiten dokumentiert. Zur genauen Diagnose sollte man sich an ein Schlaflabor wenden.

Therapien

Bei Schlafstörungen werden häufig Medikamente eingenommen. Es gibt nicht verschreibungspflichtige Mittel und verschreibungspflichtige Tabletten. Zu Letzteren zählen vor allem die Benzodiazepine.

Schlafstörungen im Alter sind die häufigste Indikation für die Einnahme von Benzodiazepinen. Der Beginn der Einnahme erfolgt häufig im sechsten Lebensjahrzehnt. So hilfreich Schlaftabletten in einer schweren Lebensphase sein können, so gefährlich sind sie bei längerfristiger Einnahme. Viele Ärzte empfehlen, sie höchstens zwei Wochen lang einzunehmen, weil sich schnell eine Abhängigkeit entwickelt.

Vorbeugung

Schlafhygiene

Unter diesem Begriff verbirgt sich vieles, was wir eigentlich wissen: Wir brauchen Ruhe und Rituale, um abends zur Ruhe zu kommen, und gute Schlafbedingungen: Das heißt regelmäßig zu Bett gehen, abends nur leichte Speisen essen und nicht zu spät den letzten Kaffee oder Tee trinken, außerdem keine hitzigen Debatten führen oder Probleme wälzen, die den Blutdruck in die Höhe treiben. Die Wohnung am besten noch einmal ordentlich durchlüften oder sogar eine kleine Runde um den Block drehen. Hundebesitzer sind hier im Vorteil: Der Hund muss abends noch einmal raus und dabei schnappt man selbst auch noch einmal Luft.

Auch andere wiederkehrende Rituale, die den Übergang vom Wachen zum Schlafen markieren, helfen Körper und Geist, sich umzustellen: Manche Menschen schreiben jeden Abend Tagebuch oder rufen zu einer bestimmten Uhrzeit noch einen Freund an. Und wenn Sie dann tatsächlich mal nicht einschlafen können oder nachts aufwachen, dann machen Sie das Licht an und lesen lieber ein paar Seiten in einem schönen Buch, bevor Sie anfangen zu grübeln.

Leichtes Abendessen

Ein voller Bauch studiert nicht nur ungern, sondern schläft auch nicht gern. Beherzigen Sie ein paar Regeln für das Abendessen:

- Möglichst vor 19 Uhr essen, damit der Magen nicht gezwungen wird, noch zu später Stunde Magensäure zu produzieren. Beim Liegen kommt es sonst häufig zu unangenehmem Sodbrennen.
- Viele ältere Menschen essen abends noch einen Apfel oder anderes Obst. Bitte gut kauen, damit das Obst nicht zu lange im Verdauungstrakt bleibt und dabei gärt. Eine gute Einschlafhilfe sind Bananen oder Weintrauben. Letztere fördern die Produktion des Hormons Melatonin.
- Alkohol am Abend nur maßvoll konsumieren.

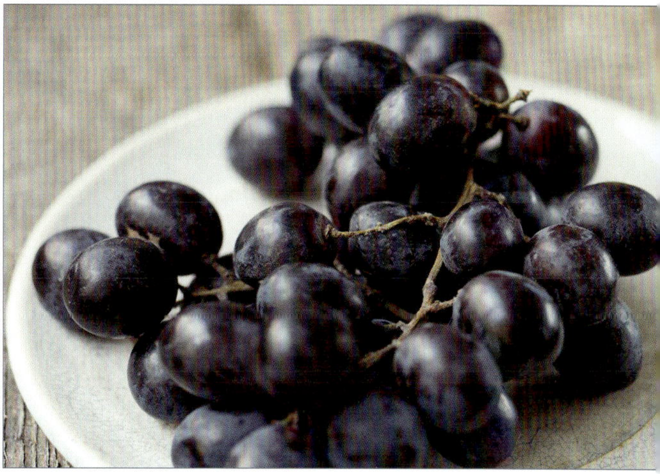

Weintrauben steigern die Produktion des Schlafhormons Melatonin und fördern so das Einschlafen.

Den Abend ausklingen lassen

Schauen Sie nicht bis kurz vor dem Schlafengehen fern, auch wenn Dutzende von Fernsehsendern mit spannenden Programmen locken. Das wühlt innerlich auf, ohne dass wir es merken. Besser ist es, vor dem offenen Fenster noch einmal ein paar tiefe Atemzüge zu nehmen und so noch etwas Sauerstoff zu tanken und innerlich zur Ruhe zu kommen.

Stretching gegen Wadenkrämpfe

Stellen Sie sich vor dem Schlafengehen neben das Bett und machen einen Ausfallschritt nach vorne. Nun drücken Sie das hintere Bein durch, so gut das geht. Diese Position halten Sie für mehrere Sekunden und drücken dann das vordere Bein durch und ziehen die Zehen hoch. Halten Sie auch diese Position mehrere Sekunden lang. Dann wechseln Sie die Beine.

Selbsthilfe bei beginnenden Beschwerden

Folgende Maßnahmen schaffen die Voraussetzungen für ein gutes Ein- und Durchschlafen.

Störquellen ausschalten

► Lärm ist eine der häufigsten Störquellen für ältere Menschen. Leider kann man den Lärm draußen nicht abstellen. In der Apotheke finden Sie eine breite Palette an Ohrstöpseln, die belüftet und angenehm weich sind – gegen tiefe oder hohe Tonlagen, aber auch speziell gegen das Schnarchen des Bettpartners.

► Temperatur: Die beste Schlaftemperatur liegt bei 16–18 °C. Manche mögen es etwas wärmer, auch das ist erlaubt, dann sollten Sie aber bedenken, dass die Schleimhäute schneller austrocknen. Dagegen hilft, eine Schüssel mit Wasser im Schlafzimmer aufzustellen. Ist es zu kühl, kann dies den Schlaf ebenfalls beeinträchtigen. Wichtig für die Körpertemperatur: warme Füße, etwa mit Söckchen oder Wärmflasche.

► Licht verhindert die Ausschüttung von Melatonin, dem »Schlafhormon«. Wenn vor Ihrem Fenster eine Laterne direkt in Ihr Schlafzimmer leuchtet, können Sie sich bei der Stadt beschweren. Dann wird die Laterne in Richtung Ihres Fensters vielleicht mit einer Lichtabschirmung versehen. Ist Ihnen dieser Weg zu umständlich, können Sie auch dichtere Vorhänge anbringen lassen. Entfernen Sie bitte auch alle Lichtsignale in der Umgebung Ihres Bettes wie Leuchtwecker

Homöopathische Mittel bei Schlafstörungen

Leitsymptomatik	Mittel, Potenz und Dosierung
Einschlafprobleme durch lebhaften Gedankenfluss, Unruhe, Schweißausbrüche, man fühlt sich »aufgedreht«	Coffea arabica D6* abends 5 Globuli
Schlafstörungen wegen Erschöpfung, Konzentrationsproblemen, verminderter Leistungsfähigkeit	Avena sativa D3* 3-mal täglich 5 Globuli
nächtliche Anfälle von heftigem Herzjagen mit Schweißausbrüchen und starken Angstzuständen, Atembeklemmungen	Aconitum napellus D12* 3-mal 5 Globuli im Abstand von wenigen Minuten
nächtliches Erwachen gegen 3 Uhr, nächtliche Rückenschmerzen	Nux vomica D6* abends 5 Globuli
Grübeln, gestörter Schlaf-Wach-Rhythmus, daher tagsüber oft müde und nicht leistungsfähig	Cocculus D12* abends 5 Globuli
nächtliches Aufschrecken, Angst, Erschöpfung, Kraftlosigkeit	Arsenicum album D12*, 3-mal 5 Globuli im Abstand von wenigen Minuten
schlechtes Einschlafen, häufiges nächtliches Erwachen, Unruhe, seelische Belastung	Passiflora incarnata D3* abends 5 Globuli

* Detaillierte Hinweise zu Einnahme und Dosierung siehe S. 265

oder Elektrowecker. Ziehen Sie den Stecker von Fernseher oder anderen elektronischen Geräten mit Leuchtanzeigen.

Tagsüber auspowern

Sportliche Betätigung ermüdet den Körper und fördert das Bedürfnis nach Schlaf. Das Sporttreiben sollte dabei nicht abends stattfinden. Tagsüber dürfen Sie sich natürlich gerne auspowern.

Beruhigender Lavendel

Lavendel ist besonders geeignet bei Gedankenkreisen, innerer Unruhe und Schlafstörungen durch depressive Verstimmungen. Er wird bei Schlafstörungen in den unterschiedlichsten Varianten eingesetzt:

- 1–2 Tropfen reines ätherisches Öl (*Lavandula angustifolia*) auf den Schlafanzug geben.
- als Badezusatz für Voll- oder Fußbäder
- als Blüten im Schlafkissen, gemischt mit Hopfenzapfen und Melissenblätter
- Relativ neu ist die Anwendung innerlich als Fertigarzneimittel aus der Apotheke (Lasea).
- Besonders angenehm und einfach umzusetzen ist eine abendliche Fußmassage mit verdünntem Lavendelöl (Weleda Lavendelöl 10 %, Apotheke).

Bienenwachsauflagen

Ein echter Geheimtipp aus der Naturheilkunde sind Bienenwachsauflagen. Dabei handelt es sich um hauchdünne Wachsfolien, die oft noch mit ätherischen Ölen versetzt werden und wunderbar duften. Bei Schlafproblemen eignen sich die »Schlafschön«-Auflagen mit Lavendel oder Rose. Die Folien werden mit dem Föhn leicht erwärmt, dabei werden die ätherischen Öle der Blüten freigesetzt. Die Folien werden auf die Brust gelegt, darauf kommt ein dünnes Tuch, dann wird das Ganze mit dem Schlafanzugoberteil oder einem eng anliegenden T-Shirt fixiert. Sie erhalten die Wickel bei der Firma Wachswerk (Adresse siehe Internet).

Schlaftee für Ältere

Die klassischen Schlaftees enthalten Hopfenzapfen, Baldrianwurzel, Melissenblätter und Passionsblumenkraut. Teemischungen für Ältere werden gern mit Weißdorn angereichert, weil dieser gut fürs Herz ist. Gerade für ältere Menschen wird auch noch Fenchel dazugegeben, weil sie den Geschmack kennen.

Lassen Sie in der Apotheke je 20 g Hopfenzapfen, Melissenblätter, Weißdornblüten und -blätter, Pomeranzenschalen und Fenchelsamen (angestoßen) mischen. Überbrühen Sie 1 gestrichenen TL mit 150 ml heißem Wasser, lassen es zugedeckt 5–10 Minuten ziehen, dann abseihen und trinken. Bei Bedarf mit Honig süßen.

Anthroposophische Medizin

- Wer nicht so gerne Tees kocht, kann zu der Fertigarznei Aurum/Hyoscyamus® comp. greifen. Es handelt sich um Tropfen aus potenziertem Bilsenkraut, Gold und Antimon mit vegetativ ausgleichender, harmonisierender und stabilisierender Wirkung. Sie werden zum Beispiel auch bei funktionellen Beschwerden, Einschlafstörungen oder psychovegetativen Störungen eingesetzt. Anwendung: 2- bis 4-mal täglich 10–20 Tropfen.
- Ein weiteres hervorragendes Mittel ist Calmedoron® (Globuli), das aus Hafer *(Avena sativa)*, Hopfen, Passionsblume, Baldrianwurzel und geröstetem Kaffee hergestellt wird. Es wird typischerweise bei Einschlafstörungen und Nervosität eingesetzt. Dieses Präparat bitte nur nach Packungsbeilage einnehmen.

Selbsthilfe bei fortgeschrittenem Verlauf

Auch schon länger bestehende Schlafprobleme müssen Sie nicht hinnehmen. Diese Anregungen helfen Ihnen, den Teufelskreis zu durchbrechen.

Medikamenten-Check

Eine ganze Reihe von Medikamenten können den Schlaf beeinträchtigen, etwa manche Bluthochdruckmittel, Antidepressiva, Psychopharmaka, Parkinson-Mittel (Dopamin), nichtsteroidale Antirheumatika, Antibiotika, Kortison, Schmerzmittel, koffeinhaltige Mittel, Mittel bei Harninkontinenz (Anticholinergika) oder Entwässerungstabletten. Bitte keine Veränderung in Eigenregie! Besprechen Sie alle (!) Medikamente, die Sie von unterschiedlichen Ärzten bekommen haben, mit Ihrem Hausarzt oder lassen Sie sie in Ihrer Apotheke auf Wechselwirkungen prüfen. Apotheken verfügen über eine spezielle Software, mit der all diese Informationen abrufbar sind. Sie können sich auch eine entsprechende App (gibt es etliche, viele sogar kostenlos) auf das Smartphone laden. Bei eventuellen Warnungen unbedingt mit dem Arzt sprechen: Manche Mittel kann man reduzieren, manche austauschen. Niemals allein absetzen, da manche Arzneien ausgeschlichen werden müssen.

Bei Sorgen, Nöten und Ängsten

Viele ältere Menschen haben Schlimmes erlebt. Das kann auch heute noch den Schlaf stören. Die gesamte Kriegsgeneration musste mit Bildern und traumatischen Erlebnissen umgehen, ohne diese richtig aufarbeiten zu können. Viele haben, ohne das zu wissen, eine posttraumatische Belastungsstörung erlitten. Schlafstörungen sind ein typisches Symptom davon. Weit mehr Beschwerden als nur Schlafstörungen sind psychisch bedingt, manche Probleme kommen erst im Alter »hoch«. Neue Themen wie der Verlust des Partners oder guter Freunde kommen hinzu. Ein therapeutisches Gespräch kann dabei helfen, mit diesen Erfahrungen umzugehen – und auch wieder ruhigeren Schlaf zu finden.

Schlafrollen

Manchen älteren und alten Menschen hilft es, bei der Schlafposition unterstützt zu werden. Dafür werden zwei Decken zu Rollen geformt und diese, je nach bevorzugter Lagerung, unter das Laken gelegt. Dazu gehört beispielsweise die »Nestlagerung«, die an das Nestchen von Säuglingen erinnert: ein Rundumschutz der oberen Körperhälfte, die Geborgenheit gibt und äußere Einflüsse abschirmt.

Waschungen

Bei bettlägerigen und hochbetagten Menschen können auch schlaffördernde Waschungen durchgeführt werden. Bei der sogenannten »basalen Stimulation« wird der ganze Körper symmetrisch mit zwei Waschlappen, getränkt mit körperwarmem Wasser, in Haarwuchsrichtung gewaschen. Dem Wasser können Sie das folgende selbst hergestellte Badesalz zusetzen: Geben Sie je 10 Tropfen Bergamotte-Öl und Lavendelöl sowie je 5 Tropfen Sandelholzöl und Zedernöl auf 250 g Meersalz und vermischen Sie alles gut. Zum Waschen wird ½ TL des beträufelten Salzes als Zusatz in das Waschwasser gegeben.[1]

Keimzumpe – das pflanzliche Schlafmittel

Aus der anthroposophischen Medizin stammt die Nutzung der Keimzumpe (*Kalanchoe/Bryophyllum pinnatum*), einem Dickblattgewächs aus den Tropen. Das homöopathische Mittel Bryophyllum aktiviert einen Botenstoff im Gehirn, der angst- und stressauflösend und dadurch beruhigend und schlaffördernd wirkt. Es wird bei akuten Angst- und Unruhezuständen sogar in der Palliativmedizin eingesetzt. Bei Schlafstörungen hilft das Präparat Bryophyllum 50 % (Pulver zum Einnehmen, gewonnen aus dem Presssaft; Weleda; Apotheke) oder Bryophyllum Argento cultum D2/D3 (Tropfen oder Kügelchen). Einnahme gemäß Packungsbeilage.

Indische Gewürzmilch

Milch enthält die Aminosäure L-Tryptophan und wirkt dadurch leicht schlaffördernd. Da sich Gewürze besonders gut in Milch lösen, bietet sich aus ayurvedischer Sicht zum Beispiel eine Gewürzmilch mit Muskat und Kardamom an. Muskat wirkt auf das Gemüt beruhigend und in höherer Dosierung »euphorisierend« (Sie brauchen allerdings nur eine Prise), Kardamom beruhigt und schmeckt zudem noch gut.

Kochen Sie einen großen Becher frische Biomilch kurz auf (wichtig!), geben Sie je 1 Prise geriebene Muskatnuss und Kardamompulver hinein und rühren um. Trinken Sie diese Milch etwa eine halbe Stunde vor dem Schlafengehen.

Restless-Legs-Syndrom

Beim Restless-Legs-Syndrom (Syndrom der unruhigen Beine) haben die Betroffenen das Gefühl, als ob ihre Beine von Nadeln gestochen werden oder ständig heiß und kalt sind. Das ist so unangenehm, dass sie ihre Beine nicht still halten und deshalb nicht einschlafen können. Diese Maßnahmen helfen dabei, die Durchblutung der Beine zu fördern:

- Führen Sie morgens oder abends wechselwarme Duschen oder Fußbäder mit jeweils zwei bis drei Wechseln durch. Beenden Sie das Bad morgens mit kaltem und abends besser mit warmem Wasser.
- Gehen Sie in der Wohnung hin und wieder barfuß, so müssen sich die Fußmuskeln ganz anders anstrengen.
- Bewegen Sie beim Sitzen die Zehen in den Schuhen, rollen Sie sie gegen die Innensohle ein oder drücken Sie sie gegen das Oberleder.
- Massieren Sie Ihre Füße. Ziehen Sie an den einzelnen Zehen, cremen Sie die Füße ein und walken Sie die Füße dabei richtig durch.
- Stellen Sie sich bei stehenden Arbeiten auf eine Grundplatte für Steckbausteine (Kinderspielzeug). Dadurch werden Fußmuskeln und Sensoren in den Füßen angeregt.
- Eine Anregung aus der Traditionellen Chinesischen Medizin (TCM) ist die Klopfmassage: Klopfen Sie die Muskulatur der Beine vorsichtig mit der hohlen Hand vom Knie über die Unterschenkel bis zu den Füßen vorsichtig ab.

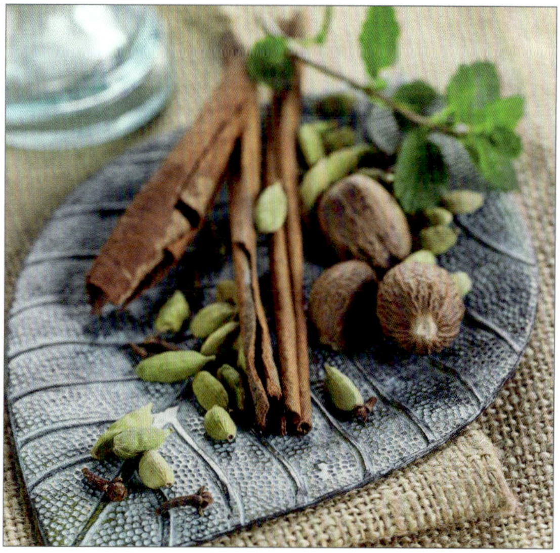

Einschlafhilfe aus dem Ayurveda: heiße Gewürzmilch mit Muskatnuss und Kardamom.

Schmerzen

Es gibt Menschen, die empfinden keinen Schmerz, überhaupt keinen. Im ersten Moment könnte man meinen, dies sei ein beneidenswerter Umstand. Doch diese Menschen leben außerordentlich gefährlich: Denn wer keinen Schmerz spürt, erfährt nie, dass eine Ofentür heiß, ein Messer scharf und Saures ätzend sein kann. Diesen Menschen fehlt ein wichtiger Schutzmechanismus: das Alarmsignal Schmerz.

Fakten

Unzählige Nervenenden in der Haut und den Organen leiten Schmerzempfindungen über das Rückenmark an das Gehirn. Bei Berührung einer heißen Ofentür wird das Gehirn blitzschnell den Befehl geben: Hand zurückziehen. Im besten Fall kommen wir mit einer leichten Verbrennung davon. Im schlimmsten Fall ist die Haut so beschädigt, dass eine Operation/Hauttransplantation erforderlich wird. Eine Situation mit einem akuten Schmerzgeschehen, das allmählich abflaut und bestenfalls ganz verschwindet.

Anders bei chronischen Schmerzen. Etwa zehn Millionen Menschen (manche gehen sogar von 15 Millionen aus) sind hierzulande davon betroffen. Die Ursachen sind ganz unterschiedlich. Sie können ihren Ausgangspunkt in entzündlichen Prozessen wie bei der Arthritis nehmen, die Folge beschädigter oder eingeengter Nerven (Gürtelrose, Karpaltunnelsyndrom) sein oder auf muskulärer Ebene (Rückenschmerzen) entstehen. Bei Migräne scheint ein gestörter Blutfluss im Gehirn die Schmerzen zu verursachen und manche Kopfschmerzen können das Ergebnis von Medikamentenmissbrauch sein. Bei der Schmerzkrankheit Morbus Sudeck scheint nach neueren Erkenntnissen das vegetative Nervensystem fehlgeleitet zu sein. Nicht zu vergessen: Schmerzen der Seele, die häufig auch körperlichen Ausdruck finden. Dann spricht man von psychosomatischen Schmerzen.

Wissen: Schmerzquelle Faszien

Seit einigen Jahren erforschen Wissenschaftler und Mediziner weltweit ein bisher kaum beachtetes Organ des Menschen: das Bindewebe. Es durchzieht unseren Körper vom Scheitel bis zur Sohle. Jede Muskelfaser ist darin eingehüllt und jedes Gefäß und Organ damit ausgekleidet. Es durchzieht uns wie ein Netzwerk. Das Bindegewebe besteht zu zwei Dritteln aus Wasser, in ihm befinden sich etwa 80 Prozent der freien Nervenenden. Es verfügt über unzählige Bewegungs- und Schmerzfühler. Besonders viele Schmerzrezeptoren sind zum Beispiel auf der großen Lendenfaszie angesiedelt – ist sie Ausgangspunkt für viele unerklärliche Rückenschmerzen? Gerade werden heftige Debatten geführt, ob der Schmerz nicht nur in Muskeln oder Gelenken entsteht, sondern die Faszien eine entscheidende Rolle spielen. Über- oder Unterforderung durch zu viel oder zu wenig Bewegung kann diese Struktur genauso schädigen wie alle anderen Organe: Es kommt zu Entzündungen, Verletzungen, Verklebungen, Verfilzungen oder Vernarbungen, die wiederum Schmerzen verursachen. Auch Stress, das konnte eindrucksvoll nachgewiesen werden, führt zu Spannungszuständen in den Faszien und kann somit Auslöser für Schmerzen sein.

Viele Manualtherapeuten, Osteopathen oder Anwender der Rolfing-Methode versuchen, genau über das Bindegewebe an den Schmerz heranzukommen. Druck, Zug oder Dehnung lösen eine biochemische Kettenreaktion aus und führen zur Entspannung im Gewebe. Die einzelnen Bindegewebsschichten werden wieder besser gegeneinander verschiebbar und können dadurch auch wieder mehr Wasser aufnehmen.

Schröpfen, Gua Sha (eine alte asiatische Schabetechnik), Akupunktur, Triggerpunktbehandlungen oder bestimmte Massagetechniken: Sie alle behandeln letztlich Bindegewebsstrukturen.

Schmerzen können ihren Ursprung auch in einer längst vergessenen Verletzung, einer schon Jahre zurückliegenden Operation (Narbengewebe) oder physischer Gewalt in der Kindheit haben. Auch diese gespeicherten Erinnerungen des Bindegewebes kann man behandeln und auf diese Weise Schmerzfreiheit erreichen.

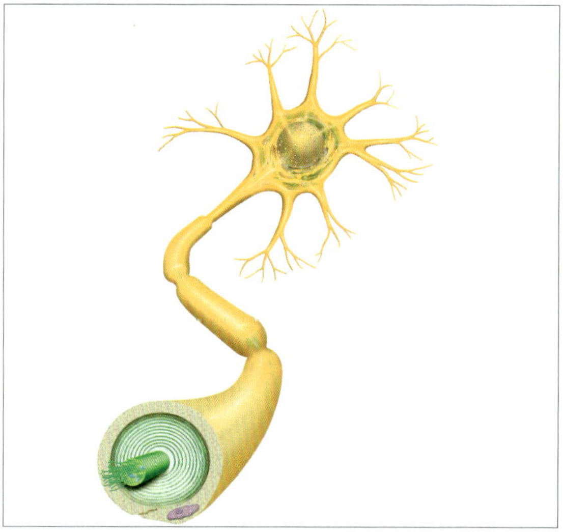

Schmerzen werden über Nervenleitungen in Sekundenbruchteilen ans Gehirn weitergeleitet. Der Nervenzellfortsatz (grün) wird – wie ein Kabel – durch eine Hülle isoliert.

Symptome

Je genauer man die Schmerzen als Patient beschreiben kann, desto besser. Da gibt es Ort, Dauer und Stärke der Schmerzen, vor allem aber auch den Schmerzcharakter: ziehend, stechend, brennend, bohrend. Die Schmerzen können begrenzt oder schwer lokalisierbar sein, können plötzlich auftreten, in Wellen kommen und gehen oder dauernde Begleiter sein. Darüber hinaus können sie durch eine Beteiligung des vegetativen Nervensystems zu anderen Beschwerden führen: Schwitzen, Übelkeit, Kreislaufprobleme, Schwindel, beschleunigter Herzschlag und erhöhter Blutdruck – bis zur Ohnmacht.

Jeder von uns hat ein anderes, unterschiedliches Schmerzempfinden, man spricht hier von einer »individuellen Schmerztoleranz«. Abhängig ist diese Schmerztoleranz von der Persönlichkeit, den Begleitumständen, der inneren Einstellung, der Gesamtverfassung: Schmerzen sind stärker, wenn »die Nerven blank liegen«. Auch die Tageszeit kann einen Einfluss auf die Schmerzintensität haben: So nehmen beispielsweise Zahnschmerzen nachts zu.

Von chronischen Schmerzen spricht man, wenn sie mehr als sechs Monate anhalten. Schmerzen belasten die Seele, nicht selten sind sozialer Rückzug, aber auch Depression und Ängste die Folge. Das verstärkt die Schmerzen noch weiter. Ein Teufelskreis entsteht, man spricht hier auch von einer »Schmerzkarriere«.

Bei Demenzkranken sollten die Angehörigen oder Pflegekräfte die Zeichen richtig deuten: Als mögliche Hinweise für Schmerzen bei Patienten mit Demenz gelten nach Angaben der Deutschen Schmerzgesellschaft gequälte Laute, Stöhnen, Weinen, Schreien, unerklärliche Aggression, verzerrte Mimik, Schonhaltungen, Unruhe, Abwehr der Pflege, Appetitmangel, Schlafstörungen, Pulsanstieg, flache Atmung, Blässe, Schweiß und angespannte Muskulatur.

Risikofaktoren

Akute Schmerzen werden meist durch äußere Verletzungen oder innere akute Entzündungen verursacht.

Diese Faktoren können Sie nicht beeinflussen

Eine genetische Veranlagung für die Chronifizierung von Schmerzen ist nachgewiesen. Als wichtige Ursachen für starke chronische Schmerzen gelten lang anhaltende körperliche, seelische und soziale Belastungen. Wie weit man hier einen Einfluss darauf hat, ist sicherlich von Fall zu Fall verschieden.

Risikofaktoren, die man selbst in der Hand hat

Das Einzige, was man eventuell in der Hand hat, ist die Bewertung des Schmerzes. Aber auch das nur bedingt. Mein Vorschlag:

- Beißen Sie nicht unnötig die Zähne zusammen. Lassen Sie starke akute Schmerzen schnell behandeln. Auch schon länger anhaltende Schmerzen sollten Sie nicht über Wochen ignorieren. Beide Schmerzzustände könnten sich sonst zu einer eigenen Schmerzkrankheit entwickeln.
- Vorsicht mit Medikamenten gegen Kopfschmerzen. Kopfschmerzmittel sollten nicht länger als drei Tage hintereinander und nicht häufiger als zehn Tage pro Monat eingenommen werden, sonst erzeugen diese Mittel selbst Kopfschmerzen.

Sonstige Risikofaktoren

Chronische Erkrankungen gehen häufig mit Schmerzen einher.

Diagnose

Körperliche Untersuchungen können helfen, die Ursache von Schmerzen herauszufinden, so etwa Laboruntersuchungen, bildgebende Verfahren (Computer- und Kernspintomografie) oder Untersuchungen der Nervenfunktion.
Hilfreich sind folgende Fragen:

- Wann haben die Schmerzen begonnen?
- Wo treten sie auf? (Hinzeigen!)
- Von welcher Art sind die Schmerzen?
- Wie häufig treten sie auf?
- Wie stark sind die Schmerzen?

Die Stärke der Schmerzen wird häufig mit einer Visuellen Analog-Skala (VAS) ermittelt, auf der der Patient die Intensität auf einer Skala von 0 bis 10 angibt.

Therapien

In der konventionellen Medizin werden Schmerzen vor allem mit Schmerzmedikamenten behandelt. Schmerzmittel sind die mit Abstand am häufigsten verordneten Medikamente.
Nach dem Stufenplan der WHO gibt es drei Stufen: Stufe 1 sind schwach bis mittelstark wirksame Schmerzmittel (viele frei verkäuflich), Stufe 2 sind schwache Opioide, Stufe 3 starke Opioide.
Bei einer Schmerzerkrankung behandelt man heute in spezialisierten Zentren komplex. Bei der »multimodalen Schmerztherapie« geht es darum, Medikamente auf ein Minimum zu reduzieren, Entspannungstechniken zu erlernen, mittels Verhaltenstherapie Schmerzverstärker auszuschalten und den Schmerz neu zu bewerten. Gerade in der Schmerztherapie nehmen Physiotherapie und Komplementärmedizin einen großen Raum ein. Eingesetzt werden:

- Osteopathie, Chiropraktik, Akupunktur, Nervenstimulation
- Entspannung und Stressbewältigung

Vorbeugung

Lassen Sie Schmerzen schnell abklären, damit sie nach Möglichkeit nicht chronisch werden.

Ausdauer trainieren

Grundsätzlich gilt, dass jede Art von Bewegung durchblutungsfördernd wirkt und somit die Stoffwechsellage verbessert. Das wiederum kann Schmerzen mindern. Besonders günstig sind Bewegungsformen, die viele Muskeln fordern und die Ausdauerfähigkeit verbessern. Trainieren Sie lieber länger mit weniger Intensität als kurz und intensiv.

Einfach und effektiv: Dehnen

Viele Schmerzen entstehen, weil man zu lange in einer Position verharrt. Dehnen, wie es in vielen Gymnastikformen oder auch im Yoga geübt wird, streckt nicht nur die Muskulatur, sondern auch die Sehnen und Bänder (siehe auch S. 158, »Wissen: Schmerzquelle Faszien«). Sie können aber auch mit einem einfachen Theraband, das Sie im Sportgeschäft erhalten, viele Übungen absolvieren. Lassen Sie sich diese aber trotzdem von einem Physiotherapeuten zeigen.
Für den Alltag möchte ich Ihnen nahelegen, sich immer wieder mal zu strecken und zu dehnen. Das fängt morgens im Bett an, geht aber auch im Sitzen und im Stehen. Oft merken wir gar nicht, dass wir unbewusst den Kopf vorstrecken, die Schultern hochziehen, krumm sitzen, lange Zeit die Beine übereinanderschlagen oder auf einem Standbein stehen. Hier kann man immer mal wieder kurz innehalten und sich so richtig »langmachen«, um kleine Verspannungen zu lösen. Damit wirkt man einer Verkürzung der Muskeln entgegen und sorgt dafür, dass Nährstoffe und Sauerstoff in die Muskelzellen kommen.

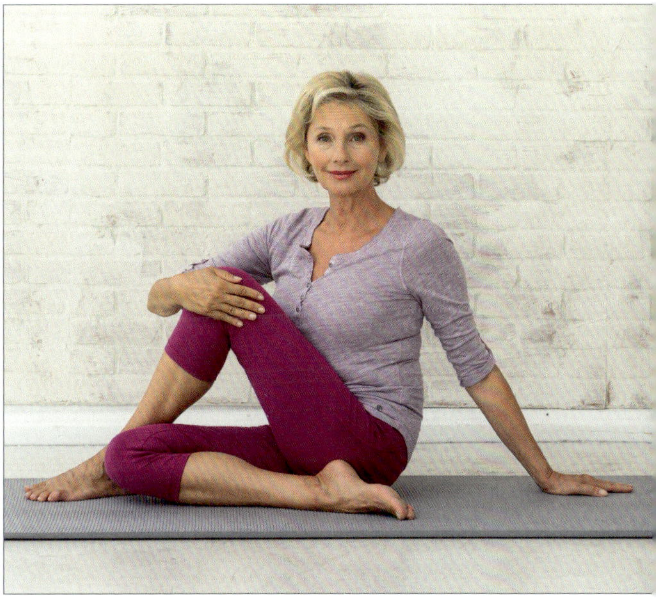

Viele Yogaübungen sind, wenn man sie genauer anschaut, auch wirkungsvolle Dehnübungen.

Kleine Auszeit: Selbstmassage

Manchmal merkt man gar nicht, wie verspannt man eigentlich ist! Eine schöne Form, Muskeln zu lockern, aber auch, sich einmal auf sich selbst zu besinnen, ist die Selbstmassage. Massieren Sie sich täglich mit kalt gepresstem Sesamöl oder hochwertigen Massageölen. Nehmen Sie sich morgens Zeit, Ihren Körper von Kopf bis Fuß mit dem Sesamöl einzureiben und dabei die Muskulatur leicht zu massieren. Anschließend eine warme Dusche. Für die Mutigen: zuletzt kurz kalt abbrausen.
In vielen Kulturen gehört die Selbstmassage zur täglichen Routine – hier wird erst gar nicht gewartet, bis Schmerzen auftreten. Ob es im Ayurveda die Massage mit Sesamöl ist oder in Afrika die Massage mit Shea-Butter: Auf diese Weise kommt man zur Ruhe und zu sich selbst, befasst sich mit dem Körper, hat eine kleine Auszeit. Und der Schönheit kommt das auch zugute!

Selbsthilfe bei aktuen Schmerzen

Ein akuter Schmerz ist vor allem erst mal ein Warnsignal. Er bedeutet, dass Sie die Ursache erkennen und am besten schnell ausschalten müssen. Bei einem Nagel im Fuß ist es eindeutig, was zu tun ist. Allerdings basiert so mancher Hexenschuss oder akuter Rückenschmerz zum Beispiel auf einem grundsätzlichen muskulären Ungleichgewicht, was gezielten Muskelaufbau bedeutet. Bauchschmerzen haben oft mit Unverträglichkeiten oder Stress zu tun. So mancher Kopfschmerz kommt durch Reizüberflutung. Wir sind alle nicht immer in der Lage, die Bedingungen für uns optimal zu gestalten. Doch sollten uns wiederkehrende akute Schmerzen aufmerksam machen auf Dinge, Situationen oder Lebensgewohnheiten, die uns nicht guttun.

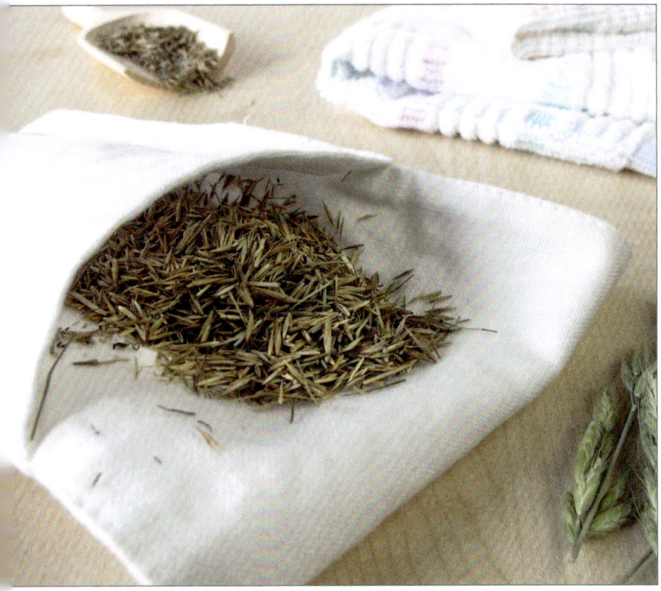

Ein warmer Heublumensack ist eine wohltuende Kompresse auf steifen Gelenken.

Wärme oder Kälte

Ob Kälte oder Wärme hilft, ist meistens schnell zu erfühlen. Die Kälte dämpft eine akute Entzündung, das geschwollene, rote Knie schwillt ab und beruhigt sich. Die Wärme tut gut bei Schmerzen zum Beispiel durch Arthrose, etwa steifen schmerzenden Fingern am frühen Morgen. Wenn sich die Beschwerden unter der Behandlung verschlechtern, brechen Sie lieber ab. Achten Sie auf Ihr individuelles Empfinden – Sie werden sehr schnell merken, was Ihnen guttut.

- **Wärme:** Am besten feuchte Wärme, etwa ein feuchtes Tuch, auf die betroffene Stelle legen und darauf eine Wärmflasche oder ein angewärmtes Kirschkernkissen. Eine andere Möglichkeit: der Heublumensack als feucht-warme Kompresse. Den Heublumensack erhalten Sie in der Apotheke, er wird nach Packungsanleitung erwärmt und auf die betroffene Stelle aufgelegt (einmal täglich). Keine Anwendung bei Heuschnupfen!
- **Kälte:** Ein Coolpack aus dem Kühlschrank oder mehrere Eiswürfel in einer Plastiktüte in einen Waschhandschuh stecken oder in ein Handtuch wickeln und maximal 5 Minuten auflegen. Wichtig ist, dass die Eispackung nicht direkt auf der Haut aufliegt.

Ruhe

Bei akuten Schmerzen ist Ruhe oftmals das erste Gebot. Die meisten Patienten können dadurch eine Migräne noch rechtzeitig abwenden. Bei Hexenschuss ist es das Beste, sich mit dem Rücken auf den Boden zu legen, die Beine im rechten Winkel auf einem Stuhl abzulegen und liegen zu bleiben, bis die Schmerzen nachlassen. In einen akuten Schmerz hineinzutrainieren verschlechtert die Situation in der Regel. Also besser Ruhe bewahren, runterfahren und am nächsten Tag mit langsamen Bewegungen beginnen.

Selbsthilfe bei akuten Schmerzen

Leitsymptome	Mittel	Einnahme/Anwendung
Spannungskopfschmerz	Weidenrinde	Innerlich: Weidenrindenextrakt, z. B. Assalix®, nach Packungsbeilage anwenden.
Spannungskopfschmerz	Pfefferminzöl	Äußerlich: Bei beginnenden Kopfschmerzen Pfefferminzöl vorsichtig auf Schläfen, Stirn, Nacken auftragen (z. B. Euminz® Stift).
Migräne	Kephalodoron® 5 % (Weleda) ist ein anthroposophisches Mittel. Es enthält den Wirkstoff Ferrum-Quarz Ursubstanz.	Innerlich: Kephalodoron® nach Packungsbeilage anwenden.
Ischias und Hexenschuss	Das homöopathische Arzneimittel Rhus toxicodendron verschafft Linderung.	Innerlich: Rhus tox ist auch enthalten in den Kombinationsmitteln Rhus tox comp.® (WALA) und Rhus tox Pentarkan® (DHU). Anwendung nach Packungsbeilage. Alternativ: Rhus tox D6*
Ischias und Hexenschuss, Nervenschmerzen, Nervenentzündungen, Gürtelrose und rheumatische Gelenkerkrankungen	Aconit Schmerzöl (enthält neben einer Zubereitung aus dem Eisenhut (Aconitum napellus) Kampfer und Lavendelöl.	Äußerlich: 1- bis 3-mal täglich die schmerzhaften Stellen damit einreiben.
Akute Krampf- oder Schmerzzustände wie Wadenkrämpfe, Bauchkrämpfe, Koliken (Arzt!)	Magnesium phosphoricum D6 (Schüßler-Salz Nr. 7), erhältlich auch als Beutelchen mit Pulver (Einmaldosis).	Innerlich: Magnesium phosphoricum D6. In akuten Situationen Anwendung als »heiße Sieben«: 7–10 Tabletten Magnesium phosphoricum D6 (oder Pulver) in einer Tasse mit heißem Wasser unter Rühren vollständig auflösen, Lösung schluckweise trinken.
Verletzungsfolgen, akute Gelenkbeschwerden, weichteilrheumatische Beschwerden (wie Schmerzen in Muskeln, Sehnen, Bändern, Bindegewebe, Nerven), aktivierte Arthrose, Fibromyalgie, Prellungen und Stauchungen (geschlossene Hautdecke)	Abschwellend und schmerzlindernd bei Prellungen wirkt ein Retterspitzwickel. Retterspitz Äußerlich® enthält Arnikaöl, Thymol, Rosmarinöl und andere Stoffe, die durchblutungsfördernd und entzündungshemmend wirken.	Äußerlich: Retterspitzmischung (Apotheke) nach Packungsbeilage anwenden.

Selbsthilfe bei chronischen Schmerzen

Bitte lesen Sie auch bei Ihrem konkreten Krankheitsbild nach, dort finden Sie noch weitere Tipps, etwa bei »Rheumatoide Arthritis« (siehe S. 228/229), »Arthrose« (siehe S. 66–73), »Gicht« (siehe S. 198/199), »Polyneuropathie« (siehe S. 224/225), »Osteoporose« (siehe S. 134–141).

Ablenkung: raus aus dem Teufelskreis

Chronische Schmerzen dürfen nicht zum Lebensmittelpunkt werden – dies begünstigt den Teufelskreis der Schmerzen. Sie bewirken Rückzug, Angst, Schonung. Das aber verstärkt die Schmerzen weiter. Konkret bedeutet das, insbesondere bei Belastungen aufmerksam zu schauen: Lässt der Schmerz eher nach oder tut es mir heute nicht gut? Ziel ist, dass Sie sich nicht überlasten, aber trotzdem aktiv, in Bewegung, unter Menschen bleiben. Nicht ganz einfach, aber es lohnt sich bestimmt.

Moderate Bewegung

Sport und Bewegung sind sehr wichtig, damit der Körper leistungsfähig bleibt und »nicht noch mehr Erkrankungen entstehen«. Moderate Bewegung lenkt die Aufmerksamkeit von den Schmerzen weg, das Schmerzempfinden nimmt ab. Beim Sport sollten sich die Schmerzen jedoch nicht verstärken. Suchen Sie sportliche Betätigungen, bei denen Sie sich wohl fühlen. Besonders günstig sind bei chronischen Schmerzen Bewegungen, die das Schmerzgebiet schonen, es aber trotzdem insgesamt durchbluten.

Einige Beispiele:

- Joggen oder schnelles Gehen bei Schulter-, Arm- oder Handschmerzen
- Fahrradfahren bei Rückenschmerzen (das Fahrrad muss gut eingestellt sein)
- Wassergymnastik bei chronischen Gelenkschmerzen aller Art
- Paddeln/Kanufahren bei Hüft-, Knie- oder Fußschmerzen

Die Kraft der inneren Bilder

Schmerz hat viel mit unserer Wahrnehmung, aber auch mit unserer Vorstellung zu tun. Negative Gedanken können im Kopf zu einem Gedankenkarussel führen und den Schmerz weiter verschlimmern. Unsere Vorstellungskraft ist eine Macht, die wir immer bei uns tragen, die uns das Leben versüßen, aber eben auch versalzen kann. Mithilfe unserer Gedankenmuster und unserer inneren Bilder können wir unser Leben entscheidend beeinflussen. Tatsächlich weiß man heute, dass im Gehirn die gleichen Prozesse ablaufen, wenn wir etwas tatsächlich erleben oder uns »nur« vorstellen. Die Kraft der Imagination ist enorm – und sie wird auch bei Schmerzpatienten als Faktor genutzt, um den Schmerzen zu begegnen und das Leben wieder lebenswerter zu machen. Dieser Prozess ist allein schwierig, er gelingt am besten unter fachkundiger Anleitung.

Musiktherapie

Musik kann Schmerzen lindern! Es gibt ein spezielles Konzept der Musiktherapie zur Behandlung von chronischen Schmerzen, die vom Deutschen Zentrum für Musiktherapieforschung in Zusammenarbeit mit über 100 Schmerzpatienten entwickelt und wissenschaftlich überprüft wurde. Bei den behandelten Patienten nahmen die Schmerzen im Laufe der Zeit spürbar ab oder konnten sogar ganz aufgelöst werden (Adressen siehe Internet).

Feldenkrais

In den 1950er-Jahren entwickelte der Naturwissenschaftler Moshé Feldenkrais (1904–1984) eine körperbezogene Behandlungsform, bei der Störungen der Bewegungsharmonie erspürt und Bewegungen neu gelernt werden. Als Kinder konnten wir uns noch natürlich, locker und gesund bewegen, mit zunehmendem Alter jedoch gewöhnt man sich so manches ungünstige Bewegungsmuster an. In der Feldenkrais-Arbeit kann man diese Fehler aufspüren, noch einmal neu in den Körper hineinhorchen und gewohnte Bewegungen verbessern. Feldenkrais wird in der Gruppe oder in Einzelbehandlung angeboten.

Faszientraining

Beim Faszientraining werden Körperteile über eine Rolle oder kleine Bälle (siehe Kasten und »Fersensporn«, S. 191) bewegt. Dadurch werden die Muskeln und die dazugehörigen Faszien mobilisiert und »Verklebungen« gelöst. Durch diese Trainingsform erreicht man einen ähnlichen Effekt wie durch Massage. Das Training kann man (im Gegensatz zur Massage) nach einer Einweisung auch allein durchführen.

Spiralstabilisation

Der tschechische Sport-Rehabilitationsmediziner und Manualtherapeut Dr. Richard Smisek entwickelte eine Methode, die besonders bei Muskel- und Gelenkschmerzen sowie zur Rehabilitation nach Operationen mit Erfolg angewendet wird. Das Training umfasst Muskelübungen mit einem Therapieband ähnlich dem Theraband, das zum Beispiel an verschiedenen Punkten im Raum fixiert wird. Es gibt zahlreiche ausgebildete Trainer für Spiralstabilisation in Deutschland (Adressen siehe Internet). Die Krankenkassen bezuschussen die Behandlung.

Osteopathie

Die Osteopathie ist eine manuelle Therapie – der Therapeut arbeitet mit den Händen, sowohl zur Diagnosestellung als auch für die Therapie. Behandelt werden Blockaden im Bewegungsapparat, aber auch Probleme bei Muskeln, Bindegewebe und inneren Organen, die zu Beschwerden in ganz anderen Regionen führen können, da sie nicht zuletzt über die Faszien mit dem ganzen Körper verbunden sind. So können etwa Rückenschmerzen ihre Ursache in einer falschen Kieferstellung haben. Zu massiven Beschwerden können auch bindegewebige Verwachsungen führen. Hier spielen zum Beispiel alte Operationen mit Narbenbildung (bei Frauen z. B. auch Geburten) eine bedeutende Rolle. Der Osteopath spürt solche Ungleichgewichte auf und kann chronische Schmerzzustände nicht selten schon nach wenigen Behandlungen bessern.

Anleitung

Selbstmassage

Schmerzende Muskeln kann man mit einem kleinen Ball, zum Beispiel einem Tennisball, selbst massieren – auch am Rücken.

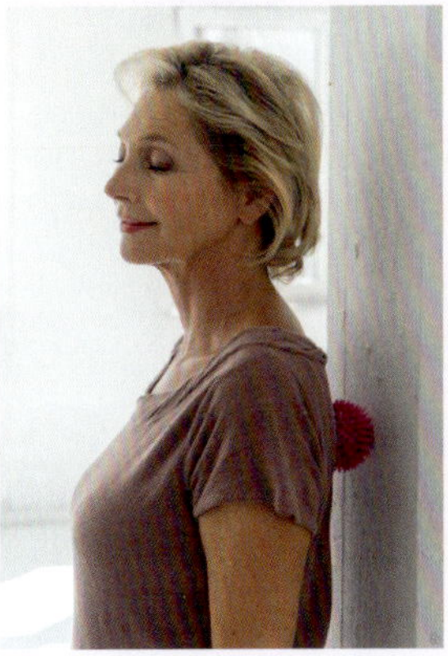

Lehnen Sie sich mit dem Rücken an eine Wand und klemmen den Ball dazwischen ein. Massieren Sie durch Bewegungen mit dem Körper die schmerzende Stelle.

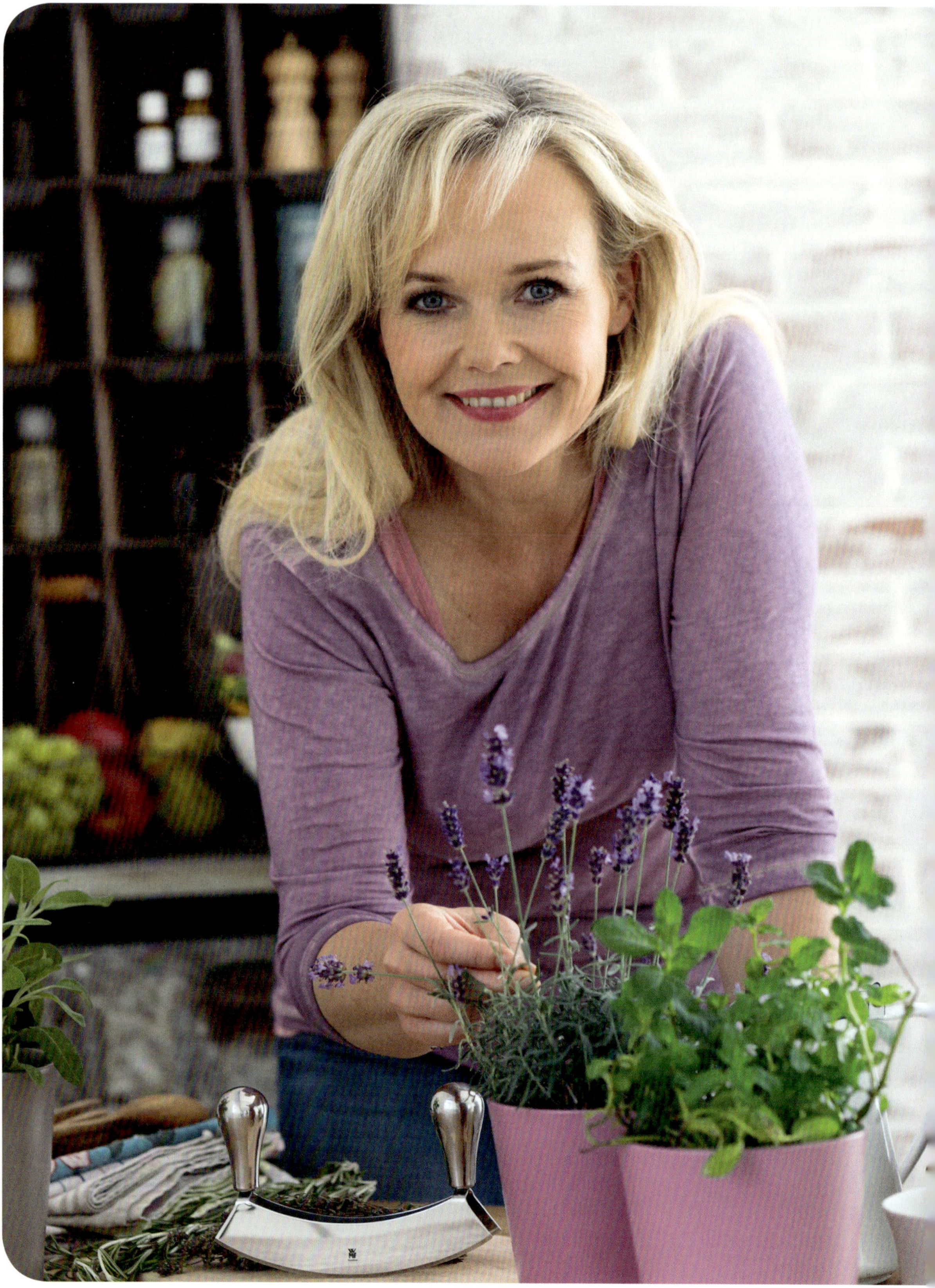

Beschwerden von A bis Z

Ob Krampfadern, Haut- oder Verdauungsprobleme: Eine Reihe von Beschwerden können die Lebensqualität einschränken und die Psyche belasten, wenn man älter wird. Doch kein Grund zur Sorge! Es gibt bewährte Therapien und einfache Selbsthilfemöglichkeiten – Hausmittel, Homöopathie oder Bewegungsübungen, die jeder durchführen kann.

Augenerkrankungen

Hintergründe

Das Auge verändert sich mit zunehmendem Alter. Bereits ab dem 40. Lebensjahr nimmt die Elastizität der Linse ab, sodass irgendwann eine Lesebrille nötig wird. Neben dieser eher harmlosen Beeinträchtigung gibt es jedoch eine Reihe von Erkrankungen, die die Augen im Alter schädigen. Hier ist es besonders wichtig, Warnzeichen früh zu erkennen und zu handeln, bevor die Sehkraft oder gar das Augenlicht verloren geht.

Fakten

Am häufigsten treten im Alter das Glaukom, der Katarakt und die Makuladegeneration auf.

Symptome und Ursachen

► **Grüner Star (Glaukom):** Hierbei werden nach und nach die Nervenzellen der Netzhaut oder des Sehnervs geschädigt. In Deutschland sind geschätzt 800.000 Menschen am Glaukom erkrankt, die Dunkelziffer von gefährdeten Menschen ist jedoch sehr viel höher. Wie es genau zu der Schädigung kommt, ist noch nicht vollends erforscht. Sicher ist, dass Selbstregulation und Durchblutung im Auge gestört sind. Ein weiterer wichtiger Risikofaktor ist ein erhöhter Augeninnendruck. Es gibt allerdings auch Glaukome, die mit einem niedrigen Augeninnendruck einhergehen. Ein Glaukom ist schmerzlos und optisch unauffällig, späte Anzeichen sind Ausfälle im Gesichtsfeld. Leider rechnet das Gehirn diese »weißen Flecken« raus, sodass der Betroffene lange nicht merkt, dass in seinem Bild etwa von einer Kreuzung ein Auto gar nicht zu sehen ist.

► **Grauer Star (Katarakt):** Der volkstümliche Name dieser Erkrankung weist auf die weißgräuliche Trübung der Linse hin. Diese Trübung nimmt man als weißlichen Schleier wahr. Zudem sieht man bei Dunkelheit unscharf und helles Licht blendet.

► **Altersbedingte Makuladegeneration (AMD):** Hier wird die Makula, die Stelle des schärfsten Sehens in der Mitte der Netzhaut, geschädigt. Ein Viertel der 75-Jährigen ist davon betroffen. Es gibt die trockene und die feuchte Form. Bei der trockenen Form lagern sich Substanzen im Bereich der Makula ab, bei der feuchten Form wuchern Gefäße unter die Netzhaut, aus denen Flüssigkeit austreten kann. Die Symptome sind bei beiden Formen gleich: Die Mitte des Gesichtsfelds – also wohin wir schauen – verschwimmt oder wird ein dunkler Fleck. Jedoch ist bei der trockenen Form die mittlere Sehschärfe nicht so stark beeinträchtigt wie bei der feuchten. Gerade Linien wie Fliesenfugen sind verzerrt. Die feuchte Form verläuft schneller, eine trockene kann in eine feuchte AMD übergehen.

Der Amsler-Gitter-Test

Ein einfacher Test zur Früherkennung der Makuladegeneration ist das Amsler-Gitter (siehe Abbildung). Halten Sie das Gitter 30 bis 40 cm vor die Augen. Ein Auge decken Sie ab, mit dem zweiten Auge fixieren Sie den Punkt in der Mitte. Sind die Linien in der Umgebung des Punktes verschwommen, verzerrt, unterbrochen oder fehlen, kann dies auf eine AMD hinweisen.

Therapie

► **Grüner Star (Glaukom):** Er wird medikamentös, durch Laser oder Operation behandelt.

► **Grauer Star (Katarakt):** Er kann durch eine

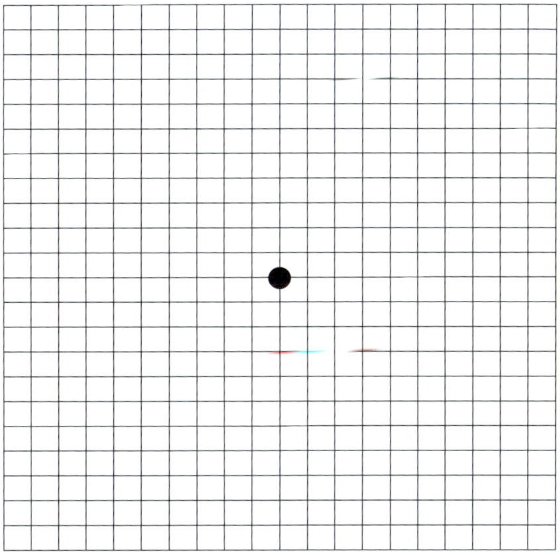

Der Amsler-Gitter-Test dient als Früherkennungstest für eine Makuladegeneration. Gesunde Augen erkennen die Linien um den Punkt herum vollständig und gerade. Im Krankheitsfall sind sie verzerrt.

Operation, bei der die getrübte durch eine künstliche Linse ersetzt wird, gut behandelt werden.

► **Altersbedingte Makuladegeneration (AMD):** Bei der feuchten Form werden die wuchernden Blutgefäße durch Laser zerstört, zusätzlich wird medikamentös mit Spritzen therapiert. Bei der trockenen Form haben bestimmte Stoffe in Lebensmitteln eine therapeutische Wirkung (siehe »Selbsthilfe«). Nahrungsergänzungsmittel mit einer Kombination aus Lutein, Zeaxanthin und Omega-3-Fettsäuren sollen vor allem das Fortschreiten einer trockenen AMD verlangsamen können (Lutega-Studie). Diese Mittel beeinflussen die Stoffwechselsituation im Auge positiv.

Vorbeugung

Wichtig ist es, begünstigende Risikofaktoren wie Diabetes, Bluthochdruck oder erhöhte Blutfette abzustellen oder medikamentös gut einzustellen.

Rauchstopp

Raucher haben ein viermal höheres Risiko, an AMD zu erkranken (siehe auch S. 62).

Regelmäßiger Check

Gehen Sie ab dem 40. Lebenjahr alle ein bis zwei Jahre zum Augenarzt (Diabetiker und bei familiärer Vorbelastung einmal pro Jahr), lassen Sie den Augeninnendruck messen, das Gesichtsfeld und den Sehnerv beurteilen. Bei Problemen sollten Sie sofort zum Augenarzt gehen.

Selbsthilfe

Selbst wenn Sie bereits an einer Erkrankung leiden, können Sie etwas für Ihre Augen tun.

Die Sehkraft bei AMD stärken

Vielerlei Gemüse – auch grünes – enthält die orangegelben Farbstoffe Lutein und Zeaxanthin. Als gut für die Augen gelten Grünkohl, Brokkoli, Spinat, Mangold, Kresse, Erbsen, Zucchini, Kürbis, Lauch, grüne Bohnen, Mais, Petersilie, Karotten, Paprika, Orangen, Pfirsiche und Eigelb. Fetter Seefisch, aber auch Leinöl und Chia-Samen enthalten viel Omega-3-Fettsäuren.

Durchblutung fördern

Befeuchten Sie Augenlider, Brauen und Schläfengegend täglich, am besten vor dem Schlafengehen, mit kaltem Wasser. Das fördert die Durchblutung und bekommt den Augen gut.

Schöllkraut

Bei trockenen Augen, die häufig bei einem Glaukom auftreten, können Chelidonium-Augentropfen helfen (etwa Chelidonium comp.® von Wala, Chelidonium® Rh D4 von Weleda). Geben Sie 2- bis 3-mal täglich 1–2 Tropfen in jedes Auge.

Blähungen und »Winde«

Blähungen sind nicht nur lästig und schmerzhaft, sondern auch besonders unangenehm, wenn tatsächlich mal im unmöglichsten Moment »ein Wind abgeht«. Es gibt einige einfache Vorsorge- und Abhilfemöglichkeiten.

Fakten

Viele Senioren leiden unter Völlegefühl, Darmträgheit und Gasansammlungen im Bauch. Eine gewisse Gasbildung ist normal – treten Blähungen aber häufig auf, ist die Verdauung gestört.

Symptome und Ursachen

Bei Blähungen ist der Bauch aufgedunsen, die Bauchdecke gespannt, es kann zum Abgang von Winden (Flatulenz) kommen. Dazu können kolikartige Bauchschmerzen, Völlegefühl und Darmgeräusche auftreten. Die Ursachen reichen von einer fehlbesiedelten Darmflora über den Mangel an Verdauungssäften und -enzymen bis hin zu Darmträgheit, verschiedenen Ernährungsfehlern oder -unverträglichkeiten und Bewegungsmangel. Wenn man sich wenig bewegt, verweilt der Nahrungsbrei zu lange im Darm.

Therapie

Auch schulmedizinisch wird bei Blähungen zu Ernährungsumstellung und mehr Bewegung geraten. Meiden Sie blähende Speisen sowie kohlensäurehaltige und süße Getränke. Greifen Sie lieber zu Kräutertees: Anis, Fenchel, Kümmel wirken Blähungen entgegen. Zuckeraustauschstoffe können ebenfalls Blähungen hervorrufen. Medikamentös werden häufig Entschäumer eingesetzt, daneben gibt es Mittel zur Verbesserung der Aufspaltung und Resorption der Nahrung.

Vorbeugung

Am besten können Sie durch die richtige Auswahl der Lebensmittel und regelmäßige körperliche Bewegung vorbeugen.

Langsam essen

Wird die Nahrung im Mund gut zerkleinert und eingespeichelt, kann sie leichter verdaut werden. Essen Sie also langsam und kauen Sie gründlich.

Auswahl der Lebensmittel

Als besonders blähend gelten Zucker, Weißkohl, Hülsenfrüchte, Zwiebeln und grobkörnige Vollkornprodukte. Wählen Sie feiner gemahlene Vollkornprodukte und anstelle von Weißkohl lieber Brokkoli oder Blumenkohl. Meiden Sie zudem Getränke mit Kohlensäure. Menschen mit einem schwachen Verdauungstrakt vertragen abends keine Rohkost, da es über Nacht zu einer Gärung im Darm kommen kann. Essen Sie abends lieber leichte, warme Gerichte.

Bewegung nach dem Essen

Der Bauch muss bewegt werden, damit der Darminhalt weitertransportiert wird. Beherzigen Sie die alte Regel »Nach dem Essen 1000 Schritte tun«. Aber auch im Sitzen oder Liegen kann man sich bewegen: Spannen Sie die Bauchmuskeln an, ziehen Sie den Bauch ein und strecken Sie ihn wieder heraus.

Bewusstes Atmen

Die einfachste Bauchmassage: tief ein- und ausatmen. Wenn Sie zwischendurch bewusst auf »ffffff« ausatmen, trainieren Sie das Zwerchfell.

Selbsthilfe

Gewürze mit ätherischen Ölen und Massagen unterstützen die Verdauung auf sanfte Weise.

»Drei-Winde-Mischung«

Anis-, Fenchel-, vor allem aber Kümmelfrüchte enthalten ätherische Öle, die hervorragend bei Blähungen helfen. Die Samen gibt es als Teemischungen von vielen Anbietern. Sie können auch eine Prise der Mischung nach dem Essen kauen.

Heilendes Duo: Ingwer mit Limette

Die ayurvedische Medizin empfiehlt: ½ TL geriebenen Ingwer und ½ TL Limettensaft mit 1 großen Prise Steinsalz mischen und vor der Hauptmahlzeit einnehmen.

Sanfte Bauchmassage

Traditionell wird bei Blähungen eine Massage mit verdünntem Kümmelöl empfohlen. Im Ayurveda wird zimmerwarmes Sesamöl verwendet. Massieren Sie den Bauch sanft mit der Hand im Uhrzeigersinn vom rechten Unterbauch senkrecht hoch, quer unter dem Rippenbogen entlang und an der linken Seite wieder nach unten (etwa 5 Minuten). Diese Massagerichtung entspricht dem Verlauf des Dickdarms (siehe Abbildung).

Bewährtes Hausmittel: Heublumensack

Für den Hausgebrauch empfiehlt sich ein Heublumensack (Apotheke) in gängiger Größe. Befeuchten Sie den Sack mit Wasser und legen ihn in ein Sieb, das auf einen Topf mit köchelndem Wasser kommt. Erwärmen Sie ihn 30 Minuten über Dampf. Legen Sie den warmen Heublumensack etwa 30 Minuten auf den Bauch (vorher prüfen, dass er nicht zu heiß ist!) und decken ihn mit einem Baumwolltuch ab.

Homöopathie

Das Mittel Nux vomica wird aus der Brechnuss hergestellt. Nehmen Sie Nux vomica D6 bei Bedarf 3-mal täglich ein.

Arzneimittel

Das anthroposophische Präparat Digestodoron® regt die Verdauung sanft an. Das pflanzliche Mittel Iberogast® (Tropfen) hat sich bei unterschiedlichen Verdauungsbeschwerden bewährt. Dosierung und Einnahme nach Packungsbeilage.

Die Darmflora aufbauen

Die Darmflora kann durch Medikamente (etwa Antibiotika) belastet sein. Um sie wieder aufzubauen, helfen milchsäurehaltige Lebensmittel: Joghurt, Butter-, Sauermilch, milchsauer eingelegtes Gemüse, Sauerkraut oder Sauerkrautsaft.

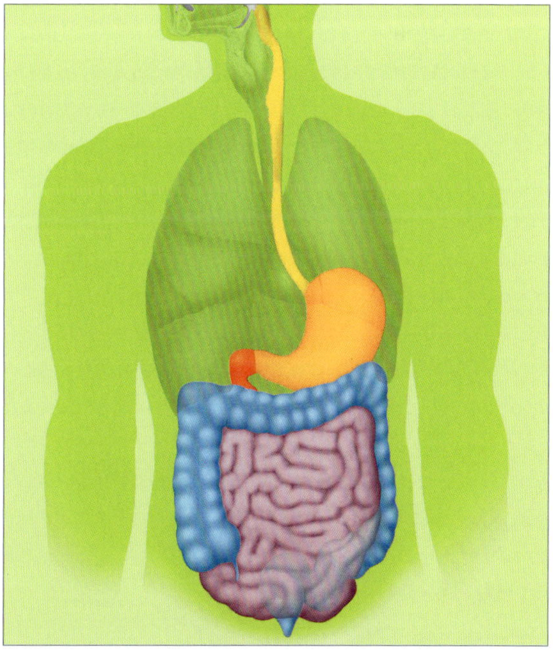

Bei einer Bauchmassage folgt man dem natürlichen Verlauf des Dickdarms: vom rechten Unterbauch nach oben, quer nach links und wieder nach unten.

Blasenentzündung und Reizblase

Viele Ältere leiden unter Harnwegsbeschwerden. Ab dem 65. Lebensjahr sind ca. 25 Prozent der Frauen und zehn Prozent der Männer betroffen.

Fakten

Die Symptome beider Beschwerden ähneln sich. Doch während bei einer Blasenentzündung häufig Bakterien nachweisbar sind, finden sich bei der Reizblase keine Keime im Urin.

Symptome und Ursachen

Eine Reizblase ist durch heftigen, häufigen oder nächtlichen Harndrang gekennzeichnet. Bei einer Blasenentzündung kommt es zu Brennen beim Wasserlassen, Schmerzen im Blasenbereich, verstärktem Harndrang und manchmal Blut im Urin. Gerade im Alter sind die Symptome bei Harnwegsinfekten oft nur schwach ausgeprägt und werden kaum wahrgenommen. Flankenschmerz und Fieber sind ein Hinweis auf eine Mitbeteiligung des Nierenbeckens.

Bei Frauen nach der Menopause ist eine Ursache für häufigere Harnwegsinfekte, dass die Genitalschleimhäute trockener werden und Keime nicht mehr so gut aufhalten. Auch kalte Füße begünstigen eine Blasenentzündung. Eine weitere Ursache ist die Besiedelung mit dem Darmkeim Escherichia coli durch falsche Toilettenhygiene. Ein Harnwegsinfekt kann auch aufgrund von Katheterisierung oder Dauerkatheter auftreten.

Therapie

Eine Blasenentzündung muss in jedem Fall ärztlich abgeklärt werden. Der Arzt führt einen Erregernachweis durch. Behandelt wird medikamentös (harntreibende Stoffe, Antibiotika).

Vorbeugung

Gerade für Frauen sind Wärme und richtige Hygiene wichtig. Wer zu Harnwegsbeschwerden neigt, sollte lieber duschen als baden, damit keine Keime in die Harnröhre gelangen.

Wärmstens zu empfehlen

Um Blase und Nieren warm zu halten, gibt es wärmende Unterwäsche aus Wolle/Seide als Slip oder Langbeinschlüpfer, die nicht auftragen und viel besser aussehen als die Modelle von früher. Nierenwärmer werden von Sanitätsfachhäusern in bunten Farben angeboten. Sorgen Sie vor allem im Winter dafür, dass Ihre Füße warm bleiben. Hier helfen beispielsweise Thermosocken und warme Filzeinlagen in den Schuhen.

Toilettenhygiene

Wichtig für Frauen: Die Reinigung des Intimbereichs erfolgt von »vorne nach hinten«, von der Scheide in Richtung After bzw. »nur vorne nach vorne« oder »nur hinten nach hinten«. Feuchtes Toilettenpapier ohne Parfümstoffe oder Handdesinfektion (auch als Einwegtücher) leisten oft gute Dienste. Nach dem Geschlechtsverkehr die Blase entleeren.

Warnhinweis

Gehen Sie zum Arzt, wenn die Beschwerden mehr als zwei Tage anhalten, Schmerzen oberhalb der Hüfte auftreten oder sich Blut im Urin befindet.

Selbsthilfe

Die wichtigste Maßnahme bei allen Harnwegsinfekten und zur Vorbeugung ist: Trinken. Denn die Blase muss kontinuierlich durchspült werden, damit sich die Keime nicht vermehren.

Reichlich Tee trinken

In Apotheken und Drogeriemärkten gibt es luftdicht verpackte Nieren-Blasen-Teebeutel, wodurch die Wirkstoffe lange haltbar bleiben. Sie enthalten Brennnesselblätter, Schachtelhalm, Goldrute und Bärentraubenblätter. Bei bakteriellen Erkrankungen ist reiner Bärentraubenblättertee gut. Man darf ihn maximal acht Tage lang und nicht öfter als 4-mal im Jahr einnehmen.

Am besten täglich: Cranberrysaft

Cranberrys eignen sich zur Vorbeugung und begleitenden Behandlung von Blasenentzündungen. Sie enthalten Stoffe, die die Anlagerung der Bakterien an der Blasenschleimhaut verhindern. Trinken Sie am besten täglich 50–100 ml ungesüßten (!) Saft (Reformhaus, Bioladen).

Senföle – pflanzliche Antibiotika

Senföle helfen gut gegen Infektionen. Lebensmittel, die Senföle bzw. Vorformen davon enthalten, sind Zwiebel, Knoblauch, Meerrettich, Rettich und Kohl. Man kann sie als pflanzliche Antibiotika bezeichnen. Essen Sie bei einer Blasenentzündung reichlich davon. Mischen Sie Meerrettich 1:1 mit Honig und nehmen mehrmals täglich ein Löffelchen davon ein.

Temperaturansteigendes Fußbad

Nutzen Sie den positiven Effekt eines temperaturansteigenden Fußbads: Füllen Sie eine Fußbadewanne knöchelhoch mit körperwarmem Wasser und geben Sie 3 EL grobes Meersalz hinein. Stellen Sie zwei Thermoskannen mit heißem Wasser bereit. Baden Sie Ihre Füße in dem Salzwasser 20–30 Minuten lang und gießen Sie, sobald es abzukühlen beginnt, jeweils etwas heißes Wasser aus den Thermoskannen nach. Anschließend die Füße abtrocknen, Socken anziehen und mindestens 15 Minuten im Bett nachruhen. Bei Krampfadern sollte das Wasser nicht über die Knöchel reichen, das heißt, bevor Sie heiß nachgießen, bitte jeweils etwas Wasser aus der Fußbadewanne abschöpfen.

Homöopathie

Das Mittel Cantharis D6 hat sich bei Blasenentzündung mit brennenden Schmerzen und häufigem Harndrang bewährt. Weitere Anzeichen für das Mittel sind Verschlimmerung der Beschwerden durch Berührung und Besserung bei Wärme. Im akuten Fall hilft zudem Aconitum napellus D6. Nehmen Sie die beiden Mittel abwechselnd nach den Empfehlungen auf S. 265 ein.

Mein besonderer Tipp

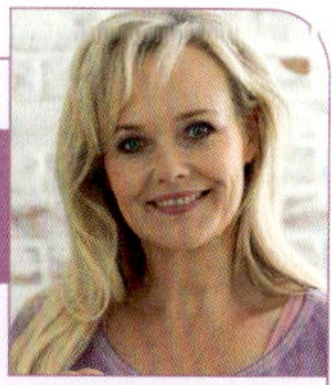

Warme Bauchauflage

Wärme ist das A und O bei Blasenentzündung. Legen Sie sich deshalb ab und zu eine warme Auflage auf den Bauch. Füllen Sie dafür eine Wärmflasche mit heißem Wasser. Falten Sie ein Küchentuch auf 20 x 30 cm, tränken es in heißem Wasser, wringen es aus und legen es sich auf den Unterleib. Geben Sie die Wärmflasche darauf und umwickeln alles mit einem Handtuch. 30 Minuten ruhen.

Blasenschwäche

Beschwerden rund um die Blase nehmen im Alter zu, sind jedoch bis heute oft ein Tabuthema. Wichtig ist aber gerade hier, offensiv damit umzugehen, mit dem Arzt zu sprechen und selbst aktiv zu werden, denn eine Blasenschwäche beeinträchtigt die Lebensqualität enorm. Wenn Sie unter starkem Harndrang leiden, lesen Sie bitte auch die Empfehlungen zu »Blasenentzündung und Reizblase« (siehe S. 172/173) sowie zu »Inkontinenz« (siehe S. 210/211).

Fakten

Im höheren Alter ist Blasenschwäche sehr verbreitet: 36 Prozent der Frauen und 18 Prozent der Männer leiden darunter.

Symptome und Ursachen

Bei einer Blasenschwäche kommt es zu Harndrang und dem Gefühl, den Urin nicht halten zu können. Gerade bei Frauen liegt die Ursache häufig in erschlafften Muskeln im Beckenbodenbereich, bedingt durch zunehmendes Alter, Schwangerschaften und Geburten, aber auch durch Übergewicht und Fehlhaltungen. Durch die hormonelle Veränderung in den Wechseljahren drückt manchmal die Gebärmutter auf die Blase und die Beckenbodenmuskulatur ist zu schlaff. Die Naturheilkunde misst dem Beckenboden eine wichtige Bedeutung zu für die innere Mitte, die »Erdung«, die Sexualität.

Therapie

Liegt eine Blasenschwäche vor, wird der Arzt Ihnen raten, den Beckenboden durch spezielle Übungen zu trainieren. Hormonsalben können den Schließmuskel der Harnröhre beeinflussen.

Vorbeugung

Die wichtigste Vorbeugung ist, die Muskulatur des Beckenbodens zu stärken. Ein gut trainierter Beckenboden kann die Blase besser halten.

Beckenbodentraining

Gezieltes Beckenbodentraining kann für Blasenschwäche, Reizblase, Inkontinenz, Erektionsstörungen, Prostataprobleme und nicht zuletzt für tiefsitzende Rückenschmerzen hilfreich sein. Unter dem Stichwort »Inkontinenz« (siehe S. 210/211) finden Sie eine einfache Übung zum Training der Beckenbodenmuskulatur. Im Buchhandel oder Internet finden Sie eine Vielzahl von Büchern zu dem Thema, teilweise auch mit Anleitungen auf Audio-CD oder DVD.

Auf die Verdauung achten

Wer häufig Verstopfung hat und beim Stuhlgang pressen muss, belastet den Beckenboden. Daher ist es auch bei Blasenschwäche sehr wichtig, auf eine gute und regelmäßige Verdauung zu achten. Massieren Sie im Liegen Ihren Bauchraum im Uhrzeigersinn, um die Darmtätigkeit anzuregen. Ernähren Sie sich entsprechend ballaststoffreich, beachten Sie zudem die Hinweise unter »Darmträgheit« (siehe S. 176/177).

Selbsthilfe

Die Stärkung des Bindegewebes, das Training des Beckenbodens und ein möglichst stressarmer Lebensstil helfen im Alltag, die Blase zu stärken. Zusätzlich können Sie mit Vitamin-C-reicher Kost die Therapie unterstützen.

Hirse: Powerkörner mit Kieselsäure

Kieselsäure ist nicht nur der wichtigste Baustein für Haut, Haare und Nägel, sondern auch für das Bindegewebe. Blasenschwäche geht oft mit einer Bindegewebsschwäche einher. Dann können Sie zum Beispiel öfter Hirse in der Küche verwenden. Dieses Getreide führt leider zu Unrecht ein Schattendasein. Hirse enthält besonders viel der gewebestraffenden Kieselsäure.

Einfach Hirse gekocht unters Müsli mischen oder als Beilage zu allen herzhaften Gerichten verwenden, zu denen Sie normalerweise Reis, Nudeln oder Kartoffeln zubereiten. Sie können aus Hirse auch tolle Füllungen zaubern. Viele Rezepte gibt es im Internet.

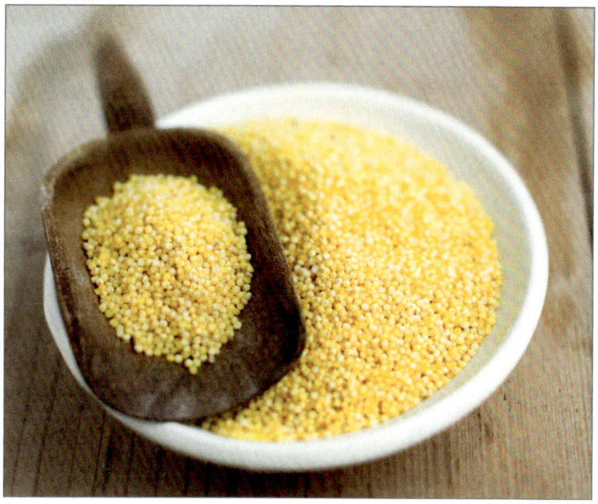

Hirse ist vielseitig verwendbar: Kochen Sie daraus einen süßen Frühstücksbrei oder kombinieren Sie sie pikant mit Gemüse und Kräutern.

Zinnkraut hilft innerlich und äußerlich

Eine Heilpflanze, die bis zu zehn Prozent Kieselsäure enthält, ist Zinnkraut (Ackerschachtelhalm). Bitte pflücken Sie die Pflanze nicht in der freien Natur – es besteht Verwechslungsgefahr mit giftigen Schachtelhalmarten.

Zinnkraut kann innerlich und äußerlich eingesetzt werden. Zinnkrauttee gibt es in der Apotheke. Er wird kalt aufgesetzt und gekocht: 1 EL Zinnkraut in 150 ml Wasser geben, 15 Minuten kochen, 20–30 Minuten ziehen lassen und abseihen. Trinken Sie mehrmals täglich 1 Tasse zwischen den Mahlzeiten. Bei Ödemen als Folge von eingeschränkter Herz- oder Nierentätigkeit darf Zinnkraut nicht innerlich angewendet werden. Eine Alternative zum Tee ist Frischpflanzenpresssaft (»Zinnkraut«) aus dem Reformhaus.

Zinnkraut kann auch äußerlich eingesetzt werden – als Badekur. In der Apotheke gibt es Zinnkraut-Tinktur, die allerdings nicht ganz billig ist (100 ml für etwa 6 Euro). Für ein Vollbad brauchen Sie 150 ml Tinktur. Die Kieselsäure dringt durch die Haut ins Bindegewebe ein.

Sport entlastet den Beckenboden

Sporteln Sie regelmäßig. Es gibt Sportarten, die den Beckenboden entlasten, etwa Yoga, Schwimmen, Gymnastik, Wandern oder Walken.

Eine Blasenschwäche kann auch stressbedingt sein. Selbst der Volksmund kennt den Ausdruck »sich vor Angst in die Hosen machen«. Und jeder von uns weiß, dass man vor aufregenden Situationen schnell noch einmal verschwinden muss. Hier können Yoga, autogenes Training oder progressive Muskelentspannung nach Jacobson helfen, den Stress und damit die Blasenschwäche zu lindern. Probieren Sie es mal, wenn es stressbedingt immer besonders pressiert.

Hilfsmittel für Frauen

Im Internet sowie in ausgewählten Apotheken oder Sex-Shops gibt es Hilfsmittel, die den Beckenboden trainieren. Dazu gehören beispielsweise Kugeln oder Gewichte, die in die Scheide eingeführt werden. Sie werden auch als »Liebeskugeln« bezeichnet, da sie das sexuelle Empfinden intensivieren können.

Darmträgheit

Unter Verstopfung leidet nicht, wer nicht jeden Tag Stuhlgang hat! Eine echte Darmträgheit (Verstopfung, Obstipation) wird medizinisch so definiert: »Stuhlentleerung weniger als dreimal pro Woche, geringe Stuhlmenge, harter Stuhl.«

Fakten

20 bis 30 Prozent der über 60-Jährigen klagen über Verstopfung, bei den über 75-Jährigen sind es schon deutlich mehr. Frauen sind dreimal so häufig betroffen wie Männer. Im fortgeschrittenen Alter wird das Problem noch gravierender: Einer Befragung von Pflegedienstleitern zufolge leidet bereits jeder zweite Heimbewohner an Verstopfung.

Symptome und Ursachen

Altersbedingt kommt es zu Veränderungen der Tätigkeiten von Magen, Darm, Leber, Galle, Bauchspeicheldrüse und Nieren, die die Verdauung erschweren können. Ballaststoffarme Kost, geringe Trinkmenge (mangelndes Durstempfinden) und mangelnde Bewegung tun das ihrige. Zudem können auch einige Arzneimittel (Opioide, Antidepressiva, Eisenpräparate u.a.), aber insbesondere die längerfristige Einnahme von Abführmitteln zu Verstopfung führen.

Therapie

Jeder Hausarzt wird zunächst empfehlen, die Verdauung über mehr Bewegung und ballaststoffreiche Ernährung anzukurbeln. Dazu wird oft Flohsamen empfohlen. Wichtig: Echte Abführmittel (Laxantien), egal ob synthetisch oder pflanzlich, verschlechtern die Verstopfungssymptome auf lange Sicht.

Vorbeugung

Gerade weil die Darmleistung im Alter etwas nachlässt, sollten Sie es Magen und Darm besonders leicht machen.

Ballaststoffreich essen und trinken

Essen Sie ballaststoffreich mit viel Gemüse und Obst. Wer reine Vollkornprodukte nicht verträgt, nimmt Misch- oder Roggenbrot. In Gemüsesäften, Gemüse- oder Haferflockensuppen finden sich Ballaststoffe in flüssiger Form . Butter-, Sauer-, Dickmilch oder Naturjoghurt tun der Verdauung gut, da die enthaltenen Milchsäurebakterien die Darmflora aufbauen.

Probleme beim Kauen beheben

Ungenügendes Kauen der Nahrung kann zu Darmbeschwerden führen. Wenn Sie Probleme beim Kauen oder Schlucken haben, gehen Sie am besten zum Zahnarzt und suchen Sie mit ihm nach den Ursachen und einer Lösung.

Warnhinweis

Bitte nehmen Sie keine Abführmittel auf eigene Faust, sondern sprechen Sie mit Ihrem Arzt. Es gibt verschiedene Wirkungsgrade und Wirkstoffe, aus denen er das für Sie richtige Mittel auswählen kann, falls die hier empfohlenen Maßnahmen nicht ausreichen. Auf keinen Fall auf Dauer diese Mittel einnehmen, manche führen zu Abhängigkeit!

Selbsthilfe

Ein träger Darm kann mit sehr einfachen und leicht erhältlichen Mitteln im Alltag wieder aktiviert werden (siehe auch »Divertikel« S. 182/183 sowie »Blähungen und ›Winde‹«, S. 170/171).

Wasser

Der einfachste Tipp: Trinken Sie morgens auf nüchternen Magen ein großes Glas warmes Wasser, eventuell mit einer Prise Salz und Pfeffer.

Leinsamen und Flohsamen

Sanfte Abführmittel sind Leinsamen, Flohsamen und Flohsamenschalen. Achtung: Ganze Leinsamen und Flohsamen sollten Sie nicht einnehmen, wenn Sie an Divertikeln (siehe S. 183/183) leiden, da die Samen darin hängen bleiben können. Auch bei Speiseröhrenverengung und Darmverschluss sind sie ungeeignet. Generell sollten Sie 2 Stunden vor und nach der Einnahme der Samen keine Medikamente einnehmen. Flohsamenschalen werden in etwas Wasser oder Saft gelöst. Wichtig ist, mit einem großen Glas Wasser nachzuspülen. Flohsamenschalen gibt es im Handel in verschiedenen Darreichungsformen und Geschmacksrichtungen. Die Wirkung tritt nach etwa 12 Stunden ein, deshalb ist es am besten, die Präparate am Abend einzunehmen.

Milchzucker regt den Darm an

Nehmen Sie täglich etwa 10 g Milchzucker ein. Er regt die Eigenbewegung des Darms an und sorgt so für den Weitertransport des Speisebreis.

Stark wirksamer Abführtee

Stärker abführend wirkt die Faulbaumrinde. Ihr Apotheker wird Sie gern beraten. In der Apotheke erhalten Sie auch Teebeutel mit Sennesblättern. Faulbaumrinde wie Sennesblätter werden bei gelegentlich auftretender Verstopfung eingesetzt, sie dürfen maximal 7–10 Tage nacheinander angewendet werden; eine Daueranwendung verstärkt die Verstopfung. Sie dürfen nicht bei akut-entzündlichen Darmerkrankungen, Darmverschluss, Dickdarmkrebs, chronischen Nieren-Leber-Leiden und gleichzeitiger Einnahme von Herzglykosiden angewendet werden.

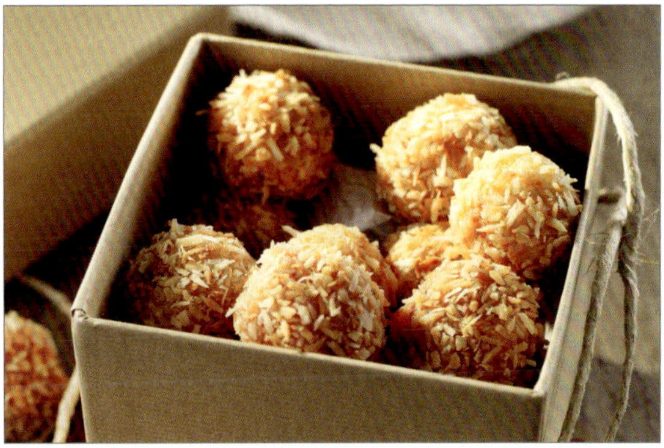

Früchtekugeln sind leckere gesunde Süßigkeiten mit garantiert abführender Wirkung (siehe Rezept im Kasten unten).

Mein besonderer Tipp

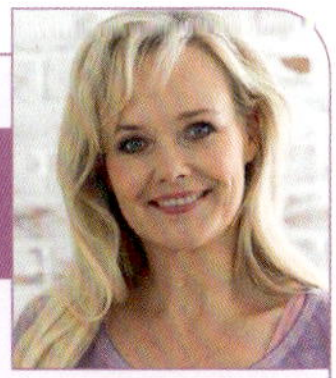

Früchtekugeln

Genauso gut wie Abführmittel sind selbst gemachte Früchtekugeln. Dafür schneiden Sie 200 g Trockenpflaumen klein und mischen sie mit 200 g geriebenen Haselnüssen oder Mandeln, 1 Prise Gewürznelkenpulver und 1–2 TL dunkler Marmelade. Alle Zutaten zu einem »Teig« kneten und daraus kleine Kugeln formen (siehe Foto oben). Ich wälze die Kugeln anschließend noch in Kokosraspeln.

Dehydratation

Dehydratation (Austrocknung) ist ein wichtiges Thema für ältere Senioren und Hochbetagte, aber auch für Menschen mittleren Alters an heißen Tagen. Denn sie kann dramatische Folgen haben: Schwäche, Stürze, Ohnmachten, Wundliegen (Dekubitus), Verwirrtheit.

Fakten

Als Dehydratation wird eine verminderte Flüssigkeits- bzw. Wasseraufnahme bezeichnet. Fast jeder fünfte geriatrische Langzeitpatient hat einmal im Jahr einen Dehydratationszustand.

Symptome und Ursachen

Man erkennt eine Dehydratation an trockenen Schleimhäuten, vermindertem Speichelfluss, geringer Urinmenge, Kreislaufschwäche mit Sturzgefahr, Verwirrung bis hin zum Koma. Bitte beachten Sie, dass ein Durstgefühl nicht auftreten muss! Denn die Hauptursache ist das verminderte Durstgefühl im Alter. Auch Schluckstörungen oder Invalidität können dazu führen: Man möchte etwas trinken, kann es aber nicht ohne fremde Hilfe. Erhöhte Ausscheidung von Flüssigkeit, beispielsweise durch Schwitzen (Fieber, Infekte), wie auch hormonelle Erkrankungen (Diabetes mellitus) oder Nierenprobleme können ebenfalls eine Rolle spielen.

Therapie

In leichten Fällen hilft das schluckweise Trinken. Ob Tee, Wasser oder Brühe – jede Zufuhr von Flüssigkeit hilft. Sind bereits Anzeichen von Bewusstseinstrübung feststellbar, ist eine Infusion von Flüssigkeit mit Mineralstoffen (Elektrolyten) dringend notwendig.

Vorbeugung

Bei nachlassendem Durstgefühl ist darauf kein Verlass mehr. Sie müssen immer genug trinken, damit es nicht zu einer Austrocknung kommt.

Regelmäßig und reichlich trinken

Machen Sie sich das Trinken zur Gewohnheit:

- ein Glas Wasser morgens auf nüchternen Magen (kurbelt die Verdauung an)
- zwei Tassen Kaffee oder Tee zum Frühstück
- am späten Vormittag vielleicht ein Glas Tee, Buttermilch oder Gemüsesaft
- ein Glas Wasser zum Mittagessen
- eine Tasse Kaffee am Nachmittag
- ein Glas Wasser zum Abendbrot
- danach, wenn Sie keine Leberprobleme haben, noch ein Glas Bier oder Wein

Behalten Sie das Trinken stets im Blick. Nehmen Sie sich eine bestimmte Trinkmenge, beispielsweise eine Flasche Wasser, als Tagesration vor.

Warnhinweise

- Gewöhnen Sie sich an, einen Blick auf die Farbe Ihres Urins zu werfen. Ist er dunkelgelb, haben Sie zu wenig getrunken.
- Machen Sie immer wieder mal den Hautfaltentest: Dafür eine Hautfalte auf dem Handrücken hochziehen. Bleibt sie stehen, haben Sie zu wenig getrunken.
- Weitere Hinweise auf eine Dehydratation sind trockene Haut, Bewegungsstörungen und eingetrübte, abwesend wirkende Augen.

Suppe passen immer

Suppen, auch Frühstückssuppen oder Trinksuppen, sind eine sehr gute Möglichkeit, Flüssigkeit zu sich zu nehmen – insbesondere für betagte Menschen. Zum Frühstück bieten sich Milchsuppen, Suppen mit Getreideflocken, Graupensuppen und Ähnliches an. Mittags, abends oder zwischendurch gibt es selbst gekochte Suppen. Suppen lassen sich gut vorbereiten und in einer Thermoskanne warm halten. Leichte Kost sind Gemüsesuppen, die Sie mit einem Pürierstab herstellen können. Etliche Lebensmittel enthalten besonders viel Flüssigkeit. Dazu gehören Gemüsearten wie Gurken, Tomaten oder Blattgemüse und Obst wie Melonen, Zitrusfrüchte oder Ananas. Eis, Quarkspeisen oder Puddinge sind nicht nur leckere Desserts, sie enthalten ebenfalls viel Flüssigkeit.

Bunt und gesund: Smoothies

Der Hit in der gesunden Küche sind Smoothies, das heißt püriertes Gemüse und Obst. Sie werden getrunken und sind besonders gesund, vor allem durch die grünen Farbstoffe in Gemüse und Kräutern. Probieren Sie doch einmal eines der Rezepte! Sie brauchen lediglich einen kleinen Küchenmixer oder einen Stabmixer.

Herzhafter grüner Smoothie: 1 Handvoll Kräuter oder Salatblätter (z. B. Rucola, Kresse, Feldsalat oder Spinat), 1 Stück Salatgurke und 1 Stange Staudensellerie waschen, falls nötig, putzen und grob zerkleinern. 1 Apfel vierteln, schälen und das Kerngehäuse entfernen. Alle Zutaten mit 1 Glas Wasser fein pürieren.

Süßer orangefarbener Smoothie: 1 Apfel vierteln, schälen und das Kerngehäuse entfernen. 1 Banane schälen, grob zerkleinern. Das Obst mit 1 Stück geschältem Ingwer und 150 –200 ml Wasser oder Orangensaft fein pürieren.

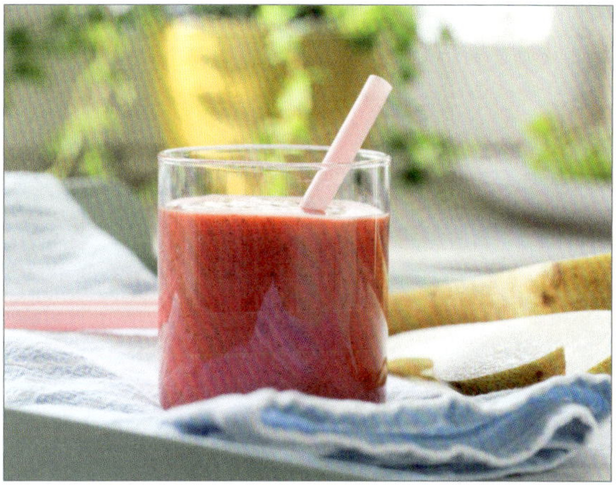

Smoothies sind sehr gesund und es macht Spaß, immer wieder neue Gemüse- und Obstkombinationen auszuprobieren.

Süßer roter Smoothie: 1 gegarte Rote Bete (gibt es vakuumverpackt in der Gemüseabteilung) grob zerkleinern. 1 Birne vierteln, schälen und das Kerngehäuse entfernen. Die Rote Bete und die Birne mit 1 Stück geschältem Ingwer und 1 Glas Wasser fein pürieren.

Selbsthilfe

Es ist wichtig, dass Sie sich darüber bewusst sind: Schwäche-, aber auch Verwirrtheitszustände können mit Flüssigkeitsmangel zu tun haben. Wann immer so ein Zustand auftritt oder Sie unter Kopfschmerzen leiden, wenn die Haut trocken wird und juckt: sofort etwas trinken! Dann sollte sich der Allgemeinzustand bessern.

Nützliche Hilfsmittel

Für Senioren gibt es zahlreiche Hilfsmittel wie Schnabel- oder Doppelgriffbecher, die das Trinken erleichtern. Lassen Sie sich bei der Handhabung beraten. Auch Ihre Angehörigen müssen lernen, wie man diese Becher genau hält, um Sie beim Trinken optimal unterstützen zu können.

Depressive Verstimmungen

Depressive Verstimmungen im Alter sind nicht selten, insbesondere weil zunehmende Einschränkungen, aber auch Schmerzen und Einsamkeit diese Stimmungstiefs begünstigen. Wichtig ist, beim Verdacht auf eine Demenz immer auch eine Depression zu erwägen.

Fakten

Auch im Alter braucht man einen Lebenssinn, eine Aufgabe und Menschen, mit denen man sich austauschen kann. Es fällt auf, dass Menschen, die auch in sehr hohem Alter zufrieden sind, meist ein soziales Netz und eine sinnstiftende Tätigkeit haben. In der Studie zur Gesundheit Erwachsener in Deutschland des Robert-Koch-Instituts zeigten 7,2 Prozent der 60- bis 69-Jährigen und 6,1 Prozent der 70- bis 79-Jährigen eine depressive Symptomatik. Frauen sind häufiger betroffen als Männer; der Anteil von depressiven Störungen in Alten- und Pflegeheimen ist höher als in Privathaushalten.

Symptome und Ursachen

Depressionen treten in unterschiedlicher Form und Ausprägung auf. Vorherrschend ist eine Niedergeschlagenheit, die von Unlust und Antriebslosigkeit geprägt ist. Manchmal äußern sich Depressionen in körperlichen Schmerzen (oft Herz-, Muskel- oder Verdauungsbeschwerden). Mitunter wird die Depression nicht erkannt, weil man selbst oder der Hausarzt die Symptome mit dem Alter an sich in Zusammenhang bringt. Wichtig: Auch Elektrolytstörungen, Blutarmut, Mangelernährung, chronische Infektionen und zahlreiche gängige Medikamente können Depressionen verursachen.

Therapie

Die konventionelle Medizin behandelt vor allem mit Antidepressiva und Gesprächstherapie.

Vorbeugung

Wie wir wissen, wohnt ein gesunder Geist in einem gesunden Körper. Viele der nachfolgenden Tipps finden Sie auch in den »Rubin-Regeln« (siehe S. 57).

Joggen macht glücklich

Wer sich bewegt, vor allem, wer sich draußen bewegt, der kann seinen Nervenstoffwechsel günstig beeinflussen. Regelmäßiges zügiges Laufen (3-mal pro Woche 30–45 Minuten) stimuliert die Produktion von Adrenalin, Noradrenalin, Serotonin und Endorphin – das sind die wichtigsten Neurotransmitter, die auch das Wohlbefinden bestimmen. Mildes Ausdauertraining und moderates Joggen schneiden hier besonders gut ab.

Licht sorgt für gute Laune

Licht hebt die Stimmung. Im Körper ist der Lichtstoffwechsel eng mit den »Glückshormonen« verbunden. Wenn Sie nicht viel draußen sein können, können Sie ganz einfach nachhelfen: Es gibt Vollspektrumlampen, Lichtduschen und Lichtbrillen, die gerade bei Winterdepression gute Dienste leisten.

Struktur im Tagesablauf

Bringen Sie Struktur in Ihren Alltag: Dazu gehören beispielsweise regelmäßiges Aufstehen, Anziehen, Mahlzeiten am Tisch einnehmen, Aktivitäten draußen, wöchentliche Termine.

Selbsthilfe

Gegen depressive Verstimmung lässt sich einiges tun: Gehen Sie nach draußen, bewegen Sie sich, tun Sie sich etwas Gutes, treffen Sie Freunde.

Training in der Gruppe

Schließen Sie sich einer altersgerechten Gruppe an. Beim Sport erleben Sie sich und andere und merken, dass Bewegung glücklich macht.

Fettsäuren helfen

Omega-3-Fettsäuren können die Stimmung heben. Nehmen Sie bis zu 2 g Omega-3-Fettsäuren pro Tag ein, zum Beispiel in Form von Fischölkapseln. Es gibt auch eine pflanzliche Alternative: 1 TL Leinöl, zum Beispiel in Quark, pro Tag.

Heilpflanze Nr. 1: Johanniskraut

Johanniskraut hat (als Kapsel mit 600–900 mg) in einigen Studien gezeigt, dass es bei leichten bis mittelschweren Depressionen gut wirkt. Besprechen Sie die Einnahme aber bitte mit dem Arzt, denn Johanniskraut verträgt sich nicht mit verschiedenen Arzneimitteln.

Schlaftee gegen Grübeleien

Lassen Sie sich in der Apotheke 30 g Weißdornblüten, 20 g Mistel, 20 g Melisse, 30 g Johanniskraut und 10 g Arnikablüten mischen. Überbrühen Sie 1 TL der Mischung mit heißem Wasser und lassen Sie das Ganze 20 Minuten ziehen. Der Tee unterstützt das Durchschlafen.

»Glücklichmacher« Kurkuma

Dieses Gewürz soll die Konzentration von Serotonin (Glückshormon) im Gehirn erhöhen und hat deshalb eine antidepressive Wirkung. Würzen Sie regelmäßig mit Kurkuma. Es passt in Soßen und Dips, harmoniert mit Joghurt, Buttermilch oder Milch. Da Kurkuma auch ein wesentlicher Bestandteil von Currypulver ist, können Sie es auch in Form dieser Gewürzmischung zu sich nehmen.

Mit jemandem sprechen

Manchmal wird alles zu viel. Gerne würde man sich aussprechen, weiß aber nicht, bei wem. Die Kinder möchte man nicht belasten, gute Freunde sind vielleicht in einer anderen Lebenssituation. Die Telefon-Seelsorge beschäftigt rund 8000 ausgebildete ehrenamtliche Mitarbeiterinnen und Mitarbeiter in 105 Telefon-Seelsorgestellen. Träger sind die beiden christlichen Kirchen in Deutschland, es wird jedoch keinerlei konfessioneller Druck ausgeübt. Der Anruf bei der Telefon-Seelsorge bleibt anonym, alle Mitarbeiter unterliegen der Schweigepflicht.

Mein besonderer Tipp

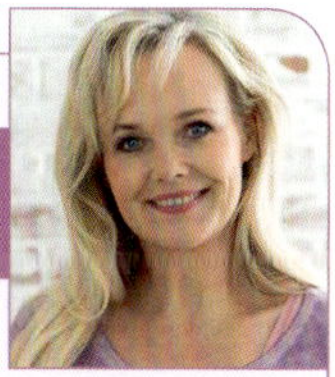

Am Leben teilnehmen

Ganz wichtig ist, dass Sie Ihr Leben mit »Leben füllen«. Denn wenn man den ganzen Tag allein ist und nichts zu tun hat, nicht gebraucht wird, ist es doch eigentlich ganz normal, dass man irgendwann depressiv wird, oder? Inzwischen ist auch wissenschaftlich untersucht, dass depressive Verstimmungen besser werden, wenn man sich um jemanden oder etwas kümmert. Ob das ein Enkelkind, ein Ehrenamt oder ein Vierbeiner ist, hängt von den persönlichen Möglichkeiten und Vorlieben ab.

Divertikel

Divertikel sind sackförmige Ausstülpungen der Darmwand. Sie können im gesamten Darmtrakt auftreten, beginnend von der Speiseröhre bis hin zum Enddarm. Meistens allerdings sind sie im Dickdarm zu finden und zählen zu den häufigsten Dickdarmerkrankungen. Bei »echten« Divertikeln sind alle Wandschichten inklusive Darmmuskelschicht ausgestülpt, bei »unechten« Divertikeln kommt es nur zu einer Ausstülpung der Schleimhautschicht. Divertikel sind erbsen- bis kirschgroß. Sind zahlreiche Divertikel vorhanden, spricht man von einer Divertikulose. Problematisch werden Divertikel, wenn sie sich entzünden (Divertikulitis). Dann können sie schwere Symptome verursachen.

Fakten

Divertikel nehmen in der westlichen Welt zu. Bei den 40- bis 60-Jährigen wird eine Häufigkeit von 7 bis 12 Prozent angenommen, von den über 60-Jährigen sollen 40 bis 50 Prozent betroffen sein. Etwa 60 Prozent aller 80-Jährigen leiden darunter. Divertikel sind unauffällig, sie werden meist bei einer Darmspiegelung entdeckt.

Symptome und Ursachen

Divertikel an sich sind symptomfrei. Man spürt sie meist erst, wenn sie sich entzünden. Dann kommt es zu teilweise starken Beschwerden (siehe Warnhinweis im Kasten).

Das Auftreten einer Divertikulose wird durch Übergewicht, Bewegungsarmut, ballaststoffarme Ernährung und chronische Verstopfung begünstigt. Die Entzündungen bilden sich durch »Stuhlpfröpfe« in den Divertikeln, also dadurch, dass sich Stuhlinhalt in den Ausstülpungen festsetzt.

Therapie

Je nach Schweregrad der Entzündung: Bettruhe und flüssige oder gar keine Kost, Schmerzmittel und Antibiotika. Bei Komplikationen ist eine Operation notwendig.

Vorbeugung

Divertikel bilden sich nicht zurück, deshalb ist Vorbeugung wichtig. Entscheidend ist ein geregelter Stuhlgang. Beachten Sie dazu auch die Tipps unter »Darmträgheit« (siehe S. 176/177). Vielleicht möchten Sie ja die dort vorgestellten Früchtekugeln regelmäßig genießen?

Stuhltraining

Gehen Sie auf die Toilette, wenn Sie Stuhldrang haben. Eine günstige Zeit ist morgens nach dem Frühstück. Nach und nach kann man sich eine tägliche Routine angewöhnen.

Warnhinweise

- Kolikartige Schmerzen, Fieber, Übelkeit, Erbrechen und Appetitlosigkeit können auf eine Divertikulitis hinweisen. Suchen Sie sofort den Arzt auf oder rufen Sie den Notarzt.
- Bei Divertikeln darf kein Einlauf gemacht werden. Es sollten auch weder Abführmittel noch Leinsamen oder Flohsamen eingenommen werden. Kauen Sie Nüsse sehr gut und essen Sie auf gar keinen Fall Obstkerne, da sich diese in den Divertikeln verfangen und Entzündungen auslösen können.

Bewegung hält den Darm auf Trab

Besonders wichtig bei allen Darmproblemen, bei denen Verstopfung eine Rolle spielt, ist Bewegung, denn der Darm wird immer passiv mitbewegt und besser durchblutet.

Tief atmen

Bewegt und massiert wird der Darm auch, wenn wir uns angewöhnen, tief in den Bauch zu atmen. Vermeiden Sie es deshalb, zu enge Hosen und Röcke zu tragen.

Selbsthilfe

Nach dem Abheilen einer akuten Entzündung muss der Darm mit ballaststoffreicher Ernährung vor Verstopfung geschützt werden. Außerdem wichtig: Trinken Sie genug, reduzieren Sie Zucker, Alkohol und Kaffee, da diese die Darmschleimhaut reizen. Verzichten Sie auf Nikotin und gönnen Sie sich Zeit beim Essen. Gehen Sie vor allem regelmäßig zur Darmkrebsvorsorge (Test auf verstecktes Blut im Stuhl, Darmspiegelung).

Ballaststoffreiche Kost

Ballaststoffe sind unverdauliche Stoffe, die nur in pflanzlicher Kost vorkommen. In der Ernährung sorgen sie dafür, dass der Darminhalt vergrößert wird, was die Darmbewegung anregt. Wer keine Vollkornprodukte mag oder diese nicht verträgt, für den gibt es gute Kompromisse: Mischbrot, Karotten, Erbsen, Haferflocken, Äpfel, Birnen. Essen Sie morgens zum Müsli oder Haferbrei (oder auch pur) 10–25 g grobe Weizenkleie mit reichlich Flüssigkeit. Die darin enthaltene Zellulose vermehrt die Stuhlmasse und vermindert die Bauchschmerzen bei Divertikulose. Achtung: Bei akuter Entzündung dürfen Sie keine Ballaststoffe zu sich nehmen!

Entzündungshemmende Hanfsamen

Hanfsamen enthalten eine optimale Zusammensetzung lebenswichtiger Fettsäuren, die unter anderem entzündungshemmend wirken. Die Weltgesundheitsorganisation (WHO) empfiehlt ein Verhältnis von 4:1 zwischen den Omega-6- und den Omega-3-Fettsäuren. In der Regel sorgt die westliche Ernährungsweise aber nur für ein Verhältnis zwischen 20:1 bis zu 50:1.
Hanf verfügt über ein optimales Omega-Fettsäuren-Verhältnis von 3,75:1 (Omega-6- zu Omega-3-Fettsäuren) und ist daher ein hervorragender Bestandteil einer entzündungshemmenden Ernährungsweise. Allein 2 EL täglich ins Müsli oder über den Salat gestreut, bringen 5360 mg Omega-6-Fettsäuren und 1500 mg Omega-3-Fettsäuren – eine preiswerte Alternative zu teuren Kapseln. Gleichzeitig sind Hanfsamen eine gute Ballaststoffquelle und tragen so zu einer regelmäßigen Darmentleerung bei.

Ayurvedischer Allrounder: Kurkuma

In der ayurvedischen Medizin wird die entzündungshemmende Kurkuma (Gelbwurz) bei Schwellungen aller Art angewendet. So soll sie auch bei geschwollenen oder entzündeten Divertikeln hilfreich sein. Essen Sie häufiger Currygerichte, denn Kurkuma ist Hauptbestandteil von Currypulver.

Krampflösender Tee

Mischen Sie 2 Teile Wilde Yamswurzel (krampflösend, entzündungshemmend), 1 Teil Baldrian (entspannt und beruhigt den Verdauungstrakt) und 1 Teil Amerikanischen Schneeball (krampflösend, entzündungshemmend). Übergießen Sie etwa 3 EL dieser Mischung mit 1 l kochendem Wasser, lassen den Tee 10 Minuten ziehen und trinken ihn über den Tag verteilt.

Durchblutungsstörungen der Beine

Medizinisch werden Durchblutungsstörungen der Beine als periphere arterielle Verschlusskrankheit (pAVK) bezeichnet. Es gibt Durchblutungsstörungen der kleinsten Gefäße (Mikrozirkulationsstörungen) und der großen Gefäße (Arteriosklerose).

Fakten

Die pAVK wird in vier Stadien eingeteilt, je nach Schweregrad der Beschwerden.

Symptome und Ursachen

In Stadium I kommt es nur zu Missempfindungen und Kältegefühl, in Stadium II sind die Beschwerden belastungsabhängig (»Schaufensterkrankheit« – die Schmerzen zwingen, immer wieder stehen zu bleiben), in Stadium III kommt es zu Ruheschmerz, auch nachts, in Stadium IV zu Ernährungsstörungen und Gewebsuntergang (offene Beine). In 95 Prozent der Fällen ist die Ursache eine Arteriosklerose. Wichtige Risikofaktoren sind Rauchen, »Diabetes mellitus« (siehe S. 98/99), »Blutfette« (erhöhtes LDL, niedriges HDL, siehe S. 106/107), »Bluthochdruck« (siehe S. 74–81), Bewegungsmangel und »Übergewicht« (siehe S. 238/239) sowie Stress und Vererbung.

Therapie

Chirurgisch können verengte Gefäße aufgedehnt oder umgangen werden (Bypässe), das hat jedoch keinen Einfluss auf die Ursachen und kann erneute Verschlüsse nicht verhindern. Gehtraining, Gewichtsreduktion bei Übergewicht und Zigarettenentzug sind wichtige Maßnahmen. Außerdem müssen Bluthochdruck, erhöhte Blutfette und Diabetes gut eingestellt werden.

Vorbeugung

Für die Vorbeugung der pAVK sind alle Maßnahmen wichtig, die auch zur Prävention der koronaren Herzkrankheit (siehe S. 114–121) eingesetzt werden: gemischte Kost mit einem hohen Gemüse- und Obstanteil, Reduzierung von tierischen Fetten, Bewegung, Blutdruck senken, Blutfette regulieren, Stressmanagement und viel trinken. Besonders wichtig ist es, das Rauchen einzustellen, denn Nikotin wirkt zusätzlich gefäßverengend (siehe S. 62/63).

Schenkelguss

Mit einem Schlauch kaltes Wasser über die Beine fließen lassen – beginnend rechts außen am Fuß über die Oberschenkelaußenseite zum Becken. Dort 3-mal kreisen und an der Oberschenkelinnenseite zurück zum Fuß. Danach das linke Bein. Achtung: nicht bei niedrigem Blutdruck, Blasen-, Nieren- und Unterleibserkrankungen.

Trockenbürsten

Bereits im »Gesundheitskonzept« haben Sie das Trockenbürsten kennengelernt (siehe S. 53). Es ist eine sanfte Methode, um die Durchblutung in Armen und Beinen zu unterstützen. Wenn Sie nicht dazu kommen oder nicht in der Lage sind, den ganzen Körper mit einer Bürste zu bearbeiten, machen Sie zumindest Trockenbürstenmassagen an den Armen und Beinen, um hier die Durchblutung anzukurbeln. Beginnen Sie herzfern, entweder an der rechten Fußsohle oder der rechten Innenhand, mit kreisenden Bewegungen und leichtem Druck. Massieren Sie stets beide Beine und Arme nacheinander.

Selbsthilfe

Die folgenden Anwendungen zur Selbsthilfe können auch gut vorbeugend eingesetzt werden.

Laufen, laufen, laufen

Auch wenn es kribbelt und weh tut – gehen Sie! Ein Gehtraining ist die wichtigste nicht-medikamentöse Behandlungsmaßnahme: Sie führt zur Bildung von neuen Umgehungsgefäßen! Dabei werden Belastungsintervalle mit Pausen abgewechselt – man geht jeweils so lange, bis Schmerzen auftreten. Nach 12 Wochen führt ein solches Training zu einer deutlichen Verlängerung der Gehstrecke.

Gymnastik für die Beine

Um die Durchblutung anzuregen, muss auch der Venenfluss in den Beinen angeregt werden. Eine ganz einfache Übung: Stellen Sie sich mit der Fußvorderkante auf den Bordstein (oder die unterste Treppenstufe) und wippen Sie mit der Ferse auf und ab. Auch Wippen auf gerader Fläche wirkt sich positiv aus. Sie schalten damit Ihre Wadenmuskelpumpe an, was die Venenklappen trainiert. Das Wippen auf gerader Fläche können Sie auch gut in Ihr Tagesgeschehen integrieren: Wippen Sie zum Beispiel beim Zähneputzen, beim Kaffee- oder Teekochen, beim Warten an der Bushaltestelle …

Bäder und Güsse

Bäder und Güsse werden erfolgreich bei leichten Verläufen eingesetzt. Bewährt haben sich temperaturansteigende Bäder, die jedoch sehr vorsichtig eingesetzt werden müssen (geringe Temperaturdifferenz, nicht zu kalt, nicht zu heiß). Sie werden an dem Bein, das weniger betroffen ist, durchgeführt. Der Wärmereiz wirkt auch auf das andere Bein mit. Wechselwarme Anwendungen trainieren die Gefäße, sind aber nur zur Vorbeugung oder bei den Stadien I und II zu empfehlen.

Massage mit Arnikaöl

Arnika-Massageöl fördert die Durchblutung, kräftigt und durchwärmt die Haut. Es ist in Apotheken, Reformhäusern und in gut sortierten Drogeriemärkten und Bioläden erhältlich. Beginnen Sie die Beinmassage an den Füßen und massieren Sie langsam in Richtung Hüfte. Keine Anwendung bei Allergie gegen Korbblütler.

Knoblauch für die Gefäße

Knoblauch verbessert die Elastizität der Blutgefäße. Eingesetzt wird er als Fertigpräparat (300-1200 mg pro Tag, 3-mal 1 Tablette pro Tag).

Allroundtalent Wacholder

Wacholder fördert die Durchblutung der Beine. Es gibt Fertigpräparate in Form von Saft (Trinkkur) nach Kneipp, Wacholderöl zum Einreiben oder Wacholderbad.

Mein besonderer Tipp

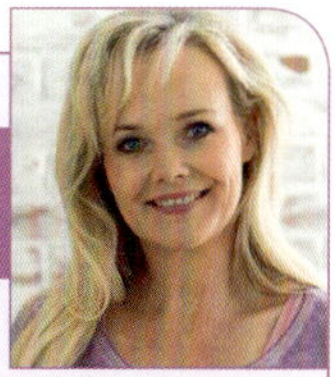

Entspannung für die Durchblutung

Bei arteriosklerotischen Erkrankungen spielen psychosoziale Faktoren eine wichtige Rolle. Es gibt zahlreiche Forschungen zu dem günstigen Einfluss von Entspannung und auch Meditation. Versuchen Sie doch, sich jeden Tag für 20 Minuten zurückzuziehen. Zur Anleitung gibt es viele gute Meditations-CDs.

Durchfall

Im fortgeschrittenen Alter können Durchfälle vermehrt auftreten – dabei unterscheidet man zwischen akutem und chronischem Durchfall.

Fakten

Durchfall im Alter ist ein ernstzunehmendes Problem, denn er kann zu einer deutlichen Schwächung führen. Senioren, die an mehreren Krankheiten leiden (multimorbid), können in wenigen Tagen völlig erschöpft werden.

Symptome und Ursachen

Von Durchfall spricht man bei mindestens drei Stuhlentleerungen täglich, bei relativ flüssiger Konsistenz und erhöhter Kotmenge.

- Akuter Durchfall tritt plötzlich auf und hält einige Tage an. Ursachen können Infektionskrankheiten, verdorbene Lebensmittel, Stress, Nahrungsmittelunverträglichkeiten oder -allergien, Ernährungsumstellungen sowie Arzneimittel, (Antibiotika, überdosierte Abführmittel) sein.
- Chronischer Durchfall hält mehr als zwei Wochen an. Als Ursachen müssen chronisch entzündliche Darmerkrankungen, Krebserkrankungen, Erkrankungen von Bauchspeicheldrüse, Leber und Schilddrüse, aber auch Diabetes berücksichtigt werden. Der Arzt sollte aber auch prüfen, ob es sich um Stuhlinkontinenz handelt.

Therapie

Durchfall ist ein Symptom und keine Erkrankung – die Ursache muss geklärt und behandelt werden. Durchfall selbst wird symptomatisch behandelt, unter Umständen werden Flüssigkeit und Elektrolyte (zählen zu den Mineralstoffen und sind wichtig für den Wasserhaushalt) ersetzt.

Vorbeugung

Durchfälle durch verdorbene Lebensmittel können Sie mit dem nötigen Wissen vermeiden.

Öfter den Kühlschrank kontrollieren

Kontrollieren Sie den Inhalt Ihres Kühlschranks regelmäßig! Zu lange gelagerte Wurst, Meeresfrüchte, offene Fischkonserven und vieles mehr können zu Lebensmittelvergiftungen führen. Nicht ausreichend gekühltes Hühnchenfleisch und Eier können Salmonelleninfektionen hervorrufen. Bewahren Sie Speisereste stets zugedeckt und kühl auf und verbrauchen Sie sie zügig. Tartar und Mett immer nur frisch essen.

Auf großer Reise

Vielleicht kennen Sie den Spruch für Reisende: »Cook it, peel it or leave it«, also: »Koch es, schäle es oder lass es sein«. Seien Sie besonders vorsichtig mit Wasser, Eiswürfeln, Fruchtsäften, Salat, Joghurt, rohem Gemüse und Speiseeis.

Warnhinweis

Bei älteren Menschen kann Flüssigkeits- und Elektrolytverlust schnell zu Schwäche, Austrocknung (Dehydratation), Kreislaufproblemen und Verwirrtheitszuständen führen. Durchfall, der länger als ein bis zwei Tage anhält, muss deshalb unbedingt behandelt werden. Rufen Sie bei heftigem oder blutigem Durchfall, der vielleicht sogar mit Fieber oder Schüttelfrost verbunden ist, den Notarzt!

Selbsthilfe

Die folgenden Tipps sind lediglich Erstmaßnahmen. Bitte suchen Sie bei länger anhaltendem Durchfall unbedingt den Arzt auf.

Schwarzer Tee

Als Erste Hilfe bei Durchfall ist schwarzer Tee ideal. Trinken Sie 2- bis 3-mal täglich eine Tasse davon. Zubereitung: 1 geh. TL schwarze Teeblätter mit 150 ml siedendem Wasser überbrühen und 10–25 Minuten ziehen lassen.

Hausmittel: geriebener Apfel

Waschen Sie einen Bio-Apfel gründlich und reiben ihn samt Schale fein. Die vor allem direkt unter der Schale sitzenden Pektine binden Wasser und wirken somit stuhlfestigend.

Moro'sche Karottensuppe

Der Kinderarzt Professor Ernst Moro entwickelte eine Karottensuppe, die Sie leicht nachkochen können: 500 g geschälte Karotten in 1 l Wasser 1–1 ½ Std. kochen, fein pürieren und mit Wasser auf 1 l auffüllen, 3 g (1 gestr. TL) Salz unterrühren. Die Suppe in kleinen Portionen über den Tag verteilt essen. Jeden Tag frisch kochen.

Elektrolyte ersetzen

Bei Durchfall müssen die Elektrolyte ersetzt werden. Elektrolytlösungen bekommen Sie in der Apotheke oder Sie mischen sie selbst: 1 TL Kochsalz und 4 EL Zucker mit 1 l Wasser verrühren. Trinken Sie die Lösung über den Tag verteilt.

Bockshornkleesamen

Die Samen des Bockshornklees enthalten bis zu 50 Prozent Schleimstoffe, saugen überschüssige Flüssigkeit im Darm auf und legen sich schützend um die Darmschleimhaut. Nehmen Sie nicht mehr als 2 TL Samen auf einmal ein (maximal 6 g), sonst könnten Bauchschmerzen auftreten. Trinken Sie reichlich dazu.

Altbewährt: Heilerde

Heilerde bindet ebenfalls Flüssigkeit und Giftstoffe (Toxine). Empfehlenswert ist die Einnahme von 1 EL Luvos® Heilerde (z.B. »ultrafein«) mehrmals täglich oder Bolus alba® comp. Pulver (Wala), das viele Pflanzenstoffe enthält. Bitte lesen Sie dazu die Packungsbeilage.

Tee aus Odermennig

Die Heilpflanze enthält viele Gerbstoffe, die zusammenziehend auch auf die Schleimhäute wirken. So dringen Krankheitserreger schlechter in das Gewebe ein. Für einen Tee 2 TL Odermennig pro Tasse überbrühen, 10 Minuten ziehen lassen, abseihen und trinken. Nicht zusammen mit anderen Medikamenten einnehmen, da die Gerbstoffe deren Aufnahme behindern könnten.

Mein besonderer Tipp

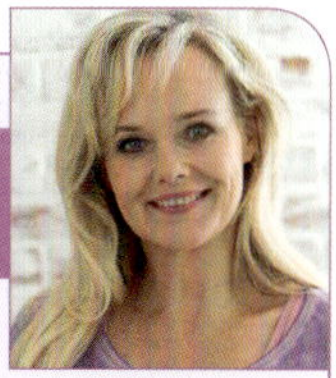

Homöopathie

Bei Reisedurchfall, Nahrungsmittelunverträglichkeiten und Magen-Darm-Verstimmungen hat sich das homöopathische Arzneimittel Okoubaka (D6) bewährt. Bei akuten Beschwerden stündlich 5 Globuli einnehmen. Sie können es auch vorbeugend anwenden (Dosierung siehe S. 265). Bei heftigem, »gussartigem« Durchfall ist Podophyllum D3 angezeigt. Nehmen Sie nach jeder Mahlzeit 5 Globuli ein.

Erektionsstörungen

Erektionsstörungen treten nicht nur im fortgeschrittenem Alter auf, sondern treffen auch zahlreiche Männer in der Lebensmitte. Es ist schwierig, aber sehr wichtig zu versuchen, den Druck rauszunehmen, deshalb: Sprechen Sie mit Ihrer Partnerin und mit Ihrem Arzt.

Fakten

»Mann« ist nicht allein: Nach einer Studie aus dem Jahr 2000 leidet bei den 60- bis 69-Jährigen jeder Dritte an Erektionsstörungen. Schnell entwickelt sich hier ein Teufelskreis, denn die Angst, beim nächsten Mal wieder zu versagen, wirkt sich negativ verstärkend auf das Liebesspiel aus.

Symptome und Ursachen

Von einer erektilen Dysfunktion spricht man, wenn ein Mann keine Erektion bekommen kann, der Penis nicht steif genug wird, um in die Scheide einzudringen, oder der Penis nicht steif bleibt. Von einer Potenzschwäche spricht man, wenn diese Beeinträchtigungen über einen Zeitraum von sechs Monaten anhalten. Während bei jüngeren Männern vor allem Stress, Mehrfachbelastung und psychischer Druck für Erektionsstörungen verantwortlich sind, kommen im Alter Krankheiten dazu, die die Durchblutung im Beckenbereich und Penis beeinträchtigen können. Gerade in den Geschlechtsorganen, insbesondere im Penis, befinden sich sehr feine Blutgefäße. Kommt es hier zu Durchblutungsstörungen, kann das auch ein frühes Anzeichen für eine Arteriosklerose oder andere Gefäßerkrankungen sein. Auch Diabetes schädigt die feinen Blutgefäße und kann eine erektile Dysfunktion begünstigen. Rauchen führt zu einer Verengung der Blutgefäße gerade in der Peripherie und wirkt sich daher ebenfalls ungünstig auf die feinen Adern aus. Übergewicht (vor allem am Bauch), Herzerkrankungen, Bluthochdruck, Probleme mit der Prostata oder Schilddrüse – all das kann die Sexualität des Mannes belasten. Bitte bedenken Sie, dass auch viele Medikamente, unter anderem Psychopharmaka oder Blutdrucksenker, Erektionsstörungen nach sich ziehen können.

Therapie

Sprechen Sie mit Ihrem Arzt über mögliche Ursachen und Therapien. Es gibt zahlreiche Medikamente, die helfen, aber auch gefährlich werden können, insbesondere wenn schon Herz- oder Gefäßerkrankungen vorliegen. Also nichts ohne Absprache einnehmen, auch wenn es erst mal peinlich scheint. Keine Bange, der Arzt hört solche Sorgen fast täglich. Halten die Beschwerden an, lohnt es sich, gemeinsam mit der Partnerin zum Sexualtherapeuten zu gehen. Hier lernen Sie, sich wieder neu und anders anzunähern.

Warnhinweis

Erektionsstörungen stellen nicht nur eine erhebliche Einschränkung des Wohlbefindens dar, sondern können auf andere, ernst zu nehmende Grundkrankheiten hinweisen. Daher ist es wichtig, sie beim Arzt offen anzusprechen. Leider tun dies nur die wenigsten Männer. Geben Sie sich einen Ruck – der Arzt steht unter Schweigepflicht, und vielen Männern geht es wie Ihnen!

Vorbeugung

Die Gesamtverfassung hat einen wichtigen Einfluss auf die Sexualität. Wenn Sie auch im Alter einen gesunden Lebensstil pflegen, nicht rauchen, wenig Alkohol konsumieren, sich bewegen und leidlich gesund ernähren, wird dies auch Ihrer Sexualität zugute kommen. Gerade bei psychisch bedingter erektiler Dysfunktion sind ein geordneter Tagesablauf, Sport und Entspannungsverfahren von Vorteil.

Selbsthilfe

Zusätzlich zu den folgenden Vorschlägen verhilft Bewegung zu einem besseren Liebesleben und zur Aufrechterhaltung der sexuellen Funktionen, wenn Stress eine Ursache der Störungen ist.

Medikamente prüfen

Es gibt Medikamente, die die Potenz negativ beeinflussen. Dazu gehören beispielsweise Gichtmittel (könnte man durch günstige Ernährung reduzieren) oder bestimmte Blutdrucksenker. Bitte halten Sie Rücksprache mit Ihrem Arzt.

Gemeinsam älter werden

Sie werden älter, das kann die Sexualität beeinträchtigen. Alles geht nicht mehr so schnell und nicht mehr von allein wie früher. Genau dies geht Ihrer Partnerin aber ähnlich. Viele Frauen leiden nach den Wechseljahren unter einer trockenen, empfindlichen Scheide, auch wenn sie erregt sind. Frauen setzen sich selbst unter Druck »feucht zu werden« und schämen sich, wenn sie körperlich nicht so stark reagieren wie früher.

Gehen Sie gemeinsam offen mit diesen Sorgen um – und lassen Sie sich Zeit. Alles darf jetzt etwas länger dauern, bei beiden. Auch geht es beim Liebesspiel weniger um das »Wie oft?« als vielmehr um das »Wie?«. Und es wird besonders wichtig, sich gegenseitig zu zeigen, was man schön findet und genießt.

Milch-Mandel-Mango-Shake

Ein sanfter Stärkungstrunk aus dem Ayurveda: Pürieren Sie ½ Mango und 1 EL braunes Mandelmus mit 150 ml hochwertiger Bio-Vollmilch. Genießen Sie den Shake 2- bis 3-mal pro Woche.

Bad mit Rosmarinzusatz

Rosmarin fördert die Durchblutung der Unterleibsorgane. Baden Sie aber nur vormittags, denn abends belebt Rosmarin zu stark.

Ginkgo-Extrakt

In einer kleinen Studie, die über neun Monate durchgeführt wurde, erreichten 78 Prozent der Männer mit Erektionsstörungen aufgrund von arteriosklerotischen Veränderungen der Penisarterie deutliche Verbesserungen, nachdem sie Ginkgo zu sich nahmen. Empfehlenswert ist die tägliche Einnahme eines standardisierten Extrakts mit 60–240 mg des Wirkstoffs.

Juckbohne zur Entspannung

Im Ayurveda wird die Juckbohne *(Mucuna pruriens)* nicht nur gegen Parkinson, sondern auch bei Erektionsstörungen eingesetzt. Das hängt mit ihrem hohen Gehalt an L-Dopa, einer Vorstufe des Neurotransmitters Dopamin, und dem Glückshormon Serotonin zusammen. Sie fördern die Durchblutung, wirken vor allem bei Stress entspannend und machen glücklich. Da die Juckbohne giftig ist, sollten Sie Präparate einnehmen. Ziehen Sie einen Therapieversuch mit einem niedrig dosierten Präparat (unter ärztlicher Aufsicht!) in Erwägung.

Fersensporn

Jeder zehnte Deutsche hat einen Fersensporn. Betroffen sind vor allem über 50-Jährige.

Fakten

Fersensporn nennt man den dornartigen, wenige Millimeter langen Knochenauswuchs entlang der Sehnen, die am Fersenbeinknochen ansetzen. Der obere (dorsale) Fersensporn liegt an der Hacke, der untere (plantare) an der Fußsohle.

Symptome und Ursachen

Ein Fersensporn ist oft symptomfrei. Verursacht er Schmerzen, sind diese meist stechend und morgens und bei Belastung besonders schlimm. Übergewicht, starres Schuhwerk und zu schwache Fußmuskulatur begünstigen die Bildung eines Fersensporns. Auch eine Fehlstellung kann dazu führen. Es kommt zu gereizten, entzündeten Sehnen, Verdickungen und Kalkablagerungen.

Therapie

Den Trittschmerz lindern sogenannte Locheinlagen, die den Bereich mit dem Fersensporn aussparen. Bei manchen Betroffenen hilft die Stoßwellentherapie, bei der Druckwellen auf den betroffenen Bereich geleitet werden. Bei etwa einem Drittel der Patienten bringt die Behandlung Schmerzfreiheit. Was genau die Ultraschallwellen bewirken, ist nicht klar. Deshalb werden die Kosten nicht von den gesetzlichen Krankenkassen übernommen. Offenbar wird der Kalk zertrümmert und die Selbstheilung angeregt. Auch entzündungshemmende Schmerzmittel können helfen. Am erfolgreichsten ist die richtige Gymnastik. Häufig geben sich die Beschwerden von allein, eine Operation ist selten erforderlich.

Vorbeugung

Beim Fersensporn gilt: am besten vorbeugen, das heißt viel barfuß gehen, häufiger die Schuhe wechseln und die Füße pflegen!

Belastung reduzieren

Achten Sie auf Ihr Gewicht. Denken Sie daran, dass die Füße jedes Gramm tragen müssen.

Fußgymnastik

Der Fersensporn entsteht aufgrund einer zu starken Belastung und in den meisten Fällen aufgrund einer Fehlbelastung. Wichtig ist daher die Kräftigung der Fußmuskulatur. Machen Sie täglich Fußgymnastik und Sie werden vermutlich schnell beschwerdefrei. Das kann gut vor dem Fernseher geschehen: Krallen Sie die Zehen im Wechsel ein und strecken Sie sie, ziehen Sie die Füße hoch und runter, lassen Sie sie nach rechts und links kreisen. Sie können ein Handtuch vor sich auf den Boden legen und versuchen, es mit den Zehen nach und nach zu sich zu ziehen. Oder Sie versuchen, mit den Zehen einen Stift aufzuheben oder Zeitungspapier zu zerreißen.

Passendes Schuhwerk

Tragen Sie öfter flache Schuhe und wechseln Sie die Schuhe: Hohe Absätze sind mal okay (außer sie drücken auf den Fersensporn). Wichtig sind Schuhe mit weichem Fußbett oder Locheinlagen und genügend Bewegungsfreiheit. Ein neues Laufgefühl hat man in »Zehenschuhen«. Sie bieten sich an, wenn man Barfußphasen einschieben, die Füße aber vor Verletzungen schützen möchte. Sie sind sehr angenehm, erinnern aber an »Froschfüße«. Tragen Sie sie zunächst nur stundenweise, da sie viel Muskelarbeit der Füße verlangen. Bezugsadresse für Zehenschuhe oder auch Zehensocken finden Sie im Internet.

Selbsthilfe

Die wichtigste Selbsthilfe ist die Gymnastik. Üben Sie regelmäßig – allein oder mit Anleitung.

Physiotherapie

Lassen Sie sich von einem Physiotherapeuten oder Osteopathen helfen, wenn bei Ihnen eine Schwerpunktverlagerung auf das betroffene Bein, Fuß-, Knie- oder Hüftfehlstellungen, Wirbelsäulenerkrankungen (z. B. Skoliose) oder ein nicht ausreichend behandelter Bandscheibenvorfall vorliegt. Hier erlernen Sie Übungen, die die Statik des Bewegungsapparats verbessern und dadurch eine ungleichmäßige Gewichtsverlagerung auf die Füße korrigieren.

Belastung abbauen

Verzichten Sie auch schon bei beginnendem Fersensporn darauf, Druck auszuüben, also etwa auf hartem Untergrund wie einer Asphaltstraße zu joggen. Radfahren oder Schwimmen sind geeignete Sportarten. Wichtig sind vor allem spezielle Dehn- und Kräftigungsübungen, die Sie in der Physiotherapie erlernen sollten.

Homöopathie

Ein bewährtes homöopathisches Mittel bei Fersensporn ist Hekla lava D6 aus der Lava des Hekla-Vulkans auf Island. Nehmen Sie das Mittel nach den Empfehlungen auf S. 265 ein.

Anleitungen Schritt für Schritt

Faszientraining

Faszien sind das Bindegewebe, das jedes Organ und jeden Muskel umgibt. Beim Fersensporn sind die Faszien gereizt und entzündet. Dagegen hilft ein leichtes Training. Üben Sie zuerst mit einem Fuß, dann wiederholen Sie das Training mit dem anderen Fuß. Üben Sie jeweils insgesamt 2 Minuten pro Fuß. Während der Übung darf der Fuß schmerzen, danach sollte das Gefühl angenehm sein.

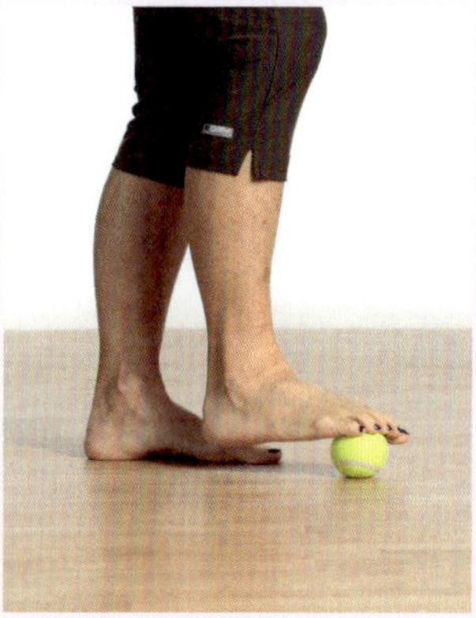

Den vorderen Bereich des Fußes auf einen Tennisball stellen. Das Gewicht mehr und mehr darauf verlagern, bis Sie es gerade noch aushalten können. Den Fuß in dieser Position 10 Sekunden minimal kreisen.

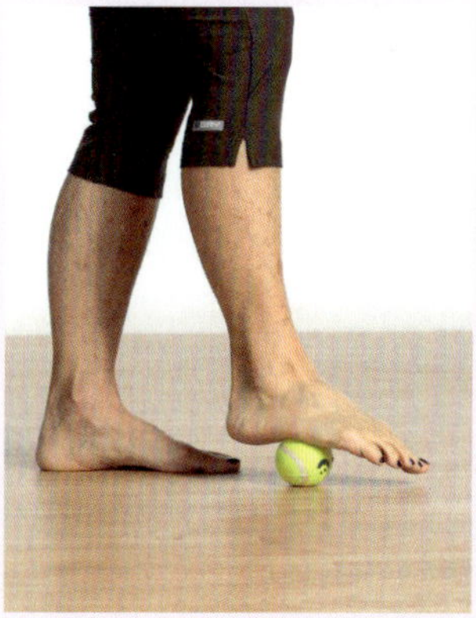

Dann den Fuß 1 cm nach vorn schieben, dadurch liegt der Ball entsprechend weiter hinten unter der Fußsohle. Wieder 10 Sekunden kreisen. Auf diese Weise Stück für Stück bis zur Ferse hinarbeiten.

Fettleber

Leberbeschwerden sind häufig. Das Problem ist aber: Die Leber tut nicht weh. Der Schmerz der Leber, so sagt man, ist die Müdigkeit.

Fakten

Die Fettleber, also die vermehrte Einlagerung von Fett in das Lebergewebe, ist die häufigste Erkrankung der Leber. Liegt der Anteil der verfetteten Leberzellen unter 50 Prozent spricht man von einer Leberverfettung, liegt er über 50 Prozent, von einer Fettleber. Ist die Leber entzündet – dies erkennt man daran, dass bestimmte Leberenzyme erhöht sind –, handelt es sich um eine Fettleberentzündung. Aus einer entzündeten Fettleber kann sich über viele Jahre eine Leberzirrhose entwickeln, die oft tödlich ist.

Symptome und Ursachen

Eine Fettleber spürt man meistens nicht, vielleicht kommt es zu einem leichten Druck- oder Völlegefühl im rechten Oberbauch. Die Fettleber wird vom Arzt in der Regel durch eine Ultraschalluntersuchung des Bauchraums oder über erhöhte Leberwerte festgestellt.

Häufigste Ursachen der Fettleber sind Übergewicht, Diabetes und chronischer Alkoholmissbrauch. Daneben können Medikamente (gegen Herzrhythmusstörungen, Kortison, Chemotherapeutika, Antibiotika, Acetylsalicylsäure) eine Fettleber verursachen oder begünstigen. Weitere Ursachen: Magersucht oder Schwangerschaft.

Therapie

Auch in der Schulmedizin steht an erster Stelle, dass die Leber nicht weiter durch falsche Ernährung und Alkohol belastet wird. Übergewicht muss abgebaut werden, Bewegung und eine gesunde Ernährung stehen auf dem Plan. Grunderkrankungen wie der Diabetes oder erhöhte Blutfette werden mitbehandelt.

Vorbeugung

Mit den genannten Maßnahmen können Sie einer Fettleber vorbeugen, aber auch zur Regeneration der verfetteten Leber beitragen.

Gesund essen und Gewicht halten

Die beste Vorsorge ist eine ausgewogene Vollwerternährung mit wenig tierischen Fetten und ohne leere Kohlenhydrate (siehe S. 47). Vermeiden Sie, über die Jahre immer weiter zuzunehmen. Bauen Sie Fastentage ein und treiben Sie regelmäßig Sport.

Alkohol in Maßen

Der Schwellenwert für den täglichen Alkoholkonsum liegt, was die Leber angeht, für Frauen bei 0,15 l Wein oder 0,3 l Bier, bei Männern etwa doppelt so hoch. Jede Leber verstoffwechselt Alkohol anders, daher am besten nur gelegentlich trinken! Wählen Sie doch immer mal die alkoholfreie Variante Ihres Lieblingsbiers.

Warnhinweis

Besprechen Sie mit Ihrem Hausarzt offen alle Medikamente, die Sie einnehmen. Auch durch einen zu hohen Medikamentenkonsum kann die Leber in Mitleidenschaft geraten.

Selbsthilfe

Je nach Hauptursache sollten Sie abnehmen, die Ernährung umstellen und in jedem Fall auf Alkohol verzichten, bis sich die Leber erholt hat.

Zitronen-Honig-Wasser

Zur Unterstützung der Leber ein Auyurveda-Tipp: Trinken Sie einmal täglich 1 Glas heißes Wasser mit 1 TL Honig und 1 TL Zitronensaft.

Artischocke: natürlicher Leberschutz

Die Artischocke hilft, die Blutfette zu senken, sie bietet einen guten Leberschutz durch das Ausschwemmen von Schadstoffen und unterstützt die Zellteilung in der Leber, indem sie die Durchblutung fördert. Sinnvoll sind Frischpflanzenpresssäfte oder Fertigarzneimittel (Apotheke).

Mariendistel: die Leber-Heilpflanze

Die Leber-Heilpflanze schlechthin ist die Mariendistel, vor allem bei toxischen Leberschäden, also Vergiftungserscheinungen. Eingesetzt werden Fertigarzneimittel. Heute gibt es zahlreiche Produkte, die die leberschützende Wirkung des Silymarins, des wichtigsten Inhaltsstoffes der Mariendistel, nutzen.

Lebertee

Ein Tee aus Schafgarbenkraut, Löwenzahnwurzel und -kraut und Pfefferminze (in der Apotheke zu gleichen Teilen gemischt) tut Verdauung und Leber gut: 1 gehäuften TL der Mischung mit 150–200 ml siedendem Wasser übergießen und zugedeckt 5–10 Minuten ziehen lassen, abseihen. Trinken Sie kurmäßig über 6 Wochen 3-mal täglich 1 Tasse Tee.

Anleitungen Schritt für Schritt

Leberwickel

Vorbeugend wie auch bei bereits vorliegender Fettleber ist es wichtig, die Durchblutung der Leber zu unterstützen. Dies kann durch einen feucht-warmen Wickel auf dem rechten Oberbauch geschehen. Er wird bevorzugt nach dem Mittagessen angewendet. Halten Sie unbedingt 30 Minuten Nachruhe.

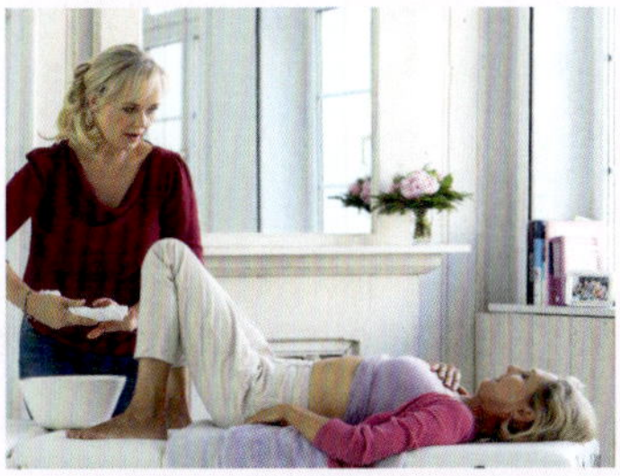

1. Legen Sie auf das Bett ein Außentuch, darauf ein Zwischentuch. Tauchen Sie ein Baumwolltuch in warmes Wasser und wringen es gut aus.

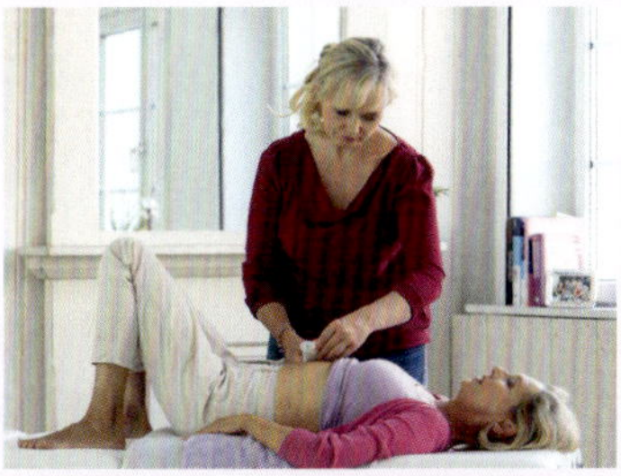

2. Legen Sie sich auf die Tücher auf dem Bett. Falten Sie das Baumwolltuch und legen es so warm wie möglich direkt auf den rechten Oberbauch.

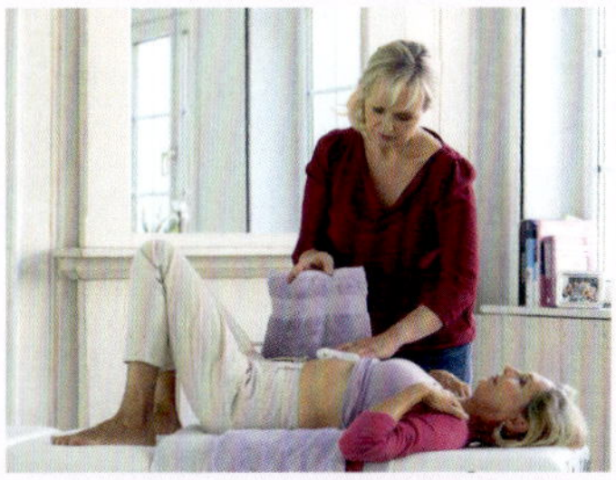

3. Schlagen Sie die Tücher um den Bauch und fixieren sie jeweils unter dem Rücken. Belassen Sie den Wickel auf dem Bauch, bis er kühl wird.

Fußpilz

Fußpilz ist eine leidige Erkrankung, die vielen Menschen zu schaffen macht. Bei Senioren jedoch ist besondere Vorsicht geboten: Sie haben ein erhöhtes Risiko, an Fußpilz zu erkranken. Besonders betroffen sind Diabetiker, ungefähr 70 Prozent haben es mit Fußpilzen zu tun.

Fakten

Verschiedene Pilze können Fußpilz verursachen, vor allem Fadenpilze. Diese Pilze bleiben nicht an der Oberfläche, sondern dringen in tiefere Hautschichten vor und nisten sich dort ein.

Symptome und Ursachen

Symptome eines Fußpilzes können sein: Juckreiz, gerötete, entzündete Haut, Hautrisse, nässende, schuppende Haut oder Bläschenbildung der Haut, verdickte gelbliche Nägel.

Bei älteren Menschen ist die Haut an den Füßen oft rissig und trocken. Bei geschädigter Haut haben die Pilze ein leichtes Spiel einzudringen. Hinzu kommt, dass mit zunehmendem Alter das Immunsystem schwächer wird und auch die Durchblutung der Beine oftmals gestört ist (siehe »Durchblutungsstörungen der Beine«, S. 184/185). Dann kann die Abwehr nicht richtig arbeiten und die Füße sind oft kalt. Dies begünstigt zusätzlich Infektionen.

Therapie

Das A und O bei der Therapie von Fußpilz ist peinliche Hygiene. Daneben werden pilzabtötende oder pilzhemmende Salben, Sprays und in schweren Fällen – insbesondere bei Nagelpilz – ein pilzabtötender Nagellack sowie auch Tabletten eingesetzt.

Vorbeugung

Die beste Vorbeugung ist Hygiene und die Vermeidung von Verletzungen, da die Pilze durch geschädigte Haut leicht eindringen können. Gehen Sie möglichst viel barfuß und lassen Sie Luft an die Füße!

Hygiene

Tragen Sie im Schwimmbad, in der Sauna oder auf Teppichböden im Hotelzimmer Bade- oder Hausschuhe. Meiden Sie schwitzige Schuhe. Waschen Sie Ihre Füße regelmäßig, trocknen Sie sie gut ab und wechseln Sie täglich die Socken.

Bitte unbedingt beachten!

Meiden Sie alles, was eine Pilzinfektion begünstigt: Strümpfe aus Chemiefasern, enge Schuhe, Schuhe aus Synthetik oder Gummi.

Verletzungen vermeiden

Gerade Menschen mit Nagelpilz oder Diabetes müssen darauf achten, dass die Haut nicht verletzt wird, denn dann kann der Pilz leicht eindringen. Außerdem heilen derartige Verletzungen bei Diabetikern besonders schlecht.

Hautpflege

Cremen Sie die Finger-und Fußnägel mit Silicea-Salbe ein, um Entzündungen und Pilzinfektionen vorzubeugen.

Professionelle Fußpflege

Ratsam ist, im Alter in die Fußpflege zu investieren und regelmäßig zur professionellen Fußpflege zu gehen – und zwar vorbeugend!

Propolis-Nagelöl

Propolis ist ein Kittharz, das den Bienenstock vor Keimen schützt. Propolis-Nagelöl schützt die Nägel auch vor Nagelpilz. Brüchige Nägel werden wieder glatt. Bei Bedarf 1-mal täglich bzw. 2- bis 3-mal wöchentlich die Nägel einpinseln.

Selbsthilfe

Wenn es bereits zu Fußpilz gekommen ist – suchen Sie möglichst bald den Hautarzt auf und warten Sie nicht zu lange!

Heiß waschen

Waschen Sie Handtücher, Bettwäsche und auch die Strümpfe bei 60 Grad, um die Pilze abzutöten. Verwenden Sie für Ihre Füße ein eigenes Handtuch, damit sich niemand anstecken kann.

Schuhe wechseln

Wenn Ihre Füße zum Schwitzen neigen, wechseln Sie alle Schuhe regelmäßig, auch die Sportschuhe, und lüften und trocknen Sie sie gründlich aus vor dem nächsten Tragen. Übrigens: Funktionsstrümpfe und Schuhe aus atmungsaktiven Materialien helfen, dass sich der Schweiß nicht an den Füßen staut.

Fußbad mit Apfelessig

Fußpilze gedeihen besonders gut, wenn der Säureschutzmantel der Haut nicht mehr intakt ist. Fußbäder mit Apfelessig sind eine alte volksheilkundliche Maßnahme, um die Hautstruktur wieder zu verbessern: Geben Sie dafür in eine Wanne mit warmem Wasser einen guten Schuss Apfelessig und baden Sie die Füße 10–15 Minuten darin. Wer mag, kann auch noch eine zerquetschte Knoblauchzehe mit ins Wasser geben. Dieses Fußbad kann man gut in den Alltag integrieren. Es sollte nicht unbedingt im Badezimmer durchgeführt werden (Rutschgefahr!). Danach sollten Sie die Füße immer sehr gut abtrocknen, auch die Zehenzwischenräume!

Teebaumöl zum Desinfizieren

Teebaumöl können Sie unterstützend einsetzen. Das ätherische Öl hat sich besonders bei Pilzerkrankungen bewährt. Achten Sie auf Qualität und lagern Sie das Öl gut verschlossen: Durch Kontakt mit Sauerstoff oxidiert es, dann kommt es zu Unverträglichkeiten und Allergien. Geben Sie 1–2 Tropfen Teebaumöl in ein hautfreundliches Öl (wie Mandelöl oder Sesamöl) oder auch nur in einen Fußbalsam und reiben Sie die betroffene Stelle damit gut ein. Wichtig: Händewaschen nicht vergessen.

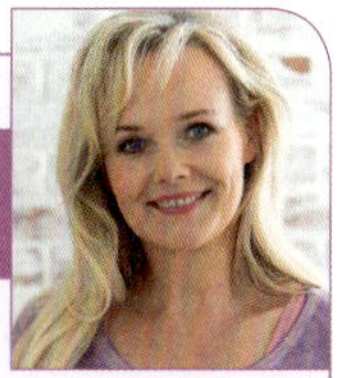

Mein besonderer Tipp

Fußhygiene

Vielen älteren und alten Menschen ist es nicht mehr möglich, sich allein die Füße zu waschen. Doch das ist so wichtig für die Fußhygiene! Es gibt Hocker für die Dusche, sodass Sie sich die Füße wenigstens abduschen können (bitte rutschfeste Unterlage verwenden). Wenn Sie eine Hilfe haben, kann sie Ihnen vielleicht jeden zweiten Tag ein kleines Fußbad in einer Fußbadewanne vorbereiten, das Sie dann ohne Probleme auch im Wohnzimmer oder in der Küche durchführen können. Es gibt auch zahlreiche Produkte aus dem Bereich der Fußpflege, die desinfizierend wirken, wie Fußbalsam oder Schuhsprays.

Gallensteine

Ab dem mittleren Lebensalter trägt vermutlich jede fünfte Frau und jeder zehnte Mann Gallensteine mit sich herum – oft ohne es zu merken. Mit dem Alter nimmt auch die Wahrscheinlichkeit zu, Gallensteine zu bekommen.

Fakten

Als Risikofaktoren für Gallensteine gelten die sechs »f's«: female (weiblich), fat (übergewichtig), fair (blondhaarig), forty (über 40), fertile (Schwangerschaften) und family (Vererbung).

Symptome und Ursachen

Gallensteine liegen meist unbemerkt in der Gallenblase. Entzündet sich die Gallenblase oder gehen Steine ab, verursacht dies starke Schmerzen im Oberbauch, häufig mit Übelkeit, Erbrechen und Temperaturanstieg. Bei einer Gallenkolik verschließt ein Stein den Gang. Durch krampfartiges Zusammenziehen der Muskulatur in Gallenblase bzw. Gallengang versucht sich der Körper selbst zu helfen, um den Stein weiter in den Darm zu transportieren. Das verursacht wellenartige starke Schmerzen, die vom rechten Oberbauch auch in den Rücken oder die rechte Schulter ausstrahlen können.
Fast 90 Prozent der Steine sind Cholesterin- oder Cholesterolsteine, andere Gallensteine enthalten auch Kalk oder Bilirubin (Blutfarbstoffe).

Therapie

Die Diagnose wird meist per Ultraschall und Blutuntersuchung gestellt. Bei einer Gallenkolik werden krampflösende und schmerzlindernde Medikamente eingesetzt. Die häufigste Therapie schmerzhafter Gallensteine ist die operative Entfernung der Gallenblase. Eine Zertrümmerung per Ultraschall ist schmerzhaft und gelingt wie die medikamentöse Steinauflösung nur selten.

Vorbeugung

Sie können das Risiko für Gallensteine deutlich verringern, wenn auf Ihrem Speiseplan regelmäßig Lebensmittel stehen, die reich an Bitterstoffen sind. Stress kann zum Abgang von Steinen führen, deshalb auf mehr Entspannung achten.

Fettärmer essen

Wer Gallensteine hat und den gefürchteten Koliken vorbeugen will, sollte insbesondere Fettes, aber auch scharf Gebratenes nur in kleinen Mengen essen. Auch viele Hülsenfrüchte oder hart gekochte Eier können Koliken auslösen. Viele Menschen wollen jedoch nur ungern darauf verzichten und entscheiden sich deshalb irgendwann doch für eine operative Entfernung der Gallensteine. Mit den richtigen Hausmitteln können Sie Ihre Verdauung jedoch unterstützen.

Rettich für eine bessere Fettverdauung

Rettich enthält ein schwefelhaltiges Glykosid, aus dem bei Zerkleinerung der Pflanze die scharfen Senföle entstehen. Diese wirken galletreibend – und bewirken damit eine bessere Fettverdauung und Durchspülung der Galle. Essen Sie bei schwereren Mahlzeiten immer etwas Rettich, Senf, Meerrettich, Rucola oder Kresse dazu.

Artischocke tut der Galle gut

Die Artischocke ist eine altbewährte Pflanze bei Fettstoffwechselstörungen. Cynarin, Flavonoide und Bitterstoffe regen die Produktion von Gallensäuren an. Dadurch werden Fette besser aufgespalten und viele Beschwerden gelindert. Die Artischocke wird als Frischpflanzenpresssaft oder Fertigarzneimittel eingesetzt.

Selbsthilfe

Am meisten helfen Sie sich, wenn Sie Übergewicht abbauen. Regelmäßige und ausreichende Bewegung ist dabei eine gute Unterstützung.

Leber-Gallen-Tee

Bei Völlegefühl in Kombination mit Blähungen nach üppigen Mahlzeiten kann ein Tee Linderung verschaffen. Lassen Sie dafür in der Apotheke 30 g Löwenzahnwurzel und -kraut, 20 g Gelbwurz, 20 g Pfefferminzblätter, 20 g Kamillenblüten, 6 g Kümmel und 4 g Kornblumenblüten mischen. Von dieser Mischung übergießen Sie 1 gestrichenen EL mit 1 Tasse kochendem Wasser und lassen das Ganze 10 Minuten zugedeckt ziehen. Danach abseihen. Trinken Sie von diesem Tee 3-mal täglich 1 Tasse.
Wichtig: Nicht bei Leberentzündung oder Gallenverschluss anwenden! Der Tee regt den Gallenfluss an und kann bei einem Gallenverschluss die Entzündung in der Leber verschlimmern.

Für die Fettverdauung: Bitterstoffe

Unsere heutige Ernährung kennt vorrangig zwei Geschmacksrichtungen: süß und salzig. Doch gerade für die Fettverdauung benötigen wir Bitterstoffe, die in etlichen Lebensmitteln natürlicherweise enthalten sind. Artischocken wurden bereits auf S. 193 als leberschützend beschrieben. Erweitern Sie Ihren Speiseplan um Grapefruit, Chicoreé, Brennnessel, Endivie, Rauke oder Radicchio. Auch Löwenzahnsalat im Frühjahr ist empfehlenswert. Achten Sie auf eine regelmäßige Zufuhr dieser bitterstoffhaltigen Lebensmittel. Sie können auch auf Bitterstofftropfen aus der Apotheke zurückgreifen. Die haben es jedoch in sich – deshalb vorsichtig dosieren!

Ayurvedische Leber-Galle-Reinigung

Die ayurvedische Medizin bietet eine Leber-Galle-Reinigung an. Diese sollte aber auf jeden Fall unter ärztlicher Aufsicht erfolgen! Wenden Sie sich dafür an einen Ayurveda-Arzt oder ein Ayurveda-Zentrum.

Homöopathie

Bei empfindlicher Gallenblase und Übelkeit wird das Mittel Leptandra D12 empfohlen. Bei Gallensteinen, Blähungen und Leberproblemen Lycopodium D12. Beide Mittel nach den Empfehlungen auf S. 265 einnehmen.

Anleitung

Akupressur des Punkts Hegu

Hegu (LI4) gilt als der am stärksten schmerzlindernd wirkende Akupunkturpunkt. Stimulieren Sie ihn mit dem Daumen.

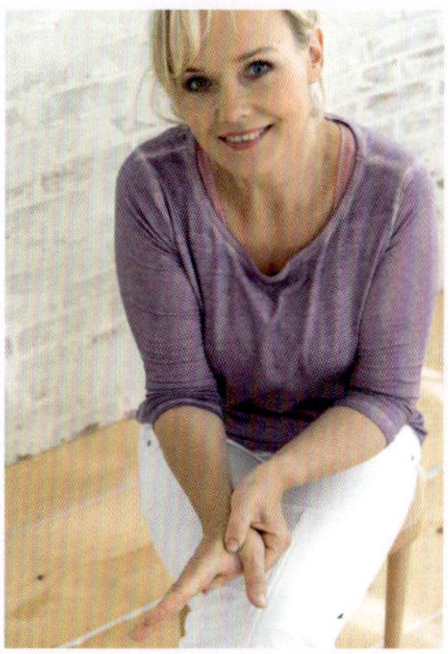

Position: Fahren Sie mit dem Finger am Zeigefinger Richtung Handgelenk. LI4 liegt in der Mulde, wo sich die Knochen von Zeigefinger und Daumen treffen. Drücken Sie ihn 1–2 Min.

Gicht

Ein Gichtanfall ist das, was man früher das »Zipperlein« nannte. Dabei verursacht ein Gichtanfall ganz erhebliche Schmerzen.

Fakten

Gicht tritt häufig auf im Zusammenhang mit Übergewicht, Diabetes, Bluthochdruck und erhöhten Blutfetten – also mit den sogenannten Zivilisationskrankheiten. Männer leiden häufiger an Gicht als Frauen.

Gicht wird auch als Arthritis urica bezeichnet, da es sich um eine Gelenkentzündung (Arthritis) mit Erhöhung der Harnsäure (Urica) handelt. Gicht ist eine Erkrankung des Purinstoffwechsels, bei der die Harnsäure abbauenden Enzyme fehlen. Harnsäure ist das Endprodukt des Purinstoffwechsels, weshalb bei Gicht der Harnsäurespiegel im Blut erhöht ist (Hyperuricämie). Bei der primären Form liegt eine ererbte Störung vor, bei der sekundären Form kommt es infolge anderer Erkrankungen zur Harnsäureerhöhung im Blut. Entscheidend ist auch der Lebensstil, vor allem die Ernährung.

Symptome und Ursachen

Die übermäßig vorhandene Harnsäure im Blut (Hyperurikämie) lagert sich in Form von Kristallen in Gelenken ab, außerdem in Geweben und Organen. Der Körper reagiert mit Entzündungen. Gicht wird in mehrere Stadien eingeteilt:

- Im latenten Stadium gibt es erhöhte Harnsäurewerte, allerdings noch keine Beschwerden.
- Irgendwann kommt es zu einem akuten Gichtanfall, nicht selten nach einem »Ess- und Alkoholgelage«. Meist ist das Großzehengrundgelenk betroffen, seltener das Daumengrundgelenk. Das betroffene Gelenk ist gerötet oder sogar blau, warm und äußerst schmerzhaft.
- Im dritten Stadium chronifiziert die Erkrankung: Die Gelenkschmerzen halten an, darüber hinaus deformieren sich die betroffenen Gelenke. Es kommt zu sogenannten Gichttophi, also zu Gichtknoten an den Gelenken. Diese Form sieht man aber dank moderner Medikamente in unseren Breiten nicht mehr.

Therapie

Auch aus schulmedizinischer Sicht ist es unerlässlich, die Ernährung umzustellen und Alkohol zu meiden. Bei einem akuten Anfall werden entzündungshemmende Schmerzmittel eingesetzt, danach als Dauertherapie vor allem der Wirkstoff Allopurinol, der die Harnsäureherstellung hemmt.

Mein besonderer Tipp

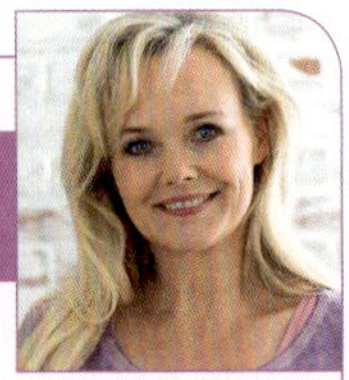

Ernährung umstellen

Ein Gichtanfall ist meist ein Hinweis auf ungesunde Ernährung. Ihr Körper wehrt sich. Nehmen Sie ihn ernst. Das bedeutet: Ernährung umstellen, aber keine radikale Fastenkur machen, denn dabei kann es erst recht zum Anfall kommen. Wenn Sie sich überwiegend purinarm ernähren mit viel Fisch, magerem Fleisch (Achtung: kein Schweinefleisch) und Milchprodukten und wenig Alkohol trinken, sind Sie auf der sicheren Seite.

Vorbeugung

Neben der Umstellung der Ernährung auf purinarme Kost und der Gewichtsreduktion ist es wichtig, dass Sie viel trinken. Das sollten aber Wasser oder Kräutertees sein.

Ernährung

Meiden Sie folgende Lebensmittel:

- Innereien, Fleischextrakt
- Bier (Weizenbier), Spirituosen
- Hülsenfrüchte (Erbsen, Kichererbsen, Soja)
- Haut von Geflügel und Fisch sowie Schweineschwarte
- Anchovis, Hering, Makrele, Ölsardinen, Sprotten
- fettreiche Lebensmittel
- Lebensmittel mit viel Zucker

Reduzieren Sie:

- Fleisch, Wurstwaren, Fisch und Fischkonserven (nicht öfter als 3-mal pro Woche)
- Hülsenfrüchte (Bohnen, Linsen)
- Pilze
- Getreidekeime
- Mangold, Rosenkohl, Staudensellerie, Spinat

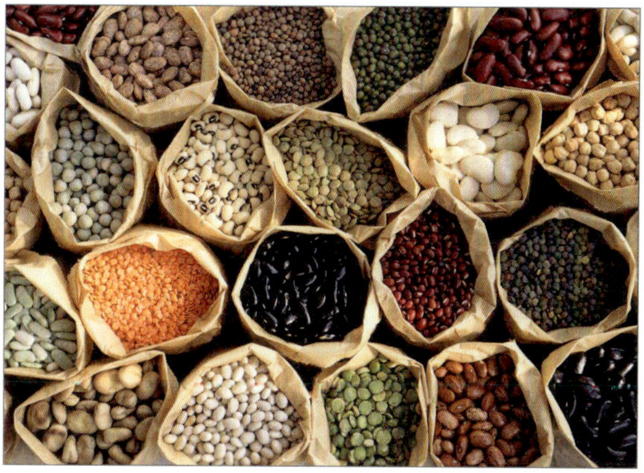

Bei Gicht sollte man nicht nur Fleisch und Alkohol, sondern auch manche Hülsenfrüchte zu meiden.

Selbsthilfe

Die Maßnahmen richten sich danach, ob Sie gerade einen Anfall hatten oder nicht.

Selbsthilfe bei einem akuten Anfall

Ernährung: Kein Fleisch, kein Alkohol! Aber viel Wasser oder Kräutertees trinken! Das fördert die Harnsäureausscheidung über die Nieren. Außerdem sollten Sie sich körperlich schonen.

Schonkost: Günstig sind Kartoffeln, Süßkartoffeln, Obst, ungesüßte Obstsäfte, Eisbergsalat, Gurke, Kopfsalat, Kürbis, Römersalat, Sauerkraut, Weißkohl, Zwiebel, Zucchini und Gemüsesäfte, fast alle Milch- und Sauermilchprodukte sowie die meisten Käse und Frischkäsesorten.

Kalte Umschläge: Im akuten Anfall tun kalte Umschläge gut, zum Beispiel mit Retterspitz-Lösung. »Retterspitz äußerlich« ist eine pflanzliche Lösung, unter anderem mit den ätherischen Ölen von Thymian, Rosmarin und Arnika, die kühlend wirkt. Sie wird mit Wasser nach Packungsbeilage verdünnt und als Wickel um das betroffene Gelenk angewendet.

Selbsthilfe in der anfallsfreien Zeit

Wärme: In der anfallsfreien Zeit wird Wärme, anders als beim Anfall, oft als angenehm empfunden. Erwärmen Sie gelegentlich ein Kirschkernkissen in der Mikrowelle (max. 600 Watt, am besten ein Glas Wasser dazustellen) und legen es auf die betroffenen Gelenke.

Auslöser meiden: Neben den Essensgelagen sind typische Auslöser körperliche Anstrengung und Unterkühlung. Auch radikale Fastenkuren sollten vermieden werden (siehe Tipp).

Trinken: Trinken Sie viel, um die Bildung von Harnsäuresteinen zu verhindern und die Nieren anzuregen.

Grippaler Infekt mit Fieber

Erkältungen sind meist nur lästig. Die echte Grippe (Influenza) kann den Körper so schwächen, dass sie vor allem bei älteren Menschen mit Vorerkrankungen zum Tode führen kann. Das Robert-Koch-Institut berichtet, dass 2012/2013 von den 198 Influenza-Toten in Deutschland 61 Prozent über 60 Jahre alt waren.

Fakten

Unter einem grippalen Infekt werden häufig unkomplizierte, durch verschiedenste Erkältungs-Viren verursachte Infekte des oberen Atemtraktes bezeichnet. Dagegen wird eine echte Grippe durch Viren vom Influenzatyp verursacht.

Symptome und Ursachen

Typische Symptome eines grippalen Infekts sind Kopfschmerzen, Schnupfen, Rachenentzündung, Halsentzündung und Abgeschlagenheit. Bei einer Grippe beginnt das Krankheitsgefühl dagegen heftig und schnell, dazu kommen oft hohes Fieber und Gliederschmerzen.

Therapie

Aus schulmedizinischer Sicht gibt es verschiedene Medikamente, um Schmerzen zu lindern, den Hustenreiz zu stillen und das Fieber zu senken. Es wird Bettruhe verordnet. Der Körper muss sich erholen, damit sich auf die von den Viren geschwächten Schleimhäute nicht noch Bakterien setzen, die zu Bronchitis oder Nasennebenhöhlenentzündung führen (und nur dann helfen Antibiotika).

Gegen die echte Grippe gibt es eine Impfung im Herbst. Empfohlen ist sie für alle über 60 Jahre, für chronisch Kranke oder immungeschwächte Patienten. Vor allem Bewohner von Alten- und Pflegeheimen sollten sich impfen lassen.

Ärzte können zu Beginn einer Grippe Virenhemmer verschreiben, tun dies allerdings zurückhaltend, da der Wirkstoff nicht unbegrenzt wirkt und Härtefällen vorbehalten bleiben soll.

Vorbeugung

Zahlreiche Vertreter der Naturheilkunde, allen vorweg Kneipp, waren der Meinung, dass uns die in der Luft kursierenden Erreger nur wenig anhaben können, wenn wir ausreichend abgehärtet sind. Insbesondere Bewegung an frischer Luft bei jedem Wetter ist ganz wichtig. Die wechselnden Temperaturreize stärken unser Abwehrkräfte, indem sie das Immunsystem anregen, und die gerade im Winter kühle und feuchte Luft befeuchtet die Atemwege. Das hilft der Schleimhaut bei der Abwehr von Erregern.

Nasendusche

Eine Nasendusche gibt es für wenige Euros in der Apotheke, spezielles Salz brauchen Sie nicht. 1 Msp. Kochsalz in 100 ml warmem Wasser auflösen, in die Nasendusche füllen und jeden Morgen beide Nasenlöcher durchspülen. Man gewöhnt sich bald an das anfangs komische Gefühl – und es wirkt: Keime werden ausgespült und die Schleimhaut wird gestärkt.

Knoblauch und Zwiebeln

Beide Pflanzen enthalten schwefelhaltige Verbindungen, die auf Erreger wachstumshemmend wirken. Bauen Sie sie häufig in Ihre Ernährung ein oder nutzen Sie sie als Heilmittel.

Selbsthilfe

Unterstützen Sie Ihren inneren Arzt bei der Heilung. Halten Sie auf jeden Fall Bettruhe ein oder schonen Sie sich wirklich. Denken Sie an eine vermehrte Flüssigkeitsaufnahme bei Fieber. Ein verringerter Appetit ist normal.

Honig – die beste Medizin

Honig wirkt gegen Bakterien und Entzündungen. Zudem hilft er bei quälendem Hustenreiz und Halsschmerzen – und zwar besser als mancher chemische Wirkstoff. Lassen Sie einen Löffel Honig dafür langsam auf der Zunge zergehen. Den Honig bitte nicht erhitzen, das zerstört die entzündungshemmenden und antibakteriellen Wirkstoffe. Sehr gut kann Honig in jeden Erkältungs- oder Hustentee gegeben werden. Lassen Sie den Tee dafür etwas abkühlen und trinken Sie ihn schluckweise, so benetzt der Honig die gereizte Rachenschleimhaut.

Fenchelsirup

Zerstoßen Sie ca. 15 g Fenchelfrüchte im Mörser (oder im Mixer bzw. in einer alten Kaffeemühle), um die ätherischen Öle freizusetzen. Kochen Sie die angestoßenen Samen in ¼ l Wasser auf, lassen Sie diesen Tee 10 Minuten zugedeckt ziehen und seihen dann ab. Stark zerkleinerte Früchte sollten Sie durch einen Kaffeefilter abseihen, um auch die kleinen Partikel herauszufiltern. Mischen Sie die auf etwa 40 °C abgekühlte Flüssigkeit mit 250 g Honig, sodass ein Sirup entsteht. 3–4 TL Fenchelsirup am Tag lindern die Hustenbeschwerden. Alternativ können Sie den Fenchelsirup auch löffelchenweise einnehmen, dann bitte langsam schlucken. Sie können ihn aber auch unter Erkältungstee oder warmes Wasser mit Zitronensaft rühren.

Gutenachttee

Ein schweißtreibender Tee besteht aus Linden- und Holunderblüten zu gleichen Teilen. Übergießen Sie 1 TL der Mischung mit einer großen Tasse kochendem Wasser und lassen Sie den Tee zugedeckt 5 Minuten ziehen. Dann abseihen, vor dem Schlafengehen 1 Tasse trinken und ab ins Bett. Es gibt auch Fertigarzneimittel mit dem Extrakt von Holunderbeeren. Sie unterstützen das Immunsystem.

Propolis-Kapseln

Propolis ist eine von Bienen hergestellte harzartige Masse. Die Bienen kleiden damit ihren Stock zum Schutz vor Viren, Bakterien und Pilzen aus. Zur Erkältungszeit kann uns Propolis als allgemeines Stärkungsmittel dienen – sogar vorbeugend – und somit zum Erhalt der Gesundheit beitragen. In der Apotheke gibt es Kapseln mit standardisierter Wirkstoffmenge. Wählen Sie ein Präparat mit 250 mg Propolispulver.

Mein besonderer Tipp

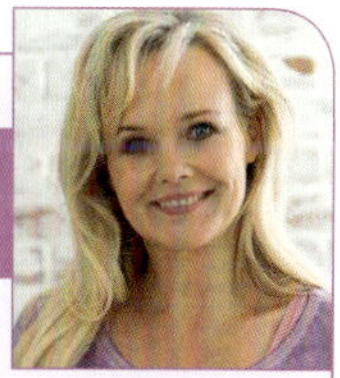

Indischer Heiltee

Die indische Heilkunde kennt einen wirksamen Tee gegen grippale Infekte: 4–5 Ingwerscheiben, 1 kleine Zimtstange und 5–6 Kardamomkapseln in einem Topf mit 1 l Wasser 10–20 Minuten kochen. Den Tee abseihen, in eine Thermoskanne füllen und über den Tag verteilt trinken. Wer mag, kann den Tee mit Honig süßen. Den Honig allerdings nicht mitkochen, sondern erst hinzufügen, wenn der Tee etwas abgekühlt ist.

Haarausfall

Was hatte man früher nicht für schöne, dichte Haare … Und nun werden sie dünner und immer weniger. Ist das normal?

Fakten

Auch vor den Haaren machen Alterungsprozesse des Körpers nicht halt: Dazu gehört eine Verlangsamung des Wachstums, zudem werden die Haare tatsächlich weniger. Ein gewisser genetisch vorgegebener Haarausfall ist normal.

Symptome und Ursachen

▶ **Anlagebedingter Haarausfall** (androgenetische Alopezie): Er ist die häufigste Form des Haarausfalls. Dabei fallen nicht nur die Haare aus, sie werden zudem von Mal zu Mal dünner. Schließlich wächst nur noch ein Flaumhaar, dann geht die Haarwurzel zugrunde. Betroffen sind Frauen und Männer, manche Frauen nach der Menopause, wenn sich der Hormonhaushalt verändert und die Östrogene weniger werden. Bei Männern ist diese Form häufiger und auf bestimmte Bereiche konzentriert (Glatze, Geheimratsecken). Es kommt zur Überempfindlichkeit der Haarwurzeln auf das männliche Geschlechtshormon Dihydrotestosteron (DHT), das aus Testosteron gebildet wird. Das kann auch Menschen passieren, die gar nicht besonders viel Testosteron im Blut haben. Auch wenn die Vererbung bei dieser Form des Haarausfalls eine Rolle spielt, müssen dennoch mehrere Gene zusammenkommen. Wenn Mutter oder Vater also sehr lichtes Haupthaar hatten, muss dies nicht bedeuten, dass auch das eigene Haar ausgeht.

▶ **Hormonell bedingter Haarausfall:** Er kann sich bei Frauen auch in Symptomen wie einem »Damenbart« oder in verstärkter Körperbehaarung bemerkbar machen.

▶ **Kreisrunder Haarausfall** (Alopecia areata): Vermutlich kommt es hier zu einer fehlgesteuerten Reaktion des Immunsystems.

▶ **Diffuser Haarausfall:** Der Haarausfall ist über den ganzen Kopf verteilt. Als mögliche Ursachen kommen in Betracht: Schilddrüsenerkrankungen, Eisenmangel, Nährstoffmangel (lassen Sie einen Vitaminstatus im Blut machen), Medikamenten- und Hormoneinnahme, Chemo- oder Strahlentherapie und natürlich auch Stress.

▶ Strapazierende Frisuren (wie Pferdeschwanz) können darüber hinaus zu Haarausfall führen. Pflegefehler (zu heißes Föhnen, häufiges Bleichen oder Färben) greifen das Haar an, führen meist jedoch nicht zu Haarausfall.

Therapie

Wenden Sie sich bei übermäßigem Haarausfall an den Hausarzt. Dieser wird Sie an einen Stoffwechselexperten, Gynäkologen oder Hautarzt überweisen. Je früher die Ursache gefunden wird, desto besser für die Haare!

Vorbeugung

Versorgen Sie Ihren Körper mit allen wichtigen Vitaminen und Mineralstoffen, indem Sie sich abwechslungsreich ernähren.

Kieselsäurereiche Ernährung

Kieselsäure und andere mineralische Erden unterstützen alle Reparaturprozesse im Körper sowie Haut, Nägel und Haare. Hirse ist das Getreide mit den meisten Mineralstoffen. Streuen Sie Hirseflocken in Ihr Müsli, bereiten Sie damit einen Frühstücksbrei, Aufläufe oder Suppen zu. Hirse kann man wie Reis kochen und mit Gemüse servieren. Für Menschen mit Glutenunverträglichkeit ist Hirse eine willkommene Alternative.

Selbsthilfe

Wenn Sie den Grund für den Haarausfall kennen, können Sie gegensteuern – durch Weglassen des Verursachers oder durch spezielle Pflege.

Haarpflege

Auch wenn die Haarpflege nicht die Ursache für den Haarausfall ist, sollten Sie Ihr Haar nicht zusätzlich strapazieren. Verwenden Sie ein mildes Shampoo. Vermeiden Sie übermäßige Hitze oder starkes Kämmen. Sonne und Meer schaden dem Haar. Tragen Sie Sonnenhut oder Badekappe.

Anregung der Durchblutung

Massieren Sie regelmäßig sanft die Kopfhaut, um die Durchblutung zu fördern. Gut tut auch sanftes Bürsten mit einer weichen Bürste. Halten Sie es mit Großmutters Regel: 100 Striche über Kopf.

Belebendes Haarwasser

Klette, Brennnessel und Birke fördern des Haarwachstum: Klette wirkt antibiotisch und pilztötend, Brennnessel regt die Durchblutung an, die Birke wird traditionell gegen Haarverlust eingesetzt. Fertigprodukte sind in Apotheken und Drogeriemärkten erhältlich. Die Präparate sollten Sie bei beginnendem Haarverlust jeden zweiten Tag in die Kopfhaut einmassieren. Wichtig: nicht ausspülen! Der Haarwuchs setzt bei regelmäßiger Anwendung nach 3–6 Monaten häufig wieder ein, sofern noch Haarwurzeln vorhanden sind, was man an Flaumhaaren erkennt.

Haarwasser können Sie auch ganz leicht selbst herstellen: Geben Sie 2 EL getrocknete Klettenwurzel, je 1 EL getrocknete Brennnesselblätter und Brennnesselwurzel sowie 1 EL getrocknete Birkenblätter (alles in der Apotheke erhältlich) mit ½ l Wasser in einen Topf und lassen das Ganze 5–8 Stunden ziehen. Die Mischung zum Kochen bringen und 2 Minuten bei schwacher Hitze köcheln. Dann abseihen und abkühlen lassen. Das Haarwasser in eine verschließbare Flasche oder ein Schraubglas füllen und im Kühlschrank aufbewahren. Anwendung wie bei den Fertigprodukten links beschrieben.

Frauen hilft Soja

Bei hormonell bedingtem Haarverlust in und nach den Wechseljahren hilft eine sojareiche Ernährung – allerdings nur Frauen! Empfehlenswert sind 1–2 Portionen Soja pro Tag, etwa als Milch, Joghurt oder Tofu.

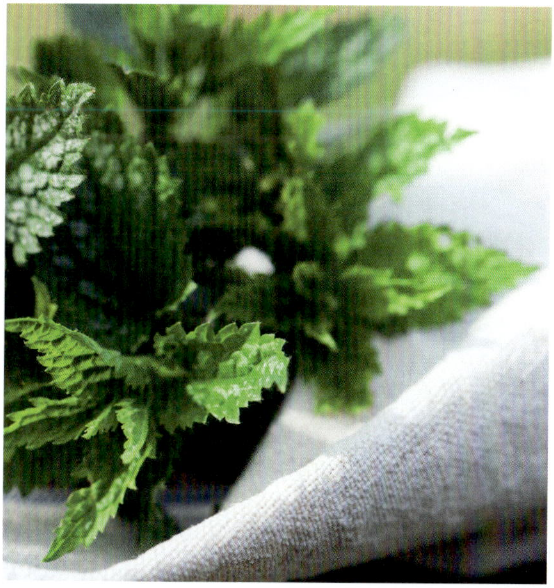

Brennnesseln wirken durchblutungsfördernd auf die Haut und können dadurch den Haarwuchs anregen.

Hallux valgus

Hallux valgus, auch Ballenzeh oder schiefer Zeh genannt, ist ein Schiefstand der großen Zehe, oft kombiniert mit einem Spreizfuß. Er ist die häufigste Deformität des Fußes bei Erwachsenen.

Fakten

Forscher der Universität Queensland in Australien untersuchten in einer Übersichtsarbeit über 78 Veröffentlichungen mit insgesamt 500.000 Patienten die Krankheitshäufigkeit von Hallux valgus. Das Ergebnis: Menschen über 65 sind zu 35 Prozent betroffen. Jeder Dritte dieser Altersgruppe leidet unter Hallux valgus, wobei Frauen deutlich häufiger betroffen sind. Das wundert nicht: Ein wichtiger Risikofaktor für die Entwicklung des Schiefstandes ist das jahrelange Tragen von hohen, spitzen oder engen Schuhen.

Symptome und Ursachen

Charakteristisch ist das Erscheinungsbild des seitlich vorstehenden Großzehenballens. Dieser ist nicht nur für viele kosmetisch störend, bei langem Stehen und Gehen kommt es zu Schmerzen. Die Schuhe drücken oder passen nicht mehr. Als Folge können Entzündungen auftreten, es kann sich eine Arthrose entwickeln. Der Hallux valgus ist zum einen erblich bedingt, wird aber auch durch eine zu schwache Fußmuskulatur begünstigt. Weitere Ursachen: zu wenig oder falsches Gehen, ungünstiges Schuhwerk.

Therapie

Ein Hallux valgus wird oft schon bei der ärztlichen Untersuchung offensichtlich, eventuell wird geröntgt, um zu sehen, wie stark die Verformung ist. Die operative Entfernung von Teilen des Großzehengrundgelenks ist heute nicht mehr so üblich wie früher, inzwischen werden andere operative Verfahren bevorzugt. Daneben gibt es spezielle Orthesen (Schienen), um leichte bis mittelschwere Fußfehlstellungen zu korrigieren. Alternativ kann der Hallux auch »getaped«, also mit aufgeklebten elastischen Bändern, gestützt werden.

Vorbeugung

Hallux valgus ist eines der Krankheitsbilder, die zwar in den Genen liegen, gegen deren Ausprägung man aber viel tun kann.

Barfuß gehen

Gönnen Sie sich und Ihren Füßen im wahrsten Sinne des Wortes »Freizeit« – und versuchen Sie immer wieder zwischendurch barfuß zu gehen. Wie schon beim »Fersensporn« (siehe S. 190/191) beschrieben, gibt es auch Zehenschuhe, die einen guten Schutz vor Verletzungen bieten.

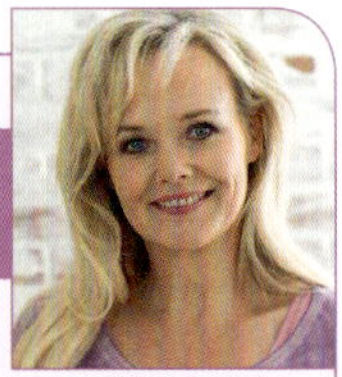

Mein besonderer Tipp

Die Muskulatur stärken

Bevor Sie sich operieren lassen – suchen Sie einen Physiotherapeuten auf. Es gibt zahlreiche Übungen, die die Fußmuskulatur verbessern. Auch Ihren Gang und Stand sollten Sie kontrollieren lassen. Denn sonst legen Sie sich unters Messer, ohne die Ursache behandelt zu haben.

Fußgymnastik

An erster Stelle steht die Stärkung von Bändern, Muskeln und Bindegewebe. Dafür ist jegliche Form von Fußgymnastik geeignet. Versuchen Sie zum Beispiel abends beim Fernsehen mit den Zehen Gegenstände vom Boden aufzuheben.

Fußmassage

Gehen Sie gut mit Ihren Füßen um. Gönnen Sie ihnen regelmäßiges Eincremen und Massagen.

Massage mit dem Igelball

Die Anschaffung eines Igelballs lohnt sich (Sanitätshandel). Mit ihm können Sie hilfreiche Übungen durchführen (siehe auch Polyneuropathie, S. 225) und zudem den Fuß massieren.

Selbsthilfe

Mit spezieller Gymnastik und den richtigen Schuhen können Sie viel erreichen.

Schuhschrankkontrolle

Überprüfen Sie alle Schuhe, ob sie noch passen. Füße werden manchmal breiter und länger im Alter, weil sich das Fußgewölbe senkt. Wenn Sie regelmäßig abwechseln zwischen bequemen Schuhen, barfuß laufen und eleganten Schuhen, müssen Sie auf Letztere nicht verzichten.

Homöopathie

Ein bewährtes Mittel ist Hekla lava D12. Einnahme nach den Empfehlungen auf S. 265.

Anleitungen Schritt für Schritt

Zehengymnastik

Verbessern Sie die Beweglichkeit Ihrer Zehen und kräftigen Sie die Muskeln, damit sie nicht noch mehr verkümmern. Machen Sie eine tägliche Gewohnheit daraus und üben Sie schon gleich nach dem Aufstehen morgens. Auch wenn Sie die Zehen nicht bewegen, sondern nur anspannen können, sollten Sie trotzdem weiterüben..

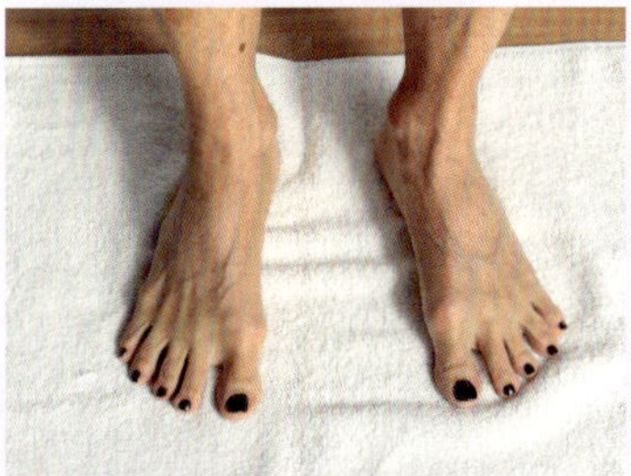

Spreizen der Zehen: Versuchen Sie Ihre Zehen mit Muskelkraft wie einen Fächer zu spreizen. Kurz die Spannung halten, danach falten Sie die Zehen wieder zusammen.

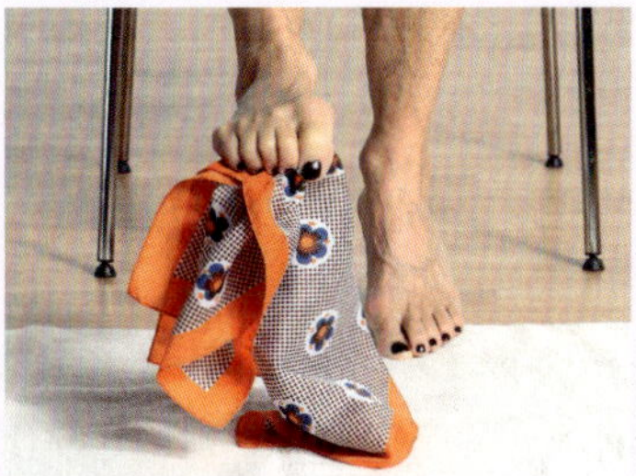

Einkrallen der Zehen: Legen Sie einen Gegenstand vor sich, z. B. einen Bleistift oder ein Tuch. Versuchen Sie, den Gegenstand mit den Zehen zu greifen und anzuheben.

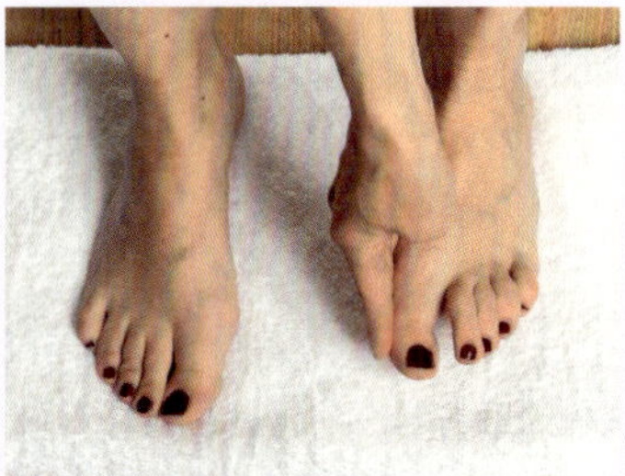

Isometrische Übung: Legen Sie die Finger der rechten Hand innen an den großen Zeh des linken Fußes. Mit diesem Zeh gegen die Finger drücken. Dann die Seiten wechseln.

Hämorrhoiden

Unter der Schleimhaut des Enddarms befinden sich Blutgefäßpolster, die mit dem Schließmuskel dafür sorgen, dass der After richtig schließt.

Fakten

Bei einem Hämorrhoidalleiden sind die Blutgefäße in diesen Gewebepolstern erweitert und ragen in den Enddarm hinein. Die Beschwerden sind in der zweiten Lebenshälfte sehr verbreitet, aber immer noch ein Tabu.

Symptome und Ursachen

Hämorrhoidalleiden kommen in unterschiedlichen Schweregraden vor: von einer leichten Vorwölbung bis hin zu einem Vorfall des Gewebes beim Stuhlgang, ohne dass es zurückgeschoben werden kann. Typisch sind Juckreiz am After, Abgang von hellrotem Blut, bisweilen Fremdkörpergefühl und Schmerzen, vor allem beim Stuhlgang. Bei fortgeschrittenen Hämorrhoiden kann es zu Komplikationen wie massiven Blutungen, Geschwüren, Infektionen oder Thrombosen kommen.

Ursachen für Hämorrhoiden sind ein ererbtes schwaches Bindegewebe, eine träge Verdauung und Pressen beim Stuhlgang. Bei Frauen können sich Hämorrhoiden während der Schwangerschaft oder nach Entbindungen entwickeln.

Therapie

Eine wichtige Maßnahme ist, den Stuhl weich zu halten. Lokal setzt man Medikamente gegen Schmerzen, den Juckreiz und Entzündungen ein. Bei fortgeschrittenen Hämorrhoiden werden diese verödet, mit einem Gummiband abgebunden oder operiert.

Vorbeugung

Hämorrhoiden können Sie vorbeugen, indem Sie Ihre Ernährungs- und Stuhlgewohnheiten überprüfen. Achten Sie auch darauf, ausreichend zu trinken und sich regelmäßig zu bewegen.

Ballaststoffreiche Ernährung

Wichtig ist eine ballaststoffreiche Ernährung, damit der Stuhl weich bleibt. Ballaststoffe finden sich in Gemüse und Obst, vor allem in Vollkornprodukten oder Hülsenfrüchten. Meiden sollten Sie scharfe Gewürze, Nikotin und Alkohol, aber auch stopfende Lebensmittel wie Schokolade, schwarzen Tee oder hart gekochte Eier. Weitere Tipps und Hinweise gibt es unter »Darmträgheit« (siehe S. 176/177).

Stuhlgewohnheiten ändern

Pressen Sie möglichst nicht beim Toilettengang. Suchen Sie die Toilette nur bei Stuhldrang auf und lassen Sie sich Zeit. Trainieren Sie Ihren Darm nach und nach auf eine bestimmte Tageszeit.

Warnhinweis

Gehen Sie bei Verdacht auf Hämorrhoiden zum Arzt. Gerade zu Beginn lassen sie sich noch gut behandeln. Außerdem können die Beschwerden auch andere Ursachen haben, z. B. ein Analekzem, Analfisteln oder eine Pilzerkrankung. Jedes Blut, dunkel oder hell, auf oder im Stuhl ist ein Alarmzeichen und muss abgeklärt werden!

Selbsthilfe

Werden Sie bei Hämorrhoidalleiden unbedingt aktiv. Ein Fortschreiten der Erkrankung kann die Lebensqualität empfindlich beeinträchtigen.

Das A und O: Hygiene

Nehmen Sie sich bei Problemen mit Hämorrhoiden die Japaner zum Vorbild: Dort duscht jeder nach dem Toilettengang den Po. Auch bei uns sind Toiletten mit Wasserdusche und Bidets immer beliebter.

Sitzbäder mit Heilpflanzen

Mit Sitzbädern können Sie die Schmerzen lindern und den lästigen Juckreiz stoppen. Dafür eignen sich gerbstoffreiche, entzündungshemmende Heilpflanzenzusätze. Die Gerbstoffe helfen auch bei nässenden, juckenden Stellen. Eichenrinde als Gerbstoffdroge und Kamille gegen Entzündungen stehen hier als Badezusätze an erster Stelle. Verwenden Sie für das Bad aus hygienischen Gründen eine eigene Plastikwanne.
Kamillensitzbäder können Sie 2- bis 3-mal täglich durchführen. Bereiten Sie einen starken Kamillentee zu, den Sie in das Sitzbad geben (Wassertemperatur 32–35 °C, Badedauer: 10–15 Minuten). Alternativ können Sie einen Kamillenextrakt verwenden. Eichenrindenextrakt gibt es in der Apotheke. Verwenden Sie ihn nach Packungsbeilage. Bitte Eichenrinde nicht selbst abkochen, der Absud ist stark färbend und verfärbt auch die Haut.

Heilende Salben

Eine wichtige Heilpflanze bei Hämorrhoiden ist auch die Hamamelis oder Virginische Zaubernuss. Dank ihrer Gerbstoffe wirkt sie adstringierend, also zusammenziehend, und entzündungshemmend. Hamamelis ist Bestandteil verschiedener Salben zur Behandlung der Hämorrhoiden (z. B. Hametum® Hämorrhoidalsalbe, Hamamelis comp. Salbe). Diese Salben können Sie auch als Salbenverbände einsetzen: Dafür ein Stück sauberen Leinen- oder Baumwollstoff mit der Salbe bestreichen und auf den After legen. In der Apotheke gibt es sogenannte Gummifingerlinge, mit denen Sie die Salbe vorsichtig im Enddarm verteilen konnen. Dabei können Sie nach außen gepresste Hämorrhoiden wieder vorsichtig (!) zurückschieben. Zäpfchen aus der Apotheke sind sinnvoll bei innerlichen Beschwerden.

Traditionelle Chinesische Medizin (TCM)

Eine Übung aus der TCM: Das Bein unter dem Knie fassen und wie ein Klappmesser nach oben ziehen. Das Knie dabei über die Hüfte heben. Die Übung 4-mal mit jeder Seite wiederholen und mehrmals täglich durchführen.

Anleitung

Unterschenkelguss

Ein Unterschenkelguss mit ca. 20 °C warmem Wasser trainiert und strafft die Venen. Dies hilft auch bei Hämorrhoiden.

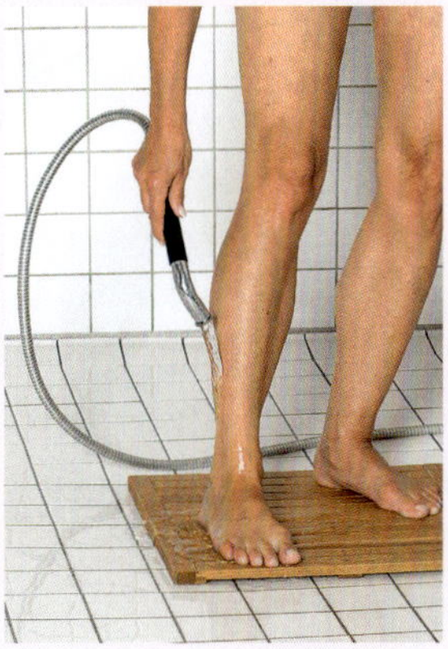

Entfernen Sie den Duschkopf. Führen Sie den Wasserstrahl 5-mal außen vom Fuß bis zum Knie nach oben, dann auf der Beininnenseite nach unten. Danach duschen Sie das andere Bein.

Infektanfälligkeit

Mit Infektanfälligkeit ist eine Abwehrschwäche gemeint: Man leidet häufig an Infekten wie grippalen Infekten, Schnupfen, Fieber, Halsschmerzen, Ohrenentzündungen oder Magen-Darm-Infekten. Abzugrenzen ist dies von einer »echten« Immunschwäche, wie sie etwa bei AIDS oder diversen Tumorerkrankungen auftritt, beispielsweise bei Leukämie.

Fakten

Im Alter wird das Knochenmark, in dem weiße Blutkörperchen (Abwehrsystem) und rote Blutkörperchen (Sauerstoffversorgung) produziert werden, mehr und mehr durch Fettgewebe ersetzt. Entsprechend nimmt die Anzahl der Blutkörperchen ab. Das hat eine erhöhte Infektanfälligkeit zur Folge. Günstig ist die nachlassende Leistung des Immunsystems im Hinblick auf Allergien: Diese können im Alter abklingen.

Symptome und Ursachen

Die Symptome hängen vom jeweiligen Infekt ab. Ursachen einer Infektanfälligkeit sind Faktoren, die den Organismus in seiner Gesamtheit schwächen und damit auch das Immunsystem beeinflussen. Bei älteren Menschen muss hier auch an einen Vitamin- und Mineralstoffmangel durch Mangelernährung gedacht werden, ebenso an Nebenwirkungen von Medikamenten oder an andere im Alter auftretende Grunderkrankungen. Unabhängig vom Alter können auch Unverträglichkeiten von Nahrungsmitteln, Allergien, chronische Entzündungen und Schadstoffe das Immunsystem belasten. Hinzu kommen eine zu nachlässige oder zu strenge Hygiene, Stress, Kälte und Zugluft.

Ein geschwächtes Immunsystem im Alter und andere vorliegende Erkrankungen können zu einer plötzlichen Verschlechterung und zu schweren Verläufen an sich harmloser Infekte führen. Dann entwickeln sich eigentlich durch Viren verursachte Infektionen zu bakteriellen Superinfektionen: Bakterien machen sich auf Schleimhäuten breit, die durch die Viren bereits geschwächt sind. Das führt zum Beispiel zu Lungenentzündung oder zu einer Entzündung des Herzmuskels, die oft erst spät erkannt werden.

Therapie

Es werden die einzelnen Infekte behandelt. Bitte bedenken Sie: Manche Medikamente (wie Antibiotika) helfen zwar bei einer bakteriellen Infektion, greifen jedoch selbst wieder die Darmflora an und verschlechtern damit die körpereigene Abwehr. Viren sind schwer behandelbar und erfordern vor allem Schonung.

Vorbeugung

Waschen Sie sich häufig und gründlich die Hände. Für unterwegs gibt es in Drogeriemärkten Desinfektionstücher oder Desinfektionsgel.

Ansteckung vermeiden

Bakterien und Viren werden durch Tröpfcheninfektion übertragen. Durch Niesen werden die Erreger in winzigen Tröpfchen aus den Atemwegen geschleudert, sie verteilen sich dann in einem Umkreis von bis zu zwei Metern. Gerade im Alter wird es immer wichtiger, eine Ansteckung zu vermeiden, vor allem, wenn Sie ohnehin etwas »angeschlagen« sind. Dies bedeutet, auch einmal

Nein zu sagen, wenn es darum geht, erkältete Enkelkinder zu hüten, oder eine Verabredung abzusagen, wenn gerade Erkältungszeit ist.

Bei Wind und Wetter raus

Gehen Sie so viel wie möglich an die frische Luft und setzen sich Temperaturreizen aus. Wichtig: möglichst bei Tageslicht und Sonne rausgehen! Wer zu Infekten neigt, sollte sich etwas abhärten. Dazu gehört Sport an der frischen Luft, am besten in geeigneter Kleidung, die warm hält.

Impfungen

Neben den gängigen Impfungen (Tetanus, Diphtherie, Keuchhusten) rät die Ständige Impfkommission des Robert-Koch-Instituts (STIKO) Menschen ab 60 Jahren zu der Impfung gegen Pneumokokken und Grippe. Pneumokokken sind Bakterien, die eine Lungenentzündung auslösen können. Grippe (Influenza) ist eine schwere Viruserkrankung, die Impfung muss jährlich, am besten im Herbst, aufgefrischt werden. Es dauert zwei Wochen, bis der Impfschutz aufgebaut ist (siehe auch »Grippaler Infekt mit Fieber«, S. 200/201). Impfen lassen sollten sich vor allem Bewohner von Alten- und Pflegeheimen, aber auch Erwachsene mit Herz-Kreislauf-Erkrankungen, chronischen Atemwegs- und Nierenerkrankungen, Diabetes und anderen Stoffwechselleiden. Viele Bedenken gegen die Impfung sind übertrieben. Es werden nämlich nur abgetötete Erreger-Fragmente gespritzt, die keine Grippe auslösen können. Im ungünstigsten Fall treten für wenige Stunden bis maximal zwei Tage grippeähnliche Beschwerden auf. Nicht geimpft werden darf, wenn eine Allergie gegen Hühnereiweiß besteht, da der Impfstoff auf Hühnereiweiß gezüchtet wird. In diesem Fall gilt es, Ansteckung zu vermeiden und sich bei Spaziergängen und Sport im Freien abzuhärten.

Warnhinweis

Auch wenn es erst mal unhöflich erscheint, geben Sie niemandem die Hand oder gar einen Wangenkuss, wenn Sie erkältet sind. Erklären Sie Ihrem Gegenüber, dass Sie ihn nicht anstecken möchten!

Selbsthilfe

Aus Asien stammen zwei wirkungsvolle Heilpflanzen für ein starkes Immunsystem.

Kurkuma-Gesundheitstee

4 Tassen Wasser aufkochen, 1 TL Kurkumapulver dazugeben, 10 Minuten köcheln lassen, abseihen und mit Honig süßen. Kurkuma (Gelbwurz) gilt in allen asiatischen Medizinsystemen als wichtiges Mittel zur Krankheitsvorbeugung.

Ginseng oder Taigawurzel

Sowohl der Ginseng *(Panax ginseng)* aus China als auch der Sibirische Ginseng oder Taigawurzel *(Eleutherococcus senticosus)* sind bekannt als Immunstimulanzien. Sie stärken die Widerstandskraft gegen Infekte und mobilisieren die körpereigenen Abwehrkräfte. In der Apotheke bekommen Sie Ginsengpräparate mit kontrolliertem Wirkstoffgehalt. Lassen Sie sich dazu beraten.

Rosmarintee

Bei Erschöpfungszuständen mit niedrigem Blutdruck: 1 TL Rosmarinblätter mit 250 ml kochendem Wasser überbrühen, 5–10 Minuten ziehen lassen, abseihen. Vormittags 2 Tassen trinken.

Inkontinenz

Der Begriff Inkontinenz meint typischerweise die Blaseninkontinenz, bei der man den Abgang des Harns nicht kontrollieren kann. Darum geht es auch hier. Es gibt jedoch auch die (sehr viel seltenere) Stuhlinkontinenz. In Deutschland, so der Selbsthilfeverband Inkontinenz, sind 5 bis 8 Millionen Menschen von einer behandlungs- oder versorgungsbedürftigen Inkontinenz betroffen. Die Verkaufszahlen von Inkontinenz-Hilfsmittel lassen jedoch die Vermutung zu, dass die Dunkelziffer noch viel höher ist.

Fakten

Die häufigsten Formen der Blaseninkontinenz sind Drang- und Stressinkontinenz.

- Bei der **Dranginkontinenz**, auch »überaktive Blase« genannt, kommt es zu starkem Harndrang, häufigem Wasserlassen und unwillkürlichem Harnabgang. Männer und Frauen sind davon gleichermaßen betroffen.
- Die **Stress- oder Belastungsinkontinenz** tritt bei körperlichen Belastungen (Stress) auf die Blasenregion und die Muskulatur des Beckenbodens auf, z. B. beim Niesen, Husten, Pressen oder Heben. Frauen sind davon häufiger betroffen. Übrigens: Bei Menschen, die gern kichern, wird die Stressinkontinenz in der Medizin auch Giggle- oder Kicherinkontinenz genannt.

Symptome und Ursachen

Bei der Dranginkontinenz werden die Nervensignale, auf die sich die Blase zusammenzieht, übermächtig, die Blase reagiert schon bei geringem Füllvolumen und meldet Harndrang. Bei der Stressinkontinenz spielt eine Beckenbodenschwäche eine wichtige Rolle. Hauptursachen sind das Alter, Übergewicht, vorangegangene Entzündungen von Blase oder Harnröhre, eine Prostatavergrößerung oder auch neurologische Erkrankungen.

Therapie

Bei beiden Formen spielt Beckenbodentraining eine große Rolle. Ergänzend gibt es unterschiedliche Medikamente, bei schweren Verläufen wird operiert. Patienten mit Dranginkontinenz, die auf Medikamente nicht ansprechen, kann eine Behandlung mit Botulinum-Toxin (Botox) helfen. Um die überaktive Blase ruhigzustellen, wird Botox in die Blasenwand gespritzt. So können die Beschwerden in der Regel sechs bis zwölf Monate lang reduziert werden. Die Erfolgsraten liegen zwischen 60 und 96 Prozent, Nebenwirkungen wurden bislang nicht festgestellt, sodass auch eine wiederholte Anwendung möglich ist.

Vorbeugung

Häufig entwickelt sich eine Dranginkontinenz nach wiederholten Blasenentzündungen. Also vermeiden Sie diese und therapieren Sie sie bitte stets aus. Das bedeutet vor allem, Antibiotika gegen Blasenentzündungen nicht zu früh abzusetzen (siehe »Blasenentzündung«, S. 172/173, und »Blasenschwäche«, S. 174/175).

Eine Stressinkontinenz wird begünstigt durch eine Beckenbodenschwäche und entsteht häufig nach großen Belastungen auf den Beckenboden, etwa Geburten oder schweres Tragen oder Heben. Hier hilft ein gezieltes Training der Beckenbodenmuskeln (siehe S. 174, 211), die sich unter anderem vom Schambein zum Steißbein ziehen.

Übergewicht abbauen

Jedes Kilogramm, das auf den Beckenboden drückt, begünstigt eine Inkontinenz. 70 Prozent der Frauen mit Stressinkontinenz sind übergewichtig (in allen Altersgruppen).

Immer gut: Wärme

Halten Sie Blase, Nieren und Füße warm. Unterkühlung begünstigt Beschwerden der Blase, insbesondere Harnwegsinfekte. Das verschlimmert die Symptomatik weiter.

Selbsthilfe

Auch wenn Sie Angst vor unkontrolliertem Harnabgang haben, müssen Sie trinken. Sonst wird der Urin zu konzentriert. Daraus kann sich eine Reizblase entwickeln, die den Harndrang verstärkt. Es gibt entwässernde Medikamente, die den Harndrang extrem verstärken, was lästig sein kann. Fragen Sie Ihren Hausarzt um Rat.

Hilfsmittel

Es gibt zahlreiche Inkontinenz-Hilfsmittel. Unterschieden wird in saugende (unterschiedliche Größe und Saugstärke von kleiner Einlage bis zu Windelslip, Einweg- oder Mehrweg-Produkte) und sogenannte ableitende Hilfsmittel wie Katheter. Sie werden bei Blasenentleerungsstörungen, die nach Operationen, Krankheit oder Unfall eintreten, eingesetzt. Daneben gibt es Therapiebadebekleidung und Fixierhosen.

Toilettengänge nach Zeitplan

Leiden Sie an Dranginkontinenz, ist es wichtig, wieder ein Gefühl für das richtige Blasenvolumen zu bekommen. Als Erstes müssen Sie die Harnausscheidung anregen, indem Sie etwa alle 2 Stunden eine kontrollierte Menge Flüssigkeit trinken. Nach 2 Stunden gehen Sie, ob Sie müssen oder nicht, auf die Toilette. Diesen Rhythmus sollten Sie so lange beibehalten, bis Sie tatsächlich nach 2 Stunden Harndrang verspüren. Nun können Sie in einem dritten Schritt die Zeiten zwischen Trinken bzw. Toilettengang nach und nach vergrößern.

Den Beckenboden kräftigen

Setzen Sie sich aufrecht und entspannt hin. Spannen Sie den Bereich zwischen Harnröhrenausgang und After so an, als ob Sie ihn nach oben ziehen möchten. Spannen Sie dabei aber nicht das Gesäß an. Halten Sie die Spannung für 10 Sekunden, danach lassen Sie wieder locker. Wiederholen Sie die Übung 5-mal und üben Sie 5-mal täglich. Fällt es Ihnen schwer, die Beckenbodenmuskulatur anzuspannen, sollten Sie sich Hilfe bei einem Physiotherapeuten suchen.

Osteopathie

In einer kleinen Studie aus dem Jahr 2010 mit 56 Patientinnen, die unter einer ärztlich diagnostizierter Harninkontinenz litten, konnte gezeigt werden, dass die Osteopathie-Gruppe (vier Sitzungen im Abstand von drei Wochen) besser abschnitt als die Physiotherapie-Gruppe (ebenfalls vier Sitzungen, Schulung im Beckenbodentraining). In der Osteopathie-Gruppe reduzierten sich die Beschwerden um 32, in der Physiotherapie-Gruppe um 21 Prozent.

Beruhigende Hopfenzapfen

Hopfenzapfen wirken beruhigend und leicht östrogenartig. Sie helfen bei Reizblase und Dranginkontinenz der Frau und sind beispielsweise enthalten in Granu Fink® Femina oder Selon Dragees mit Baldrian (fördern zusätzlich den Schlaf). Anwendung nach Packungsbeilage.

Juckreiz

Juckreiz macht vielen älteren Menschen zu schaffen. Er ist jedoch keine Krankheit, sondern kann auf verschiedene Beschwerden hinweisen!

Fakten

Im Alter spricht man von Pruritus senilis als Sammelbegriff für Juckreiz ohne erkennbare Hautschäden. Bei mehr als der Hälfte der über 65-Jährigen ist eine Xerose, also eine außergewöhnliche Trockenheit der Haut, die Ursache für den Juckreiz.

Symptome und Ursachen

Juckreiz wird in zehn Schweregrade eingeteilt (von mäßigem bis zu extremem Juckreiz, bei dem man sich blutig kratzt). Unterschieden wird auch, ob er nur an bestimmten Hautstellen auftritt oder am ganzen Körper und ob er mit Hautveränderungen einhergeht oder nicht. Kratzen sich Senioren, kommt es durch die häufig allgemein trockene Haut zu Einrissen in der äußersten Hautschicht.

Die Ursachen sind vielfältig. Bei Senioren ist die Haut oft sehr trocken. Es gibt aber auch Hauterkrankungen wie Neurodermitis, heute atopisches Ekzem genannt, die Juckreiz verursachen, außerdem Ursachen wie Stoffwechselstörungen (Schilddrüsen-, Nebenschilddrüsenerkrankung, Eisenmangel, Diabetes, Nieren-, Leber-, Gallenerkrankung) und Nervenerkrankungen, Allergien (meist auf Reinigungs- oder Nahrungsmittel) oder Krebserkrankungen. Juckreiz ist eine Nebenwirkung vieler Medikamente. Auch Wolle, Wäsche, Alkohol, Tabak, Kaffee, Tee können Juckreiz verursachen. Bei Pflegeheimbewohnern kann ein durch die Krätze (eine Hautmilbe, die in der Haut lebt) verursachter Juckreiz dazukommen. Hier treten neben schwerem, vor allem nächtlichem Juckreiz Hautschädigungen zwischen den Fingern, an Handgelenken, Fußsohlen, im Genitalbereich und an der weiblichen Brust auf. Juckreiz an den Beinen wird durch Durchblutungsstörungen begünstigt, aber auch Krampfadern oder Hämorrhoiden können sich durch Juckreiz äußern.

Therapie

Juckreiz auslösende Erkrankungen müssen ausgeschlossen und die Medikamente daraufhin überprüft werden. Medikamentös wird meist äußerlich (rückfettende Pflegepräparate und Badeöle, kortisonhaltige Salben) und falls nötig innerlich behandelt. Da sich die Beschwerden meist im Winter verschlechtern, sollten Sie auf eine ausreichend hohe Luftfeuchtigkeit achten.

Vorbeugung

Im täglichen Umgang mit Ihrer Haut können Sie einiges tun, um Juckreiz vorzubeugen.

Körperhygiene

Körperhygiene ist zwar wichtig, übertreiben Sie es jedoch nicht. Zu viel und zu heißes Baden, Duschen, auch aggressive Seifen können die Haut weiter austrocknen. Duschen Sie eher, als dass Sie baden. Benutzen Sie pH-neutrale Seife und keine Flüssigseife – die darin enthaltenen Tenside entziehen der Haut zu viel Fett. Versuchen Sie, die Gliedmaßen oder den Körper immer wieder kurz kalt abzuduschen, das fördert die Durchblutung.

Trockenbürsten

Immer wieder wird in diesem Ratgeber das Trockenbürsten empfohlen. Die Bürstungen regen die Durchblutung an und führen dadurch dazu, dass in der Haut abgelagerte Substanzen (z. B. Gallensäuren, die ebenfalls zu Juckreiz führen) besser abtransportiert werden können. Außerdem wird die Neubildung der Haut angeregt.

Selbsthilfe

Die vorbeugenden Maßnahmen können zusätzlich auch zur Selbsthilfe eingesetzt werden.

Altersgerechte Pflegeprodukte

Verwenden Sie Pflegeprodukte, die frei von reizenden Konservierungs-, Farb- und Duftstoffen sind. Gerade für die trockene Altershaut sind rückfettende Pflegeprodukte zu empfehlen.

Die Haut braucht Feuchtigkeit

Neben der Fettzufuhr ist es auch wichtig, die Haut zu befeuchten. Streifen Sie das Wasser nach dem Duschen oder Waschen nur ab und reiben Sie mit der Feuchtigkeitslotion oder Hautcreme den verbliebenen Wasserfilm gleich mit in die Haut ein. Dies geht auch im Sitzen, wenn Sie nicht mehr duschen oder sich selbstständig am Waschbecken waschen können. Lassen Sie Ihre Haut mit einem Wasserfilm benetzen und dann die Feuchtigkeitscreme einreiben.

Ballonrebe, Birkenrinde und Mahonie

Es gibt einige Heilpflanzen, die sich bei juckenden Hauterkrankungen bewährt haben. Dazu gehören die Salbe Halicar® N aus der Ballonrebe (*Cardiospermum halicacabum*) und der Extrakt aus der weißen Birkenrinde mit dem wichtigsten Wirkstoff Betulin. In der Apotheke ist eine Pflegeserie mit Betulin (Imlan) erhältlich. Die Mahonie (*Mahonia aquifolium*) wird vor allem bei trockenen Hautausschlägen wie Schuppenflechte eingesetzt (Rubisan®-Creme). Wenden Sie alle genannten Mittel nach Packungsbeilage an.

Lindernder Wickel

Mischen Sie Essig, Wasser und Heilerde zu gleichen Teilen und streichen Sie die Paste auf ein Tuch, das Sie um die betroffene Stelle wickeln. Mit einem weiteren Tuch bedecken. Lassen Sie den Wickel 1–2 Stunden einwirken. Anschließend mit lauwarmem Wasser abwaschen.

Homöopathie

Steht beim Juckreiz eine Allergie im Vordergrund, kann Cardiospermum D3 helfen. Treten zusätzlich noch Bläschen auf, ist Urtica uriens D6 angesagt. Beide Mittel bitte nach den Empfehlungen auf S. 265 einnehmen. Bei Juckreiz mit Bläschenbildung kann auch das Komplexmittel Urtica comp. Globuli helfen (4-mal täglich 10–15 Globuli).

Mein besonderer Tipp

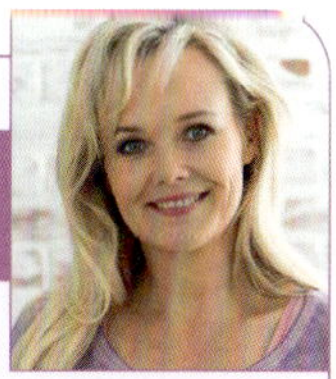

Das Kratzen umlenken

Wenn Sie wieder das Bedürfnis überkommt, sich zu kratzen, dann beherzigen Sie doch einen Tipp vom Kompetenzzentrum der Uni Münster: Kanalisieren Sie den Wunsch in eine andere Richtung – kratzen Sie die Sofalehne oder Bettdecke statt die eigene Haut. Vorsichtshalber sollten Sie Ihre Nägel kürzen und nachts, wenn nötig, Handschuhe tragen.

Kaustörungen

Kaustörungen sind gerade bei älteren Menschen weit verbreitet, denn der Zustand der Zähne wird im Lauf des Lebens nicht besser. Sie bergen das Risiko von Mangelernährung und in deren Folge eine erhöhte Anfälligkeit auch für andere Krankheiten sowie Gebrechlichkeit.

Fakten

Rund 30 bis 40 Prozent der Bewohner in Seniorenheimen leiden an Kau- und Schluckstörungen. Kaustörungen sind auf die Zähne und den Mundraum begrenzt, Schluckstörungen sind meist die Folge von anderen Krankheiten, die ein problemloses Schlucken behindern. Kaustörungen bleiben oft unerkannt.

Symptome und Ursachen

Auf eine Kaustörung wird man meist aufmerksam, weil der Betroffene das Essen zurückgehen lässt oder an Gewicht verliert. Kaustörungen sind oft die Folge von Schmerzen durch schlecht sitzende Prothesen. Auch fehlende Zähne, Zahnabnutzung oder nachlassende Kaumuskulatur spielen eine Rolle. Hinzu kommen Krankheiten des Mundraums wie z. B. Mundschleimhautentzündungen, Aphthen (Schleimhautbläschen im Mundraum) oder eine Kiefergelenksarthrose. Mundtrockenheit, also mangelhafte Speichelproduktion und dadurch fehlende oder unzureichende Benetzung der Mundschleimhaut, kann derartige Entzündungen begünstigen. Mundtrockenheit kann eine Nebenwirkung zahlreicher Medikamente sein, beispielsweise mancher Bluthochdruckmittel, Antidepressiva oder Krebsmedikamente. Eine weitere wichtige Ursache für Kaustörungen ist mangelnde Mundhygiene.

Therapie

Bei Kaustörungen ist es besonders wichtig, die Ursache herauszufinden und zu beheben. Medikamente sollten überprüft und die Mundhygiene gegebenenfalls verbessert werden.

Vorbeugung

Am wichtigsten ist es, für gesunde Zähne zu sorgen und fehlende durch Implantate oder Teilprothesen zu ersetzen. Haben Sie ein Gebiss, sollten Sie es regelmäßig anpassen lassen, denn leider verändert sich der Kiefer im Alter ständig.

Zahnarzt

Gehen Sie regelmäßig zum Zahnarzt und lassen Ihre Zähne kontrollieren. Schildern Sie dem Arzt Ihre Probleme mit dem Kauen, dann wird er den Sitz der »Dritten« überprüfen. Wichtig ist außerdem die regelmäßige professionelle Zahnreinigung. Hier werden die Zähne, vor allem aber auch die Zahnzwischenräume und Zahntaschen von Ablagerungen wie Zahnstein gereinigt. Falls nötig, werden Zahntaschen desinfiziert.

Zahnpflege

Achten Sie auf Ihre Zahn- und Mundhygiene. Dazu gehört zweimal am Tag die Zähne zu putzen, aber auch, das Gebiss zu reinigen. Lesen Sie dazu auch die Hinweise zu »Zahnhygiene – Umgang mit den Dritten« auf S. 243. Die Zähne pflegen Sie am besten mit einer Zahnbürste und mit Zahnseide oder Bürstchen für die Zwischenräume. Ein Mundwasser desinfiziert den Mundraum und sorgt für frischen Atem (z. B. Ratanhia Mundwasser von Weleda, nur 1 Tropfen).

Selbsthilfe

Häufig ist bei Kaustörungen gerade die Aufnahme von lebenswichtigen Stoffen wie Vitaminen und Mineralien eingeschränkt. Dadurch droht eine Mangelernährung.

Weiche Speisen

Haben Sie trotz Verbesserung der Zahngesundheit noch Kaustörungen, ist es besonders wichtig, die Konsistenz der Speisen an den Zustand der Zähne anzupassen. Wählen Sie schmackhafte Gerichte, die ausreichend Vitamine, Mineralstoffe und Ballaststoffe zuführen, ohne dass sie stark gekaut werden müssen:

- Frühstücksbreie aus Hirse, Reis, Haferflocken oder Grieß (Vollkorn) mit gedünstetem Obst
- Camembert, Frischkäse, Hummus (Kichererbsenpüree), Auberginenpüree
- pürierte Gemüse-Cremesuppen
- selbst gemachter Kartoffelbrei oder Stampfkartoffeln, Gnocchi, Reisnudeln
- Hackfleischbällchen, Cevapcici
- gedünsteter Fisch
- Fruchtkompott, Apfelmark, Sanddorn- oder Mango-Dicksaft in Joghurt
- Smoothies (siehe S. 179)

Ölziehen

Durch Ölziehen reinigen Sie den gesamten Mundraum von schädlichen Keimen. Die Anleitung zum Ölziehen gibt es unter »Parodontitis« auf S. 223.

Osteopathie – Physiotherapie

Verspannungen im Nacken können die Ursache für eine Kieferfehlstellung und für Kaustörungen sein. Lassen Sie von einem Osteopathen oder Physiotherapeuten prüfen, ob Ihre Nackenmuskulatur verspannt ist. Er kann Sie behandeln und Ihnen Dehnungsübungen für die Halswirbelsäule zeigen, die Sie regelmäßig ausführen können. Kaustörungen können aber auch generell mit Fehlstellungen von Gelenken zusammenhängen. Hierfür lohnt es sich, einen Osteopathen/Manualtherapeuten mit Zusatzausbildung für Kiefergelenkbehandlungen aufsuchen. Lassen Sie sich von Ihrem Zahnarzt überweisen.

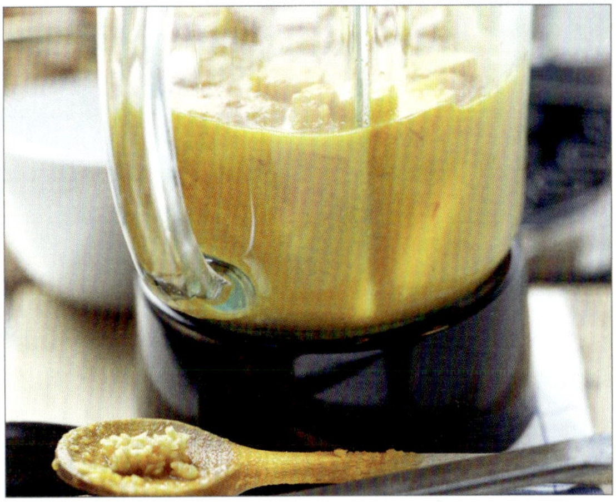

Genuss trotz Kaustörungen: Kochen Sie Ihre Mahlzeiten wie gewohnt und pürieren Sie sie im Standmixer oder mit dem Stabmixer.

Heilpflanzen

Bei Mundschleimhautentzündungen, Aphthen und schmerzhaften Druckstellen bringen Salviathymol N® Tropfen, eine alkoholische Lösung aus Salbei-, Eucalyptus-, Pfefferminz-, Zimt-, Nelken-, Fenchel- und Anisöl, Levomenthol und Thymol, Linderung. Spülen Sie 3-mal täglich für etwa 2 Minuten, indem Sie die Lösung auch durch die Zahnzwischenräume ziehen. Dazu geben Sie 20 Tropfen in ca. 100 ml lauwarmes Wasser – die Menge reicht für 3–4 Spülungen. Danach die Lösung nicht schlucken und kein Wasser nachspülen. Achtung: Auf Unverträglichkeiten der Inhaltsstoffe achten!

Krampfadern

Krampfadern, also krankhafte Erweiterungen der Venen, kommen häufig vor, die meisten Menschen sind davon betroffen. Krampfadern im Anfangsstadium sind keine schwere Krankheit, sondern eher ein kosmetisches Problem. In späteren Stadien können Komplikationen auftreten: etwa wenn als Folge einer Gefäßveränderung, vor allem im Hüftbereich, ein Gerinnsel entsteht, das sich losreißt und mit dem Blut durch das rechte Herz bis zur Lunge fließt und dort ein Blutgefäß verstopft (Thrombose). Es kann zum Lungeninfarkt und massiver Atemnot, der gefürchteten Lungenembolie, kommen.

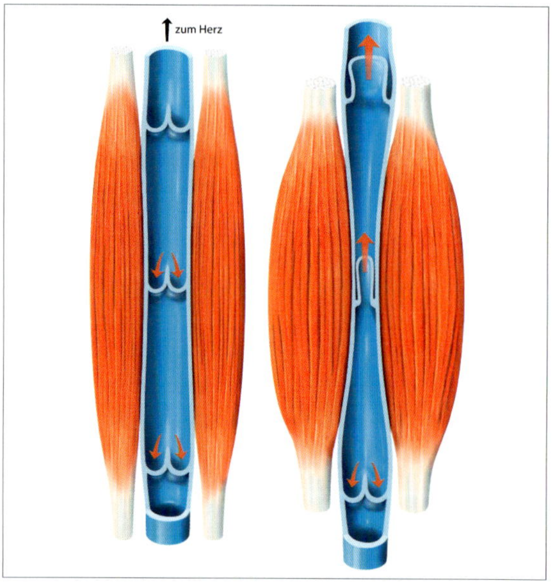

Wadenmuskeln und Venenklappen in den Beinvenen sorgen dafür, dass das Blut entgegen der Schwerkraft nach oben fließt. Bei entspannten Muskeln und geschlossenen Klappen staut sich das Blut in den Venen (links). Bei Bewegung pressen die Muskeln das Blut durch die sich öffnenden Klappen nach oben (rechts).

Fakten

Das Blut fließt in den Arterien vom Herzen zur Peripherie, in den Venen dann zurück zum Herzen. Der Rückfluss in den Beinen ist eine besondere Herausforderung für den Körper, da er gegen die Schwerkraft arbeitet. Der Rücktransport gelingt mittels Muskelpumpe und Venenklappen (siehe Illustration). Die Wadenmuskeln pressen bei jeder Anspannung das Blut in den Venen nach oben. Damit das Blut in der Entspannungsphase des Muskels nicht zurückfließt, gibt es in den Venen sogenannte Klappen, die wie ein Rückschlagventil funktionieren. Sie schließen sich, sobald Blut von oben dagegendrückt.

Mit der Zeit können die Venenwände erschlaffen, die Klappen schließen nicht mehr dicht. Es bilden sich Aussackungen, in denen sich das Blut staut. Dies sind die Krampfadern.

Symptome und Ursachen

Mit dem Alter, bei Bindegewebsschwäche, Übergewicht, Bewegungsmangel, Schwangerschaften oder langem Stehen sacken die Venenwände aus. Erste Symptome sind Besenreiser sowie Spannungs- und Schweregefühl in den Beinen und nächtliche Wadenkrämpfe. Später kann es zu geschwollenen Beinen (Ödemen) sowie Entzündungen kommen.

Therapie

Wichtiges Hilfsmittel in der Therapie sind Kompressionsstrümpfe und Bewegung. Krampfadern können je nach Stadium operativ verklebt, gelasert, zugenäht oder entfernt werden. Entzündungen und Thrombosen müssen meist medikamentös behandelt werden.

Vorbeugung

Neben der Venengymnastik können Sie auch durch Gewichtskontrolle mit gesunder Lebensführung Krampfadern vorbeugen. Menschen in stehenden Berufen sollten frühzeitig Kompressionsstrümpfe nutzen.

Venengymnastik

Die Venen wollen bewegt werden. Insbesondere langes Stehen – aber auch Sitzen – ist Gift für sie und belastet den venösen Rückfluss extrem. Wer noch gut zu Fuß ist, der kann, wo immer möglich, mit den Füßen wippen (siehe »Durchblutungsstörungen der Beine«, S. 185). Ähnliches geht auch im Sitzen: Stellen Sie die Füße hüftbreit auseinander, der Winkel zwischen Unter- und Oberschenkel sollte etwa 90 Grad betragen. Nun heben Sie in einer Schaukelbewegung abwechselnd Zehen und Fersen hoch. Absolvieren Sie je nach Kraft fünf Runden mit je 20–30 Wiederholungen. Vermeiden Sie außerdem längeres Übereinanderschlagen der Beine, auch dadurch wird der venöse Rückfluss behindert.

»Venen-Walking«

Diese Form des Walking (übersetzt Gehen) unterscheidet sich vom normalen Gehen durch ein höheres Tempo, längere Schritte und einen größeren Armeinsatz. Ziehen Sie beim Gehen die Fußspitze nach oben. Dann setzen Sie den Fuß mit der Ferse auf und rollen den ganzen Fuß bewusst von der Ferse bis zur Zehenspitze ab. Die Arme halten Sie dabei leicht angewinkelt, sie schwingen beim Laufen neben dem Körper deutlich mit. Atmen Sie dabei durch die Nase ein und durch den Mund aus. Venen-Walking eignet sich perfekt zur Unterstützung der Kompressionstherapie.

Selbsthilfe

Das A und O ist es, die Muskelpumpe in den Beinen durch tägliches Trainieren aufrechtzuerhalten. Dazu dient die links genannte Venengymnastik. Für ältere Patienten, die lange sitzen, gibt es im Sanitätshandel Hilfsmittel in vielen Ausführungen (z. B. Fußwippen). Lassen Sie sich beraten! Heilpflanzen unterstützen die Gefäße.

Bewährter Helfer: Rosskastanie

Besonders die Rosskastanie hat sich bei Venenleiden bewährt. Erhältlich sind Fertigpräparate mit Rosskastanienextrakt (z. B. Venostasin® Gel Aesin, Venoplant® retard S oder Noricaven® reetar), die sehr gute Erfolge bei Wasseransammlungen (Ödemen) sowie Schweregefühl in den Beinen und Juckreiz an den Beinen haben. Die Anwendung erfolgt gemäß Beipackzettel.

Venen-Tee

Diese Teemischung wirkt sowohl gefäßabdichtend als auch entwässernd. Das in der Mischung enthaltene Schafgarbenkraut entlastet darüber hinaus die Leber.

Lassen Sie in der Apotheke je 50 g Buchweizenkraut und Rotes Weinlaub sowie je 30 g Schafgarbenkraut und Schachtelhalmkraut mischen. Übergießen Sie 2 gehäufte TL der Teemischung mit 1 großen Tasse heißem (nicht mehr kochendem) Wasser, lassen den Tee 10–12 Minuten zugedeckt ziehen und seihen ihn dann ab. Trinken Sie täglich 2–4 Tassen davon, am besten zwischen den Mahlzeiten. Trinken Sie den Tee über einen Zeitraum von mindestens 6 Wochen, damit ein ausreichender Effekt erzielt wird.

Achtung: In seltenen Fällen können als Nebenwirkungen allergische Reaktionen gegen einen der Inhaltsstoffe auftreten.

Magenbeschwerden

Magenbeschwerden nehmen im Alter zu – wegen einer nachlassenden Verdauungsleistung, nicht zuletzt aber auch wegen diverser Medikamente, die auf den Magen schlagen.

Fakten

Die Nahrung wird im Mund bereits mechanisch zerkleinert und mit Speichel und Enzymen, die vor allem für die Kohlenhydratverdauung wichtig sind, vermischt. Im Magen tritt dann die Eiweißverdauung durch das im Magensaft enthaltene Pepsin in den Vordergrund. Im Magen wird auch der Intrinsic-Faktor gebildet, der die Aufnahme von Vitamin B_{12} im Dünndarm ermöglicht. Eine mangelhafte Magenleistung hat also nicht nur Verdauungsstörungen zur Folge, sondern auch eine Mangelaufnahme dieses wichtigen Nervenvitamins.

Symptome und Ursachen

Magenbeschwerden können vielfältig sein, sie reichen vom Reizmagen und von sogenannten funktionellen Oberbauchbeschwerden über eine akute oder chronische Gastritis (Magenschleimhautentzündung) bis hin zum Magengeschwür oder sogar Magenkarzinom. Symptome sind Übelkeit, Brechreiz, Erbrechen, Appetitlosigkeit, Krämpfe, Völlegefühl, Schmerzen in der Magengegend, in schweren Fällen Blutungen. Es gibt aber auch symptomfreie Verläufe, bei denen vor allem die Unverträglichkeit von eiweißreichen Speisen im Vordergrund steht. Die Ursachen sind unterschiedlich, eine wichtige Rolle spielen die Ernährung sowie psychische Faktoren. Scharfe, heiße oder stark säurehaltige Lebensmittel sind ebenso aggressiv für den Magen wie Nikotin oder Alkohol. Ein wesentlicher Verursacher von Magengeschwüren und Krebs ist das Bakterium Helicobacter pylori.

Therapie

Der Arzt wird oft zu einer Änderung des Lebensstils raten. Daneben werden Säurebinder oder gar Säureblocker verordnet (siehe »Sodbrennen«, S. 234/235). Bitte bedenken Sie, dass Säureblocker in der Langzeitanwendung zu Vitamin-B_{12}-Mangel und Osteoporose führen können. Liegt im Magen ein Befall mit Helicobacter pylori vor, muss mit Antibiotika behandelt werden.

Vorbeugung

Was dem Magen definitiv zu schaffen macht, sind hochprozentiger Alkohol und Rauchen. Im Übermaß schädigt beides die Magenschleimhaut und kann zu Sodbrennen und Geschwüren führen. Rohes Fleisch und roher Fisch können Bakterien oder Parasiten enthalten. Bei Mett oder Sushi deshalb penibel auf Frische achten.

Vielen Menschen bekommen kalte Mahlzeiten nicht gut – dann essen Sie lieber eine Suppe anstelle eines belegten Brots oder Joghurts.

Aus psychosomatischer Sicht gilt der Magen als das Organ, das Eindrücke von außen »verdaut«. Wir kennen Redewendungen wie »Das schlägt mir auf den Magen«, »Das liegt mir schwer im Magen« oder auch »ein ungutes Gefühl im Magen haben«. Wenn Sie also immer wieder Magenbeschwerden haben, könnte es vielleicht an der Zeit sein zu überpüfen, wie Sie mit Belastungen und negativen Gefühlen umgehen. Kann es sein, dass Sie immer wieder alles »schlucken«?

Selbsthilfe

Es gibt einiges, was Sie tun können, um gegen Magenschmerzen anzugehen. Wichtig vor allem: Ruhe, Entspannung, Wärme und Heilpflanzen.

Ordnung beim Essen

Nehmen Sie sich Zeit zum Essen. Kauen Sie in aller Ruhe. So kann die Produktion der Verdauungssäfte angekurbelt werden. Essen Sie nicht zwischen den Mahlzeiten.

Ernährung – ein individuelles Thema

Es gibt wohl kaum einen Bereich, in dem es so viele unterschiedliche Meinungen gibt wie in der Ernährung. Wichtig hier: Achten Sie darauf, was Ihnen bekommt. Eine für Sie stimmige Ernährung erkennen Sie daran, dass Sie sich nach dem Essen wohl fühlen, mehr Energie haben und das Essen Ihnen nicht schwer im Magen liegt.

Wärme entspannt

Vielen Menschen tut Wärme gut, sie entspannt und entkrampft. Im Bauchbereich kann dies eine Wärmflasche sein, am besten noch in Kombination mit einer kleinen Bauchmassage. Dafür den Bauch mit etwa 1 EL gutem Körperöl, etwa Mandelöl, Sesamöl oder Sonnenblumenöl im Uhrzeigersinn massieren.

Rollkur mit Kamille

Eine Rollkur ist bei unspezifischen Magenbeschwerden ein bewährtes Hausmittel. Sie nutzt die entzündungshemmende und krampflösende Wirkung der Kamille, die gleichzeitig die Magenschleimhaut regeneriert. Durch die verschiedenen Lagerungen kommt die gesamte Magenschleimhaut mit dem Kamillentee in Kontakt.

- Bereiten Sie eine große Tasse Kamillentee zu.
- Trinken Sie ein Viertel des Tees und legen Sie sich 5 Minuten auf die linke Seite.
- Trinken Sieein Viertel des Tees und legen Sie sich 5 Minuten auf den Rücken.
- Trinken Sie ein Viertel des Tees und legen Sie sich 5 Minuten auf den Bauch.
- Trinken Sie ein Viertel des Tees und legen Sie sich 5 Minuten auf die rechte Seite.

Führen Sie die Rollkur einmal täglich durch. Verspüren Sie nach zwei Wochen keine Besserung der Magenbeschwerden, sollten Sie unbedingt einen Arzt aufsuchen.

Melisse – als Bad und Tee

Bei nervösem Magen können Sie 2-mal pro Woche ein abendliches Melissebad nehmen. Entweder setzen Sie fertiges Badeöl ein oder stellen es aus 50–100 g frischen Melisseblättern selbst her. Dafür kochen Sie die Blätter in 1 l Wasser 10 Minuten lang. Danach abseihen und den Sud dem Badewasser zugeben.
Für Tee: Übergießen Sie 2 TL Melissenblätter mit 1 Tasse kochendem Wasser. 10 Minuten ziehen lassen. Täglich 1 Tasse beruhigt den Magen.

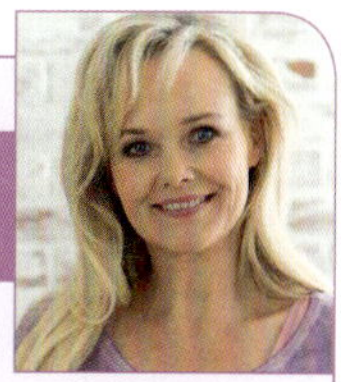

Mein besonderer Tipp

Heilpflanzen

Bei Magenbeschwerden können pflanzliche Arzneimittel helfen, zum Beispiel Tropfen mit Auszügen von Kamille, Kümmel, Mariendistel, Melisse, Pfefferminze, Schöllkraut, Süßholz, Engelwurz oder bitterer Schleifenblume. Fragen Sie in der Apotheke.

Nagelpilz

Es ist wichtig, bei Nagelpilz möglichst früh aktiv zu werden, sonst breitet sich der Pilz aus und zerstört schließlich den ganzen Nagel.

Fakten

Im Alter nehmen Nagelpilzerkrankungen vor allem deshalb zu, weil Risikofaktoren für einen Nagelpilz vermehrt auftreten: Diabetes mellitus, Durchblutungsstörungen der Beine, ein ohnehin schwächer werdendes Abwehrsystem oder trockenere Haut. Auch Medikamente wie Cortison können eine Pilzinfektion begünstigen.

Symptome und Ursachen

Typisches Zeichen einer Nagelpilzerkrankung ist eine gelblich-braune Verfärbung des Nagels. Die Nagelplatte wird dicker, im weiteren Verlauf bröckelt sie, der Nagel kann sich abheben. Die Infektion beginnt in der Regel am vorderen und seitlichen Nagelrand. Von da breitet sie sich aus, bis der komplette Nagel befallen ist.
Nagelpilz wird meist durch Fadenpilze, eher selten durch Schimmel- oder Hefepilze verursacht. Die Zehennägel sind deutlich häufiger betroffen als die Fingernägel.

Therapie

Der Arzt muss eine genaue Diagnose stellen und den Nagelpilz von anderen Nagelveränderungen abgrenzen. Idealerweise gibt eine Pilzkultur Aufschluss über die Art des Erregers. Die Therapie besteht aus Lacken oder Salben mit pilzabtötenden Wirkstoffen, die den Nagel durchdringen, meist in Kombination mit Tabletten. Diese können vor allem die Leber belasten. Selten wird empfohlen, den Nagel zu ziehen.

Vorbeugung

Die beste Vorbeugung ist, sich gar nicht erst anzustecken. Ist das aber passiert, dann gehen Sie frühzeitig zum Arzt. Bitte lesen Sie auch die Hinweise zu »Durchblutungsstörungen der Beine« (siehe S. 184/185), »Diabetes mellitus« (siehe S. 98–105) und »Fußpilz« (siehe S. 194/195). Besonders wichtig sind Maßnahmen zur Fußhygiene und zur Verbesserung der Beindurchblutung.

Vorsicht: Ansteckung!

Vermeiden Sie es, mit Pilzsporen in Berührung zu kommen. Dies bedeutet: In Schwimmbädern und Saunen unbedingt Badelatschen tragen.

Hygiene

Tragen Sie keine Synthetik-Socken, wechseln Sie die Socken täglich und waschen Sie Baumwollsocken mindestens bei 60 °C. Im Handel gibt es auch atmungsaktive Schuhe. Fragen Sie einfach danach!

Selbsthilfe

Mit naturheilkundlichen Maßnahmen können Sie die ärztliche Therapie unterstützen.

Professionelle Fußpflege

Eine professionelle Fußpflege durch einen »Medizinischen Fußpfleger« oder »Podologen« ist bei Nagelpilz sehr empfehlenswert. Die beiden Berufsbezeichnungen sind geschützt. Lassen Sie Ihre Füße regelmäßig pflegen und sich dabei zudem Tipps geben, was Sie selbst zur Eindämmung des Nagelpilzes tun können.

Propolis-Nagelöl

Propolis, eine harzartige Masse, setzen Bienen ein, um Parasiten und Krankheitserreger zu bekämpfen. Auch Menschen kommt die keimmindernde Wirkung zugute. Propolis gibt es bei vielen Imkern, aber auch in Apotheken zu kaufen. Tropfen Sie unverdünnte Propolis-Tinktur mit einer Pipette direkt unter und auf den Nagel und lassen sie einziehen. Anwendung 2- bis 3-mal wöchentlich bis täglich. Achtung: Propolis verfärbt Nägel und Wäsche! Eine Propolis-Kur ist wegen der unschönen Verfärbungen von Haut und Nägeln (die wieder weggehen) eher in der kalten Jahreszeit angeraten. Machen Sie täglich ein Fußbad, dem Sie 20–30 Tropfen Propolis-Tinktur zusetzen. Daneben gibt es im Handel Propolis-Nagelpflege zur Pflege strapazierter Nägel und als Schutz vor Nagelpilz. Eine Besserung sollte nach 2 bis 3 Wochen eintreten.

»Vier-Diebe«-Mischung

Der Legende nach schützten sich zu Zeiten der Pest in Paris vier Diebe, die die Sterbenden ausraubten, mit einer Essigmischung vor Ansteckung. Sie überlebten die Pest und bekamen Straffreiheit angeboten, wenn sie dafür das Rezept verrieten. Der »Vier-Diebe«-Essig enthielt vier keimmindernde Gewürze. In Anlehnung an diese Mischung gibt es einen Nagelpilz-Essig: Geben Sie 3 Gewürznelken, je 1 EL getrocknetes Thymiankraut, getrocknete Rosmarinblätter, getrocknete Salbeiblätter und getrocknete Lavendelblüten sowie 2 klein gehackte Knoblauchzehen in ein Schraubglas. Gießen Sie die Mischung mit ½ l naturtrübem Apfelessig auf und verschließen Sie das Glas. Die Mischung bei Zimmertemperatur stehen lassen und täglich schütteln. Nach 14 Tagen durch ein feines Tuch oder einen Kaffeefilter gießen und in eine Flasche füllen.
Zur unterstützenden Behandlung von Nagelpilz können Sie den Essig direkt auf den Nagel tupfen oder 2–3 EL davon einem warmen Fußbad zugeben. Das Wasser braucht dafür nur knapp über die Füße reichen. Anwendungsdauer 10 Minuten. Die Wanne anschließend heiß ausspülen.

Warnhinweis

Bei Nagelpilz ist es wichtig, die therapeutischen Maßnahmen so lange wie empfohlen durchzuführen. Selbst wenn Sie nichts mehr sehen, können sich immer noch Pilze im Nagel oder auf der Haut befinden.

Teebaumöl

Der bekannteste Klassiker gegen Nagelpilz ist Teebaumöl. Achten Sie bitte auf Qualität und lagern Sie das Öl dunkel und verschlossen. 1 Tropfen Teebaumöl auf die betroffene Stelle auftragen. Achtung: Teebaumöl kann die Haut austrocknen.

Homöopathie

Folgende Mittel unterstützen die Therapie (Einnahme nach den Empfehlungen auf S. 265):

- Antimonium crudum D12, wenn der Nagelpilz mit verdickten Nägeln, die sich längs spalten, und mit Neigung zu Hornhautschwielen, Hühneraugen oder Dornwarzen einhergeht
- Graphites D12, wenn die Nägel zusätzlich einwachsen, bei Nagelbettentzündungen, abblätternden verhornten dicken Nägeln
- Sepia D12, bei außerdem deformierten, dicken, gelblich verfärbten Nägeln, Schweißgeruch vor allem im Achsel- und Genitalbereich
- Silicea D12, bei Neigung zu Pilzinfektionen, Nagelbettentzündungen, Bindegewebsschwäche

Parodontitis

Erkrankungen des Zahnhalteapparates gehören zu den häufigsten chronisch-entzündlichen Erkrankungen in der älteren Bevölkerung. Laut der vierten Deutschen Mundgesundheitsstudie leiden in Deutschland bereits 40 Prozent der 65- bis 74-Jährigen an einer schweren parodontalen Erkrankung mit Zahntaschentiefen von 6 mm und tiefer.[1] Zum Zahnhalteapparat gehören das Zahnfleisch, das Zahnfach, also die Aussparung im Kiefer, in der der Zahn sitzt, sowie der Zahnzement und die Wurzelhaut, womit der Zahn im Zahnfach befestigt ist.

Fakten

Früher sprach man von einer »Parodontose«, medizinisch korrekt ist aber der Begriff »Parodontitis«. Damit ist eine Entzündung des Zahnhalteapparats gemeint. Diese kann gravierende Folgen haben: Menschen mit einer Parodontitis erleiden häufiger erhöhten Blutdruck, Herzinfarkt oder Schlaganfall. Ursache dafür sind vermutlich die aus dem Mundraum stammenden Bakterien, die an anderen Orten zu Entzündungen führen. Dies betrifft vor allem Menschen mit einem geschwächten Immunsystem.

Symptome und Ursachen

Oft beginnt eine Parodontitis mit einer Zahnfleischentzündung als Folge einer Bakterienbesiedelung des Zahnbelags. Dieser besteht überwiegend aus Nahrungsresten und Speichel. Mit der Zeit bilden sich Zahnfleischtaschen, das Zahnfleisch zieht sich zurück, die Zähne werden locker. Wichtige Risikofaktoren sind mangelnde Mundhygiene, Bakterien, Zahnstein, Rauchen, ein geschwächtes Immunsystem, ungesunde Ernährung und Stress. Viele systemische Erkrankungen (wie z.B. Diabetes, chronische Infekte oder Durchblutungsstörungen) können eine Parodontitis begünstigen.

Therapie

Gegen Parodontitis hilft vor allem die regelmäßige Kontrolle durch den Zahnarzt und eine professionelle Zahnreinigung. Die Behandlung erfolgt medikamentös und operativ.

Vorbeugung

Mit den unter »Therapie« genannten Maßnahmen können Sie einer Parodontitis vorbeugen. Sie unterstützen die Arbeit des Zahnarztes, indem Sie auf eine gute Mundhygiene achten und nicht rauchen.

Besuch beim Zahnarzt

Lassen Sie Ihre Zähne 1- bis 4-mal pro Jahr kontrollieren. Bei diesen Arztbesuchen wird auch die professionelle Zahnreinigung mit Fluoridierung und Kontrolle des Speichelflusses durchgeführt.

Mundhygiene

Die professionelle Prophylaxe beim Zahnarzt allein schützt jedoch nicht vor einer Parodontitis oder dem Fortschreiten der Erkrankungen. Genauso wichtig ist die regelmäßige Mundhygiene zu Hause: Putzen Sie 2-mal täglich Ihre Zähne mindestens 3 Minuten lang, wechseln Sie Ihre Zahnbürste regelmäßig alle 8 Wochen und benutzen Sie Zahnseide und/oder Interdentalbürsten. Auch die dritten Zähne bedürfen einer gründlichen Reinigung (siehe auch S. 243).

Selbsthilfe

Das Ölziehen sollten Sie jeden Morgen machen. Zusätzlich helfen Spülungen und Mineralsalze.

Ölziehen

Ein altes Hausmittel für die Mundhygiene ist das Ölziehen mit Sonnenblumenöl. Dafür nehmen Sie morgens 1 EL Öl in den Mund und spülen damit alle Winkel, pressen es durch die Zähne und lassen es wieder im Mundraum kreisen. Führen Sie das Ölziehen 5 Minuten durch. Mit dem Öl, das in alle Ritzen des Mundes gelangt, spülen Sie sämtliche Bakterien und deren Giftstoffe zwischen den Zähnen heraus. Spucken Sie das Öl-Speichel-Gemisch anschließend in die Toilette, auf keinen Fall dürfen Sie etwas davon schlucken. Danach säubern Sie Ihre Zähne gründlich.

Spülungen

Mit antibakteriell wirksamen, entzündungshemmenden Spülungen kann das Fortschreiten der Parodontitis gestoppt werden.

Mundspül-Lösungen: Wenden Sie kurmäßig Mundspülungen an, aber lassen Sie sich von Ihrem Zahnarzt beraten, welche Spülung in Ihrem Fall am besten ist. Bei akuter Entzündung können Sie Chlorhexamed-Lösung nehmen. Dies gibt es auch als Gel für die Zahnzwischenräume.

Salbeitee: Bei Zahnfleischentzündungen helfen Spülungen mit Salbeitee. Dazu 1 TL Salbeiblätter mit ¼ l kochendem Wasser übergießen, 10 Minuten ziehen lassen, abseihen und den Mundraum gründlich spülen.

Schüßler-Salze

Mit Schüßler-Salzen kann man den Zahnhalteapparat auch innerlich stärken. Bei den Salzen handelt es sich um körpereigene Mineralsalze in potenzierter Form. Mit der Einnahme führen Sie dem Körper nicht den bestimmten Mineralstoff zu, sondern durch die Salze soll der Mineralstoffwechsel genau dieses Mineralsalzes angeregt und verbessert werden. Zwei Schüßler-Salze eignen sich besonders bei Parodontitis:

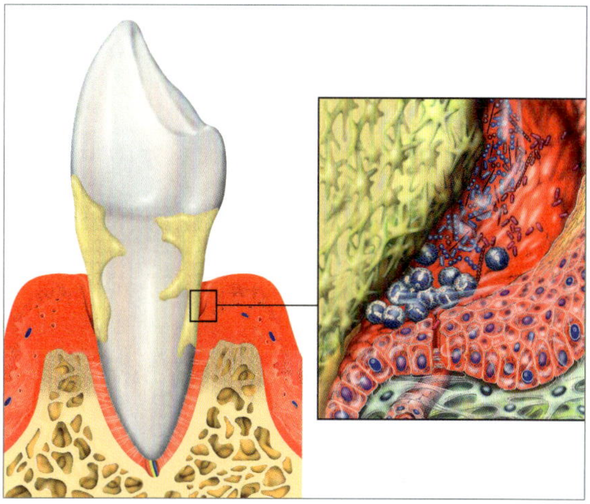

Zahnbelag am Zahnhals kann durch Bakterien besiedelt werden (im Ausschnitt blau dargestellt), die Zahnfleischentzündungen hervorrufen und in der Folge zu lockeren Zähnen führen.

- Nr. 1 Calcium fluoratum D12 kommt als Kalziumfluorid natürlich in Knochen, Haut, Sehnen, Bändern, Gefäßen und im Zahnschmelz vor. Es soll Zähne und Knochen härten.
- Nr. 11 Silicea D12 ist ein weiteres wichtiges Mineralsalz. Es ist in Haut, Haaren, Nägeln und Bindegewebe zu finden.

Nehmen Sie die beiden Salze im Wechsel ein, das heißt morgens 2 Tabletten des Schüßler-Salzes Nr. 1 und abends 2 Tabletten des Schüßler-Salzes Nr. 11. Lassen Sie die Tabletten in der Wangentasche oder unter der Zunge langsam zergehen. Die Mittel können Sie über einen längeren Zeitraum anwenden, wobei Sie allerdings jeweils nach 3 Wochen eine 1-wöchige Anwendungspause einlegen sollten.

Polyneuropathie

Der Begriff Polyneuropathie setzt sich zusammen aus »Poly« (viel), »Neuro« (Nerv) und »-pathie« (Leiden, Krankheit). Er stellt einen Überbegriff dar für Nervenschädigungen an allen sogenannten peripheren Nerven, die außerhalb von Gehirn und Rückenmark liegen.

Fakten

Polyneuropathien sind Nervenschädigungen, die meist aufgrund anderer Erkrankungen entstehen.

Symptome und Ursachen

Die Symptome betreffen vor allem Beine und Füße, seltener Arme und Hände. Sie sind vielfältig und reichen von Missempfindungen, Pelzigkeit oder Taubheitsgefühl über Kribbeln, Ameisenlaufen bis hin zu Taubheit oder Schmerzen mit zum Teil brennendem Charakter. Es kann zu Unsicherheiten beim Gehen kommen, Temperatur- und Schmerzempfinden wie auch Muskelreflexe sind gestört. Als Folge kann Muskelschwäche bis hin zum Muskelschwund auftreten. Manchmal ist das vegetative Nervensystem in Mitleidenschaft gezogen, mögliche Folgen sind Herzrhythmusstörungen, Impotenz oder Blasenentleerungsstörungen.

Diabetes mellitus ist mit 30 Prozent die häufigste Ursache für Polyneuropathien, an zweiter Stelle folgt Alkoholmissbrauch. Dann kommen Nierenschäden, Medikamente, Infektionskrankheiten (Borreliose, HIV), Nieren- und Lebererkrankungen, aber auch eine chronische Gastritis (schlechte Aufnahme von Vitamin B_{12}) und Tumorerkrankungen. Schadstoffe wie Arsen, Blei und Quecksilber sind ebenfalls mögliche Auslöser. Selten gibt es auch angeborene Formen.

Therapie

Die Grunderkrankungen müssen unbedingt behandelt werden. Auslöser wie Alkohol sind zu meiden. Sind Medikamente der Auslöser, müssen sie möglichst ausgetauscht werden.

Gute Therapieansätze sind die Vojta-Therapie oder das Zweizellenbad. Die Vojta-Therapie ist eine physiotherapeutische Behandlungsmethode, bei der die gestörten Nervenbahnen gezielt angeregt werden. Dadurch können Muskeln aktiviert werden, die der Patient eventuell willentlich nicht mehr steuern kann. Das Zweizellenbad ist ein hydroelektrisches Bad, das mit zwei Fuß- oder Armbadewannen durchgeführt wird, durch die Gleichstrom fließt. Diese Therapieform dient der Durchblutungsförderung.

Vorbeugung

Da die Polyneuropathie kein eigenständiges Leiden ist, können vorbeugende Maßnahmen nur die zugrundeliegenden Krankheiten betreffen.

Diabetes erkennen

Nutzen Sie die Vorsorgeuntersuchungen, die die Krankenkassen ab dem 35. Lebensjahr anbieten. Dabei wird auch der Blutzucker kontrolliert. Falls ein Diabetes vorliegt, kann er behandelt werden, bevor es zu Nervschädigungen kommt.

Alkohol in Maßen

Alkohol kann, wenn er im Übermaß genossen wird, Nervengewebe angreifen und zerstören. Trinken Sie daher Alkohol in Maßen und legen Sie immer wieder alkoholfreie Tage oder sogar Wochen ein.

Selbsthilfe

Kleine, aber regelmäßige Trainingseinheiten können verblüffende Verbesserungen bewirken.

Schuhwerk

Wechseln Sie öfter am Tag die Schuhe, damit die Füße unterschiedlich belastet werden, verschiedene Muskeln zum Einsatz kommen und die Gefahr für Druckstellen gering gehalten wird.

Barfuß gehen

Gehen Sie in der Wohnung barfuß, damit Ihre Fußmuskeln gut arbeiten können und müssen.

»Legoplatte«

Stellen Sie sich bei stehenden Arbeiten mal auf eine Grundplatte für Steckbausteine (Kinderspielzeug), um die Fußmuskeln und Sensoren in den Füßen anzuregen.

Zehengymnastik

Eine einfache, aber äußerst wirksame Übung ist das Spreizen und Einkrallen der Zehen (siehe »Hallux valgus«, S. 205). Das können Sie auch spielerisch üben, indem Sie mit den Füßen eine Zeitung zerknüllen. Auch wenn Sie das nicht schaffen, probieren Sie es trotzdem immer wieder. Schon allein die Anspannung der Muskeln ist wichtig, damit die Füße bis in die letzten Glieder bewegt und durchblutet werden.

Fußgymnastik für unterwegs

Bewegen Sie beim Sitzen (auch unterwegs, etwa in Bus oder Straßenbahn) die Zehen in den Schuhen, rollen Sie sie z. B. gegen die Innensohle oder drücken Sie sie gegen das Oberleder. Bewegen Sie sie evtl. einzeln von innen nach außen und umgekehrt wie beim Abzählen mit Fingern.

Massieren

Massieren Sie Ihre Füße und ziehen Sie an den Zehen, »kneten« Sie den ganzen Fuß durch, gern auch mit Creme, um die Haut zu schützen.

Wechselwarme Anwendungen

Fördern Sie die Durchblutung durch wechselwarme Arm- oder Beinbäder, die Sie morgens und/oder abends durchführen. Baden Sie 3 Minuten warm, 30 Sekunden kalt – dreimal im Wechsel. Dabei sollten Sie morgens mit kaltem, abends besser mit warmem Wasser aufhören.

Johanniskrautöl

Johanniskrautöl oder »Rotöl« hat eine ausgleichende Wirkung auf das Nervensystem. Massieren Sie die betroffenen Partien einige Wochen lang täglich mit erwärmtem Öl und beobachten Sie, ob sich die Beschwerden dadurch bessern.

Anleitung

Massage mit dem Igelball

Diese Massage stimuliert die Nerven und verbessert die Durchblutung. Keine Anwendung bei Krampfadern, auf dünner, wunder Haut und anderen Hautveränderungen.

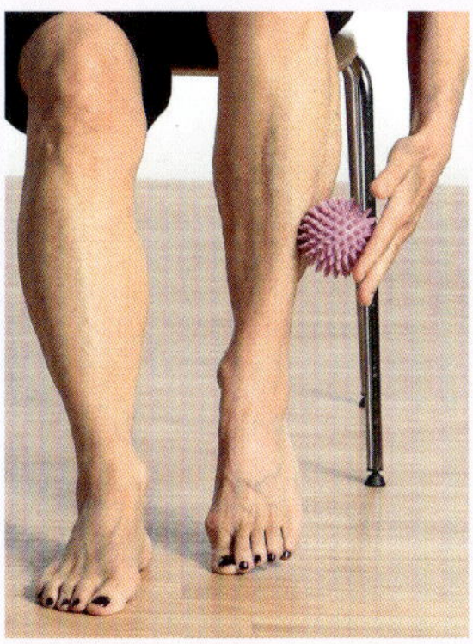

Massieren Sie mit einem Igelball Beine und Füße mit leichtem Druck. Beginnen Sie oben und arbeiten Sie sich mit kreisenden Bewegungen nach unten fort. Pro Bein 5–10 Min.

Prostatahyperplasie

Die Benigne Prostatahyperplasie (BPH) – eine gutartige Vergrößerung der Prostata – ist ein typisches Männerleiden im Alter. Bei jedem zweiten Mann über 60 Jahren und bei 90 Prozent der über 80-Jährigen findet sich eine Vergrößerung der Prostata, auch Vorsteherdrüse genannt.[2]

Fakten

Die Prostata ist etwa kastaniengroß und liegt um die Harnröhre (siehe Abbildung). Sie produziert einen Teil der Flüssigkeit, mit der die Spermien transportiert werden. Etwa ab dem 35. Lebensjahr beginnt sie sich aufgrund hormoneller Veränderungen zu vergrößern.

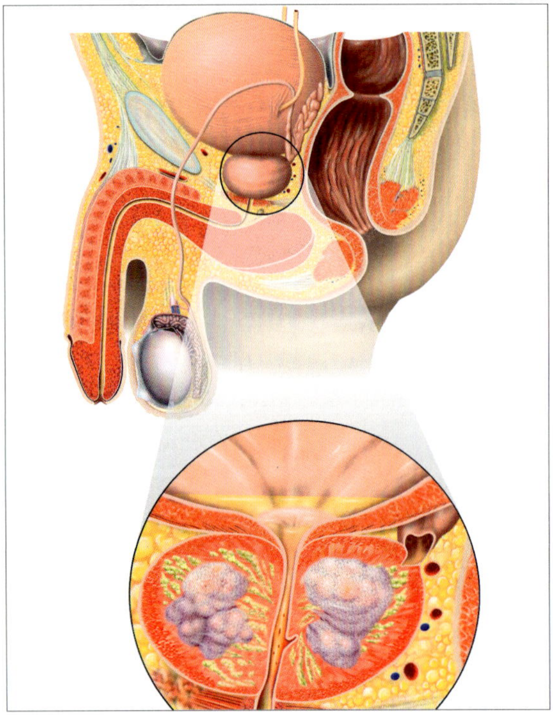

Eine vergrößerte Prostata engt die Harnröhre ein (siehe Ausschnitt) und behindert so den Harnfluss.

Symptome und Ursachen

Bei einer Vergrößerung der Prostata wird die Harnröhre eingeengt. Dies behindert meist den Abfluss des Urins.

- **Stadium I:** Verzögerung und verlängerte Zeit des Wasserlassens (Miktionszeit), schwächerer Strahl, geringes Nachtröpfeln und häufiger, auch nächtlicher Harndrang. Manchmal kommt es auch plötzlich zu sehr starkem Harndrang, sodass etwas in die Hose geht, bevor Mann es zur Toilette geschafft hat. Dennoch kann die Blase noch vollständig entleert werden.
- **Im Stadium II** verstärken sich diese Beschwerden. Nun kann die Blase nicht mehr richtig entleert werden, was Harnwegsinfekte begünstigt.
- **Im Stadium III** kommt es zu ständigem unkontrolliertem Harnabgang oder zu Harnverhalt, der die Nieren schädigen kann.

Die Hauptursache für das gutartige Wachstum der Vorsteherdrüse sind Hormonveränderungen im Alter. Wichtig ist allerdings, einen Prostatakrebs auszuschließen, der lange keine Beschwerden verursacht. Zur Diagnostik kann der Arzt eine Tastuntersuchung, Ultraschall, einen Uroflow (Harnstrahlmessung), Blutentnahmen oder eine Blasenspiegelung durchführen.

Therapie

Schulmedizinisch wird die Prostatahyperplasie je nach Schweregrad medikamentös bis operativ behandelt. Bei einer Operation wird das gewucherte Gewebe abgetragen. Unter den Medikamenten gibt es verschiedene Gruppen, die zum Teil gute Erfolge und wenig Nebenwirkungen haben. Daher ist es sinnvoll, offen mit dem Arzt über die Beschwerden zu sprechen.

Vorbeugung

Da Sie die Hormonveränderungen nicht beeinflussen können, bleibt nur, die Risikofaktoren zu minimieren und sich entsprechend zu ernähren.

Auf das Gewicht achten

Als wichtiger Risikofaktor für die Vergrößerung der Prostata gilt Übergewicht: Bei einem BMI über 35 (siehe »Übergewicht«, S. 238/239) ist das Risiko dreieinhalbmal so hoch.

Körperliche Aktivität

Männer, die jede Woche zwei bis drei Stunden spazieren gehen, können ihr Risiko für eine Prostataoperation um ein Viertel senken. Ungünstig wirkt sich auf die Prostata häufiges und mehrstündiges Fahrradfahren aus. Dabei können Nerven und Harnleiter abgedrückt werden. Potenz- und Fruchtbarkeitsprobleme sind die Folgen. Wenn Sie Beschwerden haben, kaufen Sie einen Sattel mit Aussparung in der Mitte.

Selbsthilfe

Bei leichteren Beschwerden können Sie das Fortschreiten durch pflanzliche Mittel verzögern.

Kürbiskerne

Die Kerne des Arzneikürbis, des Steirischen Ölkürbis, enthalten mehrfach ungesättigte Fettsäuren, Mineralstoffe und Vitamine wie Kalium, Betacarotin und Vitamin E, außerdem Phytosteroide, also pflanzliche »Hormone«. Eines davon, Beta-Sitosterin, stärkt die Blasenfunktion und kann die Beschwerden durch die Prostatavergrößerung lindern, ihr Fortschreiten verzögern und die Gefahr einer Infektion vermindern. Die Wirkstoffe sind in standardisierten Fertigpräparaten in Apotheken erhältlich, empfohlen werden 175 mg Kürbissamenextrakt pro Tag. Alternativ können Sie täglich 1–2 EL Kürbiskerne essen, etwa grob zerkleinert in Joghurt, Müsli oder Obst. Oder Sie kaufen das Granulat.

Kürbiskernöl

Kürbiskernöl wird aus den gerösteten Kernen des Steirischen Ölkürbisses hergestellt. Sein Geschmack ist nussig und aromatisch, deshalb lässt es sich vielseitig in der Küche verwenden.

- Geben Sie Kürbiskernöl in Salatsaucen, am besten 1:1 mit Olivenöl gemischt, oder träufeln Sie das Öl über den fertig angerichteten Salat. Sehr lecker dazu: Kürbiskerne, die man in einer Pfanne ohne Fett geröstet hat.
- Träufeln Sie etwas Kürbiskernöl über grünen oder weißen Spargel.
- Ungewöhnlich, aber sehr lecker: Kürbiskernöl eignet sich besonders gut für Desserts, etwa über Vanilleeis (mit gerösteten Kürbiskernen).

Brennnesselsamen und Sägepalme

Wichtige Heilpflanzen zur Behandlung einer Prostatahyperplasie sind Brennnessel und Sägepalme. Allerdings werden von der Brennnessel in diesem Fall die Samen eingesetzt und nicht, wie sonst, die Blätter. Die Brennnesselsamen erhöhen die Harnmenge und den Harnfluss, sie wirken zudem leicht gegen Entzündungen. Auch von der Sägepalme werden die Samen verwendet. Beide Pflanzen enthalten Phytosterole, die die Entleerung der Blase erleichtern. Dies hilft insbesondere bei noch leichten Beschwerden. Erhältlich sind Fertigpräparate (wie Bazaton® Uno, Prostagutt® forte) in Apotheken. Auch wenn sich die Beschwerden deutlich bessern, nehmen Sie regelmäßig die urologischen Vorsorgeuntersuchungen beim Arzt wahr.

Rheumatoide Arthritis

Unter dem Begriff Rheuma werden verschiedene Erkrankungen zusammengefasst. Die häufigste entzündlich-rheumatische Erkrankung ist die rheumatoide Arthritis.

Fakten

Rheumatoide Arthritis ist eine in Schüben verlaufende chronische Erkrankung, die zur Zerstörung der Gelenke führen kann. Frauen erkranken zwei- bis dreimal so oft wie Männer.

Symptome und Ursachen

Die Krankheit kann schleichend oder mit einem Schub beginnen. Die Gelenkschmerzen treten oft am Morgen auf (»Morgensteifigkeit«), beginnen häufig symmetrisch an beiden Händen oder Füßen an den Grund- oder Mittelgelenken: Diese sind geschwollen, warm und schmerzhaft. Müdigkeit, Abgeschlagenheit und erhöhte Körpertemperatur können hinzukommen. Unbehandelt zerstören die Entzündungen nach und nach die Gelenke. Verkrümmungen und Bewegungseinschränkungen sind die Folge. Innere Organe und Gewebe können ebenfalls betroffen werden. Bei rheumatoider Arthritis liegt eine Autoimmunreaktion vor: Das körpereigene Immunsystem richtet sich gegen den eigenen Organismus. Als Ursachen spielen genetische Faktoren und der Lebensstil eine wichtige Rolle.

Therapie

Die rheumatoide Arthritis kann zur Zeit nicht geheilt werden. Eine frühe Diagnose ist wichtig, denn die konventionelle Behandlung zielt darauf ab, das Fortschreiten der Krankheit zu stoppen und Beschwerden zu lindern. Insbesondere durch die Entwicklung von Medikamenten, die die Entzündungsvorgänge dämpfen (Biologica), sind dramatische Verläufe seltener geworden.

Vorbeugung

Insbesondere wenn in Ihrer Familie entzündlich-rheumatische Erkrankungen bekannt sind, sollten Sie bei Beschwerden gleich zum Arzt gehen. Ein bewusster Lebensstil kann gegensteuern: eine hauptsächlich vegetarische Ernährung, viel Bewegung und Entspannung.

Von Vorteil: vegetarisch oder vegan

Rind- und Schweinefleisch sind ungünstig, weil sie die entzündungsfördernde Arachidonsäure enthalten. Essen Sie also wenig davon. Günstig sind mediterrane Zutaten wie Olivenöl, Fisch, Gemüse, Knoblauch und Nüsse. Viele Patienten erleben eine deutliche Besserung der Symptome nach Fastenkuren oder veganer Ernährung.

Selbsthilfe

Neben den genannten Änderungen des Lebensstils gibt es noch diverse Tipps zur Selbsthilfe.

Warnhinweis

Gehen Sie zum Arzt, wenn nur die geringsten rheumaartigen Symptome auftreten: Steifigkeit, Schwellungen oder Schmerzen der Gelenke, Schwierigkeiten beim Greifen, Beschwerden vor allem in den Morgenstunden.

In Bewegung bleiben

Bewegung ist wichtig, Sie dürfen dabei aber die Gelenke nicht überlasten. Geeignete Sportarten: Nordic Walking, Radfahren, Schwimmen oder Gymnastik. Schließen Sie sich einer Sportgruppe an, die auf Rheumapatienten zugeschnitten ist. Wichtig: Nutzen Sie beschwerdefreie Phasen für das Bewegungstraining!

Entzündungshemmender Tee

Im Brennnesselkraut enthaltene Kaffeesäuren wirken entzündungshemmend. Brennnesseltee schmeckt leicht nach Spinat. Sie können ihn mit Melisse, Pfefferminze, Fenchel- oder Anissamen mischen, um den Geschmack zu variieren.

Zubereitung: 1 TL der Kräutermischung mit einer großen Tasse kochendem Wasser übergießen, 5 Minuten zugedeckt ziehen lassen, abseihen und schluckweise trinken, am besten vor den Mahlzeiten. Sie können als Kur bis zu 4 Wochen lang jeden Tag 2 bis 3 Tassen trinken.

Wärme gegen Steifigkeit

Erwärmen Sie getrocknete Linsen oder Erbsen in einer Schüssel in der Mikrowelle oder im Backofen. Tauchen Sie die Hände bzw. Füße ein und bewegen Sie die Finger oder Zehen. Auch warme Moorbäder tun gut. Im akuten Stadium (rote, geschwollene Gelenke) helfen hingegen kalte Waschungen, Güsse oder Eisbäder.

Anleitungen Schritt für Schritt

Fingergymnastik

Es gibt ein paar gute Übungen, die die Beweglichkeit und Kraft der Finger erhalten. Verwenden Sie dafür Therapieknete aus dem Sportgeschäft. Alternativ können Sie die Fingerübungen auch mit Salzteig durchführen. Verkneten Sie dafür 2 Tassen Mehl mit 1 Tasse Salz und 1 Tasse Wasser.

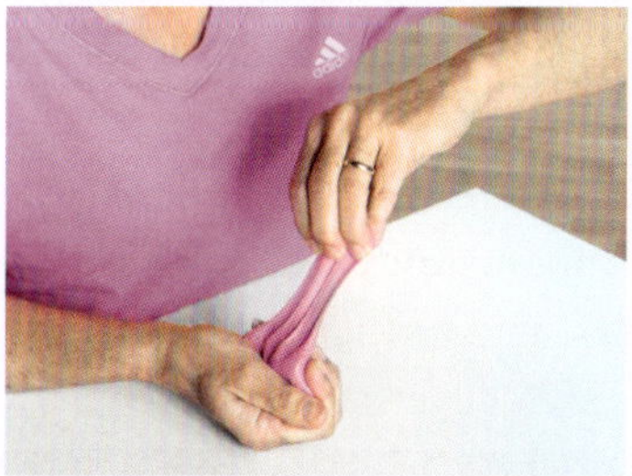

1. Mobilisation, Kräftigung: Die Knete mit einer Hand festhalten, mit den Fingerspitzen der anderen Hand die Knete fassen und greifen, als ob Sie sie aus der Haltehand reißen wollen. 10-mal wiederholen, dann die Hand wechseln.

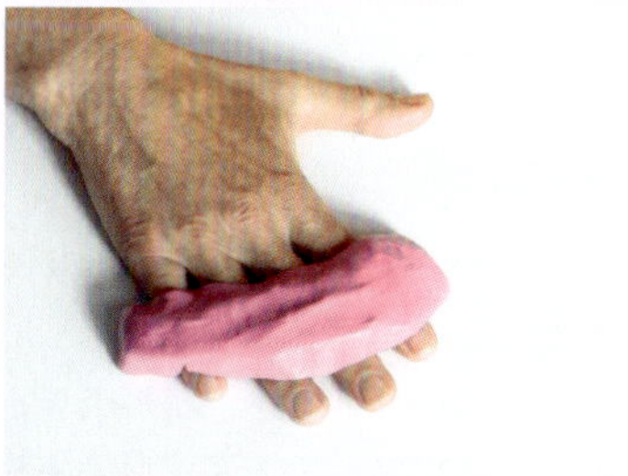

2. Spreizung: Die leicht gespreizte Hand auf den Tisch legen, mit der anderen Hand die Knete von oben auf und zwischen die Finger drücken. Dann die Hand gegen den Widerstand der Knete spreizen. 10-mal wiederholen. Hand wechseln.

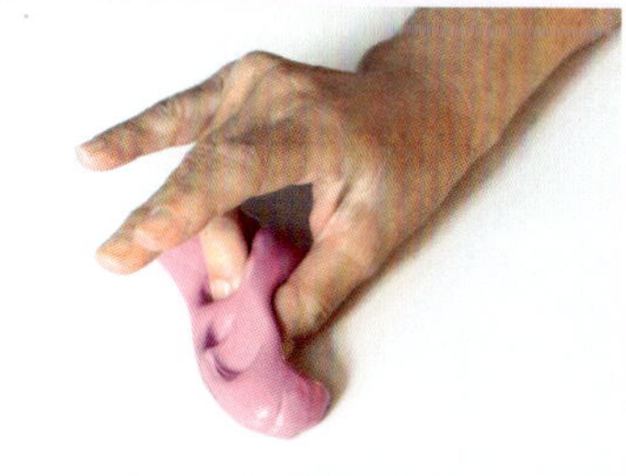

3. Kräftigung und komplexes Greifen: Knete zu einer Rolle formen. Die Rolle nacheinander mit Daumen und Zeigefinger, Daumen und Ringfinger, Daumen und Mittelfinger usw. zusammendrücken. 10-mal wiederholen. Hand wechseln.

Schwerhörigkeit

Schwerhörigkeit ist nicht nur ein Problem des Gehörs. Die sich daraus ergebenden Verständigungsprobleme führen oftmals zu Kommunikationsproblemen und einem sozialen Rückzug der Betroffenen. »Nicht sehen trennt von den Dingen, nicht hören von den Menschen« – so drückte es einst Helen Keller, eine taubblinde amerikanische Schriftstellerin, aus.

Fakten

Allein 13 Millionen Deutsche haben mit Gehörschäden zu tun – Junge und Alte. Die Altersschwerhörigkeit (Presbyakusis) betrifft das Innenohr, aber auch das zentrale Nervensystem, also Hörbahnen und Gehirn. Bereits 37 Prozent der Senioren im Alter von 61 bis 70 Jahren sind davon betroffen, 60 Prozent in der Altersgruppe von 71 bis 80 Jahren. Altersschwerhörigkeit schränkt die Lebensqualität deutlich ein. Mittel- bis hochgradiger Hörverlust ist mit dem erhöhten Auftreten einer Altersdepression verbunden und begünstigt die Entstehung einer Demenz.

Symptome und Ursachen

Typisch ist eine Gehörabnahme, meist zunächst in den höheren Frequenzen. Symptome können auch schlechteres Verstehen von Sprache (vor allem bei Umgebungslärm) sein, »verlangsamtes« Hören und eingeschränktes Richtungshören.

Anders als die Augen kommen die Ohren nie zur Ruhe, man kann sie schließlich nicht verschließen. Und so bleibt die ständige Beschallung in unserer modernen Gesellschaft oft nicht ohne Folgen für unsere »Ohrgesundheit«. Lärm ist einer der Hauptgründe für die Altersschwerhörigkeit. Nikotin verengt die feinen Blutgefäße und ist ebenfalls ein wichtiger Risikofaktor. Hinzu kommen Krankheiten wie Herz-, Kreislauf- und Stoffwechselerkrankungen, aber auch Medikamente. Verursacher können zudem Infektionen, ein Hörsturz oder Tinnitus (Ohrgeräusche) sein.

Therapie

Heute stehen hochwertige Hörgeräte zur Verfügung, um eine Hörschwäche auszugleichen. Daneben gibt es Implantate, die ins Ohr eingesetzt werden. Auch eine Reihe von operativen Möglichkeiten kommt in Frage.

Mein besonderer Tipp

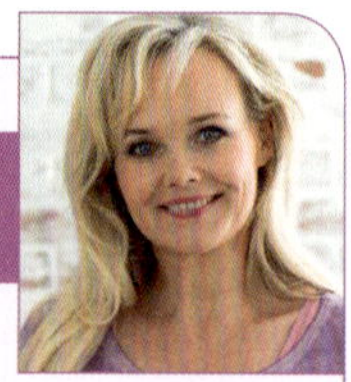

Hören mit dem Hörgerät

Geben Sie nicht so schnell auf, wenn Ihr Hörgerät nicht sofort einwandfrei funktioniert. Vielleicht hat Ihr Gehirn das Hören schon ein wenig verlernt und braucht Zeit, um sich an die vielen ungewohnten Töne zu erinnern. Nehmen Sie so lange den Service Ihres Hörgeräteakustikers in Anspruch, bis Sie mit dem Hörergebnis zufrieden sind. Oftmals sind mehrere Besuche dort nötig, um das Hörgerät anzupassen. Achten Sie auch darauf, dass Sie gut hören und keine Nebengeräusche auftreten, wenn Sie telefonieren.

Zögern Sie vor allem nicht zu lange, bis Sie es mit einem Hörgerät versuchen und tragen Sie es auch. Das Gehirn verlernt sonst das Hören!

Vorbeugung

Die wohl wichtigste Vorsorgemaßnahme ist, das Gehör zu schützen. Dazu gehört:

- Pausen für die Ohren einzulegen
- Ohrstöpsel an lauten Orten zu tragen
- plötzliche laute Töne zu vermeiden, die einen Hörsturz verursachen können
- Medikamente auf mögliche Nebenwirkungen zu überprüfen

Es gibt verschiedene Apps fürs Smartphone, die Ihnen helfen, die Lärmbelastung und auch Ihr Hörvermögen zu testen (z.B. »Safe and Sound«, »Too Loud«; Adresse siehe Internet).

Selbsthilfe

Gehen Sie offen damit um, dass Ihnen das Hören Probleme bereitet. Damit erleichtern Sie sich und Ihrer Umwelt die Kommunikation. Wenn Sie ein Hörgerät tragen, verstecken Sie Ihre Hörschädigung nicht, tragen Sie Ihr Hörgerät sichtbar oder machen Sie Ihr Gegenüber darauf aufmerksam, dass Sie schlecht hören.

Singen

Man nimmt nicht nur mit den Ohren Töne auf, sondern mit dem ganzen Körper. Deshalb ist es eine gute Idee – die Anregung stammt aus der anthroposophischen Medizin – als schwerhöriger Mensch zu singen. Das Singen soll auch die Hörwahrnehmung verbessern. Außerdem ist erwiesen, dass sich Singen positiv auf das Immunsystem auswirkt.

Hilfsmittel

Informieren Sie sich über Hilfsmittel. Es gibt nicht nur die »normalen« Hörgeräte, sondern auch spezielle Kopfhörer für einen besseren Fernseh- und Musikgenuss, besondere Telefone und Handys für Schwerhörige oder optische Signale für die Haustürklingel und Armbanduhren mit Vibrationssignal, die beispielsweise zur Erinnerung an die Medikamenteneinnahme genutzt werden können.

Kommunikation verbessern

Wenn Sie Schwierigkeiten haben zu hören, lässt sich die Kommunikation oft durch einige wenige Strategien verbessern, die auch Ihre Mitmenschen kennen sollten. Die folgenden Tipps stammen – etwas abgewandelt – vom Deutschen Schwerhörigenbund e.V. (siehe S. 261):

- Informieren Sie Ihr Gegenüber, wie das Gespräch am einfachsten für Sie ablaufen kann.
- Erklären Sie ihm auch ganz kurz die Art und Weise, in der Sie hören. Sind beide Ohren gleich betroffen, sind es die hohen Töne, die man besonders schlecht hört. So können Sie Verständnis für die Situation erreichen.
- Bitten Sie Ihren Gesprächspartner darum, dass er Ihnen sein Gesicht zuwendet, damit Sie zusätzlich die Worte von seinen Lippen ablesen können (Voraussetzung: gute Raumbeleuchtung, aber kein blendendes Licht). Dafür ist es hilfreich, einen Kurs in Lippenlesen zu absolvieren. Fragen Sie Ihren Arzt danach.
- Bitten Sie Ihren Gesprächspartner, langsam, deutlich und mit guter Betonung zu sprechen. Er muss aber nicht unnatürlich oder übertrieben und auf keinen Fall überlaut sprechen.
- Schwierig sind Gespräche mit Menschen, die einen Kaugummi, Essen oder eine Zigarette im Mund haben.
- Bitten Sie Ihr Gegenüber, beim Sprechen nicht die Hand vor den Mund zu halten.
- Achten Sie auf eine möglichst ruhige Umgebung ohne zu viel Hintergrundgeräusche.

Schwindel

Schwindel zählt zu den häufigsten Beschwerden alter Menschen. Bis zu 70 Prozent der über 80-jährigen Patienten in Pflegeheimen leiden darunter. Schwindel ist ein wesentlicher Risikofaktor für Stürze. Lesen Sie dazu auch die Hinweise unter »Sturzprophylaxe« auf S. 236/237.

Fakten

Schwindel ist nur ein Symptom und keine Krankheit an sich. Schwindel zeigt: Es liegt eine Störung vor.

Symptome und Ursachen

Schwindel wird unterschieden in

- Drehschwindel: Man hat das Gefühl einer Drehbewegung.
- Schwankschwindel: Man fühlt sich im Stehen unsicher (Standunsicherheit).
- Schwindel bei Schwächeanfall mit »Leere im Kopf« und Schwächegefühl. Man hat zudem das Gefühl einer bevorstehenden Ohnmacht.
- Schwindel in Verbindung mit Problemen der Augen (okulärer Schwindel): Es kommt zu Verschwommen- oder Doppeltsehen.
- Lagerungsschwindel: Er tritt in Attacken bei Lageveränderungen des Kopfs auf.

Die Ursachen von Schwindel sind außergewöhnlich vielseitig: Bei Drehschwindel ist an Durchblutungsstörungen des Gehirns, Innenohrentzündungen, Morbus Menière (Erkrankung des Innenohrs mit Drehschwindelanfällen), aber auch an einen Tumor zu denken. Bei Schwankschwindel stehen Störungen des Gehirns (Parkinson, Durchblutungsstörungen), Depression, Post-Fall-Syndrom (Angst, nach einem bereits aufgetretenen Sturz noch einmal hinzufallen), aber auch Medikamente im Vordergrund. Dagegen hat der Schwindel, der einer Ohnmacht vorausgehen kann, eher Ursachen im Stoffwechsel (etwa eine Unterzuckerung oder Störungen der Schilddrüsenfunktion), in zu hohem oder zu niedrigem Blutdruck, Blutarmut, Herzrhythmusstörungen oder Herzinsuffizienz. Beim Schwindel im Zusammenhang mit Augenerkrankungen sollten Sie sich auf Sehstörungen untersuchen lassen. Auch ein Ausfall des Gleichgewichtsorgans im Ohr kann heftigen Schwindel verursachen. Verantwortlich für den Lagerungsschwindel sind »verrutschte« Kristalle in den Bogengängen des Innenohres. Er ist sehr gut behandelbar.

Es gibt unterdessen spezialisierte Zentren, sogenannte Schwindelzentren oder -ambulanzen, in denen Schwindel diagnostiziert und gegebenenfalls therapiert wird. Fragen Sie bei Ihrer Krankenkasse nach einem Zentrum in Wohnnähe.

Therapie

Gerade beim Schwindel ist es sehr wichtig, Vor- und Grundkrankheiten zu klären und den Charakter des Schwindels genauer zu beschreiben. Da Schwindel ein Anzeichen für viele andere Erkrankungen sein kann, umfasst die Befunderhebung oft eine allgemeine körperliche Untersuchung, die Herz-Kreislauf-Diagnostik, eine neurologische Untersuchung und gegebenenfalls andere speziellere Tests.

Vorbeugung

Koordination und Balance trainieren: Auch vorbeugend können Sie die im Folgenden beschriebenen Übungen durchführen.

Selbsthilfe

Es gibt einiges, was Ihnen helfen kann, dem Schwindel den Kampf anzusagen.

Medikamenten-Check

Lesen Sie die Beipackzettel Ihrer Medikamente. Viele Wirkstoffgruppen können Schwindel verursachen: Mittel gegen Epilepsie, Schmerzmittel, Beruhigungsmittel, Psychopharmaka, Antidepressiva, entzündungshemmende Mittel, Betäubungsmittel, Antibiotika, Anti-Pilzmittel, Entwurmungsmittel, Betablocker, gefäßwirksame Mittel, Bluthochdruckmedikamente, krampflösende, harntreibende Mittel, Antiallergika u. a.

Übungen bei Drehschwindel

Folgende Übungen trainieren Augen, Gleichgewichtsorgan und zentrales Nervensystem:

- Halten Sie den Kopf still und bewegen Sie die Augen nach unten, oben, links und rechts.
- Halten Sie den Daumen mit ausgestrecktem Arm vor den Körper. Bewegen Sie den Arm nach rechts, links, unten und oben. Dabei verfolgen Sie den Daumen mit den Augen. Nun halten Sie den Daumen still und drehen den Kopf nach rechts und links. Dabei fixieren Sie den Daumen weiterhin mit Ihren Augen.
- Schauen Sie auf der Straße vorbeifahrenden Autos hinterher.

Craniosacraltherapie

Patienten, bei denen trotz intensiver Untersuchung keine Ursache für den Schwindel festgestellt werden konnte, sollten einen Craniosacraltherapeuten aufsuchen. Dieser arbeitet ähnlich wie ein Osteopath: Er ertastet das Zusammenspiel von Knochen, Muskeln und Bindegewebe vom Schädel (= Cranium) bis zum Kreuzbein (= Sacrum) und kann dabei Engstellen am Schädel aufspüren und Blockaden lösen.

Schnelle Hilfe: Rosmarinöl

Ist der Schwindel Folge eines Blutdruckabfalls, kann blutdrucksteigerndes ätherisches Rosmarinöl helfen (Apotheke, gut sortierte Bioläden). Sie können ein Fläschchen in der Handtasche mit sich führen und daran schnuppern, wenn der Blutdruck absackt. Ähnlich wirkt Kampfer.

Homöopathie

In der Apotheke gibt es homöopathische Komplexmittel, die sich bei Schwindelzuständen bewährt haben, wie Vertigoheel® oder Taumea®. Dosieren Sie nach Packungsbeilage.

Akupunktur

Schwindel kann erfahrungsgemäß gut mit Akupunktur behandelt werden. Suchen Sie dafür einen Arzt mit Zusatzbezeichnung »Akupunktur« auf oder wenden Sie sich an ein Zentrum für Traditionelle Chinesische Medizin (TCM).

Mein besonderer Tipp

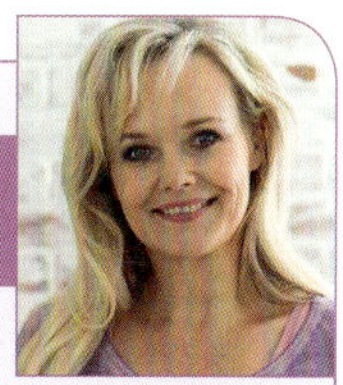

Gleichgewichtsübungen

- Versuchen Sie, so lange wie möglich Hose und Strümpfe im Stehen anzuziehen. Sind Sie bereits etwas unsicher, können Sie sich dabei auch mit dem Rücken an eine Wand lehnen.
- Trainieren Sie Ihr Gleichgewicht mit dem Einbeinstand. Sehr gut geht das beim Zähneputzen: Sie stehen abwechselnd auf einem Bein und putzen sich dabei die Zähne.

Sodbrennen

Über 500 Millionen Euro jährlich geben die Deutschen für frei verkäufliche Mittel aus, um Sodbrennen zu lindern. Eine fragwürdige Strategie, denn sie helfen auf Dauer nicht und können durchaus unerwünschte Nebenwirkungen haben. Einfache Hausmittel tun es in vielen Fällen auch. Bitte beachten Sie: Sodbrennen ist ein Symptom, deshalb ist es wichtig, die Ursache zu klären!

Fakten

Die Speiseröhre verbindet den Rachenraum mit dem Magen. Sie ist etwa daumendick, 25 cm lang und liegt im Brustraum zwischen Luftröhre und Wirbelsäule. Der Magen ist innen mit einer Schutzschicht ausgekleidet, die Speiseröhre hat diesen Schutz nicht. Deshalb wird bei einem Rückfluss der Magensäure – sie enthält vor allem Salzsäure – die Schleimhaut angegriffen. Dann spricht man von Refluxkrankheit.

Symptome und Ursachen

Bei Sodbrennen steigt Magensäure oder saurer Mageninhalt in die Speiseröhre auf. Es kommt zu saurem Aufstoßen und dumpfem, brennendem Schmerz hinter dem Brustbein. Der häufigste Grund ist ein zu schlaffer Schließmuskel zwischen Speiseröhre und Mageneingang, Magensaft fließt zurück. Manche Lebensmittel gelten als »Säurelocker«, bei denen besonders viel Magensäure produziert wird. Aber auch Stress, Alkohol und Nikotin sind »Säurelocker«. Manche Medikamente begünstigen Sodbrennen, etwa sogenannte Anticholinergika (Mittel gegen Inkontinenz) und bestimmte Rheumamittel (NSAR). Eine Entzündung der Speiseröhre, aber auch eine Mageninfektion mit dem Bakterium Helicobacter pylori, eine Verengung des Magenschließmuskels, ein Zwerchfellbruch oder eine Krebserkrankung müssen ausgeschlossen werden, bevor die Therapie beginnt.

Therapie

Zu Beginn wird Sodbrennen häufig mit Antazida, also säurebindenden Medikamenten behandelt. Diese Medikamente sind rezeptfrei in der Apotheke erhältlich. Eine weitere Medikamentengruppe sind die Säureblocker, die die Produktion von Magensäure hemmen.

Vorbeugung

Sodbrennen lässt sich gut vorbeugen. Wichtig ist hier vor allem, auf das Gewicht und die Ernährung zu achten.

Gewicht abbauen

Bei Übergewicht ist der Druck auf den Magen erhöht, was den Rückfluss von Magensäure begünstigt. Gewicht bauen Sie ab, indem Sie durch körperliche Tätigkeiten mehr Energie verbrauchen, als Sie zu sich nehmen. Das ist nicht leicht, aber es beugt auch vielen anderen Erkrankungen vor.

Ernährung umstellen

Verzichten Sie auf üppige und fettreiche Mahlzeiten, viele Süßigkeiten, Alkohol und koffeinhaltige Getränke, die die Produktion von Magensäure begünstigen. Auch gegorene Getränke, Mineralwasser mit viel Kohlensäure oder kohlensäurehaltige Softdrinks sowie stark gewürzte und gesalzene Speisen reizen die Magenschleimhaut. Besonders viel Magensäure wird für die Verdauung von Eiweiß benötigt. Essen Sie deshalb zu eiweißhaltigen Lebensmitteln immer auch basisch wirkende Gegenspieler. Das sind vor allem Gemüse, Kartoffeln, Avocados und Salate.

Bevorzugen Sie magenfreundliche Lebensmittel. Dazu zählen fast alle Gemüsesorten, vor allem Kartoffeln, Wurzelgemüse, Kohlrabi, Rettich, Sprossen, Tomaten und Avocados. Auch Samen, Pilze, getrocknete Datteln, Feigen, Aprikosen und Rosinen sowie Bananen haben eine positive Wirkung. Ein guter Nebeneffekt der Ernährungsumstellung: Sie werden ganz nebenbei ein paar Pfunde verlieren.

Wenn Sie gern deftig essen: Hühnchen- oder Fischgerichte sind leichter verdaulich als solche mit Rind- oder Schweinefleisch. Das ist vor allem für die Abendmahlzeit wichtig.

Selbsthilfe

Sodbrennen lässt sich durch kleine Änderungen in der Lebensweise und einfache Hausmittel in aller Regel gut in den Griff bekommen.

Esspausen einhalten

Lassen Sie genügend Abstand zwischen den Mahlzeiten (etwa 4 Stunden), damit der Magen genügend Zeit hat, die Nahrung zu verarbeiten.

Nicht Liegen nach dem Essen

Legen Sie sich nach den Mahlzeiten nicht sofort hin und essen Sie nicht unmittelbar vor dem Zubettgehen, damit die Nahrung vor dem Ruhen den Magen bereits teilweise verlassen hat. Wenn Sie dennoch beim Schlafen Beschwerden bekommen, legen Sie sich mit leicht erhöhtem Oberkörper hin. Die Schwerkraft hilft dabei, dass der Speisebrei nicht so leicht in die Speiseröhre zurückfließt.

Kartoffeln neutralisieren Säure

Kartoffeln sind als Gemüse besonders basisch und neutralisieren Säuren. In der Volksmedizin wird von jeher empfohlen, bei Sodbrennen ein kleines Schnapsglas gepressten Kartoffelsaft (frisch gepresst oder aus dem Reformhaus) zu trinken oder ein kleines Stück rohe Kartoffel zu kauen, gut einzuspeicheln und zu essen. Sie können es aber auch mal mit Banane oder Birne probieren – vielen hilft auch das.

Heilerde

Ein wirkungsvolles und günstiges Mittel gegen Sodbrennen ist die Einnahme von Heil- und Mineralerde. 1 EL der Erde wird in warmem Wasser aufgelöst und getrunken. Die feinen Partikel binden die Magensäure auf natürlichem Wege. Heilerde ist feinstzermahlener Löss, ein Bodensediment mit einem hohen Mineralanteil. Die winzigen Teilchen haben eine extrem große Oberfläche, an der sie nicht nur Magensäure, sondern auch Cholesterin, Fette und Schadstoffe binden können. Empfehlenswert ist Luvos® Heilerde 1 (fein), das einzige Naturarzneimittel, das in Deutschland mit dem Wirkstoff Heilerde gegen Sodbrennen, säurebedingte Magenbeschwerden und Durchfall zugelassen ist. Diese Heilerde hat nachweislich eine 6-mal stärkere Säurebindung als andere Heilerden.

Warnhinweis

Bitte greifen Sie nicht zu schnell zu Säureblockern. Diese Medikamente wirken rein symptomatisch, das heißt, sie heilen nicht die Ursache. Bei Langzeiteinnahme begünstigen sie eine Osteoporose.

Sturzprophylaxe

Stürze sind der Albtraum vieler alternder und betagter Menschen, weil Knochenbrüche oder Beeinträchtigungen der Selbstständigkeit die Folge sein können. Vor allem wenn eine Osteoporose (Knochenschwund) vorliegt, kann es schnell zum Bruch kommen: Schätzungen zufolge sind 100.000 Brüche pro Jahr auf Knochenschwund zurückzuführen. Stürze sind häufig Alarmzeichen für andere Erkrankungen! Bitte erzählen Sie Ihrem Arzt, wenn Sie gestürzt sind.

Fakten

Jedes Jahr stürzen 30 Prozent der über 65-Jährigen und 40 Prozent der über 80-Jährigen. Besonders häufig sind dabei Stürze durch rutschige oder unebene Bodenbeläge oder von Treppen und Stufen. Auch bei der Benutzung von Rollatoren und Rollstühlen ereignen sich Stürze mit zum Teil schweren Verletzungen. Im fortgeschrittenen Alter sind Brüche leider häufig: Über 90-Jährige stürzen im Durchschnitt einmal pro Jahr. Gerade bei Betagten wird durch die Stürze die Gehunsicherheit verstärkt, es kommt zur Muskelschwäche durch die Inaktivität und die Angst zu stürzen wird immer größer. Ein Teufelskreis. Am Ende ist die Bewältigung des häuslichen Alltags gefährdet oder eingeschränkt. Ein Sturz kann die Angst so sehr verstärken, dass man nicht mehr aus dem Haus gehen mag (»Post-Fall-Syndrom«).

Symptome und Ursachen

Die wichtigsten Ursachen für Stürze sind Schwindelattacken, nachlassende Kraft und vermindertes Sehvermögen. Außerdem kommen neurologische Erkrankungen (Demenz, Delir), Herz-Kreislauf-Erkrankungen, Morbus Parkinson, Arthrosen und Probleme mit den Füßen in Betracht. Auch Medikamente wie Diuretika, Beruhigungsmittel oder Bluthochdruckmittel können zu Gleichgewichtsstörungen und damit zu Stürzen führen.[3]

Therapie

Wichtig ist die Suche nach den ursächlichen Erkrankungen.

Vorbeugung

Prüfen Sie Ihre häusliche Umgebung und Ihre Ausstattung auf Sturz- und Stolperfallen.

Selbsthilfe

Achten Sie auf eine gute Ernährung und trinken Sie unbedingt ausreichend, damit es nicht zu Austrocknungserscheinungen kommt, die wiederum Schwäche und Schwindel verursachen können.

Muskeltraining

Trainieren Sie die Muskulatur. Machen Sie gezielt Krafttraining, auch in häuslichen Programmen. Holen Sie sich Anregungen in Reha-Sportgruppen, die es oft in Fitnessstudios gibt.
Ein sehr effektives Training für Muskeln und Knochen, aber auch das Gleichgewichtsorgan ist das Springen auf einem Mini-Trampolin (möglichst 10 Minuten pro Tag). Die Schwerkraft bewirkt dabei, dass alle Zellen des Körpers beansprucht werden. Mini-Trampoline gibt es auch für zu Hause in verschiedenen Ausführungen, z. B. auch mit Haltegriffen.

Sicherheit zu Hause

- ► Gehen Sie zu Hause nicht in Pantoffeln oder Schnürschuhen, bei denen die Schnürsenkel heraushängen können.
- ► Tragen Sie nachts Socken mit gummierten Sohlen, dann haben Sie einen sicheren Stand, wenn Sie raus müssen.
- ► Die Beleuchtung sollte so eingerichtet sein, dass Sie gut sehen, aber nicht geblendet werden. Lichtschalter sollten (auch für nachts) in erreichbarer Nähe sein.
- ► Untersuchen Sie das häusliche Umfeld auf Stolperfallen wie Teppiche, Schwellen, Kabel etc.
- ► Passen Sie auf, dass Sie nirgendwo ausrutschen. Das gilt insbesondere im Bad. In der Dusche und der Badewanne sollte jeweils eine gummierte Unterlage liegen.
- ► Lassen Sie Haltegriffe montieren, z. B. über der Badewanne und neben der Toilette.
- ► Besorgen Sie einen Dusch- und Badewannenstuhl, eine Toilettenerhöhung, eventuell sogar einen Treppenlift.
- ► Nutzen Sie bei Sturzgefährdung ein Alarmsystem für den Notfall. Das kann eine Klingel sein oder ein »Babyphon«.
- ► Nutzen Sie Hüftprotektoren.

Anti-Sturz-Training

Um gegen Stürze gewappnet zu sein, ist es wichtig, das Gleichgewicht und die Muskelkraft zu trainieren. Unter »Schwindel« (siehe S. 232/233) und »Osteoporose« (siehe S. 134–141) finden Sie weitere Übungen. Stellen Sie sich für die folgenden Übungen so hin, dass Sie sich rechts und links festhalten könnten.

- ► Stellen Sie sich auf die Zehenspitzen.
- ► Gehen Sie in Schrittstellung.
- ► Stellen Sie sich in Schrittstellung auf die Zehenspitzen.

Anleitung

Gleichgewichtsübung

Legen Sie einen gefalteten langen Schal (alternativ ein dickes Seil oder einen Gartenschlauch) auf den Boden.

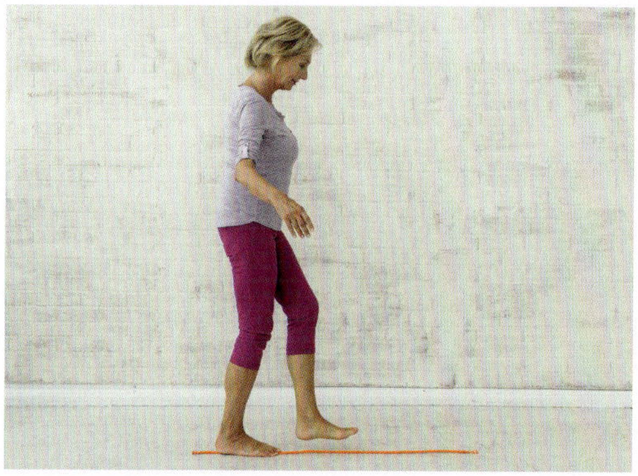

Balancieren Sie auf dem Schal: Setzen Sie einen Fuß der Länge nach darauf, dann davor den anderen. Machen Sie nun kleine Schritte vorwärts und rollen Sie die Füße dabei ab.

- ► Stehen Sie nur auf einem Bein, den anderen Fuß setzen Sie auf den Standbeinfuß.
- ► Stehen Sie auf einem Bein und schwingen das freie Bein vor und zurück.
- ► Lassen Sie sich von einem Physiotherapeuten Übungen für ein Wackelbrett zeigen.

Hilfsmittel

Es gibt zahlreiche Gehhilfen: Gehbock, Rollator, Gehwagen, Stöcke, Rollstuhl u. a. Spezielle Schuhe erleichtern das Laufen und Abrollen, Einlagen sorgen für einen sicheren Stand. Achten Sie darauf, dass die Gehhilfe individuell für Sie angepasst wird. Lassen Sie sich den Gang und die richtige Benutzung genau erklären. Sonst drohen Folgeprobleme.

Übergewicht

Nach dem Ernährungsbericht 2012 der Deutschen Gesellschaft für Ernährung (DGE) sind etwa zwei Drittel der Männer und 43 Prozent der Frauen in Deutschland zu dick. Die »Best-Ager« legen gern noch etwas zu, während die Betagten dann häufig wieder abnehmen.[4]

Fakten

Das Gewicht eines Menschen wird heute nach dem Body Mass Index (BMI) berechnet (auch als »Körpermasseindex« bezeichnet). Der BMI gibt das Verhältnis von Körpergewicht zu Körpergröße an. Er berechnet sich wie folgt: Körpergewicht in Kilogramm dividiert durch das Quadrat der Körpergröße in Metern.

Das Normalgewicht steigt mit dem Alter, für Menschen ab 65 wird ein BMI zwischen 24 und 29 als normal angesehen. Früher galt die Faustregel: Körpergröße minus 100 = Normalgewicht. Demnach wäre eine Person, die 1,80 m groß und 80 kg schwer ist, normalgewichtig. Nach der BMI-Berechnung hat diese Person einen BMI von 24,6, liegt also für die Altersklasse ab 65 im unteren Teil des Normbereiches. Im Grund genommen reicht ein Blick in den Spiegel, um zu sehen, wie es um das Gewicht bestellt ist.

Vor allem die Fettverteilung gilt als Risikofaktor für Stoffwechsel- und Herz-Kreislauf-Krankheiten. Ungünstig ist der »Apfeltyp«, bei dem sich das Fett überwiegend am Bauch anlagert. Bauchfett ist besonders hormonaktiv und beeinflusst den Stoffwechsel negativ. Bei einem BMI über 25 sollten Sie den Bauchumfang (in der Mitte zwischen unterem Rippenbogen und Beckenkamm) messen: Er sollte bei Frauen nicht über 88 cm, bei Männern nicht über 102 cm liegen.

Symptome und Ursachen

Übergewicht und Fettleibigkeit führen anfangs zu Herz-Kreislauf-Problemen wie Atemnot und Kurzatmigkeit, im Schlaf kann es zu kurzen Atemstillständen kommen. Man ist schnell müde und wenig belastbar. Der Bewegungsapparat tut sich mit dem hohen Körpergewicht schwer: Rückenschmerzen, Hüft- und Kniebeschwerden sind oftmals die Folge. Es kommt zu verstärktem Schwitzen. Über die Jahre entwickelt sich häufig das metabolische Syndrom mit Bluthochdruck, erhöhten Blutfetten und Diabetes. Ursache für Übergewicht ist das Missverhältnis zwischen Kalorienaufnahme und -verbrauch.

Bedenken sollte man, dass manche Medikamente (insbesondere Psychopharmaka, Kortison) zu einer Gewichtszunahme führen können. Auch einige Krankheiten (wie Depression, Schilddrüsenunterfunktion, Sucht) können das Gewicht in die Höhe treiben.

Therapie

Liegt eine Grunderkrankung vor, muss diese behandelt werden. Sind Medikamente der Ge-

Warnhinweis

Übergewicht ist ein Risiko für Diabetes mellitus Typ 2, Fettstoffwechselstörungen, Bluthochdruck, Gicht, Gelenkprobleme, koronare Herzkrankheit, verschiedene Krebsarten wie Dickdarmkrebs, gutartige Prostatavergrößerung, Prostatakrebs und Brustkrebs nach den Wechseljahren.

wichtstreiber, so kann in manchen Fällen nach einer Alternative gesucht werden. Ansonsten gilt: abnehmen!

Vorbeugung

In den »Rubin-Regeln« sind die wichtigsten Empfehlungen zusammengefasst, um nicht zuzunehmen (siehe S. 57). Das Wichtigste sind eine gesunde Vollwerternährung, Bewegung (am besten mit anderen und an der frischen Luft), regelmäßige Mahlzeiten und genügend Schlaf. Das ist schon einmal die Basis für einen gesunden Lebensstil, bei dem man das Gewicht gut halten kann. Auf gar keinen Fall hungern! Das macht meist erst richtig dick, weil der Körper nach einer Diät wieder aufholen möchte (Jo-Jo-Effekt).

Selbsthilfe

Kurzfristige Diäten bringen wenig. Ändern Sie lieber Kleinigkeiten in Ihrem Lebensstil, diese dafür aber konsequent. Das ist nicht leicht, aber der Erfolg verleiht Flügel. Viele meinen, alles ändern zu müssen, und fangen deshalb gar nicht erst an oder werden schnell entmutigt. Deshalb: Schreiben Sie Ihre Gewohnheiten auf und ändern Sie Kleinigkeiten. Am besten geht dies mit Hilfe einer Ernährungsberatung. Denn nur wer weiß, wo die größten Kalorienfallen lauern (z. B. in Getränken!), kann sie besser umgehen.

»Fletchern«

Der Amerikaner Horace Fletcher (1849–1919) empfahl, jeden Bissen intensiv zu kauen und einzuspeicheln. Er selbst litt unter starkem Übergewicht und konnte sich durch seine Kautechnik davon befreien: Man nimmt kleine Bissen in den Mund, speichelt sie gut ein und kaut sie mindestens 40- bis 50-mal, bis der Bissen breiig oder sogar flüssig geworden ist. Gerade zu Beginn rät Fletcher mitzuzählen, sich auf das Essen und auf das Kauen zu konzentrieren und erst dann den nächsten Bissen in den Mund zu nehmen, wenn der vorige in aller Ruhe durchgekaut ist. Auch Flüssigkeiten sollten eingespeichelt und »gekaut« werden.

Volumenreiche Kost essen

Ein Cheeseburger aus einem Fast-Food-Restaurant ist in wenigen Minuten gegessen – und Sie haben damit auf die Schnelle 360 kcal aufgenommen. Die Energiedichte ist besonders hoch. Ähnlich viele Kalorien hat ein Teller mit Vollkornspaghetti und Tomatensoße: Um diese zu essen, brauchen Sie aber viel länger, und sind ganz anders satt, wenn der Teller leer ist.
Klug ist es also, Lebensmittel zu wählen, die vergleichsweise wenig Kalorien, aber viel Volumen und Ballaststoffe haben: Das sind im Grunde genommen alle Gemüse und Hülsenfrüchte, auch mageres Fleisch und Fisch sind günstig, Alkohol und Süßes sollten dagegen dem Wochenende vorbehalten sein. So können Sie viele Kalorien auf ihrem Konto sparen.

Bewegung hilft

Nur anders essen bringt nicht viel, wenn Sie abnehmen möchten. Wichtig ist: Bewegung, egal, in welcher Form. Jede Bewegung hilft.
Das ist nicht leicht. Gerade Übergewichtige haben es schwer, in Bewegung zu kommen. Oft ist die Motivation sehr hoch, man überschätzt sich aber und erntet dann erste Misserfolge. Ein Trainer kann helfen, sich Schritt für Schritt wieder in Bewegung zu bringen. Bewegung entwickelt Muskeln (diese brauchen Energie) und hält den Stoffwechsel aktiv.

Vaginale Trockenheit

Vaginale Trockenheit, also eine trockene Scheidenschleimhaut, ist eine besondere Belastung für die betroffenen Frauen. Sie beeinträchtigt nicht nur die Sexualität, sondern auch das Wohlbefinden und begünstigt Scheideninfektionen.

Fakten

In den Wechseljahren kommt es zu einer Veränderung der Hormone und damit auch der Scheidenflora. Vaginale Trockenheit ist eines der Hauptsymptome von Wechseljahresbeschwerden (jede zweite Frau ist betroffen). Während andere Beschwerden, beispielsweise Hitzewallungen, nach einiger Zeit wieder nachlassen, halten die Beschwerden im Genitalbereich häufig an.

Symptome und Ursachen

Durch die Veränderung des Hormonhaushalts wird die Scheidenschleimhaut empfindlicher, trockener, dünner und anfälliger für Infektionen. Es kann zu Schmerzen beim Geschlechtsverkehr kommen, zu feinen Einrissen, Jucken oder Brennen. Auch Harnwegsinfekte können die Folge sein.

Therapie

Schulmedizinisch gibt es verschiedene Präparate, die Beschwerden zu lindern. Dazu gehören äußerlich anzuwendende Östrogenpräparate, die die Schleimhaut wieder aufbauen.

Vorbeugung

Es gibt durchaus Möglichkeiten, einer Scheidentrockenheit und vor allem auch nachfolgenden Scheideninfektionen vorzubeugen.[5]

Die richtige Unterwäsche

Tragen Sie luftdurchlässige Unterwäsche aus Naturmaterialien, etwa aus Baumwolle. Bei Synthetikunterwäsche entsteht leicht eine feucht-warme Umgebung, die Pilze besonders lieben.

Hygiene

Waschen Sie sich, um möglichen Infektionen vorzubeugen, vor dem Geschlechtsverkehr gründlich und bitten Sie auch Ihren Partner, dies zu tun. Moderne Toiletten bieten eine Bidet-Funktion, also einen warmen Wasserstrahl. So können sich keine Keime vom Stuhlgang auf der empfindlichen Scheidenschleimhaut ausbreiten.

Pflege

Verwenden Sie für die Pflege des Intimbereichs Pflegeprodukte ohne Zusatzstoffe oder einfach nur Wasser (nicht zu heiß).

Zäpfchen, Salben, Gels

Es gibt in der Apotheke zahlreiche Gels, Salben und Zäpfchen, mit denen Sie die Scheidenschleimhaut pflegen können – auch vorbeugend. Manche von ihnen, insbesondere die hormonhaltigen Vaginalsalben, sind verschreibungspflichtig, andere sind rezeptfrei erhältlich.
Vaginalzäpfchen können Milchsäurebakterien, Granatapfel oder Aloe vera enthalten. Verwenden Sie sie vorsorglich nach dem Geschlechtsverkehr und dem Besuch eines Schwimmbads. Für die Pflege der Scheide gibt es verschiedene Gels auf chemisch-synthetischer oder pflanzlicher Basis, z. B. mit Hopfenextrakt. Ein anderes pflanzliches Gel enthält Aloe vera, eine Pflanze, die Feuchtigkeit zuführt und kühlt. Die Gels sind

ebenfalls in der Apotheke erhältlich und werden nach Packungsanleitung verwendet. Spezielle Feucht- und Gleitcremes zur Anwendung beim Geschlechtsverkehr sind im Handel erhältlich (z. B. Vaginsan® Feucht-Creme, MultiGyn® Liqui-Gel). Manche Gels und Cremes gibt es auch mit Einführhilfe.

Selbsthilfe

Wenn Sie unter trockener Scheidenschleimhaut leiden, ist dies kein Grund, zu resignieren oder sich zurückzuziehen, auch sexuell. Es gibt viele Möglichkeiten, etwas dagegen zu unternehmen.

Sitzbäder mit Kräutern

Sitzbäder und Waschungen können das Scheidenmilieu verbessern und die Beschwerden lindern. Gut geeignet bei Hautreizungen sind Sitzdampfbäder mit Kamille und Schafgarbe. Beide Pflanzen beruhigen die Schleimhaut und sind entzündungshemmend. Je 1 EL Kamillenblüten und Schafgarbenkraut in einem flachen Topf mit 1 l kochendem Wasser übergießen und in die Toilettenschüssel stellen. Auf die Toilette setzen und den Dampf mit den ätherischen Ölen etwa 20 Minuten wirken lassen.

Sitzbäder mit Sheabutter

Sheabutter ist eine sehr hautverträgliche Nussbutter, die aus Afrika stammt. Beziehen Sie auf jeden Fall unraffinierte Sheabutter, nur in ihr sind die wertvollen Inhaltsstoffe enthalten. Sie erkennen sie am gelblichen Farbton (durch das Beta-Karotin) und am nussig-aromatischen Geruch. Geben Sie 1 TL Sheabutter in eine kleine Plastikwanne mit warmem Wasser und machen Sie darin etwa 10 Minuten lang ein Sitzbad. Dann den feuchten Bereich abtupfen und Slipeinlagen verwenden.

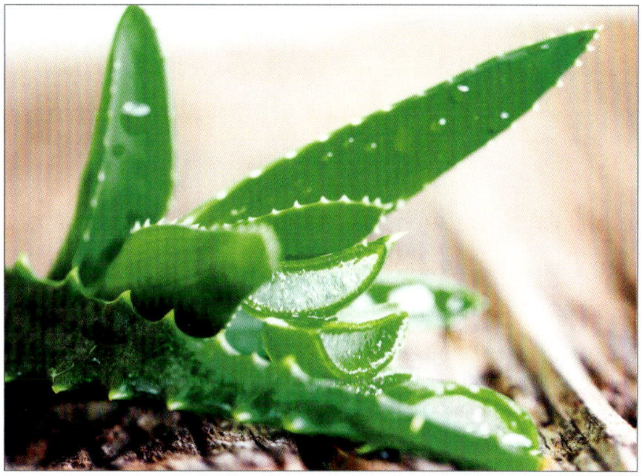

Das Gel in den Blättern der Aloe vera wirkt entzündungshemmend und gibt der Haut Feuchtigkeit.

Milchsäure

Milchsäure ist hilfreich, wenn Sie die Vaginalflora stärken und das Scheidenmilieu verbessern möchten. Damit lassen sich Infektionen oder Pilze verhindern. Verwenden Sie bei den ersten Anzeichen einer Infektion Milchsäure-Gel oder -Zäpfchen (Apotheke).

Aloe-vera-Gel

Aloe vera ist eine wichtige Heilpflanze für Haut und Schleimhäute. Sie kommt zum Einsatz, wenn die Haut trocken, rot, heiß und rissig ist. Aloe-vera-Gel erhalten Sie in der Apotheke. Es ist sehr gut verträglich, selten können allergische Reaktionen auftreten. Manche Fertigpräparate enthalten allerdings Konservierungsstoffe, die eine sensible Vaginalschleimhaut irritieren können.

Granatapfelsamenöl

Bei trockener Scheide oder auch bei Scheidenentzündungen aufgrund von Östrogenmangel lohnt sich ein Versuch mit Granatapfelsamenöl in Kapselform (Apotheke). Der Granatapfel galt als Liebesapfel der Antike, er wirkt leicht östrogenartig (Delima® Kapseln, 2-mal täglich 1 Kapsel).

Zahnersatz

Zahnersatz gibt es schon lange. Bereits Etruskerfunde von 500 v. Chr. zeigen Zahnersatz aus Goldbändern und Zähne von Toten. Dann waren Elfenbein und Kuhknochen, ja sogar Nilpferdzähne beliebte Materialien für Prothesen. Viele Menschen tragen im Alter eine Zahnprothese. Auch diese muss korrekt gereinigt werden.

Fakten

Beim Zahnersatz werden verschiedene Formen unterschieden, je nachdem, wie viel Zähne noch im Mund vorhanden sind:

► Eine **Teilprothese** wird an den restlichen Zähnen befestigt. Sie besteht aus einer metallenen, mit Kunststoff überzogenen Basis, auf der die Kunststoffzähne sitzen. Befestigt wird das Ganze mit Klammern an Kronen, die über anderen Zähnen sitzen.

► Eine **Totalprothese** ersetzt das komplette Gebiss eines oder beider Kiefer. Sie wird durch unterschiedliche Mechanismen im Mund gehalten, so auch durch implantierte »Druckknöpfe«. Dafür bohrt der Arzt vier kleine Löcher in den Kieferknochen, in die dünne Stifte geschraubt werden. An deren Ende sitzt eine Art Druckknopf, dessen Gegenstück in die Prothese eingearbeitet wird. Dadurch bekommt sie einen festen Sitz. Geeignet ist diese Methode für alte Patienten, die bereits alle Zähne verloren haben.

► **Implantate** sind künstliche Zahnwurzeln. Dazu wird ein Metallstift aus Titan chirurgisch in den Kiefer eingesetzt. Ist er nach wenigen Monaten mit der Knochensubstanz verwachsen, können anschließend auf diesem Fundament sogenannte Suprakonstruktionen – Kronen, Brücken oder auch größere Prothesen – befestigt werden. Zahnimplantate sind in vielen Fällen einsetzbar und lange haltbar. Allerdings eignen sie sich nicht für jeden Patienten, vor allem wenn die Knochensubstanz nicht mehr genug Halt bietet. Dies gilt auch im Alter: Bei Erkrankungen wie Störungen der Blutgerinnung, Herz-Kreislauf-Beschwerden, Erkrankungen des Stoffwechsels oder einer geschwächten Immunabwehr können Komplikationen auftreten. Implantate können pro Zahn mehrere Tausend Euro kosten.

Symptome und Ursachen

Selbst wenn die »Dritten« keine Löcher mehr bekommen können, müssen sie genauso gut gepflegt werden wie die eigenen Zähne. Ein schlecht gepflegtes Gebiss ist eine Bakterienschleuder, die zahlreiche Keime enthält und nicht nur das Zahnfleisch schädigen kann, sondern über eine Parodontitis den Gesamtorganismus. Die Beläge führen zudem zu unangenehmem Mundgeruch.

Therapie

Der wichtigste Ansprechpartner für die »Dritten« ist der Zahnarzt. Reden Sie mit ihm über mögliche Probleme.

Vorbeugung

Am besten wäre es natürlich, man bräuchte gar keinen Zahnersatz. Durch ballaststoffreiche Nahrung, gründliches Kauen und gute Mundhygiene, vor allem aber durch regelmäßige Zahnarztbesuche und Zahnreinigungstermine können Sie vorsorgen oder einem weiteren Zahnverlust vorbeugen.[6]

Zahnpflege

Putzen Sie mindestens 2-mal am Tag die Zähne: morgens nach dem Frühstück und abends vor dem Schlafengehen. Am besten sind dafür Zahnbürsten geeignet, die einen maximal zweieinhalb Zentimeter kleinen Kopf und abgerundete Kunststoffborsten haben. Zahnbürsten sollten spätestens nach drei Monaten ausgetauscht werden. Normale Handzahnbürsten sind die preiswertesten Werkzeuge zum Zähneputzen. Leichter geht es allerdings mit elektrischen Zahnbürsten. Ganz neu sind in diesem Segment Schallzahnbürsten, deren Borstenkopf bis zu 40.000-mal pro Minute schwingt und Zahnbeläge besonders gründlich entfernt.

Zahnpasta

Es gibt viele verschiedene Zahnpasten, hier muss letztlich jeder die für sich richtige Zahnpasta finden. Fast alle Produkte enthalten Fluoride, die wirksam vor Karies schützen, daneben meist Schmirgelstoffe und Wirkstoffe zum Schutz vor Parodontitis (Zahnfleischentzündungen), Zahnsteinbildung und Mundgeruch. Wichtig: Nach dem Putzen die Zahnpasta nur ausspucken und nicht extra nachspülen. Auch die Prothese muss regelmäßig geputzt werden, um die Ansiedlung von Bakterien zu vermeiden.

Zahnseide und Interdentalbürstchen

Besonders leicht setzen sich Speisereste in den Zahnzwischenräumen fest, was zu Zahnbelägen führt. Der daraus entstehende Karies gelangt schnell an die Wurzel. Außerdem entzündet sich das Zahnfleisch an diesen Stellen. Für die Reinigung der Zahnzwischenräume eignen sich Zahnseide und Interdentalbürstchen. Letztere gibt es in verschiedenen Stärken, je nach Größe der Zwischenräume.

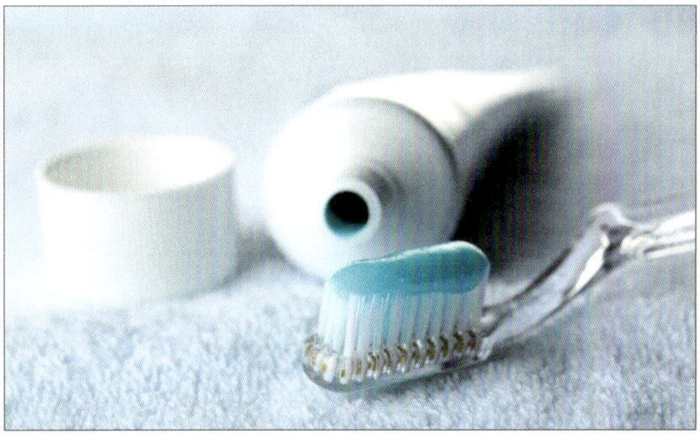

Die beste Vorbeugung gegen Zahnverlust ist die regelmäßige und gründliche Zahnpflege.

Selbsthilfe

Lesen Sie auch die Hinweise zu »Kaustörungen« (siehe S. 215) und »Parodontitis« (siehe S. 223).

Pflege der »Dritten«

Reinigen Sie die Prothese nach jeder Mahlzeit unter fließendem Wasser mit einer Bürste ohne Zahnpasta. Einmal am Tag, am besten abends, wird der Zahnersatz mit einer Zahnbürste und flüssiger Seife einige Minuten gründlich gereinigt. Vergessen Sie dabei die Zahnzwischenräume und die Innenflächen der Prothese nicht. Über Nacht können Sie die Prothese in eine Reinigungslösung einlegen, dies ist aber nicht unbedingt nötig. Zusätzlich können Sie die Zunge mit einem Zungenschaber von Bakterien reinigen.

Prüfung der Prothese

Manchmal verursachen schlecht sitzende Prothesen oder Kanten am Gebiss Entzündungen im Mundraum. Solche mechanischen Problemstellen muss der Zahnarzt beseitigen, sonst entzündet sich die Schleimhaut immer wieder. Gurgeln mit entzündungshemmenden Lösungen bringen Abhilfe, etwa mit Salviathymol N® Tropfen (siehe »Kaustörungen«, S. 215).

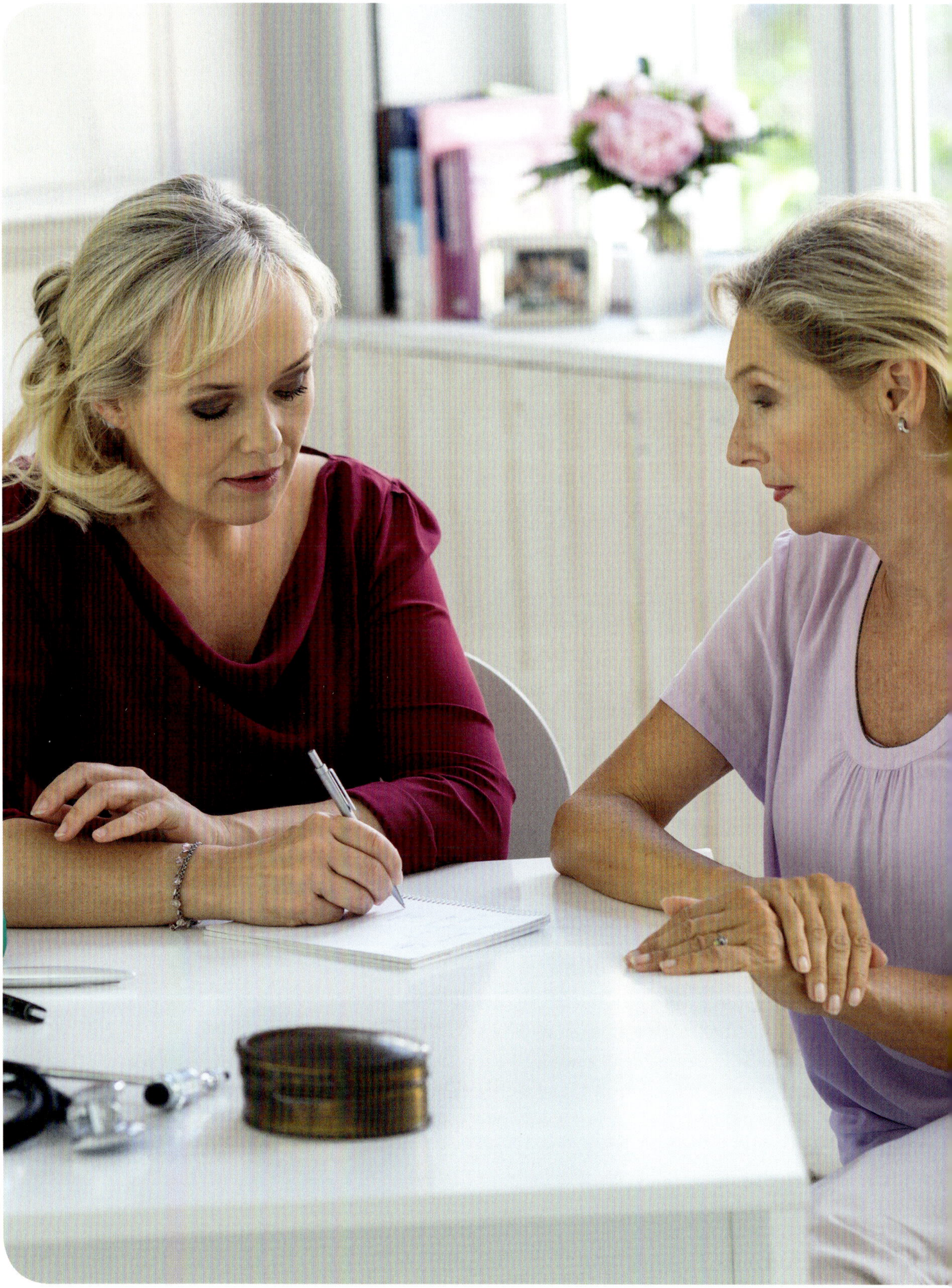

Wichtiges und Wissenswertes

Wir alle müssen einmal sterben. Daran denken wir nicht gerne und in unserer Gesellschaft ist dies auch ein eher unliebsames Thema. Doch vorausschauendes Denken zahlt sich aus. Wenn die wichtigsten Dinge geregelt sind, schlafen Sie besser und Ihre Angehörigen oder Vertrauten haben es später einmal leichter, gut für Sie zu sorgen.

Kein Angst vor dem hohen Alter!

Im einleitenden Kapitel habe ich die unterschiedlichen Altersabschnitte kurz beschrieben. Ist das dritte Lebensalter oft noch unbeschwert und voller Schwung, so werden im vierten Lebensalter die Einschränkungen oftmals deutlicher und gravierender.

Den Lebensabend planen

Unsere »Alten« werden von Jahr zu Jahr fitter. Nicht nur das jüngere, sondern auch das fortgeschrittene Alter ist in Veränderung begriffen. Durch den demographischen Wandel ändert sich unsere Gesellschaft, es gibt neue Angebote, neue Lebensformen, die sich speziell an Betagte richten. Das muss nichts mehr von einem einsamen Lebensabend haben! Wenn Sie in unseren Anhang schauen, werden Sie dort zahlreiche Internetadressen finden: zum Thema Vorsorge, Wohnen, Rechte, Gesundheit, Reisen, Hobbys, Freizeit. Nutzen Sie diese neuen Möglichkeiten, werden Sie aktiv, um selbst zu bestimmen, wie Ihr Lebensabend aussehen soll! Denn es ist nie zu spät, etwas Neues zu lernen, solange Interesse da ist. Immer mehr auch sehr alte Menschen wagen zunehmend einen Neuanfang.

Vorbereitungen treffen

Wie in jeder Lebensphase gibt es nun auch Dinge, die noch erledigt sein wollen: Doch worauf muss man achten, wenn das Lebensende naht? Was gibt es zu organisieren? Was muss im Vorfeld vorbereitet und besprochen werden? Und was muss vielleicht einfach auch noch gesagt oder mitgeteilt werden? Tatsache ist nun mal: Sterben müssen wir alle und der Zeitpunkt kommt jeden Tag näher, so ist es! Möchte man ein gutes Alter haben und dem Tod gesammelt ins Auge sehen, so ist es wichtig, bestimmte Dinge zu klären – und zwar, solange das noch möglich ist.

Miteinander reden

Wichtig scheint mir vor allem, dass Sie mit Ihren Angehörigen über alles reden, solange das noch geht. Schließlich müssen Ihre Kinder oder andere Vertrauenspersonen wissen, wie Sie sich Ihr Alter vorstellen. Und sicherlich auch, wie Sie die letzten Dinge geregelt haben möchten. Wenn man all dem ausweicht, kann es sein, dass man das eines Tages bereut. Besonders wichtig sind hier Vollmachten oder eine Patientenverfügung. Es ist verständlich, wenn man diese Themen von sich wegschiebt, sich nicht mit ihnen auseinandersetzen möchte. Oder vielleicht auch denkt: Mich wird es noch lange nicht treffen. Aber das Leben kann von einem Tag auf den anderen anders aussehen. Bereiten Sie sich vor, es wird für Sie und Ihre Angehörigen dann später leichter sein. Dies gilt auch für alle, die keine Familie haben oder diese nicht einbeziehen möchten. Denken Sie darüber nach, wem Sie Ihr Vertrauen schenken möchten und sprechen Sie mit dieser Person oder diesen Personen in Ruhe.

Formales klären, solange es noch geht!

Von entscheidender Bedeutung für die Lebensqualität im hohen Alter, für Ihre Autonomie und Selbstbestimmtheit ist, dass Sie sich auf die Situation vorbereiten, in der Sie Ihre Angelegenheiten nicht mehr selber regeln können bzw. sich nicht mehr äußern können. Für diesen Fall ist es erforderlich, dass Sie wichtige Dinge im Vorfeld geregelt bzw. entsprechende Vollmachten ausgestellt haben. Nur so können Sie sicher sein, dass Entscheidungen in Ihrem Sinne getroffen werden. Der Grund: Ist eine Person nicht mehr in der Lage, die eigenen Angelegenheiten zu besorgen (z.B. bei einer fortgeschrittenen Demenz), so wird vom Vormundschaftsgericht ein Betreuer für eine Person bestellt (früher: »Vormund«), der die anstehenden Entscheidungen fällt. Was können und sollten Sie also tun? Regeln Sie rechtzeitig, wie Ihr Lebensende aussehen soll und wer für Sie entscheidet. Die entsprechenden Vollmachten müssen jedoch im »Vollbesitz der geistigen Kräfte« ausgestellt werden, sonst sind sie nicht gültig. Wichtig ist auch, dass die Vollmachten im Ernstfall gefunden werden – sie müssen im Original vorliegen!

Wichtige Informationen zu allen Formalitäten finden Sie auf der Internetseite der Bundesarbeitsgemeinschaft der Seniorenorganisationen (BAGSO; Adresse siehe S. 261).

Patientenverfügung

Es handelt sich per Gesetz um eine verbindliche Verfügung, an die sich andere halten müssen. In der Patientenverfügung bestimmen Sie, welche medizinischen und welche lebensverlängernden Maßnahmen ergriffen werden sollen, falls Sie selbst sich dazu nicht mehr äußern können. Bedenken Sie: jeder medizinische Eingriff erfordert – zum Glück – die Einwilligung des Patienten. Patientenverfügungen können sehr unterschiedlich aussehen, es gibt keine bestimmte Form. Informationen finden sich z.B. in der Broschüre »Patientenverfügung« des Bundesministeriums für Justiz, aber auch bei speziell dafür zuständigen Einrichtungen (siehe S. 261). Eine notarielle Bestätigung ist nicht unbedingt erforderlich, wichtig sind aber die handschriftliche Unterschrift, Ort und Datum. Am besten, Sie beraten sich mit Ihrem Arzt und hinterlegen die Patientenverfügung nicht nur zuhause, sondern auch beim Arzt. Sie verliert ihre Gültigkeit nicht, sollte aber dennoch in regelmäßigen Abständen noch einmal mit dem Arzt besprochen werden, falls sich der Gesundheitszustand ändert. Bitte nehmen Sie sich für die Patientenverfügung Zeit: Pauschale Formulare sind oft zu allgemein und letztlich zu wenig auf Ihren individuellen Fall zugeschnitten. Die Bundesärztekammer und die Zentrale Ethikkommission der Bundesärztekammer haben Empfehlungen zur Patientenverfügung ausgesprochen (siehe S. 261).

Die Patientenverfügung ist bindend, wenn sie auf die vorliegende medizinische Situation zutrifft. Es ist wichtig, sich diesen Passus genau durchzulesen und mit dem Arzt zu besprechen. Denn es gibt viele Situationen, auf die eine einfache Patientenverfügung eben nicht zutrifft. Ein Beispiel: Ein Mensch ist an Alzheimer erkrankt. Seine Patientenverfügung sieht vor, dass im Sterbeprozess keine lebensverlängernden Maßnahmen durchgeführt werden. Aufgrund der Unfä-

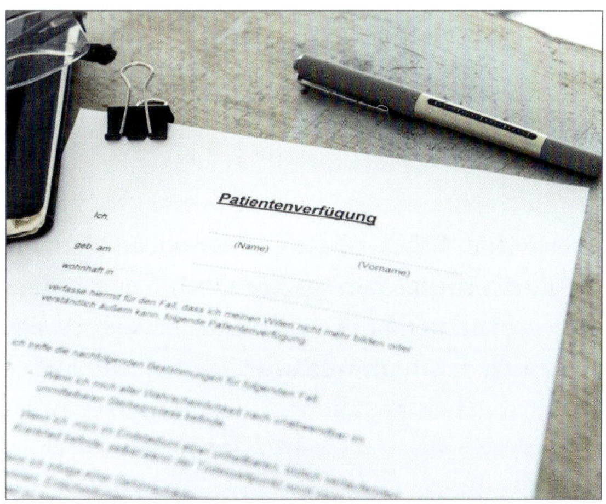

Am Ball bleiben: Im Internet lassen sich viele Informationen bequem von zu Hause aus finden.

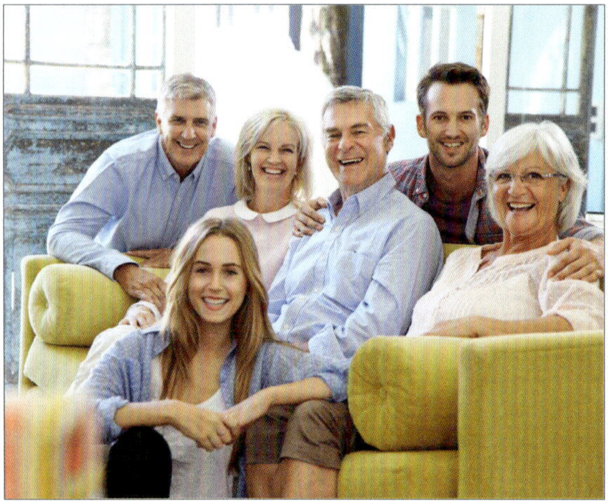

Hat man für das Alter vorgesorgt, erleichert man auch den Alltag für Familie und Freunde.

higkeit, sich selbst zu ernähren, wäre nun eine Magensonde erforderlich. Die Frage ist nur: Wann befindet man sich mit fortgeschrittenem Alzheimer im Sterbeprozess, wenn sonst noch alles funktioniert? Die Patientenverfügung greift also eventuell nicht. Wie geht es weiter?

Trifft die Patientenverfügung nicht zu, so geht es nach Wohlergehen und Nutzen für den Patienten und es wird versucht, den mutmaßlichen Patientenwillen zu ermitteln, indem frühere mündliche Äußerungen berücksichtigt werden. Im besten Falle haben Sie eine Patientenverfügung, die auf Ihre gesundheitliche Situation und mögliche Risiken zugeschnitten ist. Ist das aber nicht der Fall, geht es danach, was Sie vermutlich wollen würden. Genau deshalb ist es so wichtig, dass Sie darüber sprechen und kommunizieren, wie Ihre Einstellung zu diesen Fragen ist. Denn was wäre schlimmer, als wenn die Kinder oder andere Bevollmächtigte im Ernstfall anfangen zu rätseln, welche Entscheidung wohl in Ihrem Sinne wäre. Wenn sie anfangen zu diskutieren, unsicher sind, sich nicht einigen können. Und Sie selbst liegen daneben und können sich nicht äußern.

Das sind unangenehme, mit Ängsten behaftete Vorstellungen und keine schönen Themen, aber jetzt verstehen Sie sicher, was ich meine: Wenn Sie mit Ihrem Partner, Ihren Kindern oder anderen Vertrauenspersonen darüber sprechen, wie Sie in verschiedenen Situationen versorgt werden wollen, fällt es diesen Menschen erheblich leichter, im Ernstfall – und eben auch, wenn die Patientenverfügung nicht greift – in einer Stimme für Sie zu sprechen und tatsächlich nach Ihrem Willen zu entscheiden.

Gesundheitsvollmacht

Wichtig neben der Patientenverfügung ist die Gesundheitsvollmacht für medizinische und gesundheitliche Angelegenheiten. Hier legen Sie fest, wer für Sie Entscheidungen in diesem Bereich treffen darf. Es geht zum Beispiel um die Einwilligung oder den Widerruf von Untersuchungs- und Behandlungsmethoden, die Einsicht in Krankenunterlagen – der Arzt wird dieser Person gegenüber von der Schweigepflicht entbunden – und sogar die Entscheidung über eine Unterbringung oder die Gabe von Medikamenten mit freiheitsentziehender Wirkung. Man muss nicht zu allen Aspekten eine Vollmacht erteilen. Es ist wichtig, gut darüber nachzudenken, wem Sie welche Aufgabe zuteilen können und das auch mit den Auserwählten abzusprechen.

Die Patientenverfügung ist für den Bevollmächtigten bindend. Auch für diese Vollmacht gilt: am besten beim Hausarzt hinterlegen, eine Kopie gut auffindbar zu Hause hinterlegen oder dem Bevollmächtigten geben.

Vorsorgevollmacht

Der zweite wichtige Bereich für Entscheidungen, die getroffen werden müssen, sind finanzielle Angelegenheiten und Rechtsgeschäfte. Dafür können Sie eine Vorsorgevollmacht ausstellen. Auf der Internetseite des Bundesministeriums der Justiz und für Verbraucherschutz findet sich unter dem Suchbegriff »Vorsorgevollmacht« ein Dokument, in dem unterschiedliche Verfügungsbereiche angekreuzt werden können, zum Beispiel die Bestimmung des Aufenthalts, Abschluss eines neuen Mietvertrages, Abschluss eines Vertrages für einen Platz in einem Pflegeheim, Vertretung bei den Behörden oder Versicherungen, Öffnen der Post, Vertretung vor Gericht (siehe S. 261). Eine Vorsorgevollmacht ist nur gültig, wenn sie handschriftlich mit Ort, Datum und Unterschrift versehen ist, sie muss im Bedarfsfall im Original vorgelegt werden. Eine notarielle Beurkundung ist nur dann erforderlich, wenn die Vollmacht zum Kauf oder Verkauf von Immobilien bzw. zur Aufnahme eines Darlehens berechtigt oder wenn sie Erklärungen gegenüber dem Grundbuchamt oder eine Erbausschlagung enthält. Vollmachten können auch im Zentralen Vorsorgeregister eingetragen werden. Dabei handelt es sich um ein Registersystem der Bundesnotarkammer, um Vorsorgeurkunden im Bedarfsfall schnell zu finden. Banken haben oft eigene Vordrucke für Vollmachten.

Betreuungsverfügung

Wem eine Vorsorgevollmacht etwas zu weit geht, der kann in einer Betreuungsverfügung eine Person nennen, die man sich als Rechtlichen Betreuer wünscht (man kann auch bestimmen, wen man auf keinen Fall aus der Familie als Betreuer haben möchte). Ein Betreuer wird vom Gericht kontrolliert, sodass die Befugnisse nicht so weit reichen wie bei einer Vorsorgevollmacht. Auch die Betreuungsverfügung sollte schriftlich (Unterschrift, Datum und Ort handschriftlich) hinterlegt werden.

Soziales Umfeld

Gerade im Alter, wenn man weniger mobil ist, spielt das soziale Umfeld eine große Rolle.

Wohnen im Alter

Die Frage, wie Sie im Alter wohnen möchten, ist Ihnen vielleicht schon öfter durch den Kopf gegangen. Die drei wichtigsten Fragen sind hier: Wie möchte ich wohnen? Wo möchte ich wohnen? Mit wem möchte ich wohnen? Die Antworten können ganz unterschiedlich ausfallen: Ich kenne ältere Menschen, die bewusst relativ früh in ein Seniorenheim umgesiedelt sind, um sich hier noch einleben und engagieren zu können, neue Bekanntschaften zu schließen und neue Aufgaben zu finden. Andere schwärmen vom Betreuten Wohnen, wo man seine eigene Wohnung hat, aber ganz nach Bedarf Unterstützung erhalten kann. Für Andere ist es keine Frage, dass sie, so lange es irgendwie geht, in ihren eigenen vier Wänden bleiben wollen.

Möglichkeiten gibt es mehr, als man glaubt, darunter auch neue Modelle: integrierte Wohnkonzepte, selbst organisierte Wohn- und Hausgemeinschaften, Wohnen mit Service oder auch Mehrgenerationen-Projekte. Beschäftigen Sie sich beizeiten mit der Frage nach dem Wohnen im Alter, schauen Sie sich konkrete Möglichkeiten an und horchen Sie dabei in sich hinein, was Sie ganz persönlich anspricht. Bitten Sie auch Ihre Kinder und Enkel, mit zu recherchieren oder einen Ausflug zu möglichen Einrichtungen zu unternehmen, um diese gemeinsam anzuschauen und über die Eindrücke zu sprechen. Auch hier gilt: Sorgen Sie vor. So manche Einrichtung hat eine lange Warteliste. Natürlich lassen sich gesundheitliche Veränderungen nicht planen, aber es ist sicher klug, wenn Sie die Optionen kennen, die für Sie infrage kommen, wenn Sie Ihren persönlichen Favoriten im puncto Wohnen bestimmt haben – und auch Ihre Kinder Bescheid wissen.

Hilfe suchen und Hilfe annehmen

Es ist beeindruckend, wie viele Anlaufstellen es für ältere und alte Menschen gibt! Das können soziale Angebote sein, Angebote der Kirchen und Gemeinden, der Arbeiterwohlfahrt, der Caritas, der Pflegekasse. Man kann sie gar nicht alle aufzählen. Erstaunlich nur, dass diese Angebote oft gar nicht genutzt werden. Ich möchte Sie ermutigen: Suchen Sie Unterstützung. Holen Sie bei der Gestaltung Ihres Lebensabends nicht nur die Familie, sondern auch Ehrenamtliche und Profis mit ins Boot. Scheuen Sie sich nicht, sich helfen zu lassen, ob das eine Putzfrau, eine Haushaltshilfe oder eine Hilfe für die Schreibarbeit ist. Es gibt zahlreiche Bring- und Holdienste und vieles können Sie telefonisch erledigen (z. B. Aufträge bei der Bank erteilen), wenn Sie dies in einem Gespräch regeln. All das hat nichts mit Schwäche zu tun, sondern damit, die verbleibenden Kräfte zu bündeln.

Netzwerke nutzen

Im Alter stehen viele Aufgaben an. Diese Aufgaben müssen auf mehrere Schultern verteilt werden. Überlasten Sie Ihre Kinder nicht. Nehmen Sie es ihnen nicht übel, wenn sie nur einen Teilbereich übernehmen können – sie haben ihr eigenes Leben und sind dort oft sehr gefordert. Viel sinnvoller, als sich allein auf die Familie zu verlassen – und für Sie viel entspannter – ist es, wenn Sie schon beizeiten ein Netzwerk aufbauen, für den Alltag, aber natürlich auch gerade für den Krankheitsfall, damit Sie sozial und medizinisch gut aufgehoben sind. Verlassen Sie sich nicht zu sehr auf eine einzelne Person, machen Sie sich nicht abhängig. Suchen Sie sich mehrere Ansprechpartner für unterschiedliche Bereiche.

Es gibt interessante Angebote, von denen sicherlich auch das ein oder andere zu Ihren persönlichen Bedürfnissen und zu Ihrem Charakter passt. In Ihrem ganz persönlichen Vorsorge-Netzwerk können die unterschiedlichsten Akteure eine Rolle spielen: natürlich die Familie und die Nachbarschaft, daneben Lieferdienste – von der Apotheke über den Einkaufsdienst oder warmes Essen –, ein Taxiunternehmen, bei dem Sie als Stammkunde registriert werden können, eine 24-Stunden-Hilfe im Haushalt, ehrenamtliche Helfer, informelle soziale Netzwerke, ein ambulanter Pflegedienst in der Nähe, Sozialdienst, Hausarzt, Fachärzte, Sozialamt, Pflegestützpunkt, Krankenkasse, Pflegekasse, ein Krankenhaus in der Nähe, eine Rehaklinik usw. Von guten Bekannten, alten Kollegen und neuen Freundschaften ganz zu schweigen. Der Netzwerkgedanke ist das Modell der Zukunft für die angemessene Versorgung alter Menschen.

Dabei sollte sich das Netzwerk auf die Angebote in der Nachbarschaft, der Gemeinde, der Region konzentrieren. Ich empfehle Ihnen, sich eine ambulante Versorgung im Umkreis von zehn Kilometern, ein Krankenhaus im Umkreis von 50 Kilometern zu suchen. Auch wenn es Ihnen zunächst widerstrebt, dass jemand Fremdes in Ihre Wohnung kommt und Ihnen hilft – Sie werden merken, was das für eine Erleichterung ist und wie schön es außerdem ist, neue Leute kennenzulernen und andere Gespräche zu führen.

Geben Sie sich einen Ruck und gehen Sie in einen neuen Kreis für Ältere – etwa eine Sportgruppe, einen Tanzkreis oder einen Computerkurs –, und lassen Sie sich darauf ein, andere Betroffene oder Gleichgesinnte zu finden.

Gesundheit

Sicherlich werden Sie selbst schon einmal gedacht haben: »Wenn man älter wird, dann geht alles nicht mehr so schnell ...« oder »Wenn man älter wird, dann werden die Dinge mühsamer.« Genau so ist es.

Alte Menschen haben mit neuen Herausforderungen zu kämpfen. Zum einen leiden Sie häufig an chronischen Krankheiten, die man zwar unter Kontrolle halten, aber oft nicht mehr heilen kann. Zum anderen leiden sie oft – gerade wegen des chronischen Charakters vieler Erkrankungen – an mehreren Erkrankungen gleichzeitig. Ich vermute: Wenn wir in diesem Buch eine Liste zum Ankreuzen hätten, welcher Leser welche der zahlreichen beschriebenen Krankheiten hat, so wäre gerade bei den älteren und alten Lesern eine ganze Reihe von Kreuzen zusammengekommen. Diese parallel auftretenden Krankheiten machen es im hohen Alter nicht leichter, sie können sich gegenseitig verstärken, von den Medikamenten und ihren Interaktionen ganz zu schweigen. Hinzu kommt, dass im Alter die Gebrechlichkeit zunimmt – man ist einfach weniger belastbar als früher.

Nehmen Sie diese Veränderungen an, aber bleiben Sie trotzdem aktiv. Besprechen Sie regelmäßig die Medikamente, die Sie von den unterschiedlichen Ärzten erhalten, mit einem Arzt Ihres Vertrauens. Versuchen Sie, soweit dies möglich ist, durch Ihren Lebensstil und naturheilkundliche Maßnahmen, Ihre Autonomie zu erhalten und die Medikamente auf das wirklich Notwendige zu reduzieren. Vor allem aber: Seien Sie nicht zu duldsam. Sie müssen nicht mit Schmerzen leben, Sie müssen sich nicht mit einem Hörgerät arrangieren, das in Ihrem Ohr pfeift und merkwürdige Nebengeräusche macht. Im Gegenteil: Sie haben das Recht auf optimale medizinische und pflegerische Hilfe, auf die Anerkennung von Beschwerden und auf Hilfsmittel auf neuestem technischen Stand. Sie können und dürfen eine zweite Meinung einholen und mit Ihrem Arzt sprechen, welche Therapien wirklich sinnvoll und erforderlich sind oder welche Alternativen es gibt.

Erhalten, was geht!

Das A und O des Alters ist es, die Fähigkeiten, die man noch hat, so gut es geht zu erhalten. Natürlich werden diese Fähigkeiten immer etwas weniger. Das bedeutet aber nicht, zu resignieren. Passen Sie Ihr Leben immer wieder neu Ihren Möglichkeiten an, loten Sie diese Ressourcen aus. Wenn Sie beispielsweise über Jahre jeden Morgen bestimmte Gymnastikübungen auf dem Fußboden gemacht haben, jetzt aber nicht mehr richtig von der Erde hochkommen – dann suchen Sie sich neue Übungen im Sitzen und Stehen. Wenn Sie immer gejoggt sind, das aber nun

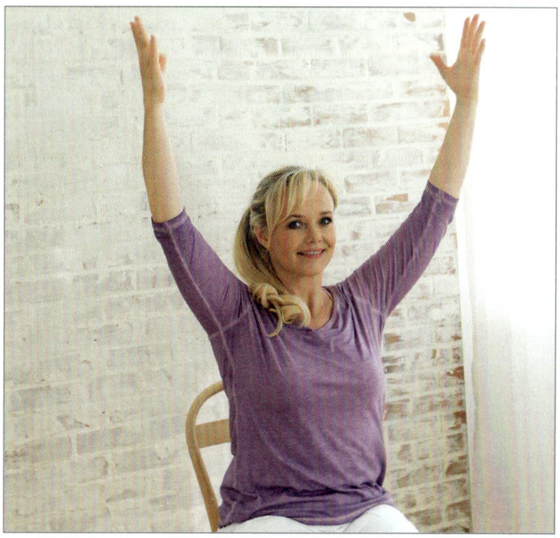

Wenn Sie viel sitzen, ist es immer wieder gut, sich zu dehnen und zu strecken.

nicht mehr geht, dann gehen Sie spazieren. Wenn Sie nicht mehr spazieren gehen können oder wollen, weil die Augen nachgelassen haben und Sie bei Dunkelheit Angst haben, zu fallen, dann machen Sie Gymnastik vorm Fernseher. Wenn Sie nicht mehr gut stehen können, dann suchen Sie sich eine Möglichkeit zum Festhalten – oder machen Übungen im Sitzen. Hauptsache, Sie bleiben überhaupt in Bewegung!

Gesund ernähren

Die Ernährung für Hochaltrige sollte frisch gekocht, regional und saisonal sein. Viele Menschen im hohen Alter essen gerne Suppen, weil diese angenehm von innen wärmen und auch noch Flüssigkeiten zuführen. Besonders beliebt: Leibspeisen! Wünschen Sie sich Ihre Lieblingsgerichte, wenn jemand für Sie kocht!

Natürlich muss gesundes, frisch gekochtes Essen organisiert werden. Doch auch hier möchte ich Ihnen Mut machen. Es gibt mittlerweile ganz passable Lieferdienste und vielleicht freut sich auch eine Hausfrau aus der Nachbarschaft, sich ein wenig dazuzuverdienen, indem sie ab und zu für Sie mitkocht. In Bioläden gibt es mittlerweile wirklich ordentliche Fertiggerichte, Suppen, Saucen oder Tiefkühlgerichte, sodass man gar nicht oder nur noch wenig kochen muss. Manche Supermärkte haben eine Garküche oder verkaufen selbst gekochte Eintöpfe. In der Tiefkühltruhe lassen sich Lebensmittel und fertig gekochte Speisen gut in entsprechenden Behältern für jeweils eine Mahlzeit einfrieren. Es gibt also eine ganze Menge Mittel und Wege, auch im hohen Alter noch an gutes Essen zu kommen, ohne selber kochen zu müssen. Ich selber greife auch immer wieder auf solche Dinge zurück, wenn es bei uns hektisch zugeht. Tomatensuppen oder Tomatensaucen zum Beispiel sind viel gesünder als rohe Tomaten, weil das gesunde Lycopin erhitzt besser aufgenommen wird, wussten Sie das? Eine clevere Getränkeidee, die wir den Amerikanern abgeschaut haben, sind grüne Smoothies. Sie bestehen aus im Mixer zerkleinertem Blattgemüse und Obst, das mit Wasser oder Säften verdünnt wird. Smoothies sind leichter verdaulich als frisches Obst und Gemüse und vor allem bei Kau- und Schluckbeschwerden eine nähr- und vitaminstoffreiche Alternative zu Pudding und Tütensuppen.

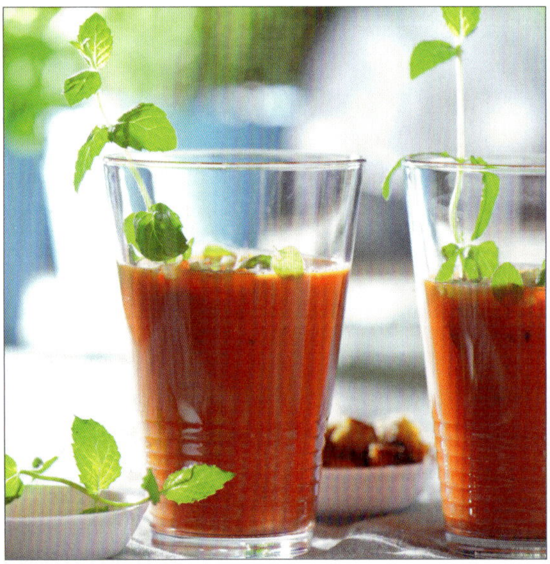

Hätten Sie gewusst, dass Tomatensuppen viel gesünder sind als rohe Tomaten?

Ausreichend trinken

Ebenso wichtig wie eine ausgewogene Ernährung ist es, genug zu trinken (siehe auch S. 50). Verlassen Sie sich nicht auf Ihr Durstgefühl, sondern machen Sie sich das Trinken zur Gewohnheit – vielleicht sogar mit Wecker.

Sprechen Sie außerdem mit Ihrem Arzt darüber, ob es bei Ihnen sinnvoll ist, Nahrungsergänzungsmittel zu nehmen gegen evtl. Mangelzustände, wie sie zum Beispiel häufiger bei Vitamin D oder B_{12} vorkommen. Am besten, Sie lassen einmal ein Blutbild mit Vitaminstatus machen, dann sieht man gleich, ob was fehlt!

Sicherheit

Eines der wichtigsten Themen im Alter ist die Sicherheit. Beachten Sie hier bitte auch die Hinweise zur »Sturzprophylaxe«. Stürze geschehen leider immer wieder – auf faltigen Teppichböden, mit Pantoffeln, über Kabel, auf dem nassen Badezimmerfußboden, in der Dusche usw. Sorgen Sie hier vor – ein Sturz zieht oft große Probleme nach sich!
Neben dem Vermeiden von möglichen Stolperfallen kann man zusätzlich für mehr Sicherheit sorgen: Haltegriffe gehören dazu, gutes Licht, eine Versorgung mit Dingen, die man sich schnell eben holen möchte (Telefon, Stift, Adressbuch, Papier usw.). Auch eine Bettflasche am Sofa kann eine diskrete Hilfe darstellen, wenn man Schwierigkeiten hat, rechtzeitig auf die Toilette zu kommen, z. B. nach einem Harnröhrenkatheter oder bei entwässernden Medikamenten.

Hilfsmittel

Es gibt zahlreiche Hilfsmittel für Senioren, von speziellen Telefonen über Hygieneartikeln bis zu Sicherheitshilfen – auf den Seiten 256/257 habe ich einige Artikel für Sie zusammengestellt. Diese Dinge können das Leben in den eigenen vier Wänden sehr erleichtern. Falls Sie Sorge haben, dass Sie mit den neuen Apparaten nicht gut klar kommen – lassen Sie sich den Umgang in aller Ruhe und notfalls mehrfach erklären! Auch hier ist noch kein Meister vom Himmel gefallen. Der Umgang mit Hilfsmitteln muss erlernt und geübt werden – am besten unter Aufsicht. Denn bei falscher Benutzung besteht Unfallgefahr.

Pflege

Auch für die Pflege gilt: Es gibt viele Möglichkeiten der häuslichen Pflege: stundenweise Pflege, ambulante und häusliche Pflege, 24-Stunden-Pflege, häusliche Intensiv-Pflege, es gibt Lieferdienste für Pflegewäsche usw. Wenn Sie in eine Situation kommen, in der eine häusliche Pflege sinnvoll wäre, dann nehmen Sie die kostenlose Pflegeberatung der Pflegekassen oder karitativen Organisationen in Anspruch. Dieser ist gesetzlich verankert. Die Arbeiterwohlfahrt (AWO) bietet eine anonyme Beratung im Internet an. Hier können Sie oder Ihre Angehörigen sich in Ruhe über die Möglichkeiten informieren. Eine telefonische oder auch persönliche Beratung hilft Ihnen, Ihre Bedürfnisse zu erkennen und das für Sie passende Angebot auszuwählen.

Mein besonderer Tipp

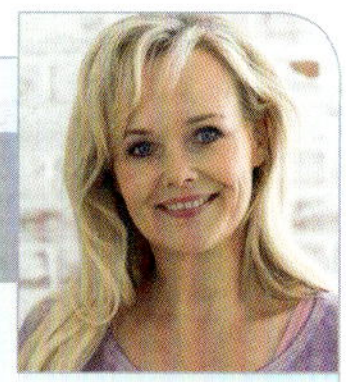

Interesse zeigen

Sie dürfen sagen, was Sie sich wünschen, was Sie gerne anders hätten oder wo es heute weh tut. Aber warten Sie nicht nur darauf, dass andere aktiv werden, dass beispielsweise Ihr Enkel Sie endlich einmal anruft, sondern speichern Sie seine Nummer in Ihrem Telefon und melden Sie sich. Zeigen Sie Interesse am Leben der Jüngeren und versuchen Sie, ihnen auch zu helfen. Nichts verbindet so wie eine Unterstützergemeinschaft. Viele junge Menschen sind im Alltag sehr gefordert und dankbar für Eltern oder Großeltern, die, so gut es eben geht, mitdenken und -fühlen.

Wenn es dem Ende zugeht

In unserer Kultur ist das Lebensende, sind Sterben und Tod ein Tabu. Wir reden kaum darüber. Das Sterben scheint nicht zum Leben zu gehören, es findet nur noch selten vor unseren Augen im häuslichen Umfeld statt. Tatsächlich sterben heutzutage die meisten Menschen nicht zu Hause, sondern in Institutionen, so zum Beispiel in Krankenhäusern, Pflegeheimen oder Hospizen.

Nur Mut!

Ich denke, jeder hat das Recht, seinen Tod zu verdrängen und alle Regelungen den Angehörigen zu überlassen. Häufig ist es aber leichter für die Familie, wenn man doch beizeiten anspricht, wie man sich sein Ende vorstellt und wünscht. Das erfordert natürlich Mut.
Die Realität ist aber oft: Erst redet man nicht darüber, weil das Thema zu weit weg ist. Dann meiden die Angehörigen das Thema, um einen kranken Menschen nicht zu belasten oder daran zu erinnern, dass die Krankheit vielleicht die Oberhand gewinnt. Und irgendwann kann man nicht mehr darüber sprechen, weil der Betroffene zu schwach oder zu müde ist. Freunde oder andere Vertrauenspersonen werden vielleicht erstaunt, aber dann doch erleichtert sein, wenn Sie von sich aus diese Fragen ansprechen.
Vergessen Sie nicht, sich in der Patientenverfügung auch mit dem Sterbeprozess zu befassen, etwa mit intensivmedizinischen Behandlungen, lebensverlängernden Maßnahmen, künstlicher Ernährung, der Gabe von bewusstseinsdämpfenden Mitteln, Wiederbelebungsversuchen, dem Vorgehen bei Gehirnschädigung, aber auch mit palliativen Behandlungstherapien. Sie können verfügen, in welchem Umfang diese Maßnahmen umgesetzt werden sollen.

Alles ist möglich

Ein einsamer Tod im Krankenhaus muss heute nicht sein. Es gibt Einrichtungen und Ansprechpartner, es gibt Initiativen, die sich intensiv diesem Thema widmen. Als Palliativpflege wird die Pflege von Menschen bezeichnet, die unheilbar krank sind. Viele der palliativen Einrichtungen werden von herzenswarmen, engagierten und klugen Menschen geführt. Sie beraten Betroffene und Angehörige über die verschiedenen Möglichkeiten, das Leben auf eine menschliche und würdige Art und Weise zu beenden.
Beim Sterben gibt es kein Richtig und kein Falsch, keine Lösung für Alle. Manchmal kann man beobachten, dass Menschen so sterben, wie sie gelebt haben. Der Eine zurückgezogen und für sich, der Andere mit der versammelten Familie um sich herum. Das hat viel mit der Persönlichkeit zu tun, dem Bedürfnis nach Nähe, der eigenen Geschichte.

Sterben zu Hause

Einer Umfrage von 2012 zufolge wollen 66 Prozent der befragten Deutschen am liebsten zu Hause sterben – begleitet, betreut und schmerzfrei. Die Wirklichkeit sieht etwas anders aus: Durchschnittlich 40 Prozent der Menschen sterben in einem Krankenhaus, 30 Prozent in einem Pflegeheim, fünf Prozent in einem Hospiz und nur 25 Prozent zu Hause.
Wenn Sie den tiefen Wunsch hegen, zu Hause zu sterben, so gilt noch mehr als für die letzten Lebensjahre: Sie brauchen ein soziales, medizinisches und pflegerisches Netzwerk. Der Lebenspartner oder Kinder sind schnell überfordert, denn sie sind vor allem trauernde Angehörige. Sie sind in aller Regel unerfahren, was die Pflege angeht und kennen sich selten aus mit Atemnot, Schmerzen oder der Körperpflege Schwerkran-

ker. Sie brauchen Unterstützung, Begleitung und Anleitung. Fragen Sie Ihren Hausarzt, wer die Betreuung der Familie in der Sterbezeit übernehmen kann. Er selbst oder ein Pflegedienst, ein Krankenhaus-Sozialdienst, eine Sozialstation oder optimalerweise ein mobiler Hospizdienst/eine ambulante Palliativversorgung? Wenn dieses Netzwerk besteht, dann kann man einen Sterbenden gut zu Hause behalten. Dann fühlt er selbst sich gut aufgehoben. Und die Angehörigen fühlen sich nicht überfordert.

Keine Angst

Die Zeit des hohen Alters ist die Zeit, Konflikte aus dem Weg zu räumen, Dinge zu klären. Es ist die Zeit abschließend Bilanz zu ziehen, auch in emotionaler Hinsicht.

Manche alte Menschen glauben, dass sie anderen zur Last fallen, dass sie niemand »herzitieren« dürfen, gerade wenn sie selbst eingeschränkt sind. Doch, das dürfen sie! Wie viele bewegende Geschichten gibt es – von Müttern, die sich mit ihren Töchtern aussprechen, nach jahrzehntelangen Spannungen, von Vätern, die sich endlich ihren Söhnen öffnen, sich ihnen von einer ganz anderen Seite zeigen. Jetzt ist dies möglich, in einer Zeit, in der so vieles unwichtig wird, in der mehr und mehr wegbricht. In der irgendwann nur das bleibt, was wesentlich ist. Wie viele Geschichten gibt es von Paaren, die kurz vor dem Ende noch einmal zueinander finden, die wieder spüren, was sie aneinander und miteinander haben, die diesen Weg gemeinsam gehen, ohne Reibereien und spitze Bemerkungen. Wie viele Geschichten von Alleinstehenden, die in schwerer Krankheit all das zurückbekommen, was sie im Laufe ihres Lebens gegeben haben.

Jetzt darf man sich trauen. Sich trauen, anzunehmen. Sich trauen, zu bitten: um Nähe, darum, einfach da sein zu dürfen, in der Schwäche und mit all der Angst, die diese Situation mit sich bringt. Angenommen zu werden. Aufgehoben zu sein. Und allmählich hinüberzugehen.

Der Tod

Was ist das wohl, was uns da am Ende erwartet? Menschen, die nahe am Tod waren, erzählen häufig von dem weißen Licht am Ende eines Tunnels, dem Gefühl der Leichtigkeit und den vielen, schnellen Bildern, die an ihnen vorüberzogen – längst vergessene Bilder aus dem eigenen Leben. Sind wir danach wirklich für immer weg? Auch dazu gibt es viele Geschichten von Menschen, die Kontakte zu Verstorbenen pflegen und erstaunliche Informationen von ihnen erhalten. Was uns erwartet, wird wohl ein Rätsel bleiben, aber ich vermute, Angst muss man nicht haben. Auch der Tod ist ein Teil des Lebens.

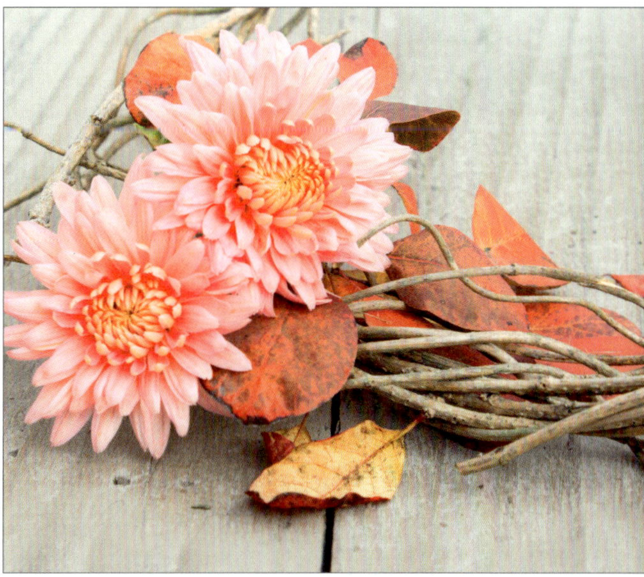

Der Tod wird immer ein Rätsel sein. Uns bleibt der Blumengruß mit seinem Blühen und Welken, dem Sinnbild für Werden und Vergehen.

Interessante Hilfsmittel

Es gibt mittlerweile einen riesigen Markt für Hilfsmittel für Senioren. Im Folgenden sind einige davon beschrieben. Einige Bezugsadressen finden Sie im Anhang (siehe S. 261).

Kommunikation

Bleiben Sie im Kontakt mit Ihrer Familie und mit Freunden – das hält jung!

Telefone und Handys

Es gibt Telefone und Handys, die speziell für Senioren entwickelt und designed wurden: einfach zu bedienen, mit großen Tasten, lautem Klingelton, Kurzwahltasten und Notruffunktion.

Internet

Es lohnt sich auch im hohen Alter, sich mit dem Internet anzufreunden. Es bietet viele Informationen, zudem stehen Sie per E-Mail von zu Hause aus in Kontakt mit dem Rest der Welt. Um den Einstieg ins Netz zu erleichtern, hat die Bundesarbeitsgemeinschaft der Senioren-Organisationen e. V. (BAGSO) einen kostenlosen, übersichtlichen Wegweiser erstellt, der Interessierten die Angst vor der unbekannten Technik nimmt (siehe S. 261).

Hören und Sehen

Wer heute nicht mehr gut sehen oder hören kann, der findet eine breite Palette an Hilfsmitteln, die diese Defizite in gewissem Umfang ausgleichen können! Das sind zum Beispiel spezielle Handys für Seh- oder Hörbehinderte, Kopfhörer für den Fernseher, Leselampen, Leselupen, Lupen mit Licht, Bücher mit Großdruck, Hörbücher oder sprechende Computer.

Sicherheit

Achten Sie auf Sicherheit – um nicht zu stürzen und damit bei Bedarf schnell Hilfe kommt.

Hausnotruf

Zahlreiche Einrichtungen wie das Deutsche Rote Kreuz, die Malteser oder die Johanniter bieten einen Hausnotruf »auf Knopfdruck« an. Dieser Notruf ist 24 Stunden am Tag erreichbar. Geliefert wird ein kleiner Funksender, der am Körper getragen wird (um den Hals oder um das Handgelenk), eine Funkstation für die Wohnung, die an das Telefon angeschlossen wird (Internetzugang nicht erforderlich). Bei einem Notfall braucht der Betroffene nur auf den Knopf zu drücken und der Notruf wird alarmiert. Beim Sozialamt können Sie die Kostenübernahme für die Teilnehmerbeiträge beantragen. Nach dem Pflegegesetz kann auch die Pflegeversicherung die Kosten für die technische Ausstattung als »Hilfsmittel für Pflegebedürftige« übernehmen.

Bad und Toilette

Manchmal ist es gut, sich festhalten zu können, z.B. in der Dusche oder im Badezimmer oder auf Treppen. Es gibt Haltegriffe mit Saugnäpfen für die Kacheln im Badezimmer, aber auch Haltegriffe zur festen Montage. Lassen Sie alle Haltegriffe fachgerecht montieren.

Ganz wichtig: rutschfeste Matten für Dusche und Badewanne, aber auch für den Badezimmerfußboden. Es gibt Toilettensitzerhöhungen, die den WC-Sitz um ca. 10 Zentimeter erhöhen. Sie werden auf die Toilettenschüssel aufgelegt oder – besser – fest montiert. Sie können auch Erhöhungen mit Armlehnen und Griffen wählen.

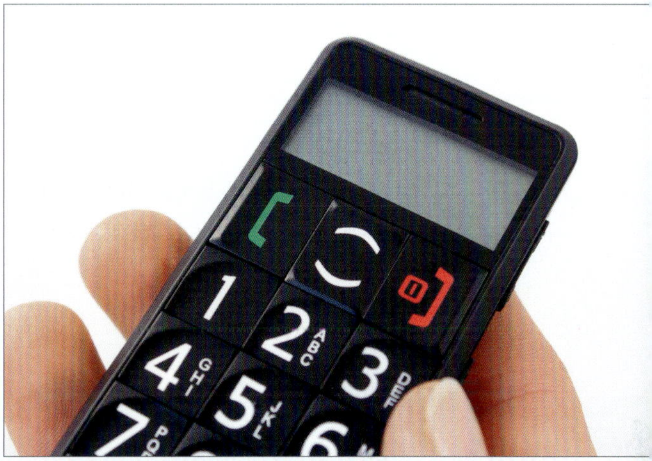

Große Tasten, lauter Klingelton und eine Notruffunktion zeichnen seniorengerechte Handys aus.

Gehhilfen

Gehhilfen reichen von Gehstöcken über Gehgestelle bis hin zu Rollatoren. Ein Gehstock hat, im Gegensatz zu einem normalen Spazierstock, oft einen besseren Handgriff, unten kann ein Fuß mit vier Stützen sein für einen stabileren Stand. Gehgestelle haben unten keine Räder, sie sind vor allem für den Innenbereich geeignet und bieten große Standfestigkeit. Rollatoren, auch als Gehwagen bezeichnet, sind fahrbare Gehhilfen. Manche Senioren sind schon zufrieden mit einem stabilen Gehstock mit Handgriff, andere nehmen Nordic-Walking-Stöcke.

Wichtig: Gehhilfen müssen angepasst werden. Bei Rollatoren gilt: Bitte üben Sie unter Anleitung, damit zu gehen. Leider kommt es immer wieder vor, dass Senioren wegen falscher Handhabung von Gehhilfen stürzen.

Spikes oder Schuhkrallen

Damit Sie im Winter auf Glatteis nicht ausrutschen, gibt es Schuhkrallen mit Stahlnägeln, die man über die Schuhe ziehen kann und die auf Eis für sicheren Stand sorgen. Sie können auch Ihren Schuster bitten, Ihnen an den Sohlen von bequemen Winterschuhen kleine Spikes oder spezielle Profile für Eis und Schnee zu befestigen. Die Schuhe sind dann natürlich nur noch draußen zu benutzen.

Hygiene

Das Leben erleichtern zum Beispiel Desinfektionsgele, feuchte Tücher für Hände und Po (auch für unterwegs), Handcremes, Mundspülungen oder Erfrischungstücher.

Auch Blasenschwäche oder Inkontinenz sind kein Problem durch Unterhosen mit integrierter Saugeinlage oder Nässeschutzfolie bzw. mit eingearbeiteter Innentasche für Binden, Einmalhosen, Fixierhosen für Saugeinlagen, Bettschutz, Sitzauflagen etc. Die Artikel erhalten Sie in Drogeriemärkten, Sanitätshäusern oder im Internet. Schauen Sie auch mal in die Baby-Abteilung.

Haushalt und Garten

Für Haushalt und Garten gibt es ein großes Angebot an rücken-, knie- oder handschonenden Gerätschaften (Bezugsadressen siehe S. 261). Sogar Ein- und Ausstiegshilfen für Autos sind erhältlich, und selbst Knöpfe bekommt man in altersgerechter Form. Die meisten nützlichen Alltagshelfer sind zwar nicht ganz billig, doch da Kinder und Enkel oftmals rätseln, was man Älteren schenken kann, wären das doch ein paar gute Anregungen!

Fällt es Ihnen schwer, Gabel und Messer zu halten, weil der Griff zu schmal ist, oder rutscht Ihnen öfter der Flaschenöffner aus der Hand? Hier gibt es hilfreiche Griffaufsätze, die das Greifen leichter machen. Rutschfeste Unterlagen, aber auch Vorrichtungen zum Einklemmen von Geschirr ermöglichen halbseitig gelähmten Menschen wieder das selbstständige Essen.

Buchtipps

Es gibt viele spannende Bücher zu den Themen »Alter«, »Gesundheit im Alter« und »Heilkunde«. Hier eine Auswahl von lesenswerten Titeln, die auch wichtige Quellen für alle Kapitel dieses Buches darstellten.

Zum Thema Alter

Gross P: Wir werden immer älter. Vielen Dank. Aber wozu? Freiburg: Herder 2013

Gross P (Hrsg.): Die Zukunft des Alterns. Die Antwort der Wissenschaft. München: C.H.Beck 2007

Kollewe C, Jahnke K: FaltenReich. Vom Älterwerden in der Welt. Begleitbuch zur Sonderausstellung im GRASSI Museum für Völkerkunde zu Leipzig 2009

Kruse A: 15 Regeln für gesundes Älterwerden. www.bagso.de

Kruse A: Resilienz bis ins hohe Alter – was wir von Johann Sebastian Bach lernen können. Wiesbaden: Springer 2015

Schmidtbauer W: Altern ohne Angst. Ein psychologischer Begleiter. Reinbek: Rowohlt 2001

Staudinger U, Häfner H: Was ist Alter(n). Neue Antworten auf eine scheinbar einfache Frage. Berlin Heidelberg: Springer 2008

Tesch-Römer C, Andrick R: Alter und Altern. Landeszentrale für politische Bildung Thüringen 2011

Wettstein A, Conzelmann M, Heiß H: Checkliste Geriatrie. 2. überarbeitete Auflage. Stuttgart New York: Thieme 2001

Patientenratgeber Selbsthilfe

Dobos G: Die Kräfte der Selbstheilung aktivieren. Mein erfolgreiches Therapiekonzept bei chronischen Erkrankungen. München: Zabert Sandmann 2008

Elies M, Kerckhoff A, Koch U: Schlafstörungen. Selbsthilfe und Schlaftypen. Essen: KVC-Verlag 2015

Elies M, Kerckhoff A: Was tun bei Diagnose Krebs. Homöopathie und Schüßler Salze. Essen: KVC-Verlag 2013

Elies M, Krüger E, Kerckhoff A: Was tun bei Osteoporose. Vorbeugung und Selbsthilfe. Essen: KVC-Verlag 2015

Kerckhoff A, Wilkens J: Was tun bei Schlaganfall. Vorbeugung und Nachbehandlung. Essen: KVC-Verlag 2006

Rampp Th, Hoffschulte K: Was tun bei Rheuma. Naturheilkundliche Therapie. Essen: KVC-Verlag 2014

Rubin F: Meine besten Hausmittel. Krankheiten vorbeugen und natürlich behandeln. München: Zabert Sandmann 2011

Spahn G, Kerckhoff A: Was tun bei Nebenwirkungen einer Krebstherapie. 2. bearbeitete Auflage. Essen: KVC-Verlag 2010

Wilkens J, Kerckhoff A: Was tun bei Parkinson. Selbsthilfe und Komplementärmedizin. Essen: KVC-Verlag 2009

Ziehaus O, Kerckhoff A: Depression – Homöopathie und Komplementärmedizin. Essen: KVC-Verlag 2013

Fachbücher Heilkunde/Geriatrie

Boes A (heute: Kerckhoff A): Naturheilkunde für Senioren. Essen: Natur und Medizin 2000.

Dobos G, Deuse U, Michalsen A (Hrsg.): Chronische Erkrankungen integrativ. München: Elsevier 2006

Girke M (Hrsg.): Geriatrie. Berlin: Salumed 2014

Huber R, Michalsen A (Hrsg.): Checkliste Komplementärmedizin. Stuttgart: Haug 2014

Infomaterialien des mdr der Sendung »Hauptsache Gesund«. Vgl. www.mdr.de/hauptsache-gesund

Kraft K, Stange R (Hrsg.): Lehrbuch Naturheilverfahren. Stuttgart: Hippokrates Verlag in MVS Medizinverlage Stuttgart 2010

Meyer F, Straub M: Die magischen 11 der heilenden Pflanzen. München: Gräfe und Unzer 2011

Pschyrembel® Naturheilkunde und alternative Heilverfahren. 3. überarbeitete Auflage. Berlin: Walter de Gruyter 2006

Schilcher H, Kammerer S, Wegener T: Leitfaden Phytotherapie. 4. Auflage. München: Elsevier 2010

Schmiedel V; Augustin M (Hrsg.): Leitfaden Naturheilkunde. 5. Auflage. München: Elsevier 2008

Wiesenauer M: PhytoPraxis. 5. Auflage. Berlin Heidelberg: Springer 2013

Literaturverzeichnis

Gedanken über das Alter

1. Statistisches Bundesamt 2015, Sterbetafel 2010/2012, www.destatis.de, Pressemitteilung Nr. 143 vom 22.04.2015

2. DAV Sterbetafel 2004. In: Deutsches Ärzteblatt 2005; 102(9): (67)

3. Statistisches Bundesamt, www.destatis.de, Pressemitteilung Nr. 177 vom 27.05.2013

4. Bundesministerium für Familie, Senioren, Frauen und Jugend: Hauptbericht des Freiwilligensurveys 2009, Grafik B3

5. Generali Altersstudie 2013, www.generali-altersstudie.de, Stichwort »Gesundheit«

6. Statistisches Bundesamt, 12. koordinierte Bevölkerungsprognose, Variante 1-W2

7. Eckdaten der Pflegestatistik, Statistisches Bundesamt, www.destatis.de, Stichwort »Gesundheit«, »Pflege Deutschland«

8. Jopp D, Boerner K, Rott C, Kruse A: Versorgung und Pflege hochaltriger Menschen: Hinweise aus der Heidelberger Hundertjährigen-Studie, S. 7. Institut für Gerontologie, Universität Heidelberg, 2013

9. Generali Hochaltrigenstudie: Teilhabe im hohen Alter. Eine Erhebung des Instituts für Gerontologie der Universität Heidelberg mit Unterstützung des Generali Zukunftsfonds, S. 15

10. Faktenblatt zur GEDA 2012: Ergebnisse der Studie »Gesundheit in Deutschland aktuell 2012«, S. 1

11. Deutsch-Österreichische Klosterstudie. Österreichische Akademie der Wissenschaften. Vgl. www.klosterstudie.de

12. German Society of Anti-Aging Medicine e.V. Vgl. www.gsaam.de, Stichwort »Was ist Anti-Aging?«

13. Senior Experten Service, vgl. www.ses.-bonn.de

14. Habekuß: Weisheit hat nichts mit dem Alter zu tun. Interview mit Prof. U. Staudinger, Zeit Campus 06/2013. Vgl. auch www.ursulastaudinger.com

15. Die folgenden Beispiele stammen aus der eindrucksvollen fünfteiligen Dokumentarfilmserie »Jungbrunnen der Welt« von Yousif Al-Chalabi (2014). Hier finden sich auch die Aussagen des Soziologen Gilbert Brenes-Camacho.

16. Daten über die Adventist Health Study-1 und weitere Studien der Adventisten werden von der Loma Linda University veröffentlicht und finden sich unter www.llu.edu, Stichwort »research«

17. Jopp D, Rott Ch, Boerner K, Boch K, Kruse A: Heidelberger Hundertjährigen-Studie: Herausforderungen und Stärken des Lebens mit 100 Jahren. Robert Bosch Stiftung, S. 13, 2013. Vgl. www.bosch-stiftung.de oder www.gero.uni-heidelberg.de

Robert Koch Institut: Demografische Alterung und Folgen für das Gesundheitswesen. GBE kompakt – 2/2012

Statistisches Bundesamt: Gesundheit im Alter. Auf dem Weg zur Seniorengesellschaft. 2012 vgl. www.destatis.de

Mein Gesundheitskonzept

1. Wassom DJ, Lyons KE, Pahwa R, Liu W: Qigong exercise may improve sleep quality and gait performance in Parkinson's disease: a pilot study. Int J Neurosci 2014 Oct 22

2. Pan A, Sun Qi, Bernstein A, Schulze M, Manson J, Stampfer M, Willett W, Hu F: Red Meat Consumption and Mortality: Results from Two Prospective Cohort Studies, Arch Intern Med 2012 April 9; 172(7): 555–563

Die zwölf häufigsten Krankheiten

Arthrose

1. Kießling G, Trantenroth M: Die osteopathische Behandlung der Coxarthrose. Gauting: Akademie für Osteopathie 2004. Vgl. www.osteopathie-akademie.de

2. Michalsen A, Moebus S, Spahn G, Esch T, Langhorst J, Dobos G: Leech therapy for symptomatic treatment of knee osteoarthritis: results and implications of a pilot study. Altern Ther Health Med. 2002 Sep-Oct; 8(5): 84-8

3. www.gerac.de, Stichwort »Publikationen«

Bluthochdruck

1. www.hochdruckliga.de

2. Jockel-Schneider Y, Harks I, Haubitz I, Fickl S, Eigenthaler M, Schlagenhauf U, Baulmann J: Arterial Stiffness and Pulse Wave Reflection Are Increased in Patients Suffering from Severe Periodontitis, PloS ONE 9(8): e103449. 2014

3. Michalsen A, Grossman P, Acil A, Langhorst J, Ludtke R, Esch T, Stefano GB, Dobos GJ: Rapid stress reduction and anxiolysis among distressed women as a consequence of a three-month intensive yoga program. Med Sci Monit 2005, 11: CR555–561.

4. Susalit E: Olive (Olea europaea) leaf extract effective in patients with stage-1 hypertension: Comparison with Captopril. Phytomedicine, 2011, 18(4): 251–258

5. Houschyar KS, Lüdtke R, Dobos G, Kalus U, Broecker-Preuss M, Rampp T, Brinkhaus B, Michalsen A: Effects of phlebotomy-induced reduction of body iron stores on metabolic syndrome. 10.1186/1741-7015-10-54

Demenz

1. Mutter J, Curth A, Naumann J, Deth R, Walach H: Does Inorganic Mercury Play a Role in Alzheimer's Disease? A Systematic Review and an Integrated Molecular Mechanism – Journal of Alzheimer's Disease, 2010, Vol. 22, No. 2, 357–374

2. Vgl. dazu Stolze C: Krank durch Medikamente: Wenn Antibiotika depressiv, Schlafmittel dement und Blutdrucksenker impotent machen. München: Piper 2014

3. Mishra S, Palanivelu K: The effect of curcumin (turmeric) on Alzheimer's disease: An overview. Ann Indian Acad Meurol 2008 Jan-Mar; 11(1): 13-19

4. Teut M, Schnabel K, Baur R, Kerckhoff A, Reese F, Pilgram N, Berger F, Lüdtke R, Witt C: Effects and feasibility of an Integrative Medicine program for geriatric patients – a cluster-randomized pilot study. Clinical Interventions in Aging 2013; 8: 953-961

Fettstoffwechselstörungen

1. Gillman M, Cupples A, Gagnon D, Millen B, Ellison C, Castelli W: Margarine intake and subsequent coronary heart disease in men. Epidemiology 1997 Mar; 8(2): 144-9.

Koronare Herzkrankheit

1. Ekelund U, et al.: Physical activity and all-cause mortality across levels of overall and abdominal adiposity in European men and women: the European Prospective Investigation into Cancer and Nutrition Study (EPIC), Am J Clin Nutr March 2015 ajcn.100065

2. Chu P, Rinske A, Yeh G, Hunink MG: The effectiveness of yoga in modifying risk factors for cardiovascular disease and metabolic syndrome: A systematic review and meta-analysis of randomized controlled trials, in Europ J Prev Card, December 15, 2014

Krebserkrankungen

1. Dobos G, Kümmel S: Gemeinsam gegen Krebs. Naturheilkunde und Onkologie – zwei Ärzte für eine menschliche Medizin, S. 88f. München: Zabert Sandmann 2011

2. Conrad S: Ernährung bei Krebs. Essen: KVC 2014

3. Dobos G, Paul A (Hrsg.): Mind-Body-Medizin. Die moderne Ordnungstherapie in Theorie und Praxis, S. 125f. München: Urban & Fischer 2011

Parkinson

1. Snowdon: Aging with Grace: What the Nun Study Teaches Us About Leading Longer, Healthier, and More Meaningful Lives. Bantam, 2001

2. Studie Bonn: Schmitz-Hübsch T, Pyfer D, Kielwein K, Fimmers R, Klockgether T, Wüllner U: Qigong exercise for the symptoms of Parkinson's disease: a randomized, controlled pilot study. In: Mov Disord. 2006 Apr; 21(4): 543-8

3. Mollé B: How I healed from Parkinson's Disease Using the Body/Mind Practice of Qigong. Mettamorphix Press 2013

4. Barry et al.: The role of exergaming in Parkinson's disease rehabilitation: a systematic review of the evidence, Journal of NeuroEngineering and Rehabilitation 2014 11:13

Schlafstörungen

1. Holzer C: Komplementäre Pflegemethoden zur Schlafförderung alter Menschen im Rahmen des Konzeptes der Basalen Stimulation®, 2007. Vgl. www.oegkv.at. Die Hinweise zur Aromatherapie werden hier zitiert, sie finden sich bei Gimplinger M: Aromapflege im Altenheim. In: Forum für Aromatherapie und Aromapflege, Heft 25/2007, S. 29

Beschwerden von A bis Z

1. Vierte Deutsche Mundgesundheitsstudie: www.bzaek.de/fileadmin/PDFs/presse/dms/brosch.pdf

2. Prostatabeschwerden: vgl. www.prostata.de

3. Fiß T, Meinke C: Stürze bei Senioren: Gefahren erkennen und vermeiden. Pharmazeutische Zeitung 09/2012. Vgl. www.pharamzeutsiche-zeitung.de
Ellsäßer G, Lang A: Stürze – fatale Verletzungen für Hochbetagte. In Gesundheitsweisen 2013: 75-P

4. 12. Ernährungsbericht der Deutschen Gesellschaft für Ernährung e.V. Vgl. www.dge.de

5. Prof. Ingrid Gerhard (www.netzwerk-frauengesundheit.com) und Gerhard I/von Ganski N: Die neue Pflanzenheilkunde für Frauen, München: Zabert Sandmann Verlag, 2012

6. Zahnärztliche Prävention und Parodontologie im Alter. Vgl. www.zwp-online.info/de

Adressen

Im Internet gibt es eine Vielzahl an Adressen zu wichtigen und interessanten Themen für Senioren – nachfolgend eine Auswahl.

Ansprechpartner zu allen Fragen des Alters

Bundesarbeitsgemeinschaft der Senioren-Organisationen e.V. (BAGSO)
Bonngasse 10, 53111 Bonn
E-Mail: kontakt@bagso.de, www.bagso.de
Tel.: 0228/24999311, Fax: 0228/24999320

Allgemeine Themen

www.ahano.de
www.deutsche-seniorenliga.de
www.forum-fuer-senioren.de
www.mdkn.de
www.pflegeberatung.de (für privat Versicherte)
www.pflegestufe.info
www.portal-fuer-senioren.com
www.senioren-blog.info
www.senioren-blogger.de
www.vivemus.de

Gesundheitsfragen

www.apotheken-umschau.de
www.diabetes-ratgeber.net
www.senioren-ratgeber.de

Seniorenprodukte und Hilfsmittel

www.aktivshop.de/alltagshilfen haushalt
www.alltagshilfen24.com
www.deutscher-seniorenlotse.de
www.mycare.de/themenshop/alltagshilfen
www.schwerhoerigen-netz.de
www.senioren-onlineshop.de/Alltagshilfen
www.seniorenangebote24.de
www.seniorenland.com
www.steuererklaerung-fuer-rentner.de
www.technik-fuer-alle.de
www.techno-hilfe.de
www.test.de
www.thiesmedicenter.de
www.uszl.de

Pflege und Wohnen

www.pflege.de
www.wohnen-im-alter.de

Freizeitgestaltung

www.55plus-magazin.net
www.60plusminus.de
www.66plus-verlag.de
www.aktive-rentner.de
www.feierabend.de
www.grosseltern.de
www.medienkompetenzportal.de
www.opas-blog.de
www.seniorbook.de
www.seniorendiskussion.de
www.seniorentreff.de
www.unser-quartier.de
www.wissensdurstig.de
www.wunderbare-enkel.de

Partnersuche

www.12meetsenior.de
www.herbstzeit.de

Patientenverfügung

• Bundesärztekammer
Unter dem folgenden Link können Sie eine Patientenverfügung bestellen. Hier sind auch die Empfehlungen der Bundesärztekammer als Pdf zu finden.
http://www.bundesaerztekammer.de/patienten/patientenverfuegung/

• Bundesministerium der Justiz und für Verbraucherschutz
www.bmjv.de (Suchbegriff »Patientenverfügung«)
Bestellung einer Info-Broschüre unter Tel.: 030/182722721

Register

Danksagung an das Expertenteam

Was wäre dieses Buch ohne all die Experten in ihren Fachgebieten, die mir immer wieder zur Seite stehen. Danke!

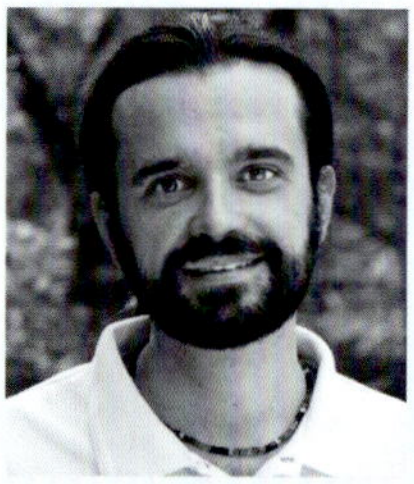

Dr. Christian Keßler: Der Saxophon spielende Naturheilkunde-Arzt, dessen Herz für Ayurveda und Wissenschaft schlägt.

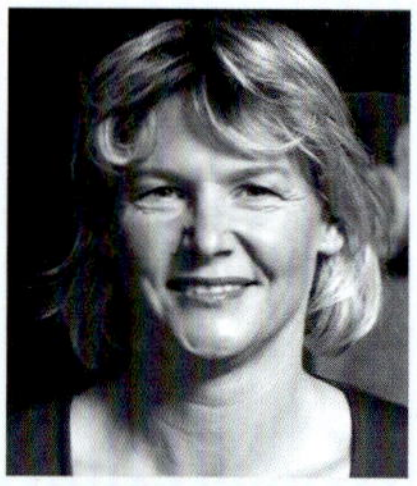

Gitte Baumeier: Die leidenschaftliche Physiotherapeutin, die Weltmeisterin in der Ü35-Klasse im Wasserski ist.

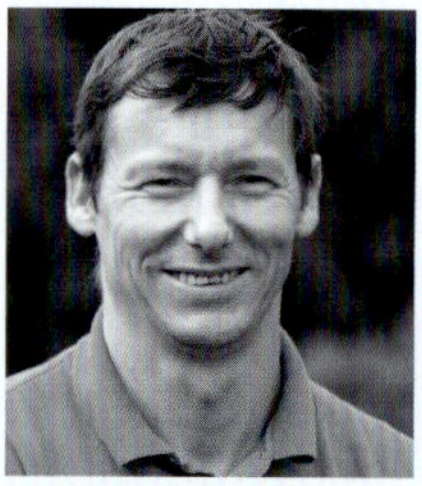

Jürgen Reif: Der engagierte Sporttherapeut der Sendung, dem für Marathonläufe kein Weg zu weit ist.

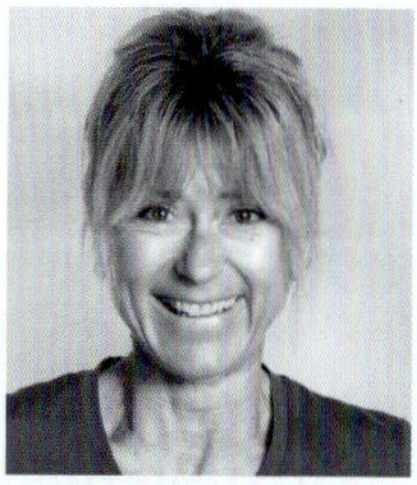

Ulli Schreiber: Die sportbegeisterte Personaltrainerin und Studioinhaberin hat ihr Hobby zum Beruf gemacht.

Bildnachweis

akg-images: 10, 26; bpg-images: 11; fotolia: 18, 19, 21, 25, 29, 31, 46, 93, 119, 120, 162, 243, 248, 257; getty images: 13, 15, 16, 22, 45, 48, 55, 127; Medical Pictures/Frank Geisler: 66, 83, 91, 115, 123, 135, 143, 159, 171, 216, 223, 226; Nielsen, Dr. Kai-Uwe: 53, 75, 85, 87, 144, 145; Shutterstock: 33, 133, 241, 255; Stockfood: 96 (Silvia E. K. Photography), 97 (Tetra), 99 (W. Cimbal), 101 (Maximilian Stock Ltd.), 103 (C. Mick), 105 (H. Bischof), 109 (Kramp + Gölling, ZS Verlag), 111 (People Pictures), 121 (B. Sporrer), 129 (Friedr. Strauss), 153 (Sporrer/Skowronek), 157 (R. Comet), 175 (Sporrer/Skowronek), 177 (C. Carlott), 179 (C. Timmann), 199 (Maximilian Stock Ltd.), 203 (S. Löscher), 215 (Eising Studio/Food Photo & Video), 241 (A. Antl), 252 (Studio Lipow)

Hinweis

Die Ratschläge in diesem Buch wurden mit größter Sorgfalt von Autorin und Verlag erarbeitet und geprüft. Eine Garantie kann jedoch nicht übernommen werden. Ebenso ist eine Haftung der Autorin bzw. des Verlags und seiner Beauftragten für Personen-, Sach- oder Vermögensschäden ausgeschlossen. Erkrankungen mit ernstem Hintergrund gehören in ärztliche Behandlung! Bei bereits bestehenden Beschwerden kann das Buch daher keinen fachärztlichen Rat ersetzen.

Einnahmeempfehlungen für homöopathische Mittel

Die Homöopathie ist eine Regulationstherapie. Das heißt: Je nachdem, ob die Beschwerden akut oder chronisch sind, wird unterschiedlich dosiert. Für die Selbsthilfe werden üblicherweise die Potenzen D2 bis D12 empfohlen.

Dosierung bei akuten Beschwerden:
Tiefe Potenzen bis D10: Bei akuten Beschwerden stündlich 5 Globuli (Streukügelchen) oder Tropfen bzw. 1 Tablette bis zum Eintritt einer Besserung einnehmen, jedoch höchstens 6-mal täglich. Danach 3-mal täglich 5 Globuli, Tropfen oder 1 Tablette.

Dosierung bei chronischen Beschwerden:
Mittlere Potenzen (z. B. D12): bis 2-mal täglich 5 Globuli, 5 Tropfen oder 1 Tablette 3 Wochen lang einnehmen, 1 Woche Pause; dann wieder 3 Wochen einnehmen, 1 Woche Pause usw. Bei Besserung das Mittel absetzen.

Bitte beachten Sie:

- Diese Empfehlungen gelten, wenn im Text keine anderen Dosierungsanweisungen stehen.
- Homöopathische Mittel werden zwischen den Mahlzeiten eingenommen und in der Wangentasche oder unter der Zunge aufgelöst. Sie werden nicht geschluckt!
- Suchen Sie einen Arzt auf, wenn akute Beschwerden sich verschlechtern.
- Suchen Sie einen homöopathischen Therapeuten auf, wenn Sie auf das Mittel nicht ansprechen.
- Halten Sie bei chronischen Erkrankungen nach einigen Wochen Rücksprache mit einem homöopathischen Arzt oder einem Apotheker.